Ursula Roderus
Handbuch zur Traumabegleitung

Ursula Roderus

Handbuch zur Traumabegleitung

Hilfen für Seelsorger, Berater und Therapeuten

TEAM.F

1. Auflage 2011
Umschlaggestaltung: joussenkarliczek, D-Schorndorf (unter Verwendung eines Fotos von fotolia.de)
Satz/DTP: Jens Wirth
Druck: Schönbach-Druck, D-Erzhausen
Printed in Germany

Bibelzitate sind der Übersetzung „Neues Leben", Brockhaus, entnommen bzw. folgendermaßen gekennzeichnet:
GN – Gute Nachricht Bibel, Deutsche Bibelgesellschaft
REÜ – Revidierte Elberfelder Übersetzung, Brockhaus
Hfa – Hoffnung für alle, Brunnen
L – Luther, Deutsche Bibelgesellschaft

ISBN 978-3-940188-38-0
Best.-Nr. 147438

ASAPH, Postfach 2889, D-58478 Lüdenscheid
asaph@asaph.net – www.asaph.net

Inhalt

Vorwort ... 13
- **Der zerbrochene Krug** ... 14
- **Gottes Wort für Wegbegleiter** ... 14

Einleitung ... 17
- **Trauma und Folgen – ein aktuelles Thema** ... 18
  - Eine Brücke schlagen ... 19
  - Querdenken erwünscht ... 20
- **An wen richtet sich das Buch?** ... 20
- **Meine Prägungen** ... 21
- **Was erwartet Sie in diesem Buch?** ... 22

Teil I: Wissenswertes

Trauma – Ursachen und Auswirkungen ... 27
- **Was ist ein Trauma?** ... 27
  - Häufigkeit von Traumata und Folgen ... 28
- **Welche Ursachen gibt es?** ... 28
  - Familiengeheimnis ... 29
  - Emotionaler und körperlicher Missbrauch ... 29
  - Sexueller Missbrauch ... 29
  - Geistlicher Missbrauch ... 30
  - Weitere Kindheits-Traumata ... 30
- **Traumatypen und andere Unterscheidungen** ... 31
- **Schädigende und schützende Faktoren** ... 32

Folgestörungen ... 35
- **Die Ursache: „Giftiger Stress“** ... 36
- **Die Traumafolgestörungen im Überblick** ... 39
  - Posttraumatische Belastungsreaktion ... 39
  - Posttraumatische Belastungsstörung – PTBS ... 41

Komplexe posttraumatische Belastungsstörung 42
Dissoziative Identitätsstörung (ehemals „Multiple Persönlichkeitsstörung“) 44
„Nicht näher bezeichnete dissoziative Störung“ 45
Borderline-Persönlichkeitsstörung 45
Weitere Diagnosen 46
Ein weiter Weg **49**
Diagnosestellung **50**
Ausblick **51**
Traumatisierte Menschen verstehen **53**
Was ist nur mit mir los? **53**
Gefühlswelt **54**
Verwirrung 54
Erinnerungen überfluten 56
Schuld und Scham 57
Alles tun, um geliebt zu werden 58
Körperbeziehung **59**
Der Körper trägt den Schmerz 59
Körperwahrnehmung 60
Sexualität 61
Selbstverletzungen 62
Was nicht sein darf, ist nicht **63**
Beziehungsstörungen **64**
Nähe und Distanz 65
Schutzmauern 65
Gottesbeziehung 66
Der Lebensgarten **67**
Dissoziation – Fluchtweg der Seele **71**
Warum ist Dissoziation Folge von Trauma? **72**
Was geschieht bei Dissoziation? **73**
Erscheinungsformen der Dissoziation **74**
Alltagsdissoziation 75
Strukturelle Dissoziation 76
Schweregrade der strukturellen Dissoziation **82**
Trauma und Bindung **84**
Urvertrauen als gesunde Basis 84
Mangel an Bindung 85
Weitergabe von Traumata über Generationen 86
Was passiert im Gehirn? **87**
Verarbeitungsweg der Informationen 87
Die Geschichte von Amy und Hippo 88
Ist es denn auch wahr? 91
Dissoziation verstehen **93**

Dissoziation als Bewältigungsmechanismus 93
Täteranteile – innere Feinde 96
Jeder Persönlichkeitsanteil hat eine Aufgabe 98
Die Dissoziative Identitätsstörung 100

Einblick in die allgemeine Traumatherapie 103

Therapie – eine wichtige Option 103
Erste Schritte 104
Therapieformen 105
Die Prinzipien der allgemeinen Traumatherapie 107
Phasen der allgemeinen Traumatherapie 107
Stabilisierung und Ressourcenmobilisation 108
Trauma-Exposition 110
Trauma-Integration 111

Lebensbegleitung im Alltag (Ulrike Willmeroth) 113

Der ganz normale Alltagswahnsinn 114
Gesundheit 119
Arbeit und individuelle Belastbarkeitsgrenze 123
Arbeitssuche 123
Betreuung, betreutes Wohnen 126
Hilfsorganisationen und weiterführende Hilfsangebote 126
Opferentschädigungsgesetz 127
Schlusswort 129

Teil II: Ein christlicher Wiederherstellungsweg

Grundlagen 133

Der Lebensgarten soll wieder blühen 133
Wiederherstellung mit Gottes Hilfe 135
Glaubensbasis 137
Das biblische Menschenbild 138
Gottesbild 139
Zur Beziehung geschaffen 143
Die Bibel – Quelle der Wahrheit 147
Folgerungen 148
Unser Auftrag 150

Etappe 1: Vertrauensaufbau, Erkenntnis und Stabilisierung 153

Vertrauensaufbau und Beziehungsgestaltung 154
Warum ist Vertrauen so schwer? 154
Anforderungen an den Wegbegleiter 156
Entscheidungsfreiheit achten und fördern 156
Modell für gute Bindung sein 157
Störungen ansprechen 158

Sichere Basis sein ... 160
Voraussehbare Verfügbarkeit statt ständiger Verfügbarkeit ... 161
Empathische Abstinenz ... 161
Gehört werden ... 162
Allein mit dem Leid ... 162
Reden – aber zur rechten Zeit ... 163
Das Lernfenster beachten ... 164
Zweifel ... 165
Wie wichtig ist der Wahrheitsgehalt? ... 166
Die Widersprüchlichkeit bekommt Raum ... 167
Gott als Gegenüber ... 168
Informationen weitergeben ... 173
Du bist nicht verrückt ... 175
Den Weg planen ... 176
Stabilisieren ... 177
Bestandsaufnahme ... 177
Stabilisierung bedeutet Schutz ... 177
Was hilft beim Stabilisieren? ... 178
Ressourcen entdecken ... 181
Etappe 2: Sicherheit außen und innen ... 185
Äußere Sicherheit ... 185
Täterkontakte ... 186
Praktische Lebensbewältigung ... 191
Innere Sicherheit ... 191
Distanzieren – auf Abstand bringen ... 191
Innere Bilder als Hilfe ... 193
Distanzieren praktisch ... 198
Reorientieren – lernen, im Hier und Jetzt zu bleiben ... 200
Selbstwert aufbauen ... 203
Eine Gebirgswanderung muss gut vorbereitet sein ... 203
Etappe 3: Arbeit mit dem Inneren. Erste Schritte und Grundsätzliches ... 205
Arbeit mit der Alltagsperson ... 208
Die Alltagsperson verstehen ... 208
Die Alltagsperson gewinnen ... 213
Das Innere kennenlernen ... 215
Was gibt es alles? ... 215
Anni entdeckt ihr Herz ... 219
Grundsätzliches ... 220
Stabilität aufrecht halten ... 221
Überblick bewahren ... 224
Gefühle und Gedanken der Anteile entdecken ... 228
Zuerst mit Beschützern und Schlüsselfiguren arbeiten ... 228

Unliebsame Anteile darf und kann man nicht „wegbeten“ 229
Innere Evangelisation 231
Weitere Hilfen beim Prozessieren 233
Etappe 3: Arbeit mit dem Inneren. Prozessieren 237
Innere Veränderungsprozesse 238
Ich bin falsch! – Ein Beispiel aus der Praxis 239
Gottes Wahrheit macht frei 241
Das Alte ablegen, das Neue anziehen 243
Hindernisse überwinden 244
Wichtige Themen beim Prozessieren 247
Phobien 247
Innere Kommunikation 256
Ursprungsperson und Ursprungs-Ich 257
Innere Feinde 260
Täteranteile und ihre Kennzeichen 261
Die Arbeit mit Täteranteilen 266
Verbündet mit falschen „Helfern“ 270
Gefahr abwenden 277
Umgang mit Krisen 281
Irgendwo – der Ort, an dem man nichts fühlt 281
Angst kann zur Hyperventilation führen 282
Keine Gewalt gegen sich oder andere 283
Schutzverträge 284
Notfall-Liste 284
Etappe 4: Verarbeitung des Traumas 287
Der Weg von „Amy“ zu „Hippo“ 287
Spannungsfeld Seelsorge und Therapie 289
Traumabilder erfahren Veränderung 290
Ein letzter „Check“ 293
Wichtige Aspekte 294
Das verzweifelte einsame Kind – ein Beispiel aus der Praxis 296
Auswirkungen 303
Etappe 5: Integration, Trauern und Zukunftsperspektiven ... 305
Gottes Handeln 305
Integration 306
Wie geschieht Integration? 307
Angst und Unsicherheit 308
Praktische Schritte zur Integration 310
Auswirkungen 311
All das Schlimme ist *mir* passiert! 313
Trauern und andere Verarbeitungsprozesse 313
Die Trauer bekommt Raum 314
Weitere Verarbeitungsprozesse 315

Zukunftsperspektiven ... 317
Das Ende einer Begleitung ... 318
Trauerprozesse und Umgang mit dem Leid (Ulrike Willmeroth) ... 321
Grundsätzliches zum Thema Leid ... 321
Wie kannst du, Gott, das zulassen? ... 322
Anfang des Leides ... 322
Jesus, der Leidende und Mitleidende ... 323
Vom Sinn des Leidens ... 324
Begleitung der Trauerprozesse ... 326
Diesmal nicht allein ... 327
Trauern ist wichtig ... 328
Die Verluste anerkennen ... 329
Tränen zulassen ... 333
Von der Sprachlosigkeit zur Klage kommen ... 333
Klage gegen Gott ... 335
Verarbeitungsprozesse ... 336
Vergebungsschritte ... 337
Eigene Schuld erkennen ... 337
Die Liebe finden ... 338
Zurück ins Leben – Annas Weg ... 341
Einleitung ... 341
Die Angst überwinden ... 342
Etappe 1 ... 343
Etappe 2 ... 349
Etappe 3 ... 351
Etappe 4 ... 372
Etappe 5 ... 382
Fehler und Grenzen ... 385
Das Miteinander gestalten ... 386
Vertrauen und Misstrauen ... 386
Klare Absprachen vermitteln Sicherheit ... 386
Freiheit lassen, Raum geben ... 386
Gesunde Grenzen ... 387
Abhängigkeiten und Bindungen ... 387
Gegenüber bleiben ... 387
Verstehen statt verwickelt sein ... 388
Abstand und Mitgefühl ... 388
Berührungen ... 389
Alle Menschen machen Fehler ... 390
Überforderungen ... 390
Nichts aufdecken ohne Grundstabilität ... 390
Flashbacks erfordern immer Reorientierung! ... 392

Ängste beachten ... 392
Hinweise auf Überforderung ... 392
Veränderungen brauchen Zeit und Kraft ... 393
Die Wahrnehmung trainieren ... 393
Augen auf! ... 393
Unnötige Konfrontationen vermeiden ... 394
Worte und was gehört wird ... 394
Anteile und ihre Anliegen ... 395
Co-Bewusstsein fördern ... 396
Erkennen, was im anderen vorgeht ... 397
Am Ende eines Gesprächs ... 397
Themen speziell für Christen ... 398
Glaube kann auch krank machen ... 398
Fromme Sätze ... 398
Der Unterschied von Selbstverleugnung und Heilung ... 399
Christliche Themen – anders betrachtet ... 401
Vorsicht mit Befreiungsgebeten ... 403
Formulierungen überdenken ... 405
Gott vertrauen ist nicht so einfach ... 406
Glaube ist eine Einladung ... 406
Umgang mit Gottes Reden ... 407
Prophetien ... 407
Jesus wirken lassen – aber wie? ... 407
Gottes Reden oder eigene Fantasie? ... 409
Hindernisse für das Hören ... 410
Ein Kapitel für Wegbegleiter: Selbstfürsorge und Selbstreflexion ... 413
Selbstfürsorge ... 414
Eigene Betroffenheit ... 414
Sekundär-Traumatisierung ... 414
Glaubenszweifel ... 415
Selbstfürsorge als Wegbegleiter ... 415
Selbstfürsorge ganz privat ... 417
Selbstreflexion ... 418
Begrenzungen erkennen – Zusammenarbeit wagen ... 419
Ein Plädoyer für gute Zusammenarbeit ... 422
Dank ... 423
Anmerkungen ... 427
Literaturverzeichnis ... 435

Vorwort

> *Öffne dem Hungrigen dein Herz und hilf dem, der in Not ist. Dann wird dein Licht in der Dunkelheit aufleuchten und das, was dein Leben dunkel macht, wird hell wie der Mittag sein. Dann wird dich der Herr beständig leiten, und dir selbst in Dürrezeiten innere Zufriedenheit bewahren. Er wird deinen Körper erfrischen, sodass du einem soeben bewässerten Garten gleichst und bist wie eine nie versiegende Quelle. Deine Leute werden die Ruinen aus alter Zeit wieder aufbauen. Die Grundmauern vieler (vergangener) Generationen werdet ihr wieder errichten. Dann wird man euch folgendermaßen nennen: „Die die Risse ausbessern und die Straßen erneuern, um sie bewohnbar zu machen."* (Jesaja 58,10–12)

Diese Bibelstelle ist mir im Laufe meines Lebens wieder und wieder begegnet. Sie wurde mir von anderen Menschen zugesprochen, ich habe sie im Gebet von Gott erhalten, sie ist zu einem Lebensauftrag geworden, sie stärkt und bestärkt mich.

Was haben die Worte aus Jesaja mit diesem Buch zu tun?

Menschen, die in ihrem Leben Traumata erlitten haben, erleben besondere Not. Trotz aller Bemühungen scheint ihr Leben nicht zu funktionieren. Viele sind aufgrund der schlimmen Erfahrungen ihrer Vergangenheit zerbrochen. Jesaja spricht von den Ruinen der alten Zeit, die wiederaufgebaut werden müssen. Ich nutze gern das Bild des zerbrochenen Kruges.

Der zerbrochene Krug

Gott hat jeden Menschen mit Liebe und Sorgfalt erdacht. Ähnlich wie ein Töpfer einen schönen Krug erschafft, hat er voller Kreativität und Begeisterung sein wertvolles Gefäß, den Menschen, gestaltet. Durch schlimme Erlebnisse hat dieses Gefäß Schaden erlitten. Risse überziehen die Oberfläche, haben sich oft tief eingegraben. Manchmal waren die Verletzungen so schwer, dass der Krug in viele Scherben zerbrochen ist.

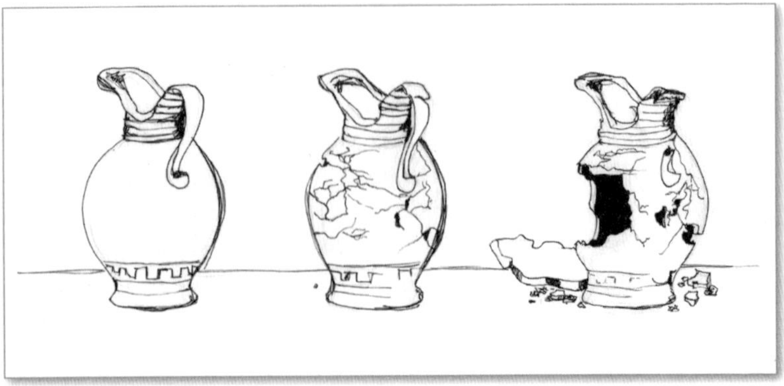

Der Töpfer ist darüber sehr traurig, aber da er sein Gefäß kennt, weiß er, wie er es wiederherstellen kann. Er sammelt all die entstandenen Scherben, berührt sie mit seinen heilenden Händen und fügt sie liebevoll wieder zusammen. So kann aus dem, was zerbrochen war, wieder ein Ganzes, ein Neues werden. Auf diesem Wiederherstellungsweg braucht Gott Helfer, die bereit sind, diese Menschen mit ihm zusammen auf ihrem Weg zu begleiten.

Gottes Wort für Wegbegleiter

> *Dann wird man euch folgendermaßen nennen: „Die die Risse ausbessern und die Straßen erneuern, um sie bewohnbar zu machen."* (Jesaja 58,12)

Wir Wegbegleiter sind beteiligt am Wiederaufbau der zerbrochenen Menschen. Wir dürfen mithelfen, die Risse auszubessern. Wir sollen den

Betroffenen einen Weg aufzeigen, der für sie gehbar ist, der ihnen Hoffnung und neue Perspektiven vermittelt, einen Weg, auf dem sie Gott begegnen, einen Weg, der Heilung und Wiederherstellung bedeutet.

> *Löst die Fesseln der Gefangenen, nehmt das drückende Joch von ihrem Hals, gebt den Misshandelten die Freiheit und macht jeder Unterdrückung ein Ende! Ladet die Hungernden an euren Tisch, nehmt die Obdachlosen in euer Haus auf, gebt denen, die in Lumpen herumlaufen, etwas zum Anziehen und helft allen in eurem Volk, die Hilfe brauchen!* (Jesaja 58,6–7 GN)

Diese Worte enthalten konkrete Aufträge:

„Löst die Fesseln der Gefangenen!“ Traumatisierte Menschen erleben sich als Gefangene: Gefangene ihrer Geschichte, Gefangene ihrer Gefühle und ihrer Lebensmuster, Gefangene der Lügen, die sie über sich glauben. Sie sind gefangen in sich selbst. Die Fesseln, die sie gefangen halten, gilt es zu entdecken, damit sie gelöst werden können.

„Nehmt das drückende Joch von ihrem Hals!“ Für Traumatisierte ist das Leben schwer, sie fühlen sich erdrückt von Traurigkeit, Schmerzen, Erinnerungen, Angst und Scham. Dieses Joch soll nicht länger auf ihrem Leben liegen, sie sollen erfahren, dass es Heilung, Trost und Erneuerung gibt.

„Gebt den Misshandelten die Freiheit!“ Auf vielfache Weise wurden Betroffene misshandelt, sie haben unzählige Verletzungen davongetragen, wurden ihrer Freiheit beraubt. Selbst wenn diese Geschehnisse schon lange zurückliegen, wirken sie weiter. Schritt für Schritt dürfen sie nun aus dem Opfer-Sein aussteigen und die Freiheit, zu der sie berufen sind, für sich in Anspruch nehmen.

„Macht jeder Unterdrückung ein Ende!“ Diese Menschen wurden nicht gehört, ihre Grenzen wurden nicht geachtet, ihr Wille wurde übergangen und ihr Leben bedroht. Diese Zeit ist vorbei, das sollen sie mit allem, was in ihnen ist, begreifen lernen. Da, wo noch Unterdrückung ist, muss diese wahrgenommen und beendet werden.

„Ladet die Hungernden an euren Tisch!“ Menschen, die nicht wissen, wohin in und mit ihrer Not, sollen bei uns einen Ort finden, an dem sie sein dürfen, an dem sie willkommen sind und Gottes Liebe, Trost und Annahme erfahren können.

„Gebt denen, die in Lumpen herumlaufen, etwas zum Anziehen!“ Diejenigen, deren Äußeres und Inneres zerrissen ist, die sich entblößt und beschämt fühlen, beschmutzt von Worten und Taten, ihrer Würde beraubt, dürfen diese „Lumpen“ ablegen. Sie sollen neu gekleidet, wiederhergestellt und in ihren Stand als Kinder Gottes zurückversetzt werden.

„Helft allen in eurem Volk, die Hilfe brauchen!“ Wachen wir auf und stehen denen in unserem Volk, in unserer Umgebung bei, die so sehr Hilfe brauchen! Unser Auftrag als Wegbegleiter ist, verletzte Menschen dorthin zu führen, wo sie Wiederherstellung und Heilung erleben können. Gott sehnt sich danach, dass seine Kinder bei ihm wieder gesunden können. Er sucht Menschen, die bereit sind, seine verletzten Kinder auf diesem Weg zu begleiten!

Mit diesem Buch lade ich ein, sich aufzumachen, mitzukommen auf diesem Weg der Wiederherstellung, sich einzulassen, Wegbegleiter zu werden und zu sein. Auch wenn diese Aufgabe häufig eine große Herausforderung darstellt, ist sie doch lohnend und bereichernd!

Ich hoffe, dass viele Leser sich hineinnehmen lassen in das, was in und durch unseren großen Gott möglich ist!

Kleinried, im August 2011
Ursula Roderus

Einleitung

Trauma und Folgen – ein aktuelles Thema • An wen richtet sich dieses Buch? • Meine Prägungen • Was erwartet Sie in diesem Buch?

„Warum scheint bei mir ‚normale Seelsorge' nicht zu funktionieren? Warum verändert sich so wenig, obwohl ich es wirklich möchte? Warum geht bei mir nicht, was bei anderen so einfach wirkt?" Diese verzweifelten Fragen wurden mir schon häufig von traumatisierten Christen gestellt. Die Betroffenen haben, wie schon so oft in ihrem Leben, das Gefühl zu versagen, nicht normal oder sogar ein hoffnungsloser Fall zu sein. Aber das stimmt nicht: Für Gott gibt es keine hoffnungslosen Fälle! Gerade für gläubige traumatisierte Menschen ist die Chance auf Besserung ihrer Probleme oder sogar auf Heilung sehr groß, wenn sie die richtige Hilfe bekommen.

Franz Ruppert, Psychotherapeut und Dozent an der katholischen Stiftungsfachhochschule München, beschreibt, wie tiefgreifend das Wissen über Trauma und seelische Spaltungen seine Wahrnehmung veränderte:

> Seit ich es bei mir und vielen anderen Menschen entdecke, dass seelische Spaltungen etwas sehr Häufiges sind, verändert sich mein Menschen- und Weltbild von Grund auf. Es wird klarer und viele Rätsel, warum wir Menschen uns so oder so verhalten, werden lösbarer.[1]

Auch Ihnen werden viele Probleme der von Ihnen begleiteten Menschen verständlicher werden. Bestimmte Reaktionsweisen können ganz anders eingeordnet und im Rahmen der Traumabegleitung unter völlig neuen Aspekten gewertet werden.

> Während traditionelle Ansätze im Symptom selbst das Problem sehen, macht die Traumatheorie einen radikalen Perspektivenwechsel möglich: Das Symptom ist ein notwendiger Schutzmechanismus zur Bewältigung einer traumatischen Erfahrung. Daher kann man Symptome nicht einfach wegtherapieren. Man muss ihre eigentliche Funktion verstehen … Erst wenn daher die wahren Ursachen gefunden und (therapeutisch) bearbeitet werden, kann auch das Symptom zu Ruhe kommen oder sich in eine andere seelische Struktur verwandeln.[2]

Trauma und Folgen – ein aktuelles Thema

In den letzten Jahren wurden im Bereich Trauma viele neue Erkenntnisse gewonnen, Forschungsergebnisse der Neurobiologie und der Bindungstheorie lieferten wertvolle Beiträge. Das aktuelle Wissen über Trauma, Hintergründe und Folgen sowie therapeutische Möglichkeiten nimmt immer mehr Einzug in die Fachliteratur und findet Beachtung und Anwendung in der Praxis. Trotz dieser positiven Entwicklung besteht in manchen Bereichen weiterhin ein großes Informationsdefizit, gerade auch im christlichen Umfeld. Dabei suchen Menschen, die so schwer verletzt worden sind, oft gerade hier Hilfe und Unterstützung. So ist es für Seelsorger, Berater oder Gemeindeverantwortliche besonders wichtig, verständliche Informationen und Hilfen für die Wegbegleitung Betroffener zu erhalten.

Die Einbeziehung des christlichen Glaubens bei der Trauma-Aufarbeitung spielt in der allgemeinen Traumatherapie bisher kaum eine Rolle und wird häufig sogar eher negativ bewertet. Für viele Christen ist es daher schwierig, sich einer säkularen Psychotherapie anzuvertrauen. Oft haben sie grundsätzliche Vorbehalte gegen die Erkenntnisse der Psychologie und Psychotherapie, Ängste vor dem, was dort mit ihnen geschehen könnte, oder vor Einflüssen aus anderen Glaubensrichtungen. Leider nehmen aus diesen Gründen manche betroffene Christen wertvolle Hilfe nicht in Anspruch und bleiben so in ihrer Not gefangen.

Eine Brücke schlagen

So verfolge ich mit diesem Buch zwei Ziele: Zum einen will ich informieren, eine Wissensgrundlage schaffen, sodass Wegbegleiter das Thema Trauma, Folgen und mögliche Hilfsangebote verstehen und einordnen können. Zum anderen will ich den Ansatz einer christlichen Wegbegleitung beschreiben. Mein Anliegen ist, Wegbegleiter zu ermutigen, Gottes Hilfe und die Kraft des Glaubens in den Wiederherstellungsweg miteinzubeziehen, wenn die Betroffenen dies wünschen.

Mir ist wichtig, mit diesem Buch eine Brücke zu schlagen: Als Ärztin und christliche Therapeutin habe ich im Bereich der Psychotherapie viel Gutes, Hilfreiches und Wertvolles gelernt. Von diesem fachlichen Hintergrund fließen wesentliche Bestandteile in den vorgestellten Ansatz einer christlichen Traumabegleitung ein. Als Christin bin ich geprägt von meinen eigenen Glaubenserfahrungen, meiner persönlichen Beziehung zu Gott. Entstanden ist ein integratives Konzept, in dem theoretische und praktische Anregungen aus verschiedenen traumatherapeutischen Richtungen ebenso wie seelsorgerliche Aspekte und persönliche Glaubenserfahrungen Raum und Anwendung finden.

Dabei erhebe ich nicht den Anspruch eine Wegbegleitung vorzustellen, die alle Betroffenen gleichermaßen anspricht – auch wenn sie für alle offen ist. Sie soll Möglichkeit, Angebot, Chance und Bereicherung sein. Vor allem sollen die Betroffenen das Recht und die Freiheit haben, ihren Aufarbeitungsweg so zu gestalten, wie es für sie gut und hilfreich ist.

Der verstorbene Psychotherapieforscher Klaus Grawe untersuchte, welche Faktoren in der Psychotherapie nachweisbar wirksam sind. Unter anderem betonte er, wie bedeutend es sei, dass der Therapeut sein Angebot ganz auf die Möglichkeiten, Eigenarten und innersten Motivationen des Klienten abstimmt. Viele Christen wünschen sich sehr, ihren Aufarbeitungsweg auf der Basis und mit Hilfe ihres Glaubens gestalten zu können, in ihrer tiefen Verletztheit Gottes Heilungskraft zu erleben. Sie sehnen sich nach einem Ort, wo ihre Fragen und ihre Suche nach Hilfe durch Gott Verständnis finden, ernst genommen werden und Raum bekommen. Sie wollen als ganzer Mensch gesehen und nicht nur auf ihr Problembild ohne ihre Lebensinhalte und Werte reduziert werden.

Querdenken erwünscht

Der vorgestellte Ansatz fordert heraus, alte, eingetretene Pfade zu verlassen und Neues zu wagen, Anregungen und Ideen zu überprüfen, aufzugreifen oder zu verwerfen. Es gibt viele Wege einer Trauma-Aufarbeitung. Der in diesem Buch beschriebene christliche Wiederherstellungsweg ist einer davon – einer, den ich bereits mit vielen Betroffenen gegangen bin. Aufgrund der zahlreichen positiven Erfahrungen, dem Erleben, wie in und durch Gottes Wirken tiefgreifende Heilung stattfinden kann, und der Hoffnung, die sich daraus für betroffene Christen ergibt, habe ich mich entschlossen, diesen Weg zu beschreiben.

An wen richtet sich das Buch?

Traumatisierte benötigen auf dem herausfordernden, oft langen und beschwerlichen Wiederherstellungsweg Menschen, die mit ihnen gehen. In ihrem Alltag sind dies Angehörige, Freunde und Mitchristen, der Hauskreis, die Gemeinde, Pfarrer oder Pastor. Im Aufarbeitungsprozess stehen Seelsorger, Berater und Therapeuten an ihrer Seite. Jeder Wegbegleiter ist wichtig und wertvoll! Alle diese Leser werde ich im Folgenden als „Wegbegleiter“ ansprechen, sie will ich ermutigen und auf den Weg der Wiederherstellung mitnehmen.

Wie können Wegbegleiter, die verschiedenste Hintergründe, unterschiedlichen Wissens- und Ausbildungsstand haben und verschiedenste wichtige Aufgaben im Verlauf des Weges ausfüllen, dieses Buch nutzen? Die Wegbegleitung aus dem Trauma erfordert Hintergrundwissen und Erfahrung. Informationen sind wichtig, um Denk- und Verhaltensweisen der Betroffenen einordnen und verstehen zu können, um Sicherheit im Umgang zu gewinnen und die Etappen des Wiederherstellungsweges nachvollziehen zu können. Die Begleitung mancher Wegabschnitte ist denen vorbehalten, die eine fundierte Ausbildung durchlaufen haben, manches gehört in die Hände einer fachkundigen therapeutischen Begleitung.

Immer müssen Wegbegleiter im Blick behalten, dass traumatisierte Menschen sehr verletzt sind und somit besonders leicht erneut verletzt werden können. Wir alle sind herausgefordert, uns für sie einzusetzen, dabei aber äußerst verantwortungsvoll und sorgfältig zu handeln. Dazu gehört es, die eigenen Grenzen und Begrenzungen wahrzunehmen und zu achten. Es liegt somit in der Verantwortung des Lesers, je nach Schwerpunkt seiner Wegbegleitung, nach Ausbildung und beruflicher Qualifikation dieses Buch auf seine Weise anzuwenden. So werden einige Wegbegleiter bestimmte Kapitel als wertvolle Hintergrundinformation lesen, während andere sie als direkte Anregung nehmen, um weitere Schritte mit den Betroffenen zu gehen. Alle will ich ermutigen, sich auf die Begleitung einzulassen, mitzugehen, offen und lernbereit zu sein. Wenn jeder in der Verantwortung vor Gott seinen Platz einnimmt und die eigenen Möglichkeiten einbringt, können alle miteinander zum Segen für die betroffenen Menschen werden.

> Es gibt also nicht entweder Seelsorge oder Beratung oder Psychotherapie, sondern es gibt ein breites Spektrum von Hilfen für unterschiedliche Menschen mit verschiedenen Problemen und Fragestellungen – und das ist gut![3]

Meine Prägungen

Meine Arbeit und auch dieses Buch sind geprägt von den Menschen, denen ich auf meinem Werdegang begegnet bin oder die mich begleitet haben. Meine Ausbildung zur christlichen Therapeutin bei der Ignis-Akademie für christliche Psychologie und die langjährige bereichernde Mitarbeit bei der überkonfessionellen Familienarbeit Team.F bilden die Grundlage meines seelsorgerlichen und christlich-therapeutischen Ansatzes. Die wiederholte Zusammenarbeit mit der Seelsorgerin Sandra Skinner-Young, einer ehemaligen Mitarbeiterin des Seelsorgedienstes Elijah-House in den USA, hat mich auf die Spur gebracht. Sandra Skinner-Youngs Schwerpunkt liegt auf der christlichen Arbeit mit Menschen mit dissoziativen Störungen. Ich konnte ihr bei der Arbeit „über die Schulter schauen" und so ganz praktisch miterleben und lernen. Dann folgten wertvolle und äußerst hilfreiche Fortbildungen in der allgemeinen Traumatherapie, die ich bei Michaela Huber und Lutz Besser absolviert habe. Ihr Engagement und ihre Kompetenz haben mich fasziniert und angesteckt. Auch Franz Ruppert, Luise Reddemann und die Lehre der strukturellen Dissoziation von Onno van der Hart und Kollegen haben meinen Ansatz beeinflusst.

Die Menschen, die ich begleiten konnte, – einige davon werden in diesem Buch zu Wort kommen – haben mich zu vielen Erkenntnissen geführt. Ich staune über ihren Mut und ihren Glauben und bin bewegt von ihrem Zeugnis.

Besonders tief prägt mich meine persönliche Beziehung zu Gott. Als liebender Vater wünscht er von Herzen, dass seine tief verletzten Kinder Veränderung, Trost und Heilung erleben, ihren Stand als Königskinder wieder neu einnehmen können und auf diese Weise frei werden, in die für sie vorbereitete Berufung einzutreten. Die Wiederherstellung, die durch diesen lebendigen Gott möglich ist, habe ich in so vielen Wegbegleitungen erlebt, dass ich davon weitergeben möchte.

Was erwartet Sie in diesem Buch?

Dieses Buch bezieht sich in erster Linie auf die Begleitung von Menschen mit Langzeittraumata, die sich bereits in der Kindheit ereignet haben.

Der eher informative Teil I beschreibt die theoretischen Grundlagen von Trauma und Folgen. Zugrunde liegende Theorien, neue Erkenntnisse der Traumatherapie und entsprechende Erklärungen aus der Neurobiologie und der Bindungstheorie werden erläutert. Teil II nimmt den Leser mit auf einen christlichen Wiederherstellungsweg und ist sehr persönlich gestaltet. Anfangs beschreibe ich die Glaubensbasis, die allen weiteren Schritten zugrunde liegt. Dann folgen die einzelnen Wegetappen mit einer Fülle von Ideen und praktischen Hinweisen. Eine beispielhafte Wegbeschreibung und ein Kapitel zu vermeidbaren Fehlern schließen sich an. Immer wieder finden sich persönliche Zeugnisse und Beispiele von Betroffenen, die den Lesern Einblick und tieferes Verstehen ermöglichen. Zum Schutz der Betroffenen und um der besseren Verständlichkeit willen sind Namen, Umstände und Zeitabläufe zum Teil leicht verändert. Ulrike Willmeroth, die ihren persönlichen Weg der Trauma-Aufarbeitung in unserem Buch „Berufen zum Königskind“ schildert, ergänzt die Thematik aus Sicht einer Betroffenen und Seelsorgerin. Sie bereichert das Buch durch die Kapitel „Trauerprozesse und Umgang mit dem Leid“ und „Lebensbegleitung im Alltag“. So zeugt auch das Buch von gegenseitiger Ergänzung und Unterstützung. Den Abschluss bilden Ideen zur Selbstfürsorge der Wegbegleiter und Gedanken zum Zusammenspiel von psychotherapeutischen und Glaubens-Aspekten.

Alle Leser werden der Einfachheit halber als *Wegbegleiter* angesprochen, wobei dieser Begriff sowohl Frauen als auch Männern, sowohl Seelsorgern als auch Beratern sowie Therapeuten und all den anderen Menschen gilt, die sich mit auf den Weg gemacht haben. Ebenso können alle Abschnitte, in denen von *Betroffenen* gesprochen wird, auf beide Geschlechter bezogen werden. Ich habe bewusst versucht, den gesamten Text einfach und verständlich zu formulieren, um damit auch Lesern ohne medizinischem oder psychologischem Hintergrund einen guten Einblick zu vermitteln.

Das Handbuch zur Traumabegleitung soll Zuversicht und Hoffnung transportieren. Durch Gottes Wirken ist viel mehr möglich, als wir uns vorstellen können. Wenn wir Wegbegleiter diesen Menschen, die in Not sind, unser Herz öffnen, werden auch wir selbst Gottes Segen erleben.

> *Dann wird dein Licht in der Dunkelheit aufleuchten und das, was dein Leben dunkel macht, wird hell wie der Mittag sein. Dann wird dich der Herr beständig leiten und dir selbst in Dürrezeiten innere Zufriedenheit bewahren. Er wird deinen Körper erfrischen, sodass du einem soeben bewässerten Garten gleichst und bist wie eine nie versiegende Quelle.* (Jesaja 58,10–12)

Ist das nicht eine wirklich Mut machende Perspektive?

Teil I
Wissenswertes

Trauma – Ursachen und Auswirkungen

Was ist ein Trauma? • Welche Ursachen gibt es?
• Traumatypen und andere Unterscheidungen
• Schädigende und schützende Faktoren

Was ist ein Trauma?

Trauma bedeutet Wunde, Verletzung, Schock.[1]

In diesem Buch geht es um Verletzungen psychischer Natur, die die Betroffenen in einen Schockzustand versetzen. Traumata sind überwältigende Ereignisse, die völlig überfordern. Meist handelt es sich um Situationen, aus denen es keinen Ausweg gibt. Die Betroffenen können weder weglaufen noch sich zur Wehr setzen, das Schlimme geschieht und sie können nichts dagegen tun. Sie erleben starke seelische Schmerzen, Todesnähe und Todesangst. Sie sind überzeugt, dass dieses Geschehen eigentlich nicht auszuhalten oder zu überstehen ist. Im Gehirn wird es als zersplitterte Erinnerung im sogenannten Traumagedächtnis abgelegt. Dies hat zur Folge, dass die Betroffenen sich später nicht mehr oder nur bruchstückhaft an das Geschehen erinnern.

Häufigkeit von Traumata und Folgen

Nach Aussagen von Michaela Huber erleben 50–90 % der deutschen Bevölkerung im Laufe ihres Lebens ein Trauma. Traumatisierungen im Kindesalter zählen zu den wichtigsten Risikofaktoren für eine spätere psychische Störung.[2] In den letzten Jahren wurde den Folgen des Zweiten Weltkriegs in Deutschland zunehmend Aufmerksamkeit gewidmet. Viele Kinder mussten ohne Vater oder mit traumatisierten und daher emotional abwesenden Vätern und Müttern aufwachsen. Eine Studie Michael Ermanns ergab, dass Kriegskinder weit häufiger unter psychischen Störungen wie Ängsten, Depressionen und psychosomatischen Beschwerden leiden als der Bevölkerungsdurchschnitt, jeder Zehnte ist traumatisiert oder hat deutliche traumatische Beschwerden. Ermann erklärt, viele hätten den Krieg wie Wissen aus dem Geschichtsbuch zur Seite gelegt und die dazugehörigen Gefühle verdrängt. Die unverarbeiteten Traumata wurden an die eigenen Kinder, die sogenannten Kriegsenkel weitergegeben. Diese leiden heute unter Ängsten, Mangel- und Verlusterleben, fühlen sich heimatlos und entwurzelt, ohne diese Erfahrungen persönlich gemacht zu haben.[3]

Welche Ursachen gibt es?

Bei dem Begriff „Trauma“ denken die meisten Menschen an ein seltenes, schwerwiegendes, meist einmaliges Ereignis: einen schweren Unfall, einen Banküberfall, die Vergewaltigung auf der Straße, das Miterleben eines Amoklaufes … Diese Erlebnisse würde jeder als traumatisch bezeichnen.

Sehr viel häufiger sind allerdings die sogenannten Langzeit-Traumata. Viele Menschen wurden in ihrer Kindheit über Jahre vernachlässigt und mit harten Worten gedemütigt, erlebten brutale Misshandlungen oder sogar sexuelle Übergriffe. Emotionaler, körperlicher und sexueller Missbrauch in der eigenen Familie oder im nahen Umfeld wirkt als schwerwiegendes Trauma. Solche Ereignisse haben ein Leben über viele Jahre geprägt und manchmal zerstört. Sie geschahen in der Vergangenheit meist unbemerkt und bis in die Gegenwart ist weder den Betroffenen noch ihrem Umfeld bewusst, dass es sich bei diesen Erlebnissen um tiefe Traumata handelt.

Familiengeheimnis

Die Atmosphäre in einer dysfunktionalen Familie ist geprägt von Angst und Schweigen. Nichts darf nach außen dringen. Häufig ist die Familie sozial abgestiegen, aber auch scheinbar intakte, vielleicht gut angesehene Familien, sogar mitten in einer christlichen Gemeinde können betroffen sein. Wenn die Familie nach außen strenge Moral und hohe ideelle Werte präsentiert, es intern aber zu Versagen und zum Übertreten der eigenen Normen kommt, ist die Scham besonders groß. Niemand darf entdecken, dass es zwei Wirklichkeiten gibt. Das, was nicht sein darf, muss geheim gehalten und versteckt werden. Niemand darf darüber reden, die möglichen Folgen wären zu bedrohlich.

Emotionaler und körperlicher Missbrauch

Emotionaler Missbrauch ereignet sich typischerweise im Verborgenen. Die Kinder hören unzählige negative und beschämende Worte, erleben Ablehnung und Ausgrenzung, werden mit Liebesentzug, Zwang und Manipulation erzogen. Manchmal wird ein Kind zum Partnerersatz, um die Bedürfnisse eines Elternteils nach Nähe und Zuneigung zu erfüllen. Ein anderes Extrem ist die Rolle des Sündenbocks, an dem der Erwachsene die eigene Unzufriedenheit und Wut auslässt. Oft ist emotionaler Missbrauch mit körperlichem Missbrauch gepaart. Das Kind wird geschlagen, getreten, eingesperrt oder noch schwerer misshandelt.

Sexueller Missbrauch

Besonders zerstörerisch ist, wenn Kinder zusätzlich zu den emotionalen und körperlichen Misshandlungen sexuellen Missbrauch erleben. Innerhalb dysfunktionaler Familien ist dies keine Seltenheit. Dabei versteht man unter sexuellem Missbrauch nicht nur die Penetration, sondern *jede* Form des Grenzübertritts, bei der das Kind der Erfüllung sexueller Bedürfnisse des Erwachsenen dient. Gerade wenn diese Art von Gewalt von einer eigentlich geliebten und wichtigen Bezugsperson verübt wird, hat das sehr weitgreifende Auswirkungen.

Geistlicher Missbrauch

In vielen christlichen Familien können die Kinder sehr behütet und umsorgt aufwachsen. Wenn allerdings Eltern oder Gemeinden krank machende und falsche Gottesbilder vermitteln, damit persönliche Grenzen überschreiten oder Gott benutzen, um Druck auszuüben, kann das Leben in einem frommen Umfeld auch sehr negative Auswirkungen haben.

Weitere Kindheits-Traumata

Ereignisse, die für einen Erwachsenen kein großes Problem bedeuten, können ein Kind völlig überfordern und traumatisierend wirken. Ein häufiges Beispiel sind schwere Erkrankungen oder Krankenhausaufenthalte, bei denen das Kind Trennung von den Eltern erlebt und das Geschehen überhaupt nicht einordnen kann. Auch der Verlust der Familie oder eines Elternteils, z. B. als Folge von Krankheit, Tod oder Scheidung, ist für ein Kind traumatisch. Selbst der Tod der geliebten Katze oder die extreme Angst vor dem Nachbarshund kann solche Auswirkungen haben.

Ebenso hat Vernachlässigung, also langanhaltende Mangelversorgung, nachhaltige Folgen. *„Vernachlässigung ist eine Form der Traumatisierung, bei der wichtige Bezugspersonen körperliche oder emotionale Zuwendung versagen und beruhigende und erholsame Erlebnisse nicht ermöglichen, die sind aber für eine positive Entwicklung eines Kindes unverzichtbar.“*[4] Ein Großteil der Pflege-, Adoptiv- und Heimkinder hat in der Herkunftsfamilie bereits Vernachlässigung und Misshandlung erlebt, auch die Herausnahme aus und Trennung von dieser Familie sind belastende Erfahrungen. So kann man davon ausgehen, dass bei vielen dieser Kinder eine Traumatisierung vorliegt.

Nicht vergessen werden dürfen vorgeburtliche Traumata, z. B. durch Probleme oder schwere Erkrankungen der Mutter, besonders auch durch Abtreibungsversuche. Da das Kind bereits im Mutterleib erste Lernerfahrungen macht,[5] können diese Erlebnisse deutliche Auswirkungen auf das Kind haben.

Häufig führt das Aufwachsen mit einem traumatisierten Elternteil beim Kind zur erneuten Traumatisierung, da Mutter oder Vater in einem solchen Fall unbewusst im eigenen Schmerz gefangen und nicht fähig ist, sich auf das Kind einzulassen. Das Kind kann die unberechenbaren Reaktionen dieses Elternteils nicht einschätzen: einmal erdrückend in seiner Liebe, einmal unnahbar und unerreichbar, dann wieder überreizt oder in seiner Wut tief verletzend. Auf diese Weise werden Traumata über Generationen weitergegeben. *„Trauma-Erfahrungen erzeugen Bindungsstörungen und Bindungsstörungen erhöhen die Wahrscheinlichkeit, selbst eine Trauma-Erfahrung zu erleiden oder anderen Menschen Traumatisierungen zuzufügen."*[6]

Kriegserlebnisse, bedrohliche Naturkatastrophen und andere existenzielle Notsituationen sind offensichtlich furchtbare Erfahrungen. Erst in den letzten Jahren wird immer deutlicher, wie viele Menschen Traumata durchlebt haben und heute an den Folgen leiden.

Traumatypen und andere Unterscheidungen

Traumata vom Typ I werden auch *Akuttraumata* genannt. Sie beziehen sich auf Ereignisse, die plötzlich und unerwartet auftreten und akute Lebensgefährdung bedeuten. Dabei spielt es keine Rolle, ob man selbst betroffen ist oder das Ganze aus nächster Nähe miterlebt.

Traumata vom Typ II gehen auf langanhaltende, wiederholte Erlebnisse zurück, die mit Todesangst, Ohnmacht und Hilflosigkeit, Demütigung und Scham verbunden sind.[7]

Des Weiteren unterscheidet man Traumata, die durch Menschen verursacht und ausgeübt werden, von solchen, die sich durch schicksalhaftes Geschehen, wie bei Naturkatastrophen oder einem Zugunglück, ereignen.

Traumaforscher berichten auch von geschlechtsspezifischen Unterschieden: Auf der Opferseite erleben Mädchen häufiger sexuellen Missbrauch, während Jungen eher körperliche Gewalt zugefügt wird. Bei der späteren Aufarbeitung berichten Frauen oft über innerfamiliäre Traumata wie Vernachlässigung, Gewalt und Missbrauch, Männer über außerfamiliäre Gewalterfahrungen wie Rivalitätskämpfe oder Kriegserlebnisse. Auf der Täterebene äußert sich die Gewaltneigung traumatisierter Männer mehr in Aggression gegenüber anderen, wogegen traumatisierte Frauen die Aggression eher gegen sich selbst richten, was zu Selbstverdammung, selbstschädigendem Verhalten und Selbstverletzungen führt. Sind traumatisierte Frauen Mütter, reagieren sie meist mit Gleichgültigkeit, wenn sich Partner oder andere Menschen ihren eigenen Kindern gegenüber missbräuchlich verhalten.

Schädigende und schützende Faktoren

Nicht alle Menschen, die ein Trauma erleben, reagieren auf die gleiche Weise. Untersuchungen zeigen, dass circa zwei Drittel der Betroffenen ein Akuttrauma „gesund" überstehen. Ein schwerer Verkehrsunfall zieht nur bei 10 % seelische Folgeschäden nach sich, während nach einer Vergewaltigung ungefähr die Hälfte der Opfer an einer posttraumatischen Belastungsstörung leidet.[8] Die Entwicklung und Ausprägung von Folgestörungen hängt sehr stark von Art, Schwere, Dauer und Zeitpunkt der Traumatisierung ab. *„Ereignisse sind nicht an sich und für sich traumatisch, sondern sie können auf bestimmte Menschen traumatisierend wirken. Deshalb wird nicht jeder, der ein extrem belastendes Ereignis miterlebt, dadurch tatsächlich traumatisiert ... Wie stark ein Mensch traumatisiert wird, hängt ab von den allgemeinen Faktoren der Verletzlichkeit und von den objektiven Merkmalen des Ereignisses."*[9]

Da Kinder grundsätzlich verletzlicher sind, sich noch im Entwicklungsprozess befinden und nicht so viele Möglichkeiten haben, Traumata zu verarbeiten, wiegen Kindheits-Traumata schwerer. *„Je früher in der Kindheit eine chronische Traumatisierung beginnt, desto wahrscheinlicher entsteht ein Trauma, weil die mentale Effizienz noch nicht ausgereift und die psychobiologische Entwicklung noch nicht abgeschlossen ist."*[10] Das Kind bräuchte bei der Bewältigung Hilfe von liebevollen, sich kümmernden Erwachsenen. Falls es diese nicht bekommt, die traumatischen Ereignisse sich wiederholen, vielleicht sogar über einen langen Zeitraum, sind die Folgen besonders ausgeprägt. *„Wiederholtes Erleben von starkem Stress über längere Zeit, wie es beispielsweise bei Kindesmissbrauch häufig vorkommt, hat auf Traumatisierte offenbar die schädlichste Wirkung."*[11]

Von Menschen ausgeübte Gewalt ist schwerer zu verkraften als schicksalhafte Ereignisse, vor allem, wenn körperliche und sexuelle Gewalt beteiligt sind. Besonders schlimm ist es, wenn nahestehende oder geliebte Personen Täter sind oder es mehrere Täter gibt. Spielt Sadismus eine Rolle, d. h. der Täter ergötzt sich an der Angst des Opfers, erlebt Befriedigung, indem er es demütigt, quält und ihm Schmerzen zufügt, führt dies zu extremer Verwirrung und Verängstigung. Häufig wird dem Opfer Mitschuld vermittelt. Auf diese Weise wird es manipuliert, weiterhin mitzumachen und Stillschweigen zu bewahren.

Wird das betroffene Kind in seinem Umfeld mit dieser Not allein gelassen, kann es sich niemandem anvertrauen und erfährt keine Hilfe, ist auch eine Verarbeitung der schlimmen Geschehnisse nicht möglich. Gute und sichere Bindungen dagegen helfen, traumatische Erfahrungen zu überwinden. Das Kind erlebt einen Ort der Sicherheit, kann seinen Gefühlen freien Lauf lassen, kann weinen und wütend sein oder Geborgenheit finden, wenn es Angst hat. Es kann erzählen und reden, wird getröstet und gehalten. Auf diese Weise können die schwierigen Erlebnisse verarbeitet werden.

Aber nicht nur Art und Schwere des Traumas oder Hilfsmöglichkeiten des Umfelds spielen eine Rolle, sondern auch individuelle Faktoren wie die sogenannte Resilienz. Darunter versteht man die persönliche innere Widerstandsfähigkeit, die bei jedem Menschen unterschiedlich ausgeprägt ist. Ein „Stehaufmännchen", das immer wieder auf die Füße kommt, besitzt gute Resilienz. Weitere solche Eigenschaften oder Haltungen sind: sich nicht hängen lassen, ein dickes Fell haben, immer wieder Hoffnung und Zukunftsperspektive entwickeln, zielorientiert vorwärts gehen, gutes Durchhaltevermögen besitzen; auch Mut und eine positive Grundeinstellung gehören dazu. All dies hilft der Person, schlimme Geschehnisse relativ unbeschadet zu überstehen.

Schützende Faktoren wie gute Bindungen und die individuelle Resilienz können als Erklärung dienen, weshalb die eine Person, deren Kindheit voll schwerer Erlebnisse und Schwierigkeiten war, trotzdem ein Leben mit relativ wenigen Beeinträchtigungen führt, während eine andere Person schwerwiegende Folgestörungen entwickelt, obwohl ihre Kindheit nur mehrere „kleinere" Traumata aufweist. Die gleichen Lebensbedingungen können bei verschiedenen Menschen unterschiedliche Reaktionen und Auswirkungen nach sich ziehen, je nachdem, wie viel innerer Stress ausgelöst wurde und inwieweit dieser bewältigt und wieder abgebaut werden konnte.

Folgestörungen

Die Ursache: „Giftiger Stress" •
Die Traumafolgestörungen im Überblick •
Ein weiter Weg • Diagnosestellung • Ausblick

Traumata der Kindheit können bis ins Erwachsenenalter Auswirkungen haben. Wie ausgeprägt diese sind und wie stark sie das Leben beeinträchtigen, hängt von verschiedenen Faktoren ab, die nochmals zusammenfassend aufgelistet sind:

- Schwere und Art der Traumata
- Früherer/späterer Beginn
- Vorhandensein/Fehlen von Hilfe und Unterstützung
- Vorhandensein/Fehlen von sicheren Bindungen
- Zugriff auf Ressourcen
- Persönliche Resilienz

Trauma kann somit als *„Diskrepanz-Erlebnis zwischen bedrohlichen Situationsfaktoren und den individuellen Bewältigungsmöglichkeiten"* [1] bezeichnet werden.

Erfahrungen, welche die Betroffenen in ihrer Kindheit völlig überfordert haben, ziehen im Erwachsenenalter Folgen in den verschiedensten Bereichen nach sich. Psyche und Körper sind betroffen. Gedanken und Gefühle, Körperempfinden und -erleben, sogar Körperabläufe und das gesamte Verhalten sind von diesen Geschehnissen geprägt.

Die Ursache: „Giftiger Stress“

Bei Bedrohung reagiert der Körper mit Ausschüttung von Stresshormonen. Alles wird aktiviert, der ganze Mensch ist auf Flucht oder Kampf eingestellt. In einer traumatischen Situation ist meist keine dieser beiden Reaktionen möglich, der innere Stress nimmt weiter zu. Eine Art Notfallmechanismus tritt in Kraft. Es kommt zur Erstarrung. Innerlich ist der Mensch höchst erregt, voll Angst und Panik, die Gedanken arbeiten auf Hochtouren: *„Es muss doch einen Ausweg geben!“* Äußerlich dagegen scheint er bewegungslos. Wird die Situation noch bedrohlicher, kippt die Stressreaktion des Körpers. Das war zu viel! Der Mensch gibt auf. Nichts geht mehr! Alles erschlafft! Die Gefühle sind wie abgeschnitten, eine Trennung von Bewusstsein und Körper scheint stattzufinden. Viele erleben das weitere Geschehen aus einer Beobachterposition, von außen, als hätte das Ich den Körper verlassen. Eine Aufspaltung ist geschehen.[2]

Die Grafik veranschaulicht die verschiedenen Vorgänge. Auf der linken Seite des Bildes zeigt der dicker werdende Pfeil die zunehmende Wahrscheinlichkeit einer Dissoziation an.

> Ulrike beschreibt eine solche Dissoziation im Rückblick:
>
> Meine Pflegemutter ist sehr wütend auf mich. Sie packt mich und schleppt mich die zwei Etagen in den Keller hinunter, den ich sowieso sehr fürchte. Schreien kann ich nicht, weglaufen ebenfalls nicht, ich habe nur schreckliche Angst vor dem, was mit mir geschieht. Im Keller angekommen legt sie mich über ihr Knie und schlägt voller Wut mit einem hölzernen Kleiderbügel auf mich ein. Meine Angst und Panik werden immer größer. „Hilfe, ich halte das nicht aus!“, denke ich. Sie schimpft über mich und mein schlechtes Verhalten, ergießt Beschuldigungen über mich, schreit, wird zunehmend lauter und wütender. Völlig außer Kontrolle schlägt sie immer und immer wieder auf meinen Po und Rücken. Ich bin verzweifelt und voller Angst: „Sie schlägt mich tot! Ich muss hier weg!“ Dann spüre ich keinen Schmerz mehr, halte die Schläge irgendwie aus. Irgendwann ist sie fertig, stellt mich wieder auf die Beine und schreit mich an, dass ich auf keinen Fall etwas sagen darf. Mein Pflegevater hat ihr verboten, mich zu schlagen, also darf er nichts davon erfahren. Zitternd schleiche ich die Treppe hinauf und – trete mit einem Lächeln auf dem Gesicht aus der Kellertür.

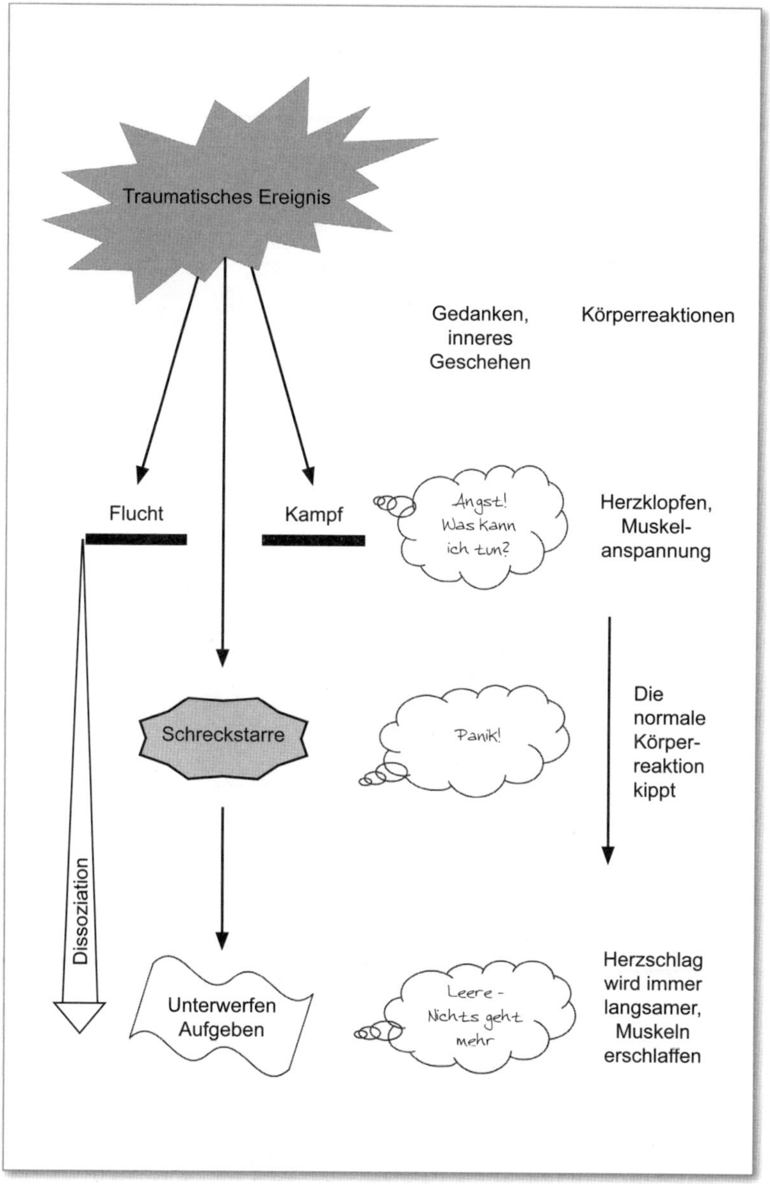

Dissoziation und Körperreaktionen

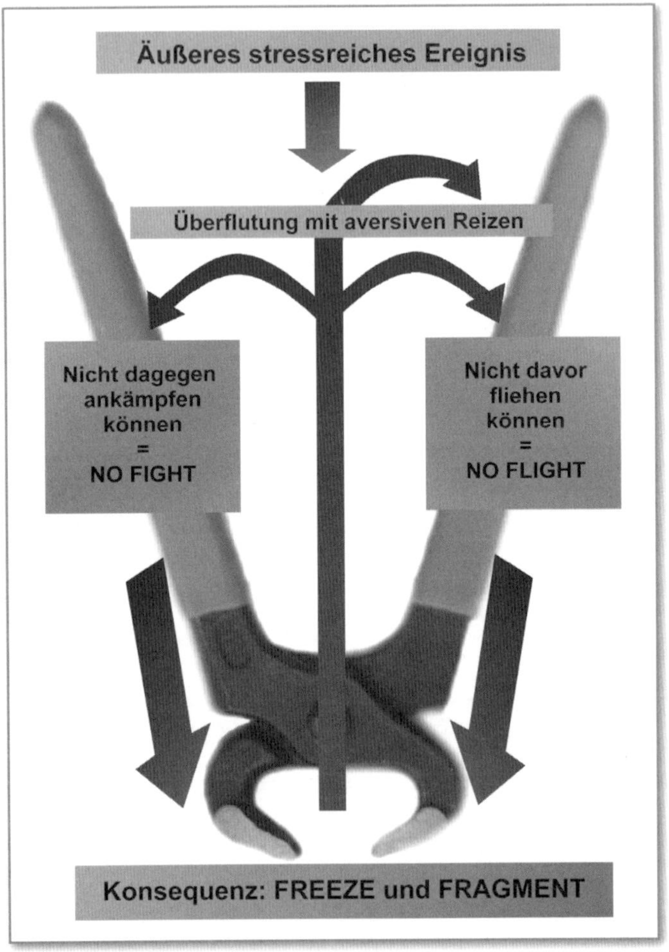

Die Traumazange

Aus: Michaela Huber „Trauma und Folgen“ S.39 Junfermann Verlag

Ulrike erlebt in dieser Situation

- große Angst und Panik (Kinder haben Todesangst),
- das Gefühl, hilflos ausgeliefert zu sein,
- Ohnmacht und keine Chance, sich wehren zu können.

Michaela Huber illustriert diese Situation mit der sogenannten „Traumazange“.

- *No Fight* – man kann sich nicht wehren,
- *No Flight* – man kann nicht fliehen, also bleibt nur
- *Freeze* – Erstarrung, wie wir sie als Schreckstarre aus der Tierwelt kennen, und
- *Fragment* – inneres Zerbrechen.

Der extreme Stress, der während dieses Geschehens entsteht, bildet sich nicht völlig zurück. Er wirkt wie Gift, das Körper und Psyche des Betroffenen angreift und unbemerkt weiter wirkt. Folge ist eine chronische Stressreaktion. Betroffene befinden sich ständig in Alarmbereitschaft, sind schreckhaft, unruhig und reizbar, leiden unter Schlafstörungen und Erschöpfung. So kann man den inneren Stress als eigentlichen Auslöser der posttraumatischen Folgeerscheinungen bezeichnen.[3]

Die Traumafolgestörungen im Überblick

Nachfolgend gebe ich einen Überblick über die häufigsten Traumafolgestörungen und ihre jeweiligen Erscheinungsbilder. Die Beschreibung lehnt sich an die von Ärzten und Therapeuten verwendeten üblichen Diagnoseschlüssel ICD 10 (Internationale Klassifikation der Krankheiten) und DSM IV (das „Diagnostische und statistische Manual der psychischen Erkrankungen") an. Damit Wegbegleiter jederzeit nachlesen können, was sich hinter einer bestimmten Diagnose verbirgt, ist jede Folgestörung einzeln dargestellt, auch wenn sich dadurch Wiederholungen in der Beschreibung der verschiedenen Störungsbilder ergeben.

Posttraumatische Belastungsreaktion

Nach einer akuten Traumatisierung ist die posttraumatische Belastungsreaktion typische Folge. Sie hält circa vier bis acht Wochen an. In dieser Zeit verlaufen Verarbeitung und Folgezustände wellenförmig, abwechselnd kommt es zur Überflutung mit traumatischem Material (Albträumen, Bildern, Gefühlen, Gedanken und Erinnerungen), dann wieder zur völligen Vermeidung jeder Erinnerung.

Wiedererlebende Symptome:

- Angstzustände, erhöhte Schreckhaftigkeit,
- Albträume und Schlafstörungen,
- Häufiges Wiedererleben von Teilen des Traumas, z. B. körperliche Schmerzen, Gefühle von Angst und Panik, Schreckensbilder.

Vermeidende Symptome:

- Vermeidung von Reizen, die an das Trauma erinnern, z. B. Begegnungen oder Situationen,
- Empfindungslosigkeit, das Gefühl, nicht richtig da zu sein,
- Unfähigkeit, die Umwelt, den Körper, Körperteile oder die eigenen Gefühle richtig wahrzunehmen,
- Einsamkeit, Rückzug von anderen,

AUSSERDEM:

- Konzentrations- und Leistungsprobleme,
- Gereiztheit und Gefühlsausbrüche.

Was hilft nach einem akuten Trauma?

- Akutes Trauma braucht mitmenschliche Geborgenheit und Hilfe,
- nie drängen, Betroffenen selbst entscheiden lassen,
- dem inneren Chaos durch äußere Stabilisierung begegnen.

Betroffene brauchen in dieser Zeit menschliche Zuwendung und Geborgenheit, Zeit und sensible Unterstützung. Diese äußere Stabilisierung hilft, das innere Chaos zu überwinden. Nie sollte man dazu drängen, über das Geschehene zu reden. Betroffene sollen selbst entscheiden dürfen, wann und wem sie sich mitteilen wollen. Hilfreich ist, als Gegenüber ruhig zu bleiben und Ruhe zu vermitteln. Oft spüren Betroffene selbst am besten, was sie gerade brauchen. Diese Bedürfnisse gilt es wahrzunehmen und zuzulassen. Der vom Trauma ausgelöste Stress wirkt im Inneren der Betroffenen weiter. Jeder Gefühlsausbruch trägt dazu bei, dass dieser Stress einen Weg nach außen finden kann. Die Betroffenen sollen in dieser Zeit alles aus sich „herausfließen“ lassen können. Alle Gefühle und Reaktionen, lautes Weinen oder Schreien, Wutanfälle oder völliger Rückzug dürfen sein. Dadurch kann der Stress abgebaut und das Trauma besser überstanden und verarbeitet werden. Die Rückkehr zum normalen Leben erfolgt schrittweise, langsam und vorsichtig. Größerer Stress sollte in der nachfolgenden Zeit noch vermieden werden.

Während ein Drittel der Menschen, die eine traumatische Erfahrung gemacht haben, das Ganze gut übersteht, entwickelt ein weiteres Drittel Traumafolgestörungen und erholt sich nicht ohne fremde

Hilfe. Ein weiteres Drittel wirkt auf den ersten Blick, als ob es das Trauma bewältigt hätte und gut im Leben zurechtkäme.[4] Erst wenn die Betroffenen später erneut starker Belastung ausgesetzt sind, Situationen erleben, in denen sie mit Ohnmachtsgefühlen und Kontrollverlust konfrontiert werden, wird deutlich, dass die früheren Traumata nicht vollständig verarbeitet werden konnten; die Betroffenen entwickeln viele Jahre später die Symptome einer Traumafolgestörung.

Im gesamten Körper oder in bestimmten Körperteilen bleibt die Erinnerungsspur an das Trauma erhalten. Die Trauma-Erfahrung mit ihren Schreckensbildern und Horrorgefühlen kann vom bewussten Erleben abgespalten wie eine Zeitbombe ticken, die jederzeit hochgehen kann.[5]

Posttraumatische Belastungsstörung – PTBS

Das Erscheinungsbild der PTBS ähnelt dem der posttraumatischen Belastungsreaktion, auch hier wechseln sich wiedererlebende und vermeidende Symptome ab.

> Bei einem schweren Trauma bewirken die Stresshormone eine aufgesplitterte Speicherung des Geschehens im Gehirn. Gedächtnisinhalte bleiben getrennt und können nicht zusammengebracht werden.

Wiedererlebende Symptome:

- Häufiges Wiedererleben von Teilen des Traumas, z. B. körperliche Schmerzen, Gefühle von Panik, Schreckensbilder – alles in Form von Erinnerungsbruchstücken
- Flashbacks,
- Angstzustände, z. B. Panikattacken, Angst vor bestimmten Situationen, vor Enge, vor geschlossenen Räumen usw.,
- erhöhte Schreckhaftigkeit, Zustand der inneren Alarmierung in der Erwartung einer Gefahr,
- körperliche Mitreaktionen wie Herzrasen, Atemnot, Beklemmungen, Unruhe,
- Albträume und Schlafstörungen, z. B. Ein- und Durchschlafprobleme.

Vermeidende und einschränkende Symptome:

- Vermeidung von Reizen, die mit dem Trauma in Verbindung stehen oder daran erinnern,
- Amnesie, d. h. wenig oder fehlende Erinnerungen an traumatische Situationen oder bestimmte Bereiche der Vergangenheit,
- Auftreten von dissoziativen Zeichen,
  - Gefühl nicht richtig „da" zu sein,
  - Unfähigkeit, die Umwelt, den Körper, bestimmte Körperteile oder die eigenen Gefühle richtig wahrzunehmen,
  - die Umgebung wird als fremd erlebt (Derealisation),
  - man selbst oder Bereiche des eigenen Körpers werden als fremd und nicht zu sich gehörig erlebt (Depersonalisation),

  Betroffene haben das Gefühl, diesen verschiedenen Zuständen ausgeliefert zu sein,
- Rückzug von anderen, Beziehungsstörungen wie starkes Misstrauen oder Feindseligkeit,
- Einsamkeit, Gefühl der Isolation und Entfremdung von anderen,
- depressive Verstimmungen, Verlust von Zukunftsperspektiven,
- Kraftlosigkeit, Konzentrations- und Leistungsprobleme,
- Reizbarkeit, Gefühlsausbrüche.

Komplexe posttraumatische Belastungsstörung

Da Traumatherapeuten zunehmend entdeckten, dass die Störungsbilder weitaus umfassender und schwerwiegender waren als bis dahin angenommen, entwickelten sie die Definition der *komplexen* posttraumatischen Belastungsstörung.[6] Sie findet man bei stärker ausgeprägten traumatischen Kindheitserfahrungen, vor allem, wenn die verletzenden Ereignisse sehr früh begonnen haben, das Kind von seinen nahen Bezugspersonen weder Schutz noch Verständnis erhalten hat oder diese selbst Täter waren.

Die *komplexe* posttraumatische Belastungsstörung ähnelt der einfachen posttraumatischen Belastungsstörung, wobei ihr Ausmaß schwerwiegender ist und zusätzliche Problembereiche dazukommen. Zur besseren Übersichtlichkeit sind diese nachfolgend kursiv gedruckt.

Wiedererlebende Symptome:

- Häufiges Wiedererleben von Teilen des Traumas in Form von Erinnerungsbruchstücken und Flashbacks,
- Angstzustände, z. B. Panikattacken, Angst vor bestimmten Situationen, vor Enge, vor geschlossenen Räumen usw.,
- erhöhte Schreckhaftigkeit bis zur ständigen Übererregung,
- körperliche Mitreaktionen wie Herzrasen, Atemnot, Beklemmungen, Unruhe,
- Albträume und Schlafstörungen,
- *Erleben verschiedener Gefühlszustände, über die man scheinbar keine Kontrolle hat, z. B. anhaltende Missstimmung, aufbrausende Wut, selbstschädigende Impulse, Selbstmordgedanken.*

Vermeidende und einschränkende Symptome:

- Vermeidung von Reizen, die mit dem Trauma in Verbindung stehen oder daran erinnern,
- Amnesie – *die Erinnerungslücken sind ausgeprägter,*
- Auftreten von dissoziativen Zeichen – *immer vorhanden,*
  - Empfindungslosigkeit, Gefühl nicht richtig „da zu sein“,
  - Unfähigkeit, die Umwelt, den Körper, Körperteile oder die eigenen Gefühle richtig wahrzunehmen,
  - *Auftreten verschiedener Persönlichkeitsanteile in der Person.*
- *Störungen der Selbstwahrnehmung,*
  - *negatives Selbstbild, geringes Selbstwertgefühl bis zum Empfinden, keine Existenzberechtigung zu haben,*
  - *unzureichende Selbstfürsorge, d. h. die Betroffenen gehen nicht gut mit sich um, sorgen nicht für sich und ihre Bedürfnisse,*
  - *Ohnmachtsgefühl, die Person lebt weiterhin in der Opferrolle, fühlt sich unfähig, Dinge zu verändern, der oder die Täter werden als allmächtig erlebt,*
  - *Scham- und Schuldgefühle, Gefühle der Beschmutzung, Empfinden, unwert und anders zu sein,*
- Rückzug von anderen, Beziehungsstörungen, starkes Misstrauen oder Feindseligkeit,
- Einsamkeit, Gefühl der Isolation und Entfremdung von anderen,
- *Angst vor Kontrollverlust und Angst, sich jemandem anzuvertrauen,*

- depressive Verstimmungen, *oft chronische Suizidgedanken,*
- Verlust der Zukunftsperspektiven, *Hoffnungslosigkeit und Verzweiflung, Veränderung des Wertesystems, Verlust fester Glaubensinhalte,*
- *Somatisierung, d. h. seelische Probleme führen zu körperlichen Beschwerden,*
  - *psychosomatische Erkrankungen, wie z. B. Fibromyalgie (Schmerzzustände im Bereich der Muskeln und Gelenke mit Müdigkeit, Antriebsschwäche), starke Verspannungen der Muskulatur, häufige Scheiden- und Blasenentzündungen, Magen-Darm-Erkrankungen,*
  - *einmal spüren Betroffene im Körper zu viel, einmal zu wenig,*
- Kraftlosigkeit, Konzentrations- und Leistungsprobleme,
- Reizbarkeit, Gefühlsausbrüche.

Hinzu kommen häufig:

- *selbstverletzendes Verhalten, Missbrauch von Substanzen, wie z. B. Drogen, Alkohol, Schmerzmittel,*
- *Ess-Störungen,*
- *Probleme im Bereich der Sexualität, z. B. gehemmte oder grenzenlos gelebte Sexualität, sexuelle Identitätsstörungen.*

Dissoziative Identitätsstörung (ehemals „Multiple Persönlichkeitsstörung“)

Sind die Auswirkungen der Traumata noch schwerwiegender, kann sich als stärkste Ausprägung einer Dissoziation die dissoziative Identitätsstörung, früher „Multiple Persönlichkeitsstörung“, entwickeln. Lange Zeit wurde diese Störung als exotisch oder überhaupt nicht existent eingestuft. Neuere Erkenntnisse zeigen, dass sie häufiger vorkommt, als bisher angenommen. *„Zusammenfassend muss man aufgrund der gegenwärtigen Ergebnisse davon ausgehen, dass schwere dissoziative Störungen und insbesondere die Dissoziative Identitätsstörung regelhaft als eine spezifische Folge von schweren aggressiven und sexuellen Misshandlungen in der Kindheit auftreten.“*[7] Die auslösenden Traumata müssen nicht immer besonders selten oder völlig ungewöhnlich sein. *„Etwa 3–12 % je nach Studie der untersuchten multiplen Probandinnen nannten keine physischen* *oder sexualisierten Gewalterfahrungen, sondern andere belastende Erfahrungen wie extreme Vernachlässigung und/oder eine außerordentlich strikte Erziehung mit erheblichem Anpassungsdruck.*“[8]

- Es existieren zwei oder mehr unterschiedlichen Persönlichkeiten oder Persönlichkeitszustände, die unterschiedliche Ansichten, verschiedenes Auftreten und andere typische Merkmale haben,
- mindestens zwei dieser Persönlichkeitszustände übernehmen abwechselnd die Kontrolle über das äußere Verhalten der Person,
- die verschiedenen Persönlichkeitszustände wissen z. T. nichts von der Existenz der anderen bzw. erleben deren Verhalten als nicht zu sich gehörig,
- Zeitverluste treten auf (wenn die verschiedenen Persönlichkeitszustände abwechselnd das äußere Geschehen regeln und in eine Art Schlafzustand geraten, wenn sie gerade nicht aktiv sind),
- man kann sich nicht an wichtige persönliche Informationen erinnern, was weder durch gewöhnliche Vergesslichkeit noch als Folge von Rauschmitteln oder Medikamenten zu erklären ist.

„Nicht näher bezeichnete dissoziative Störung“

Für alle Erscheinungsformen, die nicht den beschriebenen Störungsbildern zugeordnet werden können, gibt es eine Sammelkategorie: die „nicht näher bezeichnete dissoziative Störung“. Die Merkmale sind ähnlich wie bei der Dissoziativen Identitätsstörung, allerdings ist die Dissoziation weniger ausgeprägt, die Persönlichkeitsanteile sind nicht so deutlich getrennt und weniger direkt am Alltagsleben beteiligt. Im Vordergrund stehen die Überflutungen von Gefühlen und Gedanken, die von den inneren Persönlichkeitsanteilen ausgehen.[9]

Borderline-Persönlichkeitsstörung

- wechselnde, launenhafte Stimmung,
- Neigung zu emotionalen Ausbrüchen und Unfähigkeit, das impulshafte Verhalten zu regeln,
- Störungen im zwischenmenschlichen Bereich, häufig wechselnde instabile Beziehungen, extremer Wechsel von Überidealisierung und Abwertung der anderen Person,

- Unfähigkeit, Alleinsein auszuhalten, Angst vor dem Verlassenwerden,
- Störungen des Selbstbildes, chronische innere Leere, die irgendwie zu füllen versucht wird,
- selbstschädigendes Verhalten (im Umgang mit Geld, Missbrauch von Substanzen, grenzenlos gelebte Sexualität, Ess-Störungen),
- Neigung zu selbstzerstörerischem Verhalten mit Selbstverletzungen und Suizidversuchen.

Lange Zeit hatte die Borderline-Störung den Ruf, nahezu therapieresistent zu sein. Gerade in den letzten Jahren hat sich zunehmend herauskristallisiert, dass auch bei ihr in vielen Fällen die Ursache in einer traumatischen Kindheit zu finden ist.[10] Dies betont auch Martin Bohus, einer der führenden Borderline-Experten Deutschlands, in einem Interview der Berliner Zeitung: *„Ein Auslöser der Störung steht allerdings fest: traumatische Erlebnisse in der Kindheit, allen voran sexueller Missbrauch. 65 Prozent der Patienten haben Übergriffe dieser Art erleben müssen.“*[11] Diese Erkenntnis eröffnet den Betroffenen neue Behandlungsmöglichkeiten und damit deutlich bessere Heilungschancen.

Weitere Diagnosen

Vielen Betroffenen ist der traumatische Hintergrund als mögliche Ursache ihrer Probleme nicht bewusst. Auch von Fachleuten wird dieser Zusammenhang häufig zu wenig beachtet, so erhalten Betroffene auf ihrer Suche nach Hilfe ganz unterschiedliche Diagnosen. *„Viele Patienten haben im Verlauf mehrerer Therapien die Erfahrung gemacht, dass ihre Beschwerden unterschiedlich eingeordnet wurden und sie eine Reihe von verschiedenen Diagnosen erhalten haben. Die Bandbreite an gestellten Diagnosen umfasst psychiatrische Erkrankungen wie Schizophrenie, Depression, Angst- und Zwangsstörungen, Somatisierungs-Störungen, Ess-Störungen und Substanzmissbrauch. Darüber hinaus werden Persönlichkeits-Störungen wie Borderline-Störung diagnostiziert.“*[12]

Häufig findet man eine sogenannte Komorbidität, d. h. zusätzlich zur posttraumatischen Störung haben sich andere Erkrankungen wie eine

Depression oder Angststörung entwickelt. Reddemann und Dehner-Rau berichten: *„80 % der Patienten mit PTBS hatten mindestens eine weitere psychiatrische Diagnose."*[13] *„Menschen, die an einer posttraumatischen Belastungsstörung leiden, bringen 26-mal mehr die Wahrscheinlichkeit mit, dass sie sogenannte affektive Störungen, also vor allen Dingen Depressionen entwickeln, 27-mal mehr besteht die Wahrscheinlichkeit, dass sie eine Angststörung entwickeln, 28-mal mehr besteht die Wahrscheinlichkeit, dass sie an einer Alkoholabhängigkeit leiden. Auch die Wahrscheinlichkeit, eine Panikstörung zu entwickeln, ist hoch."*[14]

Suchtverhalten, Selbstverletzungen und Ess-Störungen betrachten die meisten Traumatherapeuten nicht als zusätzliches Störungsbild, sondern als – wenn auch nicht wirklich hilfreichen – Versuch zur Selbsthilfe.

Nachfolgend beschreibe ich kurz die häufigsten der in diesem Rahmen gestellten Diagnosen:

Anpassungsstörung mit depressiver Reaktion

- entsteht innerhalb von drei Monaten nach Einsetzen der Belastung, hält bis zu sechs Monate danach an,
- typisch sind depressive Stimmung, Angst oder Sorge sowie eine Mischung davon,
- Probleme, den Alltag zu meistern,
- z. T. auch Störungen des Sozialverhaltens.

Depression

- Stimmungslage eher negativ, traurig, bis zum Nichts-mehr-Fühlen,
- sich nicht aufraffen können, keine Initiative,
- Konzentrationsprobleme,
- innerlich oft Ängste, innere Unruhe,
- Neigung zum Grübeln, unangemessene Schuldgefühle,
- Gefühle der Hilflosigkeit und Hoffnungslosigkeit,
- Rückzug,
- körperliche Auffälligkeiten wie versteinerter Gesichtsausdruck, Schlafstörungen, Appetitlosigkeit,
- häufig Suizidgedanken.

Bipolare Störung

- Auftreten von depressiven und manischen Phasen

Depressive Phasen

- Symptome wie oben beschrieben

Manische Phasen

- Stimmung gehoben bis aggressiv,
- auffällige Leistungsfähigkeit, Unruhe, starker Rededrang,
- ganz geringes Schlafbedürfnis,
- Grenzenlosigkeit im Tun, z. B. in Geldausgaben oder bei sexuellen Kontakten, starke Selbstüberschätzung,
- keinerlei Krankheitseinsicht.

Abgrenzung von dissoziativen Phänomenen zur Schizophrenie

Betroffene haben oft die Sorge, als „verrückt" abgestempelt zu werden. „Stimmen hören" oder „gespalten sein" wird häufig mit Schizophrenie gleichgesetzt. Tatsächlich sind innere Unterhaltungen oder Lautwerden eigener Gedanken eher ein Merkmal von Dissoziation als von Schizophrenie. Luise Reddemann beschreibt die Unterschiede von Psychose, Schizophrenie und Dissoziation folgendermaßen:

> Eine Psychose zeichnet sich dadurch aus, dass der Bezug zur Wirklichkeit verloren geht. Eine Psychose führt in der Regel zur Einweisung in die Psychiatrie und zur Behandlung mit entsprechenden Medikamenten. Die Schizophrenie ist eine Psychose, bei der unter anderem das Hören von Stimmen vorkommen kann. Betroffene erleben diese Stimmen als von außen kommend, sie können hören, wie diese ihnen z. B. Befehle erteilen. Patienten mit einem psychotischen Schub geht der Realitätsbezug verloren. Patienten mit dissoziativen Störungen berichten oft von Stimmen im Kopf, einem inneren Chaos oder inneren Dialogen. Sie hören keine Stimmen von außen, der Bezug zur Realität bleibt erhalten oder ist mit der Orientierung im Hier und Jetzt wieder herstellbar. Dennoch ist die Abgrenzung nicht immer ganz klar und erfordert manchmal eine eingehendere Diagnostik.[15]

Typisch ist auch, dass die Stimmen bei einer Schizophrenie sehr starren, sich wiederholenden Mustern folgen, während sie bei einer Dissoziation dialogfähig sind. Sie gehören ja zu den inneren Persönlichkeitsanteilen.

Mit diesen ist eine Kontaktaufnahme möglich, man kann mit ihnen reden, sie können auf Fragen eingehen und aufgrund der gemeinsamen Arbeit können sich Inhalte, Gedanken und Gefühle verändern.

Ein weiter Weg

Nach Reddemann und Dehner-Rau sind viele Ärzte und Psychologen über Traumafolgeerkrankungen nicht ausreichend informiert; aufgrund der häufigen Komorbidität werden dann eher andere psychische Erkrankungen wie Depressionen oder Persönlichkeitsstörungen diagnostiziert. Manchmal verlagert sich die Not auch ganz in den körperlichen Bereich und psychosomatische Beschwerden stehen im Vordergrund. Der Körper wird zum Auffangbecken der unerträglichen Gefühle und seelischen Schmerzen. *„Das Symptom erlaubt, das Geschehene zu verbergen, ohne dass es wirklich verloren geht."*[16] Wenn der traumatische Hintergrund nicht erkannt wird, bleibt das eigentliche Problem unentdeckt und Betroffene müssen lange Wege gehen, bis sie die Hilfe bekommen, die sie wirklich brauchen.

> Anna: „Schon seit meiner Kindheit hatte ich heftige, krampfartige Bauchschmerzen, die fast zum ständigen Begleiter in meinem Alltag wurden. Immer wieder wurden verschiedene Ursachen dafür verantwortlich gemacht: chronische Blasenentzündungen, Magenprobleme oder gynäkologische Störungen. Die Schwangerschaften und Entbindungen waren sehr problematisch und stürzten mich jedes Mal in eine tiefe Krise. Es war, als ob mein Körper alle weiblichen Funktionen konsequent ablehnen würde. Mit den Wechseljahren wurden diese Probleme besser, aber nun quälten mich massive Darmprobleme. Einen Zusammenhang mit dem Missbrauch, der mir zu dieser Zeit bewusst geworden war, sahen die Fachleute nicht. Außerdem hatte ich ständige Rückenschmerzen, die mich in meinem Alltag sehr einschränkten.
>
> Meine Erinnerung wies viele Lücken auf. Mcine Gefühle waren oft sehr gegensätzlich, einmal ‚himmelhochjauchzend' und dann wieder ‚zu Tode betrübt'. Ich wurde richtig zwanghaft und kontrollierte alles und jeden. Oft hatte ich unerträgliche Kopfschmerzen und spürte diesen beständigen Druck in meinem Kopf. Medikamente gegen Migräne wirkten kaum. Meine tiefe Erschöpfung sah man mir äußerlich nicht an, keiner nahm mich darin ernst. Immer mehr wuchs in mir die Angst, durchzudrehen und schließlich weggesperrt zu werden. Erst aufgrund einer schweren

Depression, die ebenfalls lange nicht erkannt worden war, kam ich in psychologische Behandlung. Obwohl ich inzwischen mehr Erinnerungen an einen langjährigen Missbrauch hatte, bekam ich die Botschaft, dass ich nach vorne schauen und die lange zurückliegenden Probleme vergessen sollte, sie würden nach so langer Zeit keine Rolle mehr spielen. Als keine Besserung eintrat, behandelte der zuständige Arzt die Depression medikamentös, auch für ihn schien der Missbrauch nicht wichtig zu sein. Als ich in einen Zustand fiel, in dem ich mich zusammenkrampfte und eine Zeitlang bewegungsunfähig war, wurde dies als epileptischer Anfall gewertet. Die körperliche Untersuchung zeigte aber, dass keine Epilepsie vorlag. Danach erkämpfte ich mir eine psychotherapeutische Behandlung, aber auch dort erlebte ich, dass der Missbrauch nicht ernst genommen wurde, also brach ich die Behandlung wieder ab.

Alle diese Versuche waren für mich sehr demütigend. Ich fühlte mich nur noch abgeschoben, weder in meinen Beschwerden noch dem inneren Schmerz ernst genommen, war tief verletzt, verunsichert, wütend und immer noch krank. Meine Suche nach Hilfe erschien mir hoffnungslos, so beendete ich sie. Ich hatte keine Kraft mehr.

Inzwischen habe ich erlebt, dass Hilfe möglich ist. Jetzt verstehe ich meinen Zustand, weiß, was innerlich abläuft, warum mein Körper so darauf reagiert, und habe gelernt, damit umzugehen. Das Trauma muss ich nicht mehr verbergen, kann endlich auch den Schmerz Stück für Stück zulassen. Mein Leben hat sich stark verändert und es geht mir viel besser – körperlich und psychisch."

Diagnosestellung

Falls Sie als nicht-therapeutischer Wegbegleiter eine Traumafolgestörung vermuten, empfehlen Sie der betreffenden Person, sich an einen im Bereich Trauma fachkundigen Arzt oder Psychologen zu wenden, damit dieser die entsprechende Diagnose stellen und evtl. nötige therapeutische Hilfe einleiten kann. Oft werden zur genaueren Identifizierung Tests eingesetzt, zum Beispiel der SKID-D, das „Strukturierte klinische Interview für dissoziative Störungen", mit dessen Hilfe verschiedene Formen dissoziativer Störungen unterschieden werden können.[17] In „Trauma und

> SELBSTDIAGNOSEN SIND NICHT HILFREICH!

Folgen" von Michaela Huber finden sich im Anhang weitere Beispiele für interessante Fragebögen. Eine gute Diagnosestellung benötigt viel Erfahrung und Überblick. Selbstdiagnosen sind auf jeden Fall nicht hilfreich. Aufgrund der Diagnose kann das weitere Vorgehen geplant werden, außerdem hängt die Kostenübernahme einer eventuellen Therapie durch die Krankenkassen davon ab.

Ausblick

Ans Ende dieses Kapitels, in dem so viel von Störungen und Krankheiten die Rede ist, will ich ein Zitat von Franz Ruppert stellen. Er beschreibt sehr anschaulich, wie Menschen typischerweise mit ihren Problemen umgehen, und hebt hervor, dass jede Krise eine Chance beinhaltet:

> Das Unbewusste regiert das Bewusstsein mehr, als uns Menschen oft lieb ist. Unsere frühen Erfahrungen, besonders unsere frühkindlichen Erlebnisse, bilden die Grundlage für das, was wir als Erwachsene empfinden, fühlen und daher auch denken … Wenn Unwohlsein, Schmerzempfindungen und Angst uns informieren, dass in unserem Körper oder in unserem sozialen Dasein etwas nicht rund läuft, beginnt ein gedanklicher Suchprozess nach einer möglichst raschen Abhilfe des Problems … Im Grunde sind wir Menschen keine Ursachenforscher, sondern Pragmatiker des Alltags. Solange etwas halbwegs zufriedenstellend funktioniert, passen wir uns an die jeweiligen Gegebenheiten an, ohne viel nachzudenken, oder legitimieren das, was wir aufgrund unserer Gefühle weiterhin machen werden, mit einigen dürftigen Gedanken. Was wir denken, muss mit der Realität wenig zu tun haben, solange wir immer wieder praktische Lösungen finden, mit unseren Problemen umzugehen. Daher ist die menschliche Gedankenwelt auch voll abstruser Vorstellungen, absurder Ideen und Halbwahrheiten … Erst durch die Not werden wir oft gezwungen, näher hinzusehen, wo unser Elend seine Wurzeln hat. In solchen Momenten kann unser Geist sich zu ungeahnten Höhen aufschwingen und tiefe Erkenntnisse und Wahrheiten über uns Menschen und die Welt ans Licht bringen. Daher sind nach meiner Erfahrung traumatisierte Menschen, die den Mut haben, bei sich genauer hinzusehen, oft die besten Kenner der menschlichen Seele. Durch Trauma-Erfahrungen und seelische Krankheiten werden wir am stärksten gezwungen, unser Verständnis von unserem Innersten neu zu überdenken und zu erweitern.[18]

Traumatisierte Menschen verstehen

Was ist nur mit mir los? • Gefühlswelt • Körperbeziehung • Was nicht sein darf, ist nicht • Beziehungsstörungen • Der Lebensgarten

Das Leben funktioniert nicht mehr. Irgendetwas stimmt nicht, aber was? Nach langem Zögern, unter vielen Bedenken und Ängsten, öffnet sich die betreffende Person für ein Gespräch. Jetzt kommt es darauf an, ihr mit Verständnis und Fachkompetenz zu begegnen. So soll dieses Kapitel helfen zu verstehen, was in einem traumatisierten Menschen vorgeht.

Was ist nur mit mir los?

Bei Langzeit-Traumatisierten zeigen sich die Probleme oft erst Jahre nach den eigentlichen Geschehnissen. Der Satz „Die Zeit heilt alle Wunden" trifft hier offensichtlich nicht zu: *„Je mehr Zeit vergeht, desto schwerer ist die psychische Stabilität insgesamt aufrechtzuerhalten. Die Auf- und Abspaltungsprozesse zum Fernhalten des Traumas aus dem Bewusstsein verbrauchen fortwährend die psychische Kraft und erschöpfen die Energiereserven. Der innere Zusammenhalt der psychischen Strukturen geht immer mehr verloren."*[1]

Der Neurowissenschaftler Manfred Spitzer erklärt, dass durch den ständig erhöhten Stresspegel Bereiche des Zwischenhirns geschädigt werden. Dies hat zur Folge, dass neuer Stress immer schlechter verarbeitet werden kann. Betroffene bewältigen das Leben bis zum mittleren oder sogar höheren Alter, dann kippt die Situation.[2] Auslöser sind meist erneute Stress-Situationen, z. B. Geburt eines weiteren Kindes, Unfälle, Beziehungskrisen, Probleme am Arbeitsplatz, Überforderung ... Zu diesem Zeitpunkt haben viele Betroffene wenig bis keine Erinnerung an ihre Kindheits-Traumata und erkennen den Zusammenhang ihrer aktuellen Beschwerden mit den Problemen meist nicht. Nur die typischen Symptome einer posttraumatischen Störung weisen darauf hin.

Diesen Zusammenhang will ich am Beispiel der Verletzung eines Fingernagels verdeutlichen: Wird das Nagelbett geschädigt, kommt es zur Störung der Nagelentwicklung in einer frühen Wachstumsphase. Die sichtbare oberflächliche Wunde verheilt, alles scheint in Ordnung. Der Nagel wächst weiter, erst nach geraumer Zeit kann man auf seiner Oberfläche Veränderungen entdecken: weiße Verfärbungen, Rillen oder Verformungen. Meist hat die betreffende Person zu diesem Zeitpunkt keine Erinnerung mehr an die verursachende Verletzung, aber der jetzt erkennbare Nagelschaden ist ein deutlicher Hinweis darauf, dass in der Vergangenheit eine Verletzung stattgefunden haben muss.

Michaela Huber vergleicht Trauma mit einer „mentalen Wunde", die nicht heilt, sondern aufreißt, blutet, eitert und schmerzt, die danach verlangt, „besser versorgt" zu werden.[3]

Gefühlswelt

Auf den ersten Blick wirken viele Betroffene nach außen lebenstüchtig und stark. Innerlich sind sie oft angespannt, als könne jeden Moment etwas Schlimmes passieren, finden kaum Ruhe, sind schreckhaft und misstrauisch, ständig auf der Hut. Sie kämpfen sich durchs Leben, sind häufig müde und erschöpft und versuchen, irgendwie zu funktionieren.

Verwirrung

Sie wundern sich über bestimmte Gedanken und Verhaltensmuster, die sie selbst als unangemessen erleben und die im Alltag zu Schwierigkeiten führen: *„Warum benehme ich mich so seltsam? Warum reagiere ich so extrem?“* Da sie keine Erklärung haben, sind sie überzeugt, selbst an dem „Problem“ schuld zu sein, andererseits wissen sie gar nicht, was sie anders machen könnten.

> Lisa: „Als sehr anstrengend und verwirrend habe ich empfunden, dass ich immer wieder starke und gleichzeitig sehr entgegengesetzte Gefühle hatte, zum Beispiel konnte ich mich an einer schönen Landschaft erfreuen und, im selben Moment, aus einer inneren Qual heraus, die ich nicht wirklich verstand, intensive Selbstmordgedanken haben.“

Betroffene erleben verschiedenste Zustände und widersprüchliche Gefühle: unvermutet starken Zorn, ausgeprägtes Misstrauen, Erstarren und Steifwerden, extreme Angst, Panik, plötzliches Blockiertsein, tiefe kindliche Sehnsucht nach Liebe, Annahme und Geborgenheit. Im Inneren herrscht großes Durcheinander.

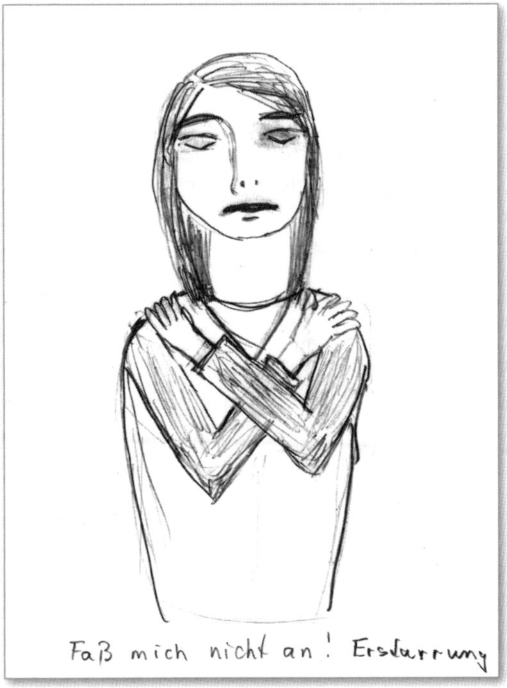

Erstarrung

Wenn die eigenen Gefühle nicht verstanden werden, nur irritieren oder Angst machen, neigen Betroffene dazu, Gefühle ganz zu vermeiden oder tief in sich zu vergraben. Viele haben dies bereits als Kind gelernt. Da sie ihre Gefühle nicht zeigen durften, darin nicht wahrgenommen wurden und keine Hilfe bei der Verarbeitung der schlimmen Erlebnisse erfuhren, blieb ihnen nichts anderes, als alle Empfindungen wegzupacken. Vielfach wurde ihnen vermittelt, ihre Wahrnehmungen seien sowieso unangemessen und falsch. Heute sind die Erinnerungen an die Vergangenheit nur sehr vage, das Ausmaß der Traumata ist nicht bewusst. Gefühle verwirren und sind bedrohlich. Auf der einen Seite sind die Betroffenen wie abgeschnitten von ihrer Gefühlswelt, auf der anderen werden sie immer wieder überwältigt von Empfindungen, die plötzlich da sind, die sie aber weder einordnen noch erklären können.

> Ulrike: „Heute erinnere ich mich, dass ich nach traumatischen Ereignissen in meinem Leben schon Gefühle hatte, aber diese machten mir Angst. Mit ihnen hätte ich nicht weiterleben können, viel zu intensiv, erschreckend und verwirrend waren sie. Außerdem hatte ich in meiner gesamten Kind- und Jugendzeit nie erfahren, dass die Fähigkeit, Gefühle zu zeigen und sie auszudrücken, zum Leben dazu gehört. Als Erwachsene kannte ich es nicht anders, mir war nicht bewusst, dass ich wenig Zugang zu meinen Gefühlen hatte. Ich musste lernen, sie wahrzunehmen, zu benennen, auszudrücken und zuzuordnen, sie als Chance zur Erkenntnis meiner selbst und eben nicht immer als ‚schrecklich, unaushaltbar' oder gar ‚lebensbedrohlich' einzuordnen."

Erinnerungen überfluten

Erinnerungen und Gefühle, die tief unterdrückt waren, suchen sich ihren Weg nach außen. Manchmal kommen sie ohne erkennbaren Grund an die Oberfläche: Angst, Einsamkeit, Traurigkeit, Hoffnungslosigkeit oder Ärger und Zorn überschwemmen die betreffende Person.

Besonders unerträglich sind Zustände höchster Panik, plötzlicher Todesangst, in denen kein Bezug mehr zur Realität besteht.

> In Ritas Kindheit kam der große Bruder nachts heimlich ins Zimmer und missbrauchte seine jüngere Schwester. Immer, wenn er sich in ihr Zimmer schlich, knarrte die Tür auf bestimmte Art und Weise. Als Erwachsene hat Rita diese Erlebnisse schon lang vergessen oder verdrängt. Als die vierzigjährige Rita und ihre Familie Urlaub machen, beziehen sie eine Ferienwohnung in einem alten Haus. In der ersten Nacht – Rita ist schon

einmal ins Bett gegangen und fast eingeschlafen – knarrt plötzlich die Tür: Ihr Mann möchte sich nun auch hinlegen. Rita schreckt hoch, zieht sich die Decke über den Kopf. Wimmernd und zitternd sitzt sie im Bett. So hat ihr Mann sie noch nie erlebt. Es dauert eine ganze Weile, bis sie sich wieder beruhigt.

Auslöser für dieses Flashback ist das Knarren der Tür. Es ähnelt sehr dem Geräusch, das Ritas Kinderzimmertür machte. Rita erlebt daraufhin das damalige Trauma wieder. Sie „war" in ihrem Kinderzimmer, spürte die Panik, versuchte sich zu verstecken, hörte die Schritte des näher kommenden Bruders und war wie gelähmt. In diesem Moment ist ihr nicht bewusst, dass diese schlimme Situation schon lange Vergangenheit ist und sie gegenwärtig mit ihrer Familie in einer Ferienwohnung Urlaub macht.

Flashbacks werden durch Konfrontation mit inneren oder äußeren Reizen ausgelöst. Diese *Trigger* erinnern an bestimmte Bereiche des Traumas. Innere Reize können Gedanken, Gefühle oder Körperwahrnehmungen sein. Äußere Reize sind oft ganz alltägliche Sinneswahrnehmungen oder Situationen: ein Streit, ein bestimmter Tonfall, der Geruch eines Rasierwassers, das Knallen einer Tür, das Betreten des Schlafzimmers, das Weinen eines Kindes, eine Filmszene, ein Zeitungsbericht ... Diese Auslöser führen dann zu fast unerträglichem und heftigem Erleben. Betroffene spüren, hören, sehen Dinge von damals, als ob das Trauma jetzt passieren würde. Auch der Körper befindet sich in ähnlichem Erregungszustand wie früher. Wieder erlebt man panische Angst, Hilflosigkeit und Ausgeliefertsein. Dabei wird das traumatische Geschehen im Gehirn neu aktiviert. Wiederholen sich solche Flashbacks, verstärken sie das Trauma und seine negativen Folgen.

> FLASHBACK IST DAS WIEDERERLEBEN EINER FRÜHEREN TRAUMATISCHEN SITUATION MIT REALITÄTSVERLUST.
> VOLL PANIK HÖRT, SIEHT, ERLEBT MAN DAS DAMALIGE GESCHEHEN, ALS OB ES IN DIESEM MOMENT STATTFINDEN WÜRDE.

Schuld und Scham

Besonders schwierig und bestimmend sind Schuld- und Schamgefühle. Sie sind oft mit Selbstverurteilung bis hin zur Selbstverachtung verbunden. *„Ich bin schuld, es war mein Fehler! Es muss an mir gelegen haben, ich bin irgendwie falsch, dumm, unfähig ... Ich habe* *versagt! Wenn ich es nur richtig gemacht hätte, wäre all das nicht passiert.“* Kinder beziehen das Schreckliche, das geschehen ist, sowieso immer auf sich, zudem wurde es ihnen oft auch von dem Täter so vermittelt: *„Du bist ja selbst schuld, du willst es ja nicht anders!“*

Durch emotionale, körperliche und sexuelle Gewalt haben die Betroffenen extreme Abwertung erlebt. Die Überzeugung, einen Makel zu haben, sich schämen zu müssen, sitzt tief. Sie empfinden sich als unannehmbar, bei sexuellem Missbrauch als beschmutzt und schmutzig. *„Niemand soll mich so sehen, wie ich wirklich bin!“* Zudem schämen sich Betroffene meist sehr für ihre dysfunktionale Familie, für das, was in dieser Familie geschehen ist. Scham- und Schuldgefühle verschlechtern das sowieso schon geringe Selbstwertgefühl und schwache Selbstvertrauen. Viele Betroffene sind der Auffassung, mit dieser Lebensgeschichte sowieso keine Chance und somit keine Zukunftsperspektiven zu haben.

Alles tun, um geliebt zu werden

Trotz allem trägt jeder Mensch tiefe Sehnsucht nach Liebe und Annahme in sich. Gerade bei den Betroffenen, deren Kindheit geprägt war von negativen Worten, körperlichen und seelischen Verletzungen, Bedrohungen und Missbrauch, wurde diese Sehnsucht nicht gestillt. Innerlich ist sie ständig präsent und oft unermesslich groß. Sie treibt an, alles zu tun, um doch irgendwie geliebt zu werden. *„Vielleicht kann ich ja etwas dafür tun, dass mich andere annehmen. Ich versuche, alles ganz richtig zu machen. Ich werde mich bemühen, sehr bemühen! Ich werde alles richtig machen!“* So geben Betroffene alles, bis hin zur radikalen Selbstverleugnung, und versuchen, sich Liebe zu verdienen.

> Ulrike: „Arbeiten, oh ich habe arbeiten gelernt! Meine Gemeindemitarbeit hatte zum Teil einen Umfang von fünfzig Stunden in der Woche. Alles musste geplant, durchgeführt und begleitet werden. Als Leiterin in der Kinder- und Jugendarbeit, als Presbyterin, Ausschussmitglied, Synodal- und Sonderbeauftragte und Seelsorgerin war ich ständig gedanklich und körperlich mit Gemeinde, Entwicklung von Projekten und Begleitung von Menschen beschäftigt. Hinweise meiner Familie, dass es zu viel sei, nahm ich nicht ernst, dachte: ‚Die wollen mich ja nur begrenzen.‘ Ich entwickelte perfektionistisches Verhalten, alles musste gut

> aussehen, was ja auch nicht ganz schlecht war. Meine Arbeit machte mir sehr viel Freude und ich konnte viel dabei lernen, aber welche Motive haben mich dabei angetrieben? Ich wollte endlich auch einmal gesehen werden, Lob für meine Arbeit bekommen."

Viele Betroffene sind innerlich überzeugt, perfekt sein zu müssen, nur so kann die als unerträglich eingestufte Ablehnung vermieden werden. Außerdem lenkt Arbeit ab und sie betäubt. Solange man sich müht und arbeitet, muss man sich nicht dem Denken und Fühlen stellen.

Körperbeziehung

Der Körper trägt den Schmerz

Betroffene haben oft ein zwiespältiges Verhältnis zu ihrem Körper, einerseits spüren sie sich nicht richtig, andererseits haben viele starke körperliche Beschwerden, deren Ursache nicht selten ungeklärt bleibt. Die psychische Verletzung wurde in den Körper abgespalten, Kummer und Schmerz haben sich dorthin verlagert: Druck auf der Brust aufgrund der Trauer, die nicht herausfließen konnte, Rückenschmerzen durch die riesige Last, die kaum zu ertragen ist … *„Wenn eine Spaltung dauerhaft im Hintergrund wirksam ist, erhöht sich das Risiko für körperliche Erkrankungen, weil der Körper es immer weniger schafft, die widersprüchlichen Steuerungsimpulse, die das Überlebens-Ich und das Trauma-Ich ihm geben, zu vereinbaren und auszugleichen."*[4] Es kommt zu psychosomatischen Erkrankungen, auch körperlich fassbaren Störungen, sogar Krebserkrankungen treten vermehrt auf. Verschiedenste Bereiche des Körpers können betroffen sein.[5]

> Anna hatte besonders viele körperliche Probleme, vielleicht auch deshalb, weil ihre psychische Not keinen Raum fand. Viele Diagnosen wurden gestellt, verschiedenste Fachleute versuchten, ihr zu helfen, aber die eigentliche Ursache wurde lange nicht gefunden: „Schwere Hautprobleme begleiten mich schon seit meiner Kindheit, Neurodermitis, Schuppenflechte, Ekzeme, Allergien, auch allergisches Asthma. Dazu kamen häufige Entzündungen von Blase, Niere, gynäkologische Probleme und Hormonstörungen, Schwindelanfälle und Sehstörungen. Immer wieder wurde ich auf Kreislaufstörungen und Hypertonie behandelt. Ich litt unter starken Kopfschmerzen und Migräne, Medikamente

halfen kaum. Weitere Diagnosen waren Magenschleimhautentzündungen, Herzrhythmusstörungen, Angina pectoris, schwere Arthrose, rheumatoide Arthritis und Fibromyalgie. Bei einer chronischen Darmerkrankung wechselten die Diagnosen von Reizdarm, Divertikulitis, Morbus Crohn bis zu Endometriose. Es war zum Verzweifeln."

Ganz tief in sich sind Betroffene überzeugt, irgendetwas stimmt nicht, aber was? „Vielleicht bin ich ja nicht normal, auf jeden Fall aber anders als alle anderen."

Körperwahrnehmung

Wurden den Betroffenen durch körperliche oder sexuelle Übergriffe Schmerzen oder Verletzungen zugefügt, bleibt dies im Körpergedächtnis gespeichert.

Lisa fasst sich immer wieder an den Nacken, dort spürt sie die Hand des Täters, der sie immer an dieser Stelle gepackt hat. Ein anderes Mal hat sie das körperliche Empfinden, an den Handgelenken gefesselt zu sein.

So ist die Körperwahrnehmung oft mit Angst, Unbehagen und Schmerz verbunden. *„Sehr verbreitet ist die Überzeugung, dass der eigene Körper schmutzig und ekelhaft sei. Ekel oder Scham können auch die eigene äußere Erscheinung betreffen (z. B. ‚Ich bin zu fett'), das eigene Sinnesempfinden (z. B. ‚Ich kann das Gefühl und den Geruch von Schweiß einfach nicht ertragen') oder bestimmte Körperteile (z. B. ‚Ich hasse meine Brüste')."*[6]

Der Körper wird als Auslöser und Ursache für den Missbrauch gesehen und dafür verachtet. Betroffene empfinden Wut, Ekel oder sogar Hass auf den eigenen Körper oder bestimmte Körperteile, manchmal spalten sie ihn in gute und schlechte Bereiche auf. So können bestimmte Körperteile sogar als „nicht zu sich gehörig" oder wie „abgestorben" erlebt werden.

Um sich von der erlebten Beschmutzung zu befreien, entwickeln manche Betroffene ein großes Reinigungsbedürfnis, das sich zum Waschzwang weiterentwickeln kann. Häufig findet man Ess-Störungen, die als Versuch eingeordnet werden können, keine anziehenden weiblichen Körperformen auszubilden, den Körper zu bestrafen, sich zu trösten, das Schmutzige „herauszukotzen" oder wenigstens irgendetwas unter Kontrolle zu haben.

Uta: „Das ist das Letzte, was mir an Selbstbestimmung geblieben ist, und das lasse ich mir nicht nehmen!“

Gerda: „Wenn ich so viel zunehme, dass ich nicht mehr attraktiv wirke auf Männer, dann wird mich niemand mehr anfassen!“, „Der Körper ist schuld am Missbrauch! Wenn der nicht wäre, wäre das alles nicht passiert!“

Sexualität

Sexuelle Probleme sind bei traumatisierten Personen verbreitet. Ängste, Abscheu, die Unfähigkeit, sich zu entspannen oder fallen zu lassen, spielen eine große Rolle. Gerade in Ehebeziehungen führt dies zu Konflikten. Viele Frauen verurteilen sich selbst für ihr Unvermögen, Freude an der Sexualität zu erleben oder überhaupt etwas Positives zu spüren.

Lisa: „Ein weiterer Aspekt, der mich nach Hilfe suchen ließ, war die starke Abneigung gegen sexuelle Aktivitäten, was für meine Ehe verständlicherweise nicht förderlich war. Ich hatte keine Idee, woran das liegen konnte, und dachte, ich bin nun mal so. Ich wusste, dass ich wollen sollte, wollte aber nicht. Warum nicht, war mir ein Rätsel!“

Die meisten Betroffenen haben nie gesunde Grenzen erlebt, sie wissen nicht, was gesunde Grenzen bedeuten und wie sie gelebt werden können. Da sie nicht oder spät erkennen, wenn sie ausgenutzt und ihre Grenzen überschritten werden, können sie leicht erneut Opfer von missbräuchlichem Geschehen werden. Andere verhalten sich selbst grenzüberschreitend, versuchen durch sexuelle Erlebnisse ihren Schmerz zu stillen, Macht über den anderen auszuüben oder prostituieren sich. Auch Unsicherheiten bezüglich der eigenen geschlechtlichen Identität und homosexuelle Orientierungen können sich entwickeln. Ebenso finden wir Betroffene, die trotz schweren sexuellen Missbrauchs gesunde Grenzen entwickeln konnten und eine erfüllte Sexualität leben.

Anna: „Ich habe schon als Kind mit Gott geredet. Er gab mir das Gefühl, bei ihm einen Ort zu haben, wo ich in Sicherheit war. Vor ihm musste ich mich nicht verstecken. Es gab ganz viele Situationen, in denen er mich durch ein Wunder vor dem Tod bewahrt hat. Ich wollte nur für ihn da sein, vielleicht aufgrund meiner inneren Dankbarkeit, dass zumindest er mich mochte. Gottes Wort veränderte mich, ich nahm dies sehr ernst, denn ich wollte ihm gefallen, wollte rein sein. Dies wurde zur Bewahrung für mich. Nun musste ich mein Leben nicht mehr wegwerfen, auch meine Sexualität nicht. Ich hatte es nicht mehr nötig, sondern konnte auf den Mann warten, den Gott für mich hatte. Gott gab mir ein neues Verständnis, was Ehe und Familie bedeutet, er fing an mich zu heilen. Ohne ihn hätte ich mich umgebracht oder ich wäre innerlich und äußerlich kaputt gegangen."

Selbstverletzungen

Manchmal sind der innere Schmerz und die Verachtung gegen den Körper oder sich selbst so groß, dass Betroffene sich selbst verletzen, indem sie sich schneiden, ritzen, brennen, den Kopf gegen die Wand oder auf den Boden schlagen.

Luise: „Manche Situationen bringen mich in ein inneres Chaos. Mir ist, als ob ich die Finger in die Steckdose stecke, unter Dauerstrom stehe. Ich habe das Gefühl, ich werde innerlich zerrissen, große Panik, inneres Brennen, sehr starker innerer Druck, Atemnot, Übelkeit, ich habe keine Kontrolle mehr über mich, kann nichts mehr tun, Verweigerung gegen alles, starke Todessehnsucht, große Aussichtslosigkeit, würde am liebsten fliehen. Hass ist da, Wut, auch gegen mich. Ich *muss* an mir herumkratzen, aufkratzen, schnibbeln, mit Alkohol mein Zahnfleisch brennen."

Selbstverletzungen können aus verschiedensten Gründen geschehen: als Möglichkeit sich zu spüren oder als Versuch, sich durch den Schmerz wieder in der Realität zu verankern; um unerträglichen inneren Druck abzubauen; um den schwer erträglichen inneren Schmerz durch den leichter aushaltbaren äußeren Schmerz zu übertönen.

Lisa: „Selbstverletzung hilft das innere Chaos zu beruhigen, vielleicht so, wie man ein tobendes Kind, das die Fassung verloren hat, fest an den Armen hält, bis es einen gewissen Schmerz spürt, seine Umgebung wieder wahrnimmt und sich beruhigt."

Da bei Selbstverletzungen körpereigene schmerzbetäubende Stoffe, die sogenannten Endorphine – umgangssprachlich „Glückshormone" – ausgeschüttet werden, erleben Betroffene tatsächlich kurzfristige Erleichterung. Aus diesem Grund können Selbstverletzungen auch Suchtcharakter zeigen.[7] Selbstverletzungen können auch Appell sein, nonverbaler Hilfeschrei, oder den Wunsch transportieren, endlich Aufmerksamkeit zu erhalten.

Ulrike: „Ich war ca. 14 Jahre alt, als ich einen Schulsportunfall hatte – zwei Finger der linken Hand waren angebrochen. Nun trug ich einen

> Verband und jeder sah, dass ich verletzt war. Ich bekam Aufmerksamkeit, brauchte am Schulsport nicht teilzunehmen und genoss die Sonderrolle als ‚Verletzte'. Als meine Hand wieder gesund war, versuchte ich mir diese Verletzung erneut zuzufügen, indem ich mit der Hand gegen einen Zaun schlug. Sicherlich ging es mir darum, wieder Aufmerksamkeit zu bekommen – man ist schon ganz schön durcheinander."

Andere Betroffene neigen zu selbstschädigendem Verhalten, begeben sich in gefährliche Situationen beim Autofahren, Sport oder in Beziehungen.

Alle diese Verhaltensweisen können bewusst von der betreffenden Person gesteuert oder durch bestimmte innere Persönlichkeitsanteile ausgelöst werden.

Was nicht sein darf, ist nicht

Oft höre ich am Anfang einer Therapie die Worte: *„Meine Kindheit, die war ganz normal!"* Betroffene können selbst schwer beurteilen, ob ihre Kindheit normal, schwierig oder gar traumatisch war. Was ist „normal", was nicht? Jeder Mensch kennt nur das, was er erlebt hat. Außerdem werden Erinnerungen, die schwer zu ertragen sind, die Schmerz und Angst hervorrufen, lieber beschönigt oder ganz verdrängt.

Traumatisierte Kinder erleben vieles, was sie nicht verstehen oder einordnen können. Wie kann ein Vater, der doch eigentlich sein Kind lieben und beschützen sollte, nachts zum Monster werden, das sich an seinem Kind vergreift? Wie kann die Mutter einmal so nett und lustig sein und von einem Moment zum anderen völlig unbeherrscht immer und immer wieder zuschlagen?

Ein Kind braucht seine Eltern, seine Bezugspersonen. Solange es klein ist, sichern die Erwachsenen sein Überleben. Für das Kind ist es besser, einen bösen Vater oder eine böse Mutter zu haben als gar keine. Eher wird es sich selbst die Schuld für das üble Geschehen zuschieben, als der Wahrheit ins Auge zu blicken, dass genau diese Erwachsenen ihm Schlimmes antun. Wie könnte das Kind weiterleben, wenn es realisiert, dass die Personen, die sein Leben schützen und erhalten sollten, die das Kind versorgen und ihm Liebe geben sollten, genau entgegengesetzt handeln, vielleicht sogar das Leben bedrohen? Eine solche Realität stellt einen unlösbaren Konflikt dar. Es bleibt nichts anderes, als diese Wahrheit wegzuschieben, zu verleugnen oder abzuspalten.

Heute tobt im Inneren ein Kampf. Das tief verborgene Wissen über die Wahrheit drängt an die Oberfläche, zugleich meldet sich eine undefinierbare Angst: *„Es war zu schlimm! Schau es nie wieder an! Vergiss es einfach! Es ist nicht zu ertragen!"* und die Verleugnung: *„Das stimmt doch alles gar nicht! Das bilde ich mir doch nur ein! So schlimm war das auch wieder nicht!"*

Nachdem die Betroffenen jahrelang ihre Wahrnehmungen negieren mussten, ihre Gefühle als unwichtig oder unerträglich weggeschoben haben, trauen sie ihren eigenen Empfindungen nicht mehr. Das macht es schwer, sich einem anderen Menschen anzuvertrauen. So bleiben viele Betroffene mit ihrer Zerrissenheit weiterhin allein. Niemand ahnt etwas von all dem, was sich in ihnen abspielt.

> Anke: „Oft dachte ich: Keiner versteht mich, wenn doch nur jemand sehen könnte, wie es mir wirklich geht. Und selber konnte ich mich ja auch nicht verstehen. Meine Gefühle spielten immer wieder verrückt, oft war ich einfach nur verwirrt, mit den Jahren wurde mir das Leben zu schwer und zu anstrengend. Jesus war meine letzte Hoffnung. Ich hielt mich daran fest: Er kann mich verstehen, er weiß, wie es in mir aussieht, und er kann auch Heilung schenken."

Beziehungsstörungen

Die Beziehungserfahrungen der ersten Lebensjahre sind entscheidend für Urvertrauen und Bindungsfähigkeit. Erlebt ein Kind Sicherheit, Versorgung, Zärtlichkeit und Zuwendung, entsteht in ihm die innere Überzeugung, der Welt gewachsen zu sein. Selbstvertrauen und ein stabiles, tragfähiges Selbstwertgefühl können sich entwickeln, ebenso die Fähigkeit, anderen Vertrauen zu schenken. Erlebt ein Kind aber bereits in den ersten Lebensjahren Ablehnung, Vernachlässigung und Misshandlung, wird das Urvertrauen tief gestört, „Ur-Misstrauen" und Bindungsstörungen entstehen.

Nähe und Distanz

Betroffene haben Schwierigkeiten, Beziehungen einzugehen, sie sind nicht in der Lage einzuschätzen, ob sie ihrem Gegenüber vertrauen können oder nicht.

> Ulrike: „Immer musste ich beobachten und prüfen: Meint der andere es ehrlich – meint er es wirklich gut mit mir oder werde ich wieder enttäuscht werden? Wird der andere mich noch mögen, wenn er mich wirklich kennenlernt? Es ist wohl besser, sich zu verstecken und nur einen bestimmten Teil von mir zu zeigen – also präsentierte ich meine lächelnde Maske. Das mochten die anderen normalerweise … Aber nicht immer gelang es mir zu lächeln und dann war die Verwunderung und Enttäuschung groß. Jetzt musste ich schnell handeln, mich zurückziehen … – da saß ich wieder in meiner inneren Kellerecke und war traurig, einsam, verstört, ratlos und voller Sehnsucht nach Beziehung. Es könnte doch alles viel besser sein, wenn ich nicht so wäre …“

Nähe und Distanz sind Gegenpole, die in den Sehnsüchten und gelebten Beziehungen der Betroffenen lange Zeit eine Rolle spielen. Was ist gut, was ist richtig, wie viel ist gut und angemessen? Die einen spüren gar nicht, wenn sie selbst Grenzen überschreiten, Nähe und Aufmerksamkeit fordern und das Gegenüber mit ihren Erwartungen und ihrer Not völlig vereinnahmen, die anderen ziehen sich aus lauter Angst, zur Belastung zu werden, völlig zurück.

> Elke: „Ich habe überhaupt keine Vorstellung davon, was richtig ist und was nicht. Was und wie viel soll ich denn sagen? Vielleicht falle ich dem anderen ja auf die Nerven, dann werde ich wieder abgelehnt, das will ich auf keinen Fall! Zusammensein mit anderen ist für mich eine Qual!“

Je enger Kontakte werden, desto gefährlicher wird die Situation. Nähe bedeutete früher nichts Gutes, also ist es sicherer, sie zu meiden! Andere Menschen werden auf Abstand gehalten, Beziehungen wieder abgebrochen. Obwohl die Betroffenen darüber traurig und verzweifelt sind, wissen sie keinen anderen Weg.

Schutzmauern

Betroffene mussten erleben, dass ihre Bedürfnisse nicht zählten. Es interessierte nicht, was sie fühlten, wollten oder nicht wollten. Ihre Persönlichkeitsgrenzen wurden immer wieder missachtet, verwischt und übertreten. Also versuchten sie verzweifelt, sich unverletzlich zu machen, bauten eine harte Schale der Unverwundbarkeit auf, errichteten Mauern, um sich zu schützen. Kontrolle war überlebensnotwendig, irgendwie musste das Leben im Griff behalten werden.

Heute steht diese Schutzmauer zwischen den Betroffenen und den anderen, dahinter verborgen sind Einsamkeit und tiefe Sehnsucht nach Nähe, aber auch riesengroße Angst, erneut verletzt zu werden. So kann sogar das eigene Bedürfnis, die innere Sehnsucht nach Liebe und Annahme zum Feind werden.

> Elke: „Wenn dieses Bedürfnis nach Nähe und Liebe nicht wäre, wenn ich doch nicht so bedürftig wäre, dann wäre das alles nicht passiert! Meine Bedürftigkeit macht mich schwach und verletzlich. Also töte ich dieses innere Verlangen, mache mich innerlich fest und lasse niemanden mehr an mich heran. Dann werde ich besser leben können. Besser keine Sehnsucht, Hoffnung, keinen Schmerz, am besten auch keine Wünsche mehr haben. Noch einmal enttäuscht und so tief verletzt zu werden, würde ich nicht überstehen!"

Gottesbeziehung

Nicht nur die Beziehung zu sich selbst oder zu anderen Menschen gestaltet sich schwierig, auch in der Gottesbeziehung sind Betroffene verunsichert. Ihr Gottesbild ist durch die schlimmen Erlebnisse verzerrt, Enttäuschung und Resignation haben sich breitgemacht: *„Wie soll man Gott vertrauen? Wie kann man einem Gott Vater vertrauen, wenn ‚Vater' mit Gewalt, Missbrauch und Angst verbunden ist? Interessiert sich dieser Gott für mich? Gibt es ihn überhaupt?"* Manchmal sind diese Fragen noch tief im Inneren verborgen, die Angst ist groß, sie zu denken oder gar auszusprechen. *„Wie würden die Menschen in der Gemeinde darauf reagieren? Würde ich auf Unverständnis, Vorwürfe, Verurteilung und Ablehnung stoßen? Dürfen diese Fragen überhaupt gestellt werden? Wird Gott mich dann nicht verstoßen?"* Vertrauen und Hoffnung sind häufig zerbrochen. Die Anstrengungen, trotzdem irgendwie zu glauben, aus eigener Kraft ein „guter Christ" zu sein, sind frustrierend und kräftezehrend. Auch unter Christen fühlen Betroffene sich als Außenseiter, werden tatsächlich in ihrer Not oft nicht gesehen und verstanden. Das vergrößert noch die innere Einsamkeit.

Der Lebensgarten

Gott hat das Leben jedes Menschen geplant, seinen Lebensgarten angelegt. Darin soll es blühen, wachsen und gedeihen. Der Garten eines Menschen, der schwere Traumata erlebt hat, sieht ganz anders aus: verwüstet und zerstört.

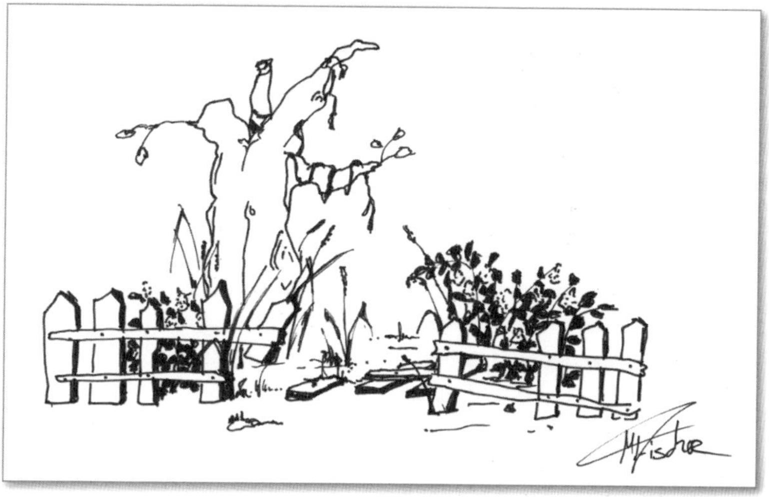

Der zerstörte Lebensgarten

Die Grenzen dieses Lebensgartens wurden missachtet und eingerissen. Die Bepflanzung wurde von Verletzungen, Gewalterfahrungen und Beschämungen niedergetrampelt und zertreten. „Pflanzen" wie Selbstwert, verschiedene Begabungen, Beziehungsfähigkeit, Vertrauen sind zerknickt und abgerissen. Manches wurde so beschädigt, dass auch die Wurzeln betroffen sind, das Vertrauen zu Jesus, zu Gott. Unkraut beginnt die geschwächten Pflanzen zu überwuchern. Wurzelunkraut wie Giersch oder Quecke macht sich breit. Dieses „Wurzelunkraut" sind die negativen Botschaften, die sich eingenistet haben, die zur eigenen Wahrheit geworden sind: *„Ich* bin *nicht wichtig, nicht wertvoll, nicht liebenswert, nicht interessant"* ... Mit ihren unterirdischen Ausläufern erobern sie den Boden und bedrängen die wenigen noch blühenden Stauden und wertvollen Pflanzen.

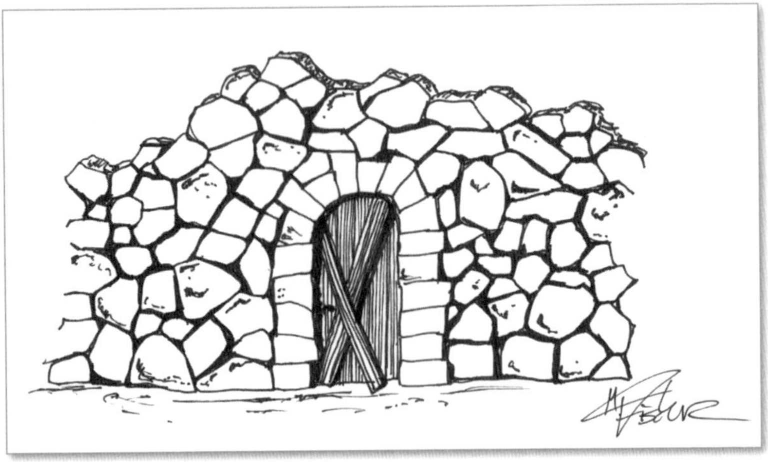

Mauern und verbarrikadierte Tore

Viele Jahre später hat dieser Garten dicke Mauern und verbarrikadierte Tore. Sie wurden errichtet um den Lebensgarten zu schützen. Aus Angst, wieder verletzt zu werden, ist ein massiver Schutzwall entstanden. Heute kommt hier niemand mehr durch!

Die Mauer besteht aus vielen Steinschichten. Ganz unten findet man die Überzeugungen und Lügen, die sich aufgrund der Verletzungen in den Betroffenen gebildet haben:

„Meine Bedürfnisse sind unwichtig. Ich muss schuld sein! Bei mir stimmt irgendetwas nicht! Ich bin wertlos! Niemand mag mich! Kinder haben nichts zu sagen …“

Werden diese Sätze geglaubt, bekommen sie Macht und entwickeln Eigendynamik. Weitere negative Erlebnisse bestätigen diese Überzeugungen und verfestigen sie. Auf ihnen baut sich die nächste Lage Steine auf, weitere Lebenslügen:

„Ich bin immer das Opfer, mit mir kann man es ja machen! Ich habe keine Chance auf Hilfe! Man kann niemandem vertrauen! Gott hilft mir auch nicht!“

Die Mauer wächst Stein für Stein. Die nächste Schicht Steine kann heißen:

„Misstrauen! Ich lasse niemanden mehr an mich heran! Ich darf nicht mehr hoffen! Hoffnung ist schlecht! Resignation. Selbstmitleid. Ich muss mich schützen. Kontrolle. Ich lasse mir nichts gefallen. Ich muss kämpfen!“

Diese Überzeugungen fungieren als „Landebahn“ für erneute ähnlich schlechte Erfahrungen. Die Mauer wird immer höher.

Manche dieser Sätze sind innere Überzeugungen, manche sind Festlegungen oder innere Schwüre. Diese Worte haben Macht! Sind sie Bestandteil des eigenen Glaubenssystems geworden, haben sie Auswirkungen auf das gesamte Leben. Sie prägen das Denken, beeinflussen die Gefühle und bestimmen das Handeln.

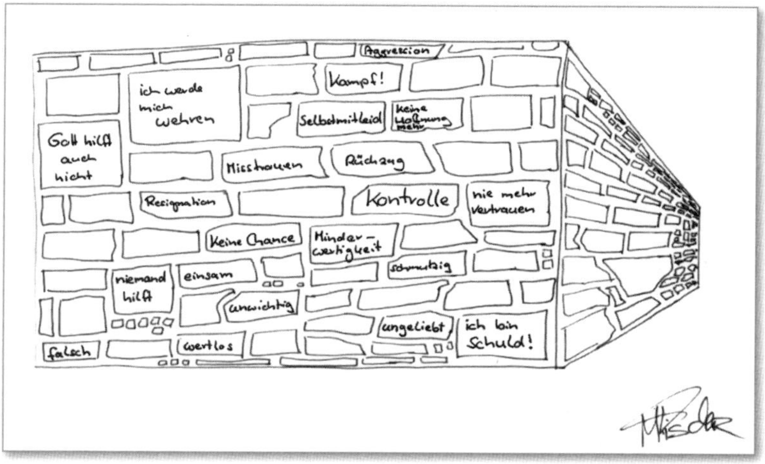

Die Mauersteine

Hinter diesem Schutzwall befindet sich der ehemals von Gott geplante Garten, doch nun ist er voll Schmerz, Trauer, Einsamkeit und Hoffnungslosigkeit, ohne Leben. Niemand kann herein, niemand kann hinaus, ein inneres Gefängnis ist entstanden.

Dissoziation – Fluchtweg der Seele

Warum ist Dissoziation Folge von Trauma? • Was geschieht bei Dissoziation? • Erscheinungsformen der Dissoziation • Schweregrade der strukturellen Dissoziation • Trauma und Bindung • Was passiert im Gehirn? • Dissoziation verstehen

Das heutige Verständnis des Begriffs Dissoziation gründet sich auf die Ausführungen des französischen Philosophen und Psychiaters Pierre Janet. Er hat bereits Ende des 19. Jahrhunderts die Bedeutung von Traumata für die Entstehung seelischer Probleme erkannt und Dissoziation als organisierte Aufspaltung der Persönlichkeit aufgrund einer Traumatisierung beschrieben.

Der niederländische Professor Onno van der Hart führte 2004 den Begriff der Strukturellen Dissoziation ein. Er stellt die Hypothese auf, dass es bei allen frühen und schwerwiegenden traumatischen Ereignissen, v. a. bei solchen, die über einen längeren Zeitraum stattfanden, zur Dissoziation kommt.[1]

Warum ist Dissoziation Folge von Trauma?

Wir haben Trauma als lebensbedrohliches Geschehen kennengelernt, das Betroffene vollkommen überfordert und dem sie hilflos ausgeliefert sind. Bei vollem Bewusstsein ist das Erleben kaum zu ertragen. Da weder Flucht noch Sichwehren möglich sind, bleiben als weitere Lösungen: sterben, wahnsinnig werden oder dissoziieren. Dissoziation oder Aufspaltung bedeutet Flucht „nach innen". Als Bewältigungsmechanismus, das Unerträgliche zu überleben, stellt sie eine kreative Überlebensleistung dar.

> Petra: „Und dann stand er wieder an meinem Bett. Ich konnte nicht weg! Ich hatte keine Chance, aber ich musste weg! Also blieb mir nur die Flucht nach innen. … Und dann beobachtete ich den Körper, der da auf dem Bett lag. Dieser Körper gehörte nicht mehr zu mir und alles was geschah, geschah nicht mir, sondern dem Körper. Der war eine leere Hülle, ich war längst weg."

Diese Beschreibung habe ich von vielen gehört, die Missbrauch oder Misshandlung erlebt haben. Manche empfinden sich in diesem Zustand als neben sich stehend oder über dem Körper schwebend. Der Körper scheint verlassen, schmerzunempfindlich oder völlig gefühllos zu sein. Körpererleben und Gefühle sind abgespalten, auch die Wahrnehmung von Raum und Zeit ist verändert.

Nach Frank Putnam erfüllt die Dissoziation vier Aufgaben:

1. Flucht aus den Beschränkungen der Realität,
2. die Ausgrenzung traumatischer Erinnerungen und Affekte in einen Bereich außerhalb des normalen Bewusstseins,
3. die Veränderung oder Loslösung des Selbstgefühls (sodass jemand anders oder ein depersonalisiertes Selbst das Trauma erlebt) und
4. die Neutralisierung des Schmerzempfindens.[2]

Ich bin inzwischen überzeugt, dass Dissoziation als Möglichkeit, nach innen zu fliehen, ein von Gott selbst vorbereiteter Mechanismus ist. Er wusste, dass Menschen oft schlechte Entscheidungen treffen, sich gegenseitig Schlimmes antun. Durch Dissoziation ist in extremen Umständen Entkommen und Überleben möglich. Das Innerste, der innere Kern des Menschen, bleibt geschützt.

Was geschieht bei Dissoziation?

Im Folgenden beleuchte ich das Thema Dissoziation von verschiedenen Seiten. In der Literatur werden unterschiedliche Erklärungsmodelle und Bezeichnungen verwendet. Auch ich gebrauche verschiedene Begriffe, die oft das Gleiche meinen, z. B. „Bereiche" oder „Persönlichkeitsanteile". Zum einen wird dadurch deutlich, dass es sich um Erklärungsmöglichkeiten handelt, nicht um unumstößliche Erkenntnisse, zum anderen ist es auch im Gespräch mit den Betroffenen hilfreich, mehrere Begrifflichkeiten zu kennen und so auch – je nach Gegenüber – zu nutzen. So ist es leichter anzunehmen, dass man in sich einen „traumatisierten Bereich" hat als einen „anderen Persönlichkeitsanteil". Außerdem finde ich den Ausdruck „Bereich" angemessener, wenn der innere Zerbruch nicht so stark ausgeprägt ist.

Aufspaltung bedeutet, dass sich die Identität eines Menschen teilt. Während der eine Teil die Erinnerungen, Schmerzen und Gefühle der traumatischen Erfahrung trägt, löst sich der andere Teil von diesem Geschehen. Wenn das Geschehene nicht bewusst verarbeitet wird, vertieft sich im Lauf der Zeit die Spaltung, die in der traumatischen Situation entstanden ist. Im einfachsten Fall haben sich aufgrund des Traumas zwei getrennte Bereiche in einem Menschen gebildet: der traumatisierte Bereich und der Überlebensbereich.

> FOLGE DES TRAUMAS IST, DASS ES IN DIESER PERSON VON NUN AN ZWEI GETRENNTE BEREICHE GIBT MIT VERSCHIEDENEN ZIELEN UND BEDÜRFNISSEN, UNTERSCHIEDLICHEM DENKEN, FÜHLEN UND HANDELN.

Der traumatisierte Bereich bleibt in seiner Entwicklung und seinem Leid stecken. Der Überlebensbereich versucht, das Trauma und alles, was damit in Verbindung steht, auf Abstand zu halten, zu vergessen. Folge des Traumas ist also, dass in dieser Person von nun an zwei getrennte Bereiche mit verschiedenen Zielen und Bedürfnissen, unterschiedlichem Denken, Fühlen und Handeln existieren. Das „innere Durcheinander" ist entstanden.

Folgende Geschichte veranschaulicht diese Aufspaltung:

> Ein schlimmer Autounfall. Das Kind überlebt, die Eltern nicht. Das Kind wächst bei den Großeltern auf. Viele wundern sich, dass das Kind so unauffällig ist. Es spricht nicht über den

Unfall oder den Verlust der Eltern. Es verhält sich wie andere Kinder auch. Die Umwelt begegnet dem Überlebensbereich des Kindes. Dieser versucht ganz normal weiterzuleben, als ob nichts geschehen wäre. Das Leben geht ja weiter. Also schiebt der Überlebensanteil all die unerträglichen Bilder, die Gefühle und Erinnerungen weit weg. Sein Bestreben ist: ‚Nie wieder daran erinnern! Es ist schon lange her. Gefühle sind gefährlich.' Normal weiterzuleben scheint nicht möglich, wenn man sich dem tiefen Schmerz dieses Verlustes stellen würde. Tief innen verborgen ist der traumatisierte Anteil. Hier ist ein Meer von Tränen und Traurigkeit. Verzweiflung darüber, die liebsten Menschen verloren zu haben. Schuldgefühle, weil man nicht auch gestorben ist, weil man nicht hat helfen können. Gedanken kreisen, wie: ‚Ich werde nie mehr wirklich glücklich sein! Ich habe eigentlich kein Recht zu leben!'[3]

Erscheinungsformen der Dissoziation

Grundsätzlich kann Dissoziation als Gegenteil von Integration aufgefasst werden. Etwas, was eigentlich zusammengehört, ist nun getrennt. Dissoziation kann dabei ganz unterschiedliche Formen, Ausprägungen und Schweregrade annehmen. Man unterscheidet fünf dissoziative Hauptsymptome:

- Amnesie
- Depersonalisation
- Derealisation
- Identitätsunsicherheit
- Identitätswechsel

Amnesie ist eine *dissoziative Störung*, bei der die Erinnerung abgespalten wird. Ist die Selbstwahrnehmung betroffen, spricht man von *Depersonalisation*, man erlebt sich selbst oder bestimmte Körperbereiche als fremd und nicht zu sich gehörig. *Derealisation* nennt man eine Dissoziation, bei der die Fremdwahrnehmung verändert ist, die Umwelt kommt der Person plötzlich eigenartig, unreal, verändert und fremd vor. *Körperbezogene Dissoziationen* können sich als Gefühlsstörungen, Empfindungslosigkeit oder Bewegungsstörungen ausdrücken, wobei keine fassbaren körperlichen Ursachen zu finden sind.

> Sara: „Manchmal nehme ich meine Umgebung gar nicht mehr wahr. Ich funktioniere nur noch! Neulich habe ich mich beim Gemüseschneiden in den Finger geschnitten. Erst am Blut habe ich gemerkt, dass ich verletzt bin. Gespürt habe ich nichts."

Franz Ruppert vergleicht das Geschehen mit einem Betäubungsvorgang. So wie bei einer Anästhesie die Fortleitung des Schmerzes unterbrochen wird, wird aufgrund des Traumas die Weiterleitung in bestimmten Abschnitten des Nervensystems geblockt und somit der Zugang in das Bewusstsein verwehrt.[4] Oder es treten Körpersymptome auf, deren Ursache und Sinn aufgrund der Dissoziation zwischen Körper und Bewusstsein nicht verstanden werden können: *„Signale vom Gehirn zu den Stimmbändern können unterbrochen sein, ein Mensch kann daher über etwas Wichtiges nicht sprechen. Auf den Schultern kann eine schwere Last liegen, ohne dass man versteht, warum."*[5]

Desorientiertheit beim Aufwachen oder Tagträume sind Formen der Dissoziation. Bei den *komplexen dissoziativen Störungen* sind auch Identität und Selbstempfinden beteiligt. Im Kopf können Kinderstimmen oder innere Dialoge wahrgenommen werden. Sprache, Gedanken, Gefühle und Verhalten werden zeitweise als nicht zu einem gehörig erlebt. Schließlich gibt es auch vollständig abgespaltene Selbstzustände. Dann haben die Betroffenen sogenannte Zeitverluste, sie erinnern sich nicht an bestimmte Zeitabschnitte, in denen ein anderer Persönlichkeitsanteil im Vordergrund war und das Außenleben bestimmt hat. Sie finden in ihrem Besitz Gegenstände, z. B. Kleider, an deren Erwerb sie keine Erinnerung haben, die oft gar nicht ihrem eigentlichen Geschmack entsprechen, oder Tagebucheinträge und Bilder, von denen sie überzeugt sind, sie nicht geschrieben oder gemalt zu haben.

Alltagsdissoziation

Eine bestimmte Form der Dissoziation kennt jeder von uns:

Zur Heimfahrt von der Arbeitsstelle gehört eine halbe Stunde Autobahn. Sie kennen die Strecke in- und auswendig, Sie fahren sie jeden Tag. Nach einiger Zeit fällt Ihr Blick auf das Schild, das die nächste

Ausfahrt ankündigt. „Was, so weit bin ich schon gefahren? Das gibt es doch gar nicht! Ich habe gar nicht bemerkt, dass ich an den vorigen zwei Ausfahrten vorbeigekommen bin!"

Obwohl Sie scheinbar sicher bis zu dieser Stelle gelangt sind, waren Sie eine Zeit lang nicht richtig anwesend. Sie können sich an die letzten beiden Ausfahrten nicht erinnern, und doch muss ja jemand das Auto gesteuert haben! Dieses Wegdriften nennt man Autobahn-Amnesie, es ist eine typische Alltagsdissoziation, eine Tagträumerei.

Strukturelle Dissoziation

Finden bereits in der frühen Kindheit schwere Traumata statt, kommt es zur Spaltung in der Struktur des Menschen. Van der Hart und Kollegen sprechen von struktureller Dissoziation: *„Wir gehen von der Grundannahme aus, dass bei allen traumabezogenen Störungen die strukturelle Dissoziation eine gewisse Rolle spielt, wobei die akute Belastungsstörung und die einfache PTBS mit den einfachsten Formen von Dissoziation und die Dissoziative Identitätsstörung mit deren komplexester Form verbunden sind."*[6]

Die strukturelle Dissoziation betrifft ganze Ebenen oder innere Bereiche einer Person. Diese sind ab dem Zeitpunkt der Aufspaltung voneinander getrennt, können nicht mehr ausreichend integriert werden und entwickeln sich unabhängig voneinander weiter. Zu jedem dieser Bereiche gehören die für ihn typischen Ideen, Gedanken und Gefühle. Der Wechsel zwischen den Bereichen geschieht, als ob ein Schalter umgelegt würde – so wie man beim Fernsehen auf ein anderes Programm umschaltet.

> DER WECHSEL ZWISCHEN DEN BEREICHEN GESCHIEHT, ALS OB EIN SCHALTER UMGELEGT WÜRDE.

Hilda ist Ehefrau, Mutter von vier Kindern, Bildhauerin und Mitglied einer christlichen Gemeinde. Die meiste Zeit ist sie mit dem Familienalltag beschäftigt. Sie ist sehr fürsorglich, ein richtiger Familienmensch, liebt ihren Mann und erzieht ihre Kinder streng, aber liebevoll – dies ist Hildas Alltagsbereich. Ein weiterer Bereich von Hilda ist künstlerisch hochbegabt. Hilda erschafft Skulpturen, ist sehr kreativ, geht ganz in ihrem Schaffen auf. In der Gemeinde ist wiederum ein anderer Bereich im Vordergrund. Als aktive Christin ist Hilda Mitarbeiterin

> beim Frauenfrühstück, gestaltet Andachten und spielt Gitarre. Immer, wenn es heftig gewittert, erscheint ein weiterer „Hilda-Bereich", der ängstlich, angespannt und misstrauisch ist. Sie versteckt sich, will mit anderen Menschen nichts zu tun haben, auch nicht mit ihrem Mann oder den Kindern. Jeder dieser Bereiche ist unterschiedlich. Hilda ist entweder so oder so. Die Künstlerin hat kein Interesse an den Kindern. Wenn Hildas Jüngster ihr während ihrer künstlerischen Tätigkeit einen Blumenstrauß bringt, schickt sie ihn wieder hinaus, sie will in Ruhe arbeiten. Wenn Hilda in der Andacht von Gottes Schutz spricht, kann sie sich gar nicht vorstellen, dass man Angst vor einem Gewitter haben könnte. Wenn eines der Kinder beim Gewitter Schutz bei ihr sucht, sitzt Hilda selbst voll Panik unter der Bettdecke …

Man kann sich gut vorstellen, dass die Familie und die Kinder immer wieder irritiert sind. Warum verhält sich die Mutter so unterschiedlich? Auch für Hilda selbst ist das Leben verwirrend und schwer. Wiederholt wird sie von Gefühlen und Gedanken überfallen, die sie selbst nicht versteht, von inneren Bildern, bei denen sie keinen Zusammenhang mit ihrem Leben finden kann. Hilda hat in ihrer Kindheit sehr schwere traumatische Erfahrungen gemacht, sodass sich eine starke Aufspaltung entwickelt hat. Das wird allerdings erst im Lauf der Therapie offensichtlich.

Die Aufteilung der Persönlichkeitsanteile

Beginnen wir mit dem einfachsten Fall. Nach einem kindlichen Trauma gibt es einen Überlebensbereich und einen traumatisierten Bereich. Nach Myers und van der Hart wird der Überlebensbereich, der den Alltag regelt und nach außen anscheinend normal weiterlebt, ANP, „anscheinend normaler Persönlichkeitsanteil" genannt. Alles, was zum traumatisierten Bereich gehört, wird als „emotionaler Persönlichkeitsanteil", EP, bezeichnet.[7] In den nachfolgenden Texten werde ich die Abkürzungen EP und ANP gebrauchen.

> DER EP ODER EMOTIONALE PERSÖNLICHKEITSANTEIL ENTSTEHT IM TRAUMA UND BLEIBT ENG MIT DIESEM VERBUNDEN. DER ANP ODER ANSCHEINEND NORMALE PERSÖNLICHKEITSANTEIL IST DER ÜBERLEBENSANTEIL, DER DEN ALLTAG MEISTERT.

Der emotionale Persönlichkeitsanteil

EPs sind im Trauma entstanden und bleiben im Inneren als abgespaltene Zustände bestehen. Sie dienten dem Überleben, aufgrund der engen Verbundenheit mit dem Trauma ist Stress ihr typisches Kennzeichen. Jeder EP ähnelt in seinem Erscheinungsbild der damaligen Situation. So kann der EP starke Fluchttendenz, äußere Erstarrung oder extremes Angriffsverhalten zeigen. Die folgende Liste gibt einen Überblick über typische EP-Erscheinungsformen. In der Fachliteratur werden die englischen Bezeichnungen verwendet, zur Erklärung habe ich die deutsche Übersetzung in Klammern ergänzt.

EP-Erscheinungsformen:

- Flight (Flucht) – *Nichts wie weg!*
- Fight (Kampf) – *Ich wehre mich, komm mir nicht zu nahe!*
- Freeze (Schreckstarre – äußerlich erstarrt, innerlich voll Panik): *Hilfe, was kann ich nur machen?*
- Submit (Unterwerfung) – *Ich habe keine Chance, mach mit mir, was du willst!*
- Attachment cry (Bindungsschrei) – *Hilf mir doch! Lass mich nicht allein!*
- Übermäßige Aufmerksamkeit – *Aufpassen, Vorsicht, nichts übersehen!*
- Rückzug und Erholung – *Lasst mich einfach in Ruhe, ich will niemanden sehen!*

Immer wenn ein EP in den Vordergrund kommt, ändert sich das Erregungsniveau der betreffenden Person. Geht es in Richtung Angst, Panik oder Wut, finden wir ein Zuviel an Erregung. Bei völligem Erschlaffen, wie es bei Unterwerfung geschieht, erleben wir dagegen ein Zuwenig an Erregung.

Die Ursprungssituation prägt Gedanken, Gefühle, Körpergefühle oder Reaktionen jedes EPs. Dieser verändert sich im Lauf der Zeit kaum, bleibt in seinem ursprünglichen Zustand und ist wie „eingefroren in der Vergangenheit". Dies betrifft sowohl sein Denken und Fühlen als auch sein Erleben und seine Handlungstendenzen. *„Der EP scheint sich oft nur in geringem Maße, wenn überhaupt, der Gegenwart bewusst zu sein. Und er hat nicht immer Zugang zu den Fertigkeiten und dem Faktenwissen, die dem ANP zur Verfü-*

gung stehen. "[8] EPs bleiben also im Trauma, in den alten Gedanken, Bildern, Gefühlen und körperlichen Reaktionen stecken.

Durch innere oder äußere Auslöser kann der EP aktiviert werden. Plötzlich erlebt der Alltagsbereich ANP, dass Gefühle, Gedanken oder Erinnerungsfetzen über ihn hereinbrechen und ihn überschwemmen. Sie gehören zum EP, der aufgrund des Auslösers in den Vordergrund drängt. Falls es zum Flashback kommt, kann es sogar sein, dass der ANP vom EP für kurze Zeit in den Hintergrund gedrängt wird. Meist kommt es nicht zur vollständigen Erinnerungslücke, sondern ein gewisses Maß an Bewusstsein bleibt erhalten. Ohne es zu verstehen, verspürt der ANP dann den starken inneren Drang, bestimmte Handlungen durchzuführen, z. B. sich ängstlich umzusehen, die Tür abzuschließen, sich zu verstecken oder wegzulaufen.

> DER EP IST WIE EINGEFROREN IN DER VERGANGENHEIT.
> ER WIRD DURCH AUSLÖSER AKTIVIERT, DANN ERLEBT DER ANP DIE MIT DIESEM EP VERBUNDENEN GEDANKEN, GEFÜHLE UND BILDER.

Ulrike – ein Rückblick: „Ich sitze mit meinen Kindern und meinem Mann beim Abendbrot in der Küche. Zwei unserer drei Kinder beginnen, mit mir zu diskutieren, mein Mann sitzt schweigend dabei. Ich versuche, meine Argumente zu formulieren und sie den Kindern zu vermitteln. Sie beharren auf ihrer Sicht. Innerlich spüre ich, wie etwas in mir aufsteht, etwas, was sich bedroht fühlt und Recht behalten möchte. Der Gedanke schießt in meinen Kopf: ‚Es wird ganz gewiss wie immer sein, ich werde nicht gehört und verstanden werden!' Die Diskussion verschärft sich – die Argumente werden vehementer und lauter. Meine innere Spannung hat enorm zugenommen, es hält mich nicht mehr auf dem Stuhl, schon stehe ich: ‚Es ist wie immer! Keiner versteht mich, keiner hilft mir, auch mein Mann nicht! Keiner, wie immer!' In mir ist alles in Aufruhr! Da ist etwas, was kämpfen will und zugleich ahnt, dass Kämpfen gefährlich ist. Am Ende werde ich wieder die Schuldige sein! Ich bin immer an allem schuld! Das ist doch immer so! Schon höre ich, wie dieser Satz zornerfüllt aus meinem Mund kommt, sehe, wie ich mich umdrehe und mit lautem Türknall den Raum verlasse. Völlig fertig, wutentbrannt und mit dem Gefühl, wie immer ungerecht behandelt, nicht gehört und nicht verstanden worden zu sein, sitze ich im Schlafzimmer. Mühsam versuche ich, mich selbst zu beruhigen. Nach einiger Zeit habe ich den Eindruck, dass sich die Gefühle wieder nach innen zurückziehen und ich wieder ‚normal' werde. Ganz souverän gehe ich in die Küche und räume das Geschirr weg."

Der „anscheinend normale Persönlichkeitsanteil"

Der ANP ist der Aspekt der Person, den wir normalerweise antreffen und kennenlernen. Meist macht er den größten Teil der Persönlichkeit aus – alles, außer dem, was im EP abgespalten ist. Je zerbrochener eine Person ist, desto größer wird der Bereich der EPs. Der ANP meistert den Alltag: Er ist fürsorglich, kümmert sich um andere, knüpft und lebt Beziehungen, ist lernfähig, arbeitet und funktioniert – oft sogar recht gut.

Dieser ANP will sich – meist unbewusst – nicht mit dem befassen, was in ihm ist. Denn vieles irritiert ihn und macht ihm Angst: *„Was ist mit mir los? Ich will einfach normal sein! Ich will diese Gefühle und Gedanken nicht mehr haben, ich will von ihnen nicht mehr überfallen werden! Ich verstehe sowieso nicht, was das alles soll!"*

Folgendes Bild schildert die Beziehung von ANP und EP sehr treffend:

> Das Überlebens-Ich sitzt auf dem Trauma-Ich gleichsam wie auf einer heißen Herdplatte und versucht, immer mehr Abstand von der sengenden Hitze zu bekommen, die vom Trauma-Ich ausgeht. Sein Handeln kann daher logischerweise nicht unabhängig vom Trauma-Ich sein, sondern wird von diesem in all seinen Daseinsformen bestimmt und gesteuert.[9]

Auch wenn der ANP alles meidet, was mit dem EP zusammenhängt, wird er doch immer wieder von den Gedanken und Gefühlen des oder der EPs beeinflusst. Bestimmte Grundtendenzen im Verhalten sind allen ANPs gleich.

Typische ANP-Kennzeichen sind:

- keine oder sehr lückenhafte Erinnerung an das Trauma,
- scheinbare Gleichgültigkeit gegenüber dem, was passiert ist: *„Es war nicht so schlimm! Ich bilde mir das alles sowieso nur ein! Das ist schon lange her, vorbei und vergessen!"*,
- Funktionieren im Lebensalltag steht im Vordergrund: *„Kontrolle ist wichtig, damit nichts aus den Fugen gerät!"*,
- Gefühl der Betäubung: *„Ich arbeite einfach weiter vor mich hin. Es hat mir nichts ausgemacht!"*

Diese Verhaltensmuster sind geprägt von Verleugnung. *„Ein Teil der Person soll frei werden, sein und bleiben von der Übererregung des Körpers, dem Empfinden von Todesangst, den abgrundtiefen Ver-*

lassenheits- und Einsamkeitsgefühlen, dem Gefühl des Überwältigtseins, dem Ohnmachtsempfinden, der vollkommenen Hoffnungs- und Perspektivlosigkeit, den unerträglichen Schmerzen, der unendlichen Wut, der tiefen Beschämung oder den quälenden Ekel- oder Schuldgefühlen, die, je nach der besonderen Art der Traumasituation, in der Seele eines Menschen entstanden sind.“[10]

Verleugnung war und ist für den ANP wichtig, denn sie hat das Weiterleben ermöglicht! *„Einigen Traumatisierten gelingt es, als ANP jahrelang relativ normal zu leben, während ihr EP schläft und verborgen bleibt. Die mentale Effizienz der Betreffenden scheint relativ hoch zu sein, abgesehen von ihrer Unfähigkeit, traumatisches Material zu integrieren. Solche ANPs sind gut in der Lage, den EP zu hemmen.“*[11] Dies kostet allerdings viel Kraft. Außerdem erleben sich Betroffene gerade in ihrer Gefühlswahrnehmung und -verarbeitung deutlich eingeschränkt.

> Anke: „Ich fühlte mich immer als Beobachter, so, als wäre ich gar nicht in mir. Irgendwie habe ich immer nur funktioniert und das Leben ging an mir vorbei, als wenn ich gar nicht leben würde. Eine spezielle Situation machte mir das sehr deutlich: Vor ein paar Jahren musste ich mit unseren damals drei kleinen Kindern in die Stadt. Ich kam an einer großen Schaufensterscheibe vorbei. Darin spiegelte sich eine Mutter mit drei kleinen Kindern. Ich dachte: ‚Schau mal, das bist du. Erwachsen und Mutter von drei kleinen Kindern.‘ Das hat mich irgendwie erschreckt. Es ist, als ob man getrennt von sich leben würde.“

> MEIST KOMMT ES ERST VIELE JAHRE NACH DEM EIGENTLICHEN TRAUMA – AUSGELÖST DURCH EINE AKTUELLE STRESSREICHE LEBENSSITUATION – ZUM TYPISCHEN ERSCHEINUNGSBILD DER PTBS.

Typisch für den ANP ist die deutlich erhöhte Stressanfälligkeit. Ursache ist der durch das Trauma entstandene giftige Stress, der innerlich weiter wirksam ist. Er schwächt, macht krank und schädigt Psyche und Körper.[12] Erneuter Stress, viele Jahre später, kann das bisher scheinbar funktionierende System zum Kippen bringen. Dann erst treten die typischen Symptome einer PTBS in Erscheinung. Die betreffende Person ist von den äußeren Anforderungen überfordert und kann die innere Situation mit all dem, was sich in ihr nach oben drängt, nicht mehr kompensieren.

Ulrike – ein Rückblick: „Eigentlich bin ich allein durch meine aktuelle Lebenssituation überfordert. Mein Mann ist beruflich sehr eingespannt und immer wieder im Ausland unterwegs, oftmals bin ich ‚alleinerziehende' Mutter von drei kleinen Kindern. Auch in der Ehe läuft es nicht rund, unser mittleres Kind macht Probleme und in der Gemeinde gibt es einen Konflikt. Noch vor Kurzem erst war ich wieder einmal im Krankenhaus. Eigentlich schleppe ich mich nur noch durch meinen Alltagswahnsinn. Trotzdem, das Treppenhaus muss gesaugt werden. Mittendrin überfällt mich auf einmal ein schreckliches Erinnerungsbild. Es ist tief aus der inneren Versenkung auftaucht. So lange war es verborgen, und jetzt bin ich ihm einfach ausgeliefert. Ich habe das Gefühl, innerlich total wund zu sein, vor Schmerz kaum noch atmen zu können, bin von tausend Gefühlen übermannt. Die Tränen laufen ungehemmt und sind nicht zu stoppen. Ich glaube, ich verliere die Kontrolle über mich selbst, schaffe es gerade noch bis in die Küche. Dort lehne ich mich an den Schrank, um irgendwie Halt zu finden. Ich stehe da, ganz erstarrt – ich weiß nicht, wie lange, sehe mich von außen und verstehe gar nichts mehr. Irgendwann werde ich fähig, eine Freundin anzurufen. Zitternd halte ich den Telefonhörer und versuche zu berichten, was mir bewusst geworden ist. Ich bin total durcheinander und habe größte Not. Jetzt weiß ich wieder etwas aus meinem Leben, was so lange fort war. Ihre beruhigende Stimme tut mir gut. Es wird gewiss wieder besser werden, aber im Moment ist es schrecklich! Der Alltag wird durch diese zusätzlichen Belastungen immer schwieriger und ich immer kränklicher. Ich versuche zu funktionieren. Doch in mir ist so viel los, es geht hin und her. Wie soll ich dieses neue Wissen einordnen? ‚Ist es wirklich wahr, woran ich mich erinnere? Nein, ich übertreibe! Das glaubt dir sowieso keiner! Aber ich spüre doch, wie schlimm es war! Was ist das, was in mir stattfindet?' In mir gibt es regelrechte Diskussionen. Aber für den vielen Schmerz und die massiven Gefühle in mir habe ich keine Worte!"

Schweregrade der strukturellen Dissoziation

Dissoziation kann ganz verschiedene Ausprägungen und Schweregrade haben, je nachdem, was und wie viel Schlimmes geschehen ist, wie gut und hilfreich oder unangemessen und abweisend das familiäre und weitere Umfeld eines Kindes reagiert hat und welche natürliche Resilienz die betreffende Person besitzt.

Der einmalige Übergriff einer fremden Person hat weniger schwerwiegende Auswirkungen als Übergriffe innerhalb der eigenen Familie. Ein Kind, das zumindest zu einem Elternteil eine gute Bindung aufbauen kann, hat mehr Möglichkeiten, Schlimmes zu verarbeiten, als ein Kind, das in einer dysfunktionalen Familie aufwächst, wo es in seinen Nöten und Bedürfnissen überhaupt nicht gesehen wird. Ein sehr sensibles Kind leidet viel mehr unter Spannungen, Druck und Ablehnung als ein Kind, das mit „dickem Fell" geboren ist. Seine Stressreaktion ist ausgeprägter, also muss es sich mehr schützen, um die schlimme Situation zu überstehen. Damit werden auch die Auswirkungen auf das Leben umfassender und tiefgehender sein. Die folgenden Grafiken geben einen Überblick über die verschiedenen Ausprägungsformen der strukturellen Dissoziation.

Primäre strukturelle Dissoziation

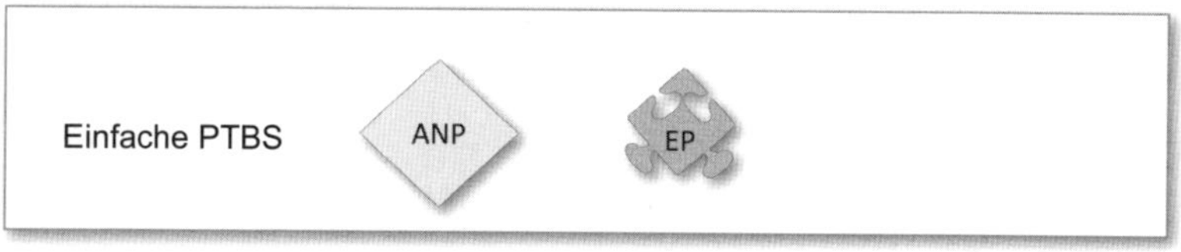

Bei dieser leichtesten Form sind aufgrund des Traumas ein ANP und ein EP entstanden. Dies ist typisch für die einfache posttraumatische Belastungsstörung (PTBS).

Sekundäre strukturelle Dissoziation

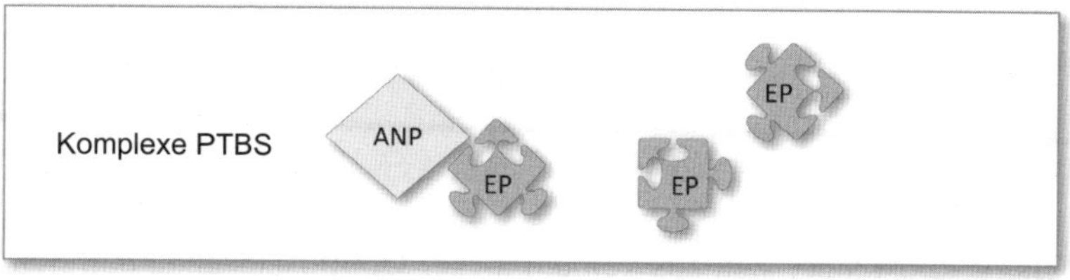

Bei der schwerwiegenderen komplexen posttraumatischen Belastungsstörung haben über lange Zeit immer wieder verschiedene traumatische Erlebnisse stattgefunden. Ein ANP und mehrere EPs haben sich entwickelt. Typisch ist der spürbare Wechsel der Gefühle, oft von einem Moment zum anderen.

Tertiäre strukturelle Dissoziation

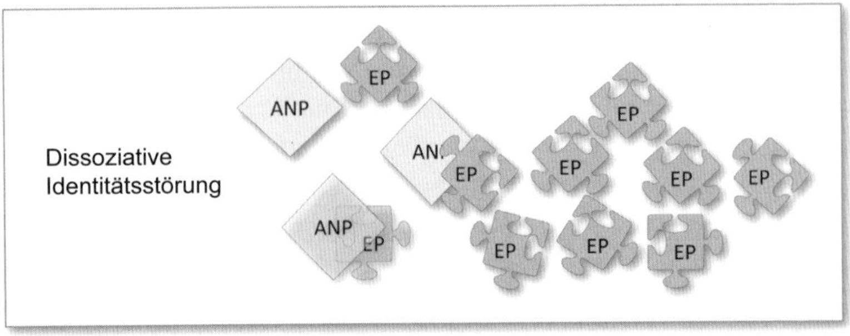

Die dissoziative Identitätsstörung ist die schwerste Ausprägung einer Aufspaltung. Hier findet man mehrere ANPs, viele EPs und auch Mischzustände von ANP und EP. Die tertiäre Dissoziation ist durch einen Identitätswechsel gekennzeichnet. Verschiedene innere Persönlichkeitsanteile übernehmen abwechselnd die Außenkontrolle über die Person.[13]

Trauma und Bindung

Bindung und Trauma hängen eng zusammen. Ganz entscheidend für die Schwere einer strukturellen Dissoziation ist, in welchem Alter das Trauma stattgefunden oder begonnen hat. Machen wir dazu einen kurzen Ausflug in die Entwicklungspsychologie.

Urvertrauen als gesunde Basis

Ein Baby lebt in verschiedenen Gefühlszuständen. Ist es hungrig, fühlt es sich schlecht, ist es dagegen satt, breitet sich Zufriedenheit aus. Ist die Windel nass, geht es dem Baby wiederum nicht gut, ebenso wenig, wenn es im Bauch drückt oder das Baby sich einsam fühlt … Das Baby selbst kann sich aus keinem dieser Gefühlszustände befreien, es ist angewiesen auf Hilfe von außen. Je besser die Bindung an eine wichtige Bezugsperson ist, desto mehr wächst Vertrauen. Das Baby erlebt: „*Mama kommt, wenn ich sie brauche! Meine Eltern trösten mich, wenn es sich in mir ganz schrecklich anfühlt! Papa hilft mir, er hält mich in seinem Arm, das fühlt sich gut an. Mama nimmt mich hoch, sie kuschelt mit mir, sie gibt mir zu trinken, bei ihr bin ich ganz zufrieden."* Gefühle von Sicherheit und Geborgenheit entstehen. Sichere Bindung lässt das Baby erfahren, dass die unangenehmen Gefühlszustände nicht ewig andauern, es erlebt Zuwendung und Hilfe. Es lernt, sich körperlich und seelisch zu regulieren, der Zusammenhalt der verschiedenen Gefühls- und Erlebenszustände wird gefördert. Das Wahrnehmen eines Selbst entsteht, die eigene Identität wird aufgebaut. Durch die tragfähigen Bindungen und das Erleben von Sicherheit und Vertrauen können sich Zuversicht, Optimismus und gesundes Selbstvertrauen entwickeln.

Mangel an Bindung

In jedem Kind bildet sich aufgrund der Beziehungserfahrungen mit den Eltern ein „internes Arbeitsmodell für Beziehungen", das im späteren Leben auf andere Personen übertragen wird.[14] Macht ein Baby in seinen primären Beziehungen keine konstanten, verlässlichen Erfahrungen, wird immer wieder enttäuscht und zunehmend verunsichert, kann es keine emotionale Sicherheit aufbauen. Beziehungsprobleme im weiteren Leben sind vorprogrammiert.

So kann man davon ausgehen, dass alle Traumata des Kindesalters, bei denen Gewalt und emotionaler Missbrauch eine Rolle spielen, vor allem, wenn nahe Bindungspersonen beteiligt sind, immer zu Bindungsstörungen führen. Diese sind gekennzeichnet durch die gleichzeitige Angst vor Bindung und Angst, diese Bindung zu verlieren.

> GUTE BINDUNGEN HABEN SCHÜTZENDE FUNKTION, SCHWIERIGE LEBENSEREIGNISSE KÖNNEN LEICHTER INTEGRIERT UND VERARBEITET WERDEN. SCHLECHTE BINDUNG FÖRDERT DIE DISSOZIATION.

Bei wiederholter Traumatisierung des Kindes im frühen Alter wird außerdem der psychobiologische Entwicklungsprozess gestört, was wiederum bewirkt, dass die verschiedenen emotionalen Zustände nicht ausreichend integriert werden können. Diese Problematik bildet den Boden für die Entwicklung dissoziativer Persönlichkeitsanteile.[15] Gute Bindungen helfen also, Schwieriges zu verarbeiten und zu integrieren, schlechte Bindungen haben die gegenteilige Wirkung, es kommt leichter zur Dissoziation.

Ein Kind, das in einer dysfunktionalen Familie aufwächst, wird deshalb bei zusätzlichen traumatischen Erfahrungen leichter zur Aufspaltung neigen. Ist die Bindungsperson selbst Täter, bleibt dem Kind nichts anderes als zu dissoziieren.

> „Das Dilemma des traumatisierten Kindes besteht darin, dass Bindung lebensnotwendig und gleichzeitig lebensgefährlich ist.“[16]

Dissoziation kann so schon sehr früh in der Kindheit zum „normalen Leben“ eines betroffenen Kindes dazugehören. Es kennt es nicht anders und wächst damit auf.

Weitergabe von Traumata über Generationen

Sehr häufig sind Bindungsprobleme bei Eltern zu finden, die selbst eine traumatische Vergangenheit durchlebt haben. Der traumatisierte Elternteil ist so in seiner eigenen Geschichte und Problematik gefangen, dass er gar nicht fähig ist, auf die Bedürfnisse des Kindes einzugehen. So kann z. B. das Weinen des kleinen Babys betroffene Eltern in Bereichen triggern, in denen sie selbst bedürftig waren und verletzt wurden. Daraufhin werden sie von Gefühlen wie Traurigkeit, Wut oder sogar Hass überflutet und reagieren dementsprechend. Das Kind versteht nicht, was geschieht, erlebt diesen Elternteil als unberechenbar und bedrohlich. Einmal kümmert sich die traumatisierte Mutter ganz liebevoll um ihr Kind, dann wiederum ist sie scheinbar nicht erreichbar. Einmal benimmt sie sich wie der strengste Kontrolleur, dann albert sie mit dem Kind herum, als ob sie selbst noch ein Kind wäre. Das Kind kann sich auf dieses Elternteil nicht verlassen. Gesunder Bindungsaufbau ist schwer möglich. Vielleicht übernimmt das Kind sogar Verantwortung für die anscheinend nicht richtig funktionsfähige Mutter. Natürlich kann auch der Vater betroffen sein oder sogar beide Eltern. Auf diese Weise werden Kinder durch das Zusammenleben mit traumatisierten Eltern selbst traumatisiert. Das unverarbeitete Trauma pflanzt sich von Generation zu Generation fort.

Was passiert im Gehirn?

Grundlegendes Verständnis der Vorgänge im Gehirn hilft, Dissoziation und ihre Folgen besser einzuordnen. Bereiche des Zwischenhirns sowie die Gehirnrinde spielen unter diesen Gesichtspunkten eine besondere Rolle.

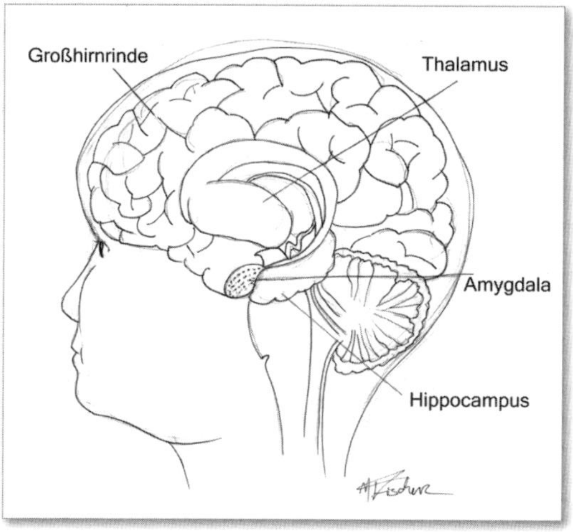

Die Gehirnstrukturen

Die neuen Erkenntnisse der Neurobiologie und Neurophysiologie basieren auf modernen bildgebenden Verfahren, z. B. PET-Scans (Positronen-Emissions-Tomografie-Bilder), Kernspin-Tomografie oder MRT (Magnet-Resonanz-Tomografie). Diese ermöglichen es, Gehirnareale bei ihrer Arbeit zu beobachten und die jeweilige Aktivität aufzuzeichnen, sodass daraus Rückschlüsse auf die speziellen Aufgaben und Funktionen gezogen werden können.[17]

Verarbeitungsweg der Informationen

Alle Informationen, die aus Auge, Ohr, Nase, Haut, also den Sinnesorganen kommen, werden im Zwischenhirn weiterverarbeitet. Über einen Bereich, der Thalamus genannt wird, gelangt das Material zum Mandelkern, der Amygdala. Sie ist die zentrale Verarbeitungsstation für alles, was von außen hereinkommt. Hier werden die Informationen emotional bewertet, als wichtig oder weniger wichtig eingestuft. Die Amygdala wird auch als innere Alarmanlage bezeichnet, die sofort reagiert, wenn Gefahr droht. In Sekundenschnelle sind wir zur Abwehr bereit, noch bevor wir richtig wissen, was überhaupt vor sich geht. Alles, was sie und somit uns emotional anrührt, positiv wie negativ, wird zum Langzeitgedächtnis weitergeleitet und dort einsortiert. Die emotionale Bewertung spielt auch beim Lernen eine entscheidende Rolle. Interessiert uns ein Thema überhaupt nicht – die Amygdala zeigt keine Gefühlsbewertung – fließen die Informationen einfach durch uns hindurch. So ist die emotionale Bewertung der Amygdala ausschlaggebend, was und wie viel zur Speicherung ausgewählt wird. Über den Hippocampus geht der Weg in die Großhirnrinde, wo sich im sogenannten präfrontalen Cortex das Langzeitgedächtnis befindet. Von hier sind die Erinnerungen bewusst abrufbar.

Diane und Dr. Tom Hawkins haben den Vorgang der Verarbeitung von normalen und traumatischen Erfahrungen sehr anschaulich in eine kleine Geschichte verpackt, die ich auch Ihnen – mit der Hoffnung auf Amygdalas positive Bewertung! – nicht vorenthalten möchte.

Die Geschichte von Amy und Hippo

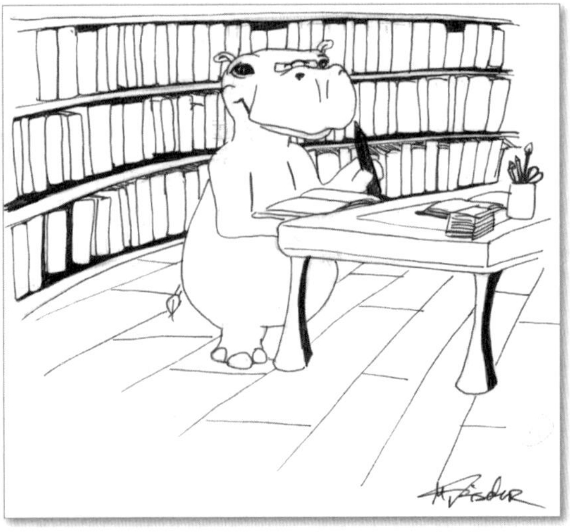

Hippo Hippocampus, der Geschichtsschreiber

Wir befinden uns im Kontroll- und Schaltzentrum Gehirn, in der Abteilung, in der alles gesammelt und weiterverarbeitet wird, was wir sehen, hören, riechen, fühlen, wahrnehmen. Ein besonders wichtiger Mitarbeiter ist Hippo Hippocampus, unser persönlicher Geschichtsschreiber. Er steht in seinem Büro, einer großen Bibliothek, und ist ununterbrochen beschäftigt, Informationen zu sortieren, entsprechend einzuordnen und aufzuzeichnen. In seinem Büro gibt es viele verschiedene Bücher mit unterschiedlichen Titeln wie „Meine Familie", „Nachbarn", „Gemeinde", „Gespräche mit Kollege X" … Alle hereinkommenden Informationen werden den entsprechenden Büchern zugeordnet. Das bereits Bekannte wird ergänzt, das Neue ganz genau festgehalten. Für neue Daten werden neue Bücher angelegt. Dies ist Hippos Lebensaufgabe, die er mit Leidenschaft und Hingabe erfüllt.

Bei dieser wichtigen und umfassenden Arbeit wird Hippo von seiner Sekretärin unterstützt. Ihr Name ist Amy Amygdala. Sie sitzt im Vorzimmer zu Hippos Büro.

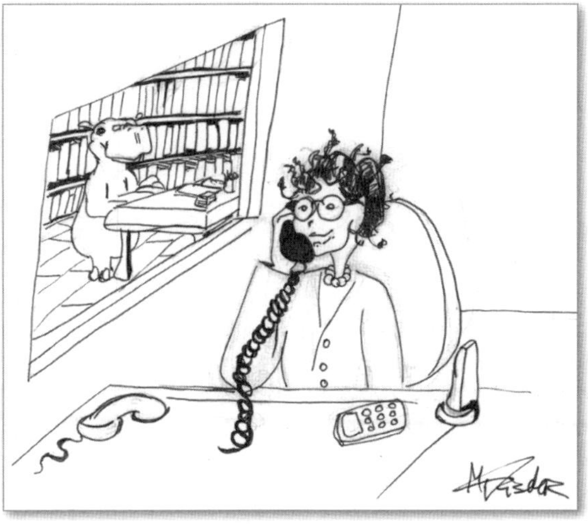

Amy Amygdala, Hippos Sekretärin

Alle ankommenden Informationen landen zuerst bei ihr. Aus dem Vorzimmer leitet Amy die Informationen über diverse Telefonleitungen an Hippo weiter. Amy ist eine sehr emotionale Person, was man recht deutlich an ihren unterschiedlichen Reaktionen erkennen kann: In der Familie wird ein Baby geboren. Welch wunderschönes Ereignis! Amy ist total begeistert, strahlt vor Freude und jubelt. Dann kommen die Daten über den täglichen Hundespaziergang der Nachbarin. Diese trägt heute zwar eine rote statt der üblichen grünen Jacke – aber wen interessiert das schon, jeden Tag das Gleiche! Amy gähnt vor Langeweile. Hippo kann Amys Reaktionen durch ein Fenster beobachten und somit sofort erkennen, wie wichtig oder belanglos die ankommenden Informationen sind.

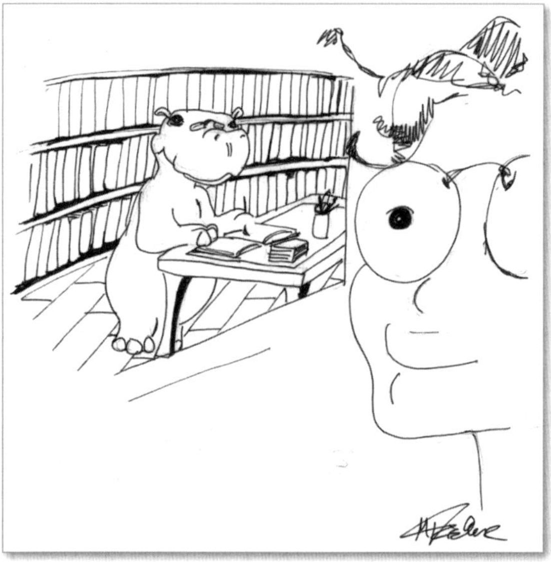

Hippo beobachtet Amys Reaktionen

Wirkt Amy interessiert, schreibt Hippo ganz emsig. Reagiert Amy jedoch wenig, wird auch nur wenig aufgezeichnet. Bei großer Aufregung im Vorzimmer weiß Hippo: Diese Sache verdient höchste Aufmerksamkeit! So wird der Sturz beim Fahrradfahren in allen Details festgehalten und kann später ganz ausführlich wiedererzählt werden.

Amy, die eifrige Sekretärin, ist allerdings nur bis zu einem gewissen Grad belastbar. Verursacht ein Geschehen extremen Stress, wie z. B. ein traumatisches Ereignis, ist Amy völlig überwältigt und kann nicht mehr reagieren. Die Telefonverbindungen brechen zusammen, eine Weiterleitung der Informationen ist nicht mehr möglich. Alle

Informationen bleiben auf fliegenden Blättern, unsortiert, auf Amys Schreibtisch liegen. Nichts kommt bei Hippo an, der somit die traumatischen Geschehnisse nicht einsortieren kann. Sie können nicht in den entsprechenden Geschichtsbüchern aufgezeichnet werden. In der erinnerbaren Lebensgeschichte sind an diesen Stellen Lücken und große Fragezeichen. Hippo ist darüber sehr unglücklich, kann es aber nicht ändern. Die betroffene Person kann die Erinnerungen an die traumatischen Ereignisse nicht einfach abrufen, sie sind in Amys Vorzimmer stecken geblieben als großes Durcheinander, auf lauter einzelnen Zetteln, völlig unsortiert.

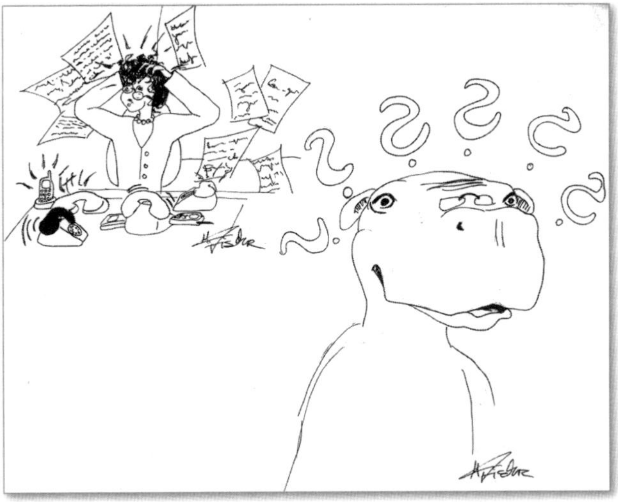

Chaos. Amy dreht durch, Hippo kann nichts mehr einordnen

Ist es denn auch wahr?

Diese Frage wird häufig von den Betroffenen selbst gestellt, manchmal von Angehörigen, Seelsorgern, Beratern und Therapeuten. Genährt werden Zweifel auch aufgrund der Meldungen der „False Memory“-Bewegung, die Missbrauchserinnerungen anzweifelt. Ihre Anhänger betonen, wie fehlbar das Gedächtnis sei, und vermuten, dass bei vielen „angeblichen“ Missbrauchsopfern die sogenannten Erinnerungen erst durch Einfluss und vielleicht sogar Manipulation der Berater und Therapeuten entstanden seien. Der erinnerte Wahrheitsgehalt wird somit vehement bestritten.

> Ulrike: „Ich habe immer schon geahnt, dass in meiner Herkunftsfamilie etwas geheim gehalten wurde, was keiner wissen durfte. Als Zwölfjährige habe ich bei einem Jugendamtstermin die Worte ‚Abtreibung‘ und ‚Inzest‘ aufgeschnappt, wusste aber nicht viel damit anzufangen. Meine Herkunftsfamilie hatte ich nicht kennengelernt, nur einzelne Geschwister, die ebenfalls nur wenige erinnerbare Informationen hatten. Jahre später kamen diese Worte ganz plötzlich wieder in mein Bewusstsein. Ich dachte: ‚Ich bin verrückt und bilde mir das alles ja nur ein. Es stimmt sicherlich nicht!‘ Wieder vergingen Jahre, da sah und erlebte ich während eines Seelsorgegespräches, wie man mich im Mutterleib abtreiben wollte. Irgendwie war mir plötzlich deutlich, dass ich ein ‚Bastard‘ bin, nicht von meinem Vater gezeugt war. Wieder dachte ich: ‚Ulrike, du bildest dir das alles nur ein. Das kann nicht sein.‘ Aber meine Gefühle waren so echt – ich hatte wirklich massive Todesangst. Meine Eltern, die ich inzwischen kennengelernt hatte, konnte ich dazu nicht befragen. Auffällig empfand ich, dass sie mich wiederholt fragten, ob ich mit ihnen versöhnt sei. Erst nach dem Tod meiner Mutter hat sich herausgestellt, dass alle meine Eindrücke und Erinnerungen wahr sind, auch der Inzest, der bis dahin Familiengeheimnis gewesen war.
>
> Im Rückblick war die Zeit, als die Erinnerungen hochkamen, für mich sehr schwer. Ich wusste nicht, ob ich solche Dinge glauben sollte oder nicht. Wie sollte ich über so etwas mit einem anderen Menschen sprechen? Ich hatte Angst, als jemand abgestempelt zu werden, der zu viel Fantasie hat, oder komisch distanziert angeschaut zu werden. Manchmal reagieren die anderen auch gar nicht. Innerlich hatte ich großes Leid mit diesen Erinnerungen und suchte jemanden, der mir glaubt und hilft, mit dem Schrecklichen fertig zu werden.“

Wie sollen die Betroffenen sicher sein, dass die beängstigenden Erinnerungen sich genau so abgespielt haben? Eindeutige Beweise sind in den seltensten Fällen zu finden.

Eine Hilfe ist, sich die Unterschiede des narrativen und des traumatischen Gedächtnisses vor Augen zu führen:

Narrative Erinnerungen sind direkt aus dem Gedächtnis abrufbar und betreffen die Ereignisse, an die wir uns bewusst erinnern. Wir können erzählen, was und wie etwas vorgefallen ist. Sie sind durch Gespräche mit anderen Menschen, durch Bilder oder Filme, die wir sehen, beeinflussbar und somit veränderbar.[18]

Traumatische Erinnerungen dagegen sind nicht direkt abrufbar. Aufgrund des damaligen Stresses konnten sie nicht in einen größeren

Zusammenhang gebracht werden. Sie blieben fragmentiert, wurden als Teilstücke, bestehend aus starken Gefühlszuständen, zusammen mit körperlichen Reaktionen und Bildern im Traumagedächtnis gespeichert (erinnern wir uns an die „losen Zettel in Amys Büro"). Von dort gibt es keine Verbindung zu den Teilen des Gehirns, in denen Verarbeitung und Verknüpfung von Informationen stattfindet. Dies ist auch der Grund, weshalb diese Traumabruchstücke über Jahre wie vergessen sein können und das, was hochkommt, sich anfühlt, als wäre es hier und jetzt. Solange sich Erinnerungen im Traumagedächtnis befinden, sind sie nicht veränderbar. Inhalte, die direkt aus dem traumatischen Gedächtnis kommen, spiegeln direkt das Erlebte wider. Auffallend ist, dass das erste Erzählen oft sehr stockend und stotternd geschieht. *„Da der Hippocampus auch mit dem Thalamus, den beiden Großhirnrinden und dem Sprachzentrum verknüpft ist, zieht ein Trauma leicht die Unfähigkeit zum sprachlichen Ausdruck des Geschehens nach sich, es verschlägt einem sprichwörtlich die Sprache. Man macht eine Erfahrung, die unsagbar ist."*[19]

Dissoziation verstehen

Nachdem wir Dissoziation als Überlebensmechanismus aus verschiedenen Richtungen betrachtet haben, geht es nun darum, zu verstehen, wie Dissoziation sich im Leben zeigt und auswirkt.

Dissoziation als Bewältigungsmechanismus

Die Dissoziation beginnt mit einem ersten schwerwiegenden Trauma. Schließen sich später „unerträgliche" Geschehnisse an, kommt es zu weiteren Abspaltungen. Vor allem Betroffene mit frühen Bindungstraumata haben nicht gelernt, ihre Gefühle zu regulieren und sich selbst wieder zu beruhigen. Die einzige ihnen bekannte Möglichkeit, sich zu schützen und mit schwierigen Situationen umzugehen, ist Dissoziation.[20]

> Anna: „Wenn der Schmerz unerträglich ist und niemand hilft dir, kann man nur fliehen. Weglaufen konnte ich nicht, also bin ich innerlich weggegangen, immer weiter weg, bis ich nichts mehr fühlte. Der Schmerz verschwand und ein Teil von mir auch. Es war ein Schutz für mich, um

nicht daran zu zerbrechen. Nichts mehr zu spüren, gab mir das Gefühl, noch die Kontrolle über mein Leben zu haben. Niemand sollte meine Hilflosigkeit sehen! Später war ich stolz darauf, keinen Schmerz mehr zu spüren. Ich hatte meinen eigenen Schmerz getötet, um am Leben zu bleiben. Eine andere Möglichkeit sah ich nicht, denn ich war allein und völlig überfordert."

Auch viele Jahre nach den traumatischen Erlebnissen spielt Dissoziation im Lebensalltag eine, wenn auch meist unbewusste, Rolle. Wenn man sich überfordert fühlt, wenn es zu viel wird, steigt man einfach aus. Je früher, häufiger und schlimmer eine Person traumatisiert ist, desto dissoziativer, also zerbrochener ist sie, weil sie diesen Bewältigungsmechanismus ständig gebraucht hat. Auf diese Weise können in einer Person viele verschiedene Persönlichkeitsanteile entstanden sein.

JE FRÜHER, HÄUFIGER UND SCHLIMMER EINE PERSON TRAUMATISIERT IST, DESTO DISSOZIATIVER, ALSO ZERBROCHENER IST SIE, WEIL SIE DIESEN BEWÄLTIGUNGSMECHANISMUS STÄNDIG GEBRAUCHT HAT.

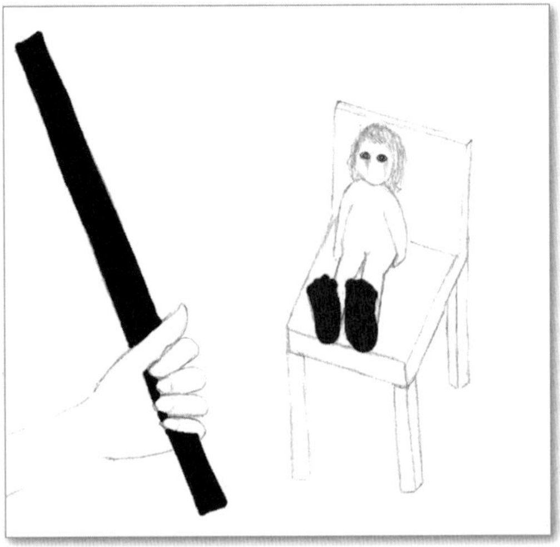

Das kleine Mädchen, das auf die Füße geschlagen wird

Lisas gesamte Kindheit ist durch verschiedenste Formen von Missbrauch geprägt. Das Bild zeigt das kleine Mädchen (EP), das vom Vater mit einem Stock auf die Füße geschlagen wird. Diese Kleine kam immer nach außen, wenn sich dieser körperliche Missbrauch ereignete. Sie hat für Lisa dieses Trauma getragen. Wenn alles vorbei war, erschien wieder Lisa, die Alltagsperson (ANP).

Kam der Vater abends betrunken nach Hause, hatte die ganze Familie Angst vor ihm und seinem Geschrei. Er bedrohte alle. Die Situation wurde für Lisa zu gefährlich. Diesmal entstand ein starker Mann (EP). Der starke Mann kam auch in späteren Jahren immer dann nach vorne, wenn Lisa erlebte, dass sie sich wehren musste.

In den therapeutischen Gesprächen zeigte sich, dass Lisa große Angst vor diesem inneren starken und wütenden Teil in sich selbst hatte. Um der Gefahr vorzubeugen, dass er in seiner Wut außer Kontrolle geraten könnte, war er bereits vor Jahren in ihrer Innenwelt angekettet worden.

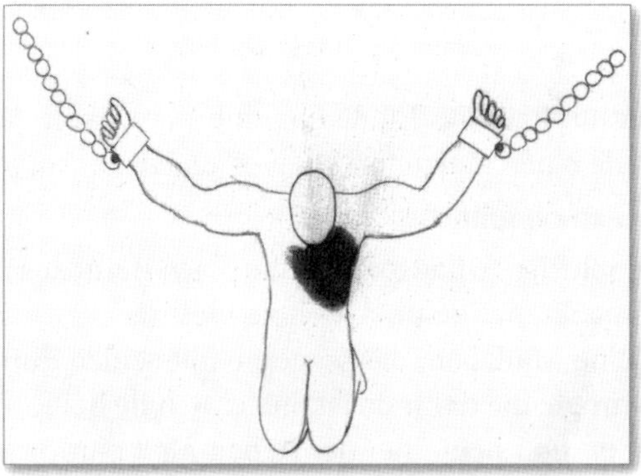

Der starke Mann in Ketten

Bei der Aufspaltung bedient sich das Kind der Erfahrungen und Vorstellungen seiner Kinderwelt. Wahrscheinlich war Lisa der Überzeugung, dass ein starker Mann nicht so hilflos wäre, sich vielleicht sogar wehren könnte. Auf diese Weise können im Inneren auch gegengeschlechtliche Anteile entstehen.

Im weiteren Verlauf unserer Therapiegespräche haben wir einiges über diesen starken Mann erfahren: warum er da ist, welche Aufgabe er hat und wie es ihm wirklich geht. Das nächste Bild zeigt, wie Jesus diesem Starken begegnet. Jesus hat keine Angst vor ihm, er weiß, dass dieser starke Mann gar nicht gefährlich, sondern sehr, sehr verletzt ist.

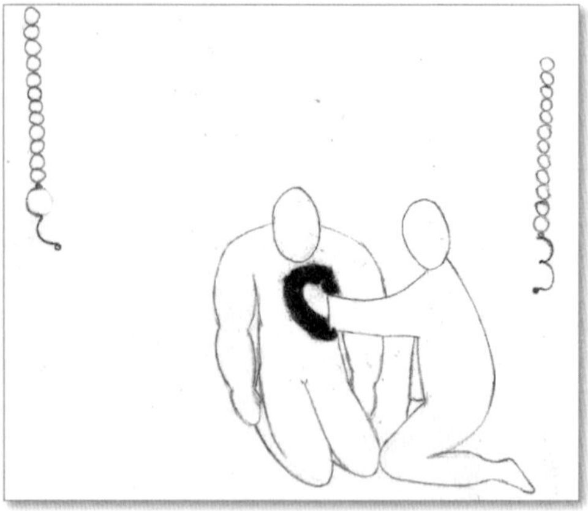

Jesus und der starke Mann

Die Dissoziation hat eine Eigendynamik entwickelt. Viele Persönlichkeitsanteile sind entstanden, die verschiedene Aufgaben haben.

In der einen Person gibt es:

- die vernünftige Alltagsperson, die einen Beruf ausübt, im Verein Sport macht, der keine Arbeit zu viel ist,
- das kleine Mädchen, das so gerne mit seinen Puppen spielt,
- eine Mutige, die dafür da ist, in der Schule bei Referaten vorne zu stehen und heute bei der Arbeit als Lehrerin gute Dienste leistet,
- das traurige innere Kind, das nur weint und weint und weint,
- einen inneren Teenager, der überzeugt ist: „Ich habe das Recht, mir selbst zu holen, was ich brauche!", und dies auch in die Tat umsetzt, egal wo er sich befindet,
- den Rebell: der sich garantiert nichts gefallen lässt, immer kampfbereit ist,
- und vielleicht noch mehr …

Täteranteile – innere Feinde

Ganz verschiedene Anteile sind entstanden: EPs, die sich als Opfer sehen und verhalten, aber auch EPs, die nach außen aggressiv und selbstverteidigend sind oder aggressiv gegen sich selbst agieren. Diese eher aggressiven EPs werden *Täteranteile* genannt.

Wieso entsteht ein Täteranteil?

Im menschlichen Gehirn befinden sich sogenannte Spiegelneurone. Aufgabe dieser Nervenzellen ist, das zu imitieren, was außen wahrgenommen wird. Beobachten Sie einmal eine Mutter, die sich intensiv mit ihrem Baby beschäftigt. Sie spricht mit ihm und lächelt es an. Auch das Baby lächelt. Streckt die Mutter spielerisch die Zunge heraus, macht das Baby dies nach. Dieser biologische Mechanismus ist für das Lernen notwendig und wichtig. Auch bei der Entstehung der Empathie, der Fähigkeit, sich in den anderen hineinzuversetzen, sind die Spiegelneurone beteiligt.

Spiegelneurone sind aber nicht nur in diesen positiven Situationen aktiv, sondern auch während der traumatischen Erlebnisse. Auch hier wird das kopiert, was außen wahrgenommen wird. Auf diese Art und Weise werden Denk- und Handlungsmuster des Täters übernommen und entwickeln im Inneren eine Eigendynamik. Bei ausgeprägter Dissoziation werden sie zu Persönlichkeitsanteilen. Diese EPs ähneln dem Täter, indem sie dessen Gedanken, Worte und Taten wiederholen. Sie vertreten die gleichen üblen Ansichten, verbreiten Angst und Schrecken, diesmal allerdings nicht von außen, sondern von innen.

> Ulrike: „Früher hatte ich durch meine Pflegemutter viel Entwertung, Unbarmherzigkeit, Druck, emotionalen Missbrauch und auch körperliche Gewalt erlebt. Ihre Worte: ‚Du darfst nicht groß werden! Nur ich weiß, was gut für dich ist! Du darfst dich nicht zeigen! Du bist eine Schande! Aus dir wird nie etwas!‘, waren jahrelang immer wieder in mir laut geworden, zugleich erlebte ich in diesen Momenten unbarmherzigen Druck. Oft überfiel mich meine frühere Angst.
>
> Während der Therapie entdeckte ich, warum diese Sätze immer noch so eine große Rolle spielten. In meinem Innenleben gab es ein Kellergewölbe. Darin existierten drei innere Anteile, die bei der näheren Betrachtung wie meine Pflegeeltern und ich selbst als ängstliches Kind wirkten. In mir gab es doch tatsächlich eine innere Pflegemutter, die weiterhin für die Unterdrückung und die beschämenden Worte sorgte!“

> TÄTERANTEILE SIND PERSÖNLICHKEITSANTEILE, DIE ÄHNLICH WIE DER ODER DIE TÄTER AGIEREN UND SICH DABEI GEGEN DAS OPFER SELBST ODER GEGEN ANDERE RICHTEN.

Täteranteile sind also Persönlichkeitsanteile, die ähnlich wie der oder die Täter agieren und sich dabei gegen das Opfer selbst oder gegen andere Personen richten.

Wie entdeckt man Täteranteile?

Meist werden Täteranteile aufgrund der negativen und aggressiven Gedanken, Worte oder auch Handlungen offenbar, die ein Betroffener berichtet, im Gespräch formuliert oder die in der Begegnung deutlich werden. Vor allem bei Frauen sind Täteranteile oft Auslöser für Selbstverletzungen und -bestrafungen. Bei Männern kommt es häufig zur Aggression gegen andere.

> Ein Beispiel aus der Praxis: Ich unterhalte mich gerade mit Bernd (ANP) über die Erinnerungen an seine Mutter. Es geht um die Frage, ob das Kind damals bei der Mutter Schutz finden konnte, ob die Mutter dem Kind zugehört und ihm geglaubt hat. Für Bernd ein schwieriges Thema, es macht ihm Angst. Er spricht sehr zögerlich und vorsichtig. Er spürt, wie dieses Gespräch ihm zunehmend unangenehmer wird. Plötzlich kommt es zum Wechsel. Bernd verändert seine Körperhaltung, setzt sich aufrecht hin, strafft die Schultern. Sein Gesicht wirkt zornig, der Blick ist scharf und angriffslustig, die Stimme laut und aggressiv. Die Angst ist von einem Moment zum anderen verschwunden. Klar und bestimmt formuliert er, dass über dieses Thema nicht weiter gesprochen werden darf.

Täteranteile treten vehement auf, wirken typischerweise stark in ihrer Argumentation, sind oft wütend und aggressiv und können durchaus Angst einflößen. Der Betroffene selbst hat in diesem Zustand typischerweise keine Angst!

Jeder Persönlichkeitsanteil hat eine Aufgabe

Wichtig für unser Verständnis und die weitere Arbeit mit Betroffenen ist, dass in der inneren Welt jeder Persönlichkeitsanteil eine ganz bestimmte Aufgabe erfüllt.

Betrachten wir noch einmal das Beispiel von Bernd. Der Täteranteil versuchte, das Gespräch über die Mutter zu beenden. Wenn so etwas geschieht, gibt es dafür einen Grund. Im weiteren Gespräch entdeckten wir, dass die Mutter in Bernds Familie noch die einzig „Gute" war. Die Erkenntnis, dass auch sie nicht geholfen und Bernd eben nicht geschützt hatte, war momentan noch undenkbar. Die Aufgabe dieses Täteranteils war, jedes Vorliegen einer Schuld der Mutter zu verneinen. Auf diese Weise sollte er vor dem als unerträglich eingestuften Schmerz schützen.

Andere Aufgaben von Anteilen können sein: den Alltag zu meistern, verschiedene schlimme Situationen, die mit den Erinnerungen und den Gefühlen verbunden sind, zu tragen, aufzupassen, dass niemand zu nahe kommt, sich zu verstecken, das Erinnern zu verhindern, sich zu verteidigen … Im Endeffekt dreht sich alles um *Schützen und Überleben*. Das muss jederzeit gewährleistet sein! Alles was hilfreich scheint, wird genutzt. Auch heute haben wir in den oft unverständlichen Handlungsweisen der Anteile dieses Anliegen zu würdigen.

> ALLE PERSÖNLICHKEITSANTEILE HABEN EINE AUFGABE. MEIST GEHT ES UM THEMEN WIE SCHÜTZEN, VERTEIDIGEN, ÜBERLEBEN. DIES GILT AUCH FÜR TÄTERANTEILE!

Menschen, die dissoziieren, erleben in ihrem Inneren eine weitere Welt. Oft finden innere Gespräche und Diskussionen statt, verschiedene gegensätzliche Meinungen sind gleichzeitig vorhanden.

„*Es ist gut, sich jemandem anzuvertrauen!* – Nein, ist es nicht! – ***Gefährlich!*** – *Doch, ich möchte endlich mit all dem nicht mehr allein sein!* – Dir glaubt sowieso keiner! – Lieber verstecken und allein sein! – *Ihr kann man vertrauen!* – Niemandem kann man vertrauen! – **Viel zu gefährlich!** – Doch, ich glaub, ich versuch's trotzdem! …“

> Luise: „Ich konnte schon immer, seit ich denken kann, innere Dialoge, Drohungen oder Warnungen hören. Innere Stimmen waren für mich normal und vertraut. Ich dachte, das haben alle Menschen. Ich konnte oder musste zuhören, wenn sich zwei oder auch mehrere in mir unterhielten. Manchmal verbündeten sich mehrere gegen mich. Manchmal übte innerlich einer Druck gegen die anderen aus und dann gab es einen, der mir Geschichten erzählt hat.“

Viele verschiedene Aspekte und Widersprüchlichkeiten müssen beachtet werden, Entscheidungen zu treffen ist schwierig, da es so unterschiedliche Meinungen gibt. Über diese innere Welt, in der es manchmal richtig laut zugeht, reden die Betroffenen nicht. Sie haben sich daran gewöhnt oder befürchten, ihr Gegenüber würde sie für verrückt erklären und sie könnten in der geschlossenen Psychiatrie landen. Nach außen wirken Betroffene in ihren Ansichten und Reaktionen häufig schwer einschätzbar. Mal sind sie ganz kindlich und anhänglich, mal misstrauisch beobachtend, mal stark und unabhängig, dann wieder aggressiv und voller Verachtung.

Häufig entdeckt man bei handschriftlichen Notizen unterschiedliche Schriftbilder, die jeweils für einen bestimmten Persönlichkeitsanteil typisch sind: rund und kindlich, geübt und flüssig, groß und schwungvoll.

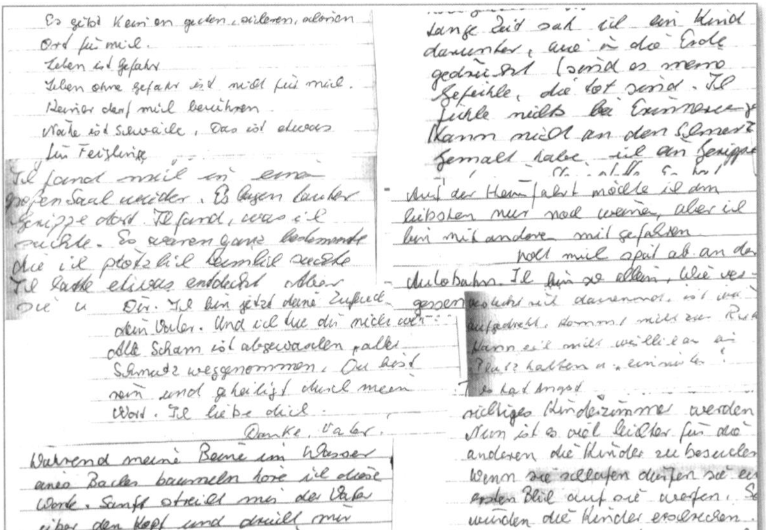

Ein Tagebuch, unterschiedliche Handschriften

Die Dissoziative Identitätsstörung

Am stärksten ausgeprägt ist die Dissoziation bei der Dissoziativen Identitätsstörung. Dabei bestimmen unterschiedliche Persönlichkeitsanteile wechselweise das äußere Verhalten. Die Betroffenen erleben von einem Moment auf den anderen massive Stimmungswechsel bis hin zu Zuständen, in denen sie wie gelähmt und zu nichts mehr fähig sind. Ihre Identität ist in viele Teile zerbrochen.

Das Wechseln von einem Persönlichkeitsteil in einen anderen nennt man *Switch*. Es erfolgt durch innere und äußere Trigger, oft Situationen, die als bedrohlich erlebt werden oder an gefährliche Situationen erinnern. Bei einem Switch können manchmal deutlich, manchmal weniger deutlich, Veränderungen des Gesichtsausdrucks, der Körperhaltung und Gestik, des Tonfalls oder der Sprache beobachtet werden.

Im Buch „Einführung in die Dissoziative Identitätsstörung" beschreibt der Text eines neunjährigen Persönlichkeitsanteils sehr anschaulich, wie man sich das innere Durcheinander vorstellen kann. Morgens, wenn der Tag beginnt:

> Stell dir ein großes Haus mit zwei kleinen Fenstern vor, wo man durchsehen kann, und eine Tür, wo nur einer, ob groß oder klein, durchpasst. Das Haus ist unser Körper. In dem Haus leben etwa 30 Menschen. Nun mach doch mal deine Augen zu und stell dir das Haus vor, wenn der Tag beginnt: das große Gedränge an den Fenstern, der Kampf an der Tür. Wer es schafft, durchzukommen, hat Glück und kann die Zeit bestimmen. Sagen wir mal, ich bin das, dann kann ich die Klamotten aussuchen. Dabei muss man die Ohren zuklappen, sonst platzt einem der Kopf. Viele schreien und meckern, alle wollen was anderes, besonders die Großen. Die Sachen müssen heile, sauber und warm sein oder so … Ohren zu, und dann habe ich mich angezogen. Da klopft schon ein anderer: Eine Große macht Druck, weil sie einen Termin hat. ‚Mach schnell', hallt es im Kopf, ‚ich muss los!' – ‚Nein!' – ‚Doch!' – Mir wird schwindelig. Kein Schreien, kein Strampeln hilft, ich schlafe wieder ein. Das Haus ist fast immer wach, nur immer wieder andere gucken aus dem Fenster und/oder kommen aus der Tür. Man ist nie alleine, man hat nie seine Ruhe. Und doch bin ich alleine. So richtig reden geht nur selten, da zwischen fast jeder Persönlichkeit eine unüberwindbare Mauer steht, und die ist viel zu hoch und zu durcheinander.[21]

Einblick in die allgemeine Traumatherapie

Therapie – eine wichtige Option • Die Prinzipien der allgemeinen Traumatherapie • Phasen der allgemeinen Traumatherapie •

Dieses Kapitel gibt einen Einblick in die allgemeine Traumatherapie. Es beschreibt häufige Ansätze und wichtige Schritte, vermittelt Hintergründe und versucht, eventuelle Vorbehalte abzubauen. Wegbegleiter können anhand dieser Informationen Betroffene über das Geschehen in der allgemeinen Traumatherapie informieren. Im zweiten Teil des Buches werden die Möglichkeiten einer christlichen Traumabegleitung vorgestellt.

Therapie – eine wichtige Option

Viele Betroffene scheuen sich, Psychotherapie in Anspruch zu nehmen. Sie sind unsicher, befürchten, mit diesem Schritt endgültig als verrückt oder krank eingestuft zu werden, oder haben grundsätzliche Vorbehalte gegen Psychologie und Psychotherapie.

Ulrike: „‚Nein, so schlimm ist das bei mir doch gar nicht!', war ein Gedanke, der mich lange bewegte. ‚Ich habe doch nicht so viele schlimme Dinge erlebt wie meine Geschwister, bin doch nicht so lange im Eltern-

> haus und Kinderheim gewesen wie sie. Ich hatte es viel besser, war in einer Pflegefamilie, wo ich auch manch Gutes erlebt habe. Wieso sollte ich Therapie brauchen?‘ Allein das Wort versetzte mich in Angst und Schrecken. ‚Was machen die da mit mir? Werden die mir auch sagen, dass ich das Problem bin und mich anders verhalten muss?‘ Heute denke ich ganz anders, denn ich habe entdeckt: Therapeuten sind Unterstützer und Helfer, sie erklären Zusammenhänge und zeigen mögliche Wege auf. Fürsorgliche, unterstützende Therapie tut nicht weh! Der innerlich verborgene Schmerz ist viel schlimmer!“

Therapie erfolgt durch Fachleute. Sie kennen aufgrund ihrer Ausbildung die Hintergründe und Zusammenhänge von Traumafolgestörungen und verfügen über das nötige „Handwerkszeug“, um die Betroffenen durch die schwierigen Strecken auf dem Weg der Wiederherstellung zu führen.

Erste Schritte

Anfangs suchen betroffene Christen meist Hilfe bei Freunden, Ansprechpartnern ihrer Gemeinde, Seelsorgern oder Beratern, oft auch bei dem ihnen vertrauten Arzt. Im idealen Fall hat einer dieser Menschen die Vermutung, dass die aktuellen Probleme mit einer Traumatisierung in Verbindung stehen könnten, und verweist die Person an einen im Bereich Trauma versierten Arzt oder Therapeuten. Mit der Diagnose beginnt die Suche nach dem geeigneten Therapeuten. Dieser sollte eine traumatherapeutische Aus- oder Weiterbildung absolviert haben. Meist müssen Betroffene mit längeren Wartezeiten rechnen, wobei erste probatorische Sitzungen oft zeitnah stattfinden. Dabei klären Betroffene und Therapeut, ob gemeinsames Arbeiten vorstellbar und möglich ist. Die Betroffenen dürfen und sollen alle Fragen stellen, die ihnen wichtig sind, den Mut haben nachzufragen, wie die Therapie sich gestalten wird, und auch Grenzen formulieren, falls sie bestimmte methodische Hilfsmittel, z. B. Yoga-Übungen oder Traumreisen, bei ihrer Therapie nicht wahrnehmen möchten. Die Therapie findet in erster Linie als ambulante Psychotherapie statt, eine Behandlung in der Klinik kann als Ergänzung oder in Krisenzeiten hilfreich sein.[1] Medikamentengabe ist nicht üblich, es sei denn im Notfall oder zur Linderung unangenehmer Symptome, wie z. B. bei starker depressiver Verstimmung oder bei Panikattacken.

Therapie-Formen

Je nach Ausbildung des Therapeuten wird die Psychotherapie von einem oder mehreren Ansätzen geprägt sein, z. B. der Verhaltenstherapie, der Hypnotherapie, der Gestalttherapie, einem tiefenpsychologischen Ansatz oder der Integrativen Therapie.

Kognitive Verhaltenstherapie

Bei der kognitiven Verhaltenstherapie geht es darum, sich die Gedankengänge bewusst zu machen und so Verhalten zu verändern.

Psychodynamisch Imaginative Traumatherapie

Luise Reddemann betont ebenfalls, dass dysfunktionales Denken, unter dem sie ungesundes und nicht hilfreiches Denken versteht, letztendlich am Krankwerden beteiligt ist und Gesundwerden behindert. Von ihr wurde die Psychodynamisch Imaginative Traumatherapie, abgekürzt *PITT*, entwickelt. Dabei wird die Fähigkeit der Betroffenen zur „Imagination als heilsame Kraft“ genutzt. Die Betroffenen lernen, bewusst positive Bilder zu entwickeln, um sie als Gegengewicht zu den schwierigen und belastenden Traumabildern einzusetzen. Die PITT ist ein integratives Verfahren: Auf psychoanalytischem Fundament wird mit Methoden der Hypnotherapie, Gestalttherapie und kognitiven Verhaltenstherapie gearbeitet.[2]

Ego-State-Therapie

Bei der Ego-State-Therapie geht man davon aus, dass die Persönlichkeit aus verschiedenen Ich-Anteilen (Ego States) besteht. Man unterscheidet gesunde, ungesunde und abgespaltene Ich-Anteile und arbeitet mit diesen. Dabei spielen psychoanalytische Denkweisen und Techniken eine Rolle.

EMDR

Eye Movement Desensitization and Reprocessing könnte man übersetzen als eine „durch Augenbewegungen induzierte Desensibilisierung und Wiederbearbeitung“. Sie ist als anerkannt wirksame Methode ergänzendes Zusatzverfahren zur Traumabehandlung, das innerhalb verschiedener Psychotherapierichtungen angewandt werden kann.

EMDR wurde 1995 erstmalig durch die Forscherin und Psychologin Francine Shapiro bekannt gemacht, die im Selbstversuch die Wirkung an sich erprobte. Mit Hilfe von beidseitig wechselnden Sinnesreizen (geführte Augenbewegungen, Antippen der Hände, abwechselnde Töne oder Vibrationen) wird die Verarbeitung und Integration von Gedanken und Gefühlen angeregt, die in blockierten bzw. unvollständig integrierten Erinnerungsnetzwerken des Gehirns verankert sind.

Somatic Experiencing

Somatic Experiencing ist eine körperpsychotherapeutische Methode und wurde von Peter Levine beschrieben. Sie geht davon aus, dass die durch den traumatischen Stress hervorgerufene Energie im Körper gefangen bleibt und der Zustand des Überwältigtseins weiterhin besteht. Durch neue Ressourcen kann das traumatische Erlebnis abgeschlossen und die aufgrund des Traumas entstandene und bisher gestaute Energie aus dem Körper entlassen werden.

Unterstützende Methoden

Als stabilisierende Körpertherapie wird oft *Qi Gong* eingesetzt. Es ist eine chinesische, vom Buddhismus geprägte Methode, die Atemübungen, Körperübungen und Konzentrations- oder auch Meditationsübungen beinhaltet. Auch die Feldenkrais-Arbeit findet Anwendung, indem über Körperübungen die Wahrnehmung gefördert und verändert wird.

Oftmals werden verschiedene Therapieansätze miteinander kombiniert.[3]

Von der Krankenkasse bezahlt werden nur Therapeuten, die auf Basis der Verhaltenstherapie, der tiefenpsychologisch fundierten Psychotherapie oder der analytischen Psychotherapie arbeiten. Die Kosten einer christlichen Therapie, die nicht auf dieser Basis stattfindet, werden von den Krankenkassen normalerweise nicht übernommen.

Die gesamte Therapie umfasst einen längeren Zeitraum. Dabei ist eine sichere und gute Vertrauensbasis Grundlage für die erfolgreiche Zusammenarbeit mit der Therapeutin, dem Therapeuten.

Die Prinzipien der allgemeinen Traumatherapie

Folgende grundsätzliche Aspekte spielen bei der allgemeinen Traumatherapie eine entscheidende Rolle:

- *Selbstheilungskräfte*: Man geht davon aus, dass in jedem Menschen Selbstheilungskräfte vorhanden sind. Diese wurden durch die Traumafolgen blockiert und sollen durch die Therapie erneut aktiviert werden.
- *Eigenverantwortung*: Die Betroffenen sind bei dem Geschehen aktiv beteiligt; sie sollen lernen, wieder gute Entscheidungen für sich selbst zu treffen.
- *Bipolarität*: Um sich all dem Negativen (negativer Pol) überhaupt stellen zu können, liegt der Schwerpunkt zu Beginn der Arbeit beim Aufbau der positiven Bereiche (positiver Pol). Die Betroffenen sollen entdecken, was für sie hilfreich ist, was ihnen guttut, die eigenen Begabungen und Fähigkeiten wahrnehmen und einsetzen lernen. Dies bezeichnet man als *Ressourcenarbeit*. Durch die Ressourcen gewinnen die Betroffenen an Stärke und Kompetenz; so können sie sich schließlich auch den schwierigen Bereichen der Trauma-Aufarbeitung stellen.
- *Körperbeteiligung*: In der Traumatherapie spielen Gefühle und Körperempfindungen eine große Rolle. Sie sollen wieder wahrgenommen werden, mit ihnen wird gearbeitet und verarbeitet.
- *Mikroszene*: Das Therapie-Setting soll Vorbild für die Gestaltung des Lebensalltags sein. Die Betroffenen, die in ihrer Vergangenheit oftmals extrem kontrolliert wurden, sollen hier ein Höchstmaß an Eigenverantwortung und Entscheidungsmöglichkeiten erleben. Sie dürfen einüben, gut für sich selbst zu sorgen, eigene Grenzen zu erkennen und zu formulieren sowie andere und neue Wege zur Problemlösung zu entdecken.

Phasen der allgemeinen Traumatherapie

Die eigentliche Traumatherapie gliedert sich typischerweise in drei Phasen: *Stabilisierung* und *Ressourcenmobilisation*, *Traumakonfrontation* und *Trauma-Integration*.[4]

Stabilisierung und Ressourcenmobilisation

Stabilisierung und Ressourcenmobilisation bilden die Grundlage für das weitere Vorgehen und stehen immer am Anfang einer Traumatherapie. Da Betroffene oft labil sind, ist es wichtig, sie zu stärken und vor drohenden Abstürzen zu bewahren. So wird zunächst eine Grundlage geschaffen, eine gewisse Stabilität und Sicherheit aufgebaut, bevor die eigentliche Trauma-Aufarbeitung möglich wird.

Die Ressourcenarbeit dient – wie oben schon erwähnt – dem Aufbau der persönlichen Stärken, Kompetenzen und hilfreichen Möglichkeiten, die ein Betroffener selbst häufig nicht wahrnimmt. Das Thema *Stabilisierung* begleitet Betroffene durch den gesamten Therapieverlauf, ihm wird viel Zeit gewidmet. Bei mehrfach und früh Traumatisierten kann dieser Stabilisierungs-Aufbau sehr lange, d. h. durchaus mehrere Monate dauern. Betroffene sind oft entmutigt, denn sie wollen so schnell wie möglich Heilung erleben. Aber erfahrene Traumatherapeuten sind überzeugt, dass bei guter Stabilisierung die spätere Bearbeitung des Traumas sehr viel einfacher und schneller erfolgen kann, außerdem sinkt die Gefahr von psychischen Zusammenbrüchen. Folgende Slogans aus der amerikanischen Traumatherapie unterstreichen diese Auffassung: Roberta Sachs, „Hurry slowly!" (Beeil dich langsam!) und Richard Kluft, „The slower you go, the faster you get there!"[5] (Je langsamer (sorgfältiger) wir vorangehen, desto schneller kommen wir an!)

Ziel der Stabilisierung ist, zunehmende Sicherheit aufzubauen.

Äußere Sicherheit

Zuerst wird *äußere Sicherheit* angestrebt. Man betrachtet die aktuellen Lebensumstände der Betroffenen und klärt, inwieweit das Umfeld gut und hilfreich ist oder ob noch Täterkontakte bestehen oder andere Probleme eine Bedrohung darstellen. Falls Betroffene weiterhin traumatisiert werden, kann keine Trauma-Aufarbeitung stattfinden, dann braucht die Person alle Kräfte um zu überleben. So muss zu allen Menschen, die Täter sind oder waren, aber auch zu solchen, die das Trauma immer wieder beleben, Abstand geschaffen werden.

Innere Sicherheit

Meist erleben Betroffene die größte Bedrohung durch überflutende Gefühle und Erinnerungsfetzen, die sich immer wieder ins Bewusstsein drängen. Nachdem diese „Gefahr" nicht von außen, sondern von innen kommt, geht es um den Aufbau der inneren Sicherheit. Betroffene lernen, wie sie bedrohliche Bilder, Erinnerungen und Gefühle wieder auf Abstand bringen. Dabei werden verschiedene *Distanzierungstechniken* eingesetzt, z. B. Ablenken durch Richten der Wahrnehmung auf bestimmte Gegenstände oder Geräusche im Raum oder durch Kopfrechenübungen. Die Konzentration auf das Kopfrechnen (100 – 73 + 15 – 44 – 26 …) fordert volle Aufmerksamkeit, und so kommt das überflutende Material wieder auf Abstand. Betroffene üben, ihre Gefühle zu regulieren und dadurch die psychische Belastung so gering wie möglich zu halten. Selbstberuhigungstechniken, z. B. durch bewusstes und langsames Atmen oder Entspannungsübungen, werden ebenfalls eingesetzt.

Da viele Probleme nicht auf der Verstandesebene liegen, sondern es um innere Realitäten geht, wird mit der Vorstellungswelt gearbeitet. Fantasieübungen werden eintrainiert, bei denen man schöne und angenehme Eindrücke erlebt. Diese führen zu positiven Gefühlen, was wiederum Selbstberuhigung bewirkt. Die sogenannten *Imaginationstechniken* wurden im Rahmen der modernen Hypnotherapie entwickelt. Dabei geht es nicht um Hypnose und „Ausschalten des Bewusstseins", sondern um spezielle Formen der Meditation oder der inneren Konzentration. Die betroffene Person erlernt, ihre Aufmerksamkeit nach innen zu richten und gute und hilfreiche innere Bilder zu entwickeln; dies wird *Visualisierung* genannt. Man erarbeitet auf diese Weise den inneren sicheren Ort oder packt schwieriges Traumamaterial in den inneren Tresor. Mit Hilfe der sogenannten *Reorientierung* erlernen die Betroffenen, sich immer wieder im Hier und Jetzt zu verankern.

Zur Stabilisierung gehört auch der *Aufbau der Ich-Struktur, das* Selbstwertgefühl soll gestärkt und Selbstfürsorglichkeit eingeübt werden. Die Betroffenen entdecken, dass auch kindliche und schwache Seiten zu ihnen gehören, und lernen die verschiedenen Persönlichkeitsanteile kennen. Es geht um Angstabbau, Verstehenlernen und die Entwicklung zunehmender innerer Kooperation. Die

Betroffenen werden ermutigt, immer mehr Verantwortung für sich selbst zu übernehmen und achtsam mit sich umzugehen. Sie sollen lernen, sich selbst zu helfen und das Verletzte in sich zu trösten. Erst wenn sie die Techniken der Distanzierung, Reorientierung und Visualisierung zu ihrem Schutz einsetzen können, beginnt die nächste Phase, die Trauma-Exposition.

Trauma-Exposition

Bei der Trauma-Exposition hilft der Therapeut den Betroffenen, sich dem Trauma oder bestimmten Traumateilen zu stellen. Auch diese Phase kann sich über einen längeren Zeitraum erstrecken. Sie ist in der Regel mit hoher emotionaler Belastung für den Betroffenen und den Therapeuten verbunden.

Warum muss das Trauma noch einmal betrachtet werden?

Damit ein Trauma der Vergangenheit zugeordnet werden kann, muss es im Gehirn umgespeichert werden. Die Betroffenen sollen verstehen lernen, dass das traumatisierende Geschehen vorbei ist und der eigenen Vergangenheit angehört. Es wird Teil der bewussten, der narrativen Erinnerung, Abspaltungen sind nicht mehr nötig, Flashbacks und andere unangenehme Traumafolgen verschwinden oder treten zumindest nur noch selten auf.

Methoden der Trauma-Exposition

Michaela Huber empfiehlt für die Therapie chronisch Traumatisierter vor allem die beiden folgenden Methoden: EMDR nach Francine Shapiro und die Traumasynthese mithilfe der Screen- oder Bildschirmtechnik, die auf den imaginativen hypnotherapeutischen Methoden gründet.[6]

Bei der Bildschirm- oder *Screentechnik* nach Erickson erlernt die betreffende Person, traumatisches Material wie einen Film auf einen imaginären Bildschirm oder eine Leinwand zu projizieren. Die Person bleibt dabei in der Beobachterrolle und beschreibt das Geschehen. Nach der BASK-Methode erfragt der Therapeut: *Behavior* – das Verhalten, *Affect* – die vorhandenen Gefühle, *Sensation* – die Körperempfindungen und *Knowledge* – die Gedanken und Bewertungen, die mit dem Trauma verbunden sind.[7] So werden die für das Einsortieren im Gehirn nötigen Informationen gesammelt. Im Anschluss wird der erstellte „Traumafilm" in einem imaginierten Tresor verwahrt.

Bei der Traumabearbeitung mit EMDR wird anfangs ermittelt, welche Art von wechselnden Sinnesreizen für die betreffende Person am besten geeignet ist. Der Name dieser Methode leitet sich von den horizontalen Augenbewegungen ab, die entstehen, wenn die Betroffenen der Hand des Therapeuten folgen. Auch Berührungen oder Geräusche können als wechselnde Reize dienen. Durch Konzentration auf diese äußeren Reize bleiben die Betroffenen in der Realität verankert. Nach guter Vorbereitung werden unter einer bestimmten Fragestellung eine traumatische Situation fokussiert und die damit verbundenen Wahrnehmungen (Gedanken, Gefühle, Körperwahrnehmungen, Bewertungen) realisiert und verarbeitet. Dies wird fortgesetzt, bis die zu Beginn ermittelte psychische Belastung deutlich abnimmt. Ziel ist, dass es bezüglich der Ausgangssituation zu einer neuen, positiven Bewertung kommt. So geht ein Weg z. B. von der bedrohlichen Überzeugung: „Ich habe keine Chance!" zur Erkenntnis: „Heute kann ich mich schützen!"

EMDR hat keine esoterischen Hintergründe, sondern ist durch Beobachtung unserer von Gott gegebenen Verarbeitungsmechanismen entstanden. Beim sogenannten REM-Schlaf (*Rapid Eye Movement*-Schlaf) bewegen wir die Augen ebenfalls schnell hin und her und verarbeiten dabei die Erlebnisse des Tages. Allerdings sollte EMDR nicht isoliert eingesetzt werden, sondern eingebettet sein in eine umfassende Traumatherapie.

Trauma-Integration

In dieser letzten Phase der Traumatherapie geht es um Trauerprozesse, Integration der Persönlichkeitsanteile und der Erinnerungen. Die Betroffenen müssen lernen, ohne den Bewältigungsmechanismus der Dissoziation zu leben und ihre neu entdeckten Ressourcen weiter auszubauen.

Michaela Huber fasst mit dem unten angeführten Zitat die entscheidenden Erkenntnisse von Betroffenen am Ende einer gelungenen Traumatherapie zusammen:

„Das Unaushaltbare ist tatsächlich passiert, und ich konnte nichts dagegen tun. Es war schrecklich. Es ist dort und damals geschehen. Jetzt ist es vorbei. Ich lerne daraus, damit es mir möglichst nie wieder passieren kann. Und ich bin daran gereift. Jetzt kann ich das Trauma loslassen, denn ich bin längst nicht mehr Opfer und mehr als eine Überlebende: Ich bin ein tief empfindender Mensch voller Kraft. Die überstandene Todesnähe hat mir gezeigt, worauf es für mich im Leben ankommt."[8]

Lebensbegleitung im Alltag

(Ulrike Willmeroth)

Der ganz normale Alltagswahnsinn • Gesundheit • Arbeit und individuelle Belastbarkeitsgrenze • Betreuung, betreutes Wohnen • Hilfsorganisationen und weiterführende Hilfsangebote • Opferentschädigungsgesetz • Schlusswort

Wir Wegbegleiter brauchen ein Verständnis für die besonderen Lebensherausforderungen und Schwierigkeiten traumatisierter Menschen. In der Begleitung einzelner Betroffener habe ich Erfahrungen und Informationen zu Unterstützungsmöglichkeiten, Hilfsorganisationen, informative Internetseiten und hilfreiche Literatur gesammelt, die ich in diesem Kapitel weitergeben möchte.

Wie bereits in den letzten Kapiteln beschrieben wurde, haben chronisch traumatisierte Menschen in ihrer Kindheit und manchmal auch im weiteren Verlauf ihres Lebens manches Leid ertragen müssen. Längst nicht jedem Betroffenen sieht man das durchlebte Trauma auf den ersten Blick an. Manche Betroffene, deren Trauma nicht so schwerwiegend war, die hohe Resilienz aufweisen oder unterstützende Menschen an ihrer Seite hatten, sind sogar sehr patent. Sie sind häufig eigenständig, selbstbewusst, engagiert, können sogar Führungspositionen ausüben. Sie wirken nach außen, als ob sie keine Hilfe bräuchten; blickt man jedoch hinter die Kulissen, sind viele Bereiche ihres Lebens ungeordnet, bereiten ihnen Mühe oder liegen brach. Betroffene Christen wünschen sich, in ihre von Gott gegebene Bestimmung zu kommen, und fragen sich: Laufe ich Gefahr, mein von Gott gegebenes Talent zu vergraben? Eigentlich könnte ich mehr, aber …

Andere Betroffene kämpfen sich regelrecht durchs Leben, befinden sich am Existenzminimum, sind eventuell allein, krank und überfordert. Sie brauchen Hilfe bei der Bewältigung ihres Lebens. Ihnen gilt der Schwerpunkt dieses Kapitels.

Der ganz normale Alltagswahnsinn

Ganz alltägliche Begebenheiten und Herausforderungen können manche Betroffene völlig aus der Bahn werfen: der Gang zum Supermarkt, zur Post, zur Bank ..., der männliche Kassierer, die Postbeamten und Bankmitarbeiter, das erdrückende Anstehen in Warteschlangen, eine Menschenmenge, das Ausfüllen von Formularen … Allein der Gedanke an das Nutzen öffentlicher Verkehrsmittel, das Mitfahren im fremden Auto, das Betreten eines Aufzuges und vieles andere mehr kann Panikgefühle auslösen. Angst vor geschlossenen Räumen, vor Enge, dem Gefühl des „Ausgeliefertseins" schnürt regelrecht die Kehle zu und nimmt die Luft zum Atmen. Selbst der sonntägliche Gottesdienstbesuch ist eine Herausforderung oder sogar Überforderung: „Neben wem werde ich sitzen? Sind auch die mir vertrauten Leute da?" Händeschütteln oder die geschwisterliche Umarmung bei der Begrüßung sind für manche aufgrund der körperlichen Nähe kaum auszuhalten. Vielfach reden Betroffene nicht über ihre Ängste und Probleme, sondern versuchen die Situationen tapfer durchzustehen oder zu vermeiden. Unterstützen wir diese Betroffenen in den verschiedenen Lebensbereichen, begleiten und coachen wir sie, können sie neue Stabilität, Ressourcen und Kompetenzen entwickeln.

Angst vor Autoritäten

Da häufig Angst vor Autoritäten besteht, führen anstehende Behördengänge, Gerichtstermine, Arztbesuche, Gespräche mit Vorgesetzten oder Mitarbeitern, mit Lehrern, selbst Unterredungen mit Verantwortlichen von Hilfseinrichtungen oder der Gemeinde manchmal zu großer innerer Not.

> Rita: „Ich muss wieder zur Arbeitsagentur und dort die vielen Antragsformulare ausfüllen. Allein der Gedanke daran lässt mich kaum noch schlafen."

Als Hartz-IV-Empfängerin muss Rita fristgemäß Anträge stellen, was sie sehr unter Druck setzt. Sie hat große Angst, etwas falsch zu machen, abgelehnt oder beschämt zu werden. Formulare und Bescheide sind für sie aufgrund der darin enthaltenen Amtssprache schwer verständlich. Oft fehlen ihr vor Ort die Worte, sie hat vor Stress vergessen, was sie fragen oder sagen wollte.

> Luise: „Immer, wenn ich in das Büro des Sachbearbeiters trete, wird mir schlecht. Ich kann mich dann nicht mehr konzentrieren. Alles geht durcheinander. Ach, ich muss ganz dringend daran denken, dass ich mir den Besuch abstempeln lasse. Wenn ich das vergesse, dann kann es mir wieder passieren, dass plötzlich weniger Geld gezahlt wird oder ich ein Schreiben bekomme, dass ich nicht rechtzeitig vorstellig geworden bin …"

Betroffene fühlen sich bei behördlichen Angelegenheiten häufig von der Fülle der Vorschriften, Gesetze und Richtlinien überfordert. Außerdem haben sie manchmal aufgrund von Konzentrationsproblemen oder Dissoziation keinen Zugriff auf Informationen, die sie eigentlich wissen müssten oder von den Zuständigen bereits erhalten haben. Dies führt schnell zu Unverständnis oder Missverständnissen. Für Betroffene wäre es wichtig, ein Gegenüber anzutreffen, das ihnen Zusammenhänge und wichtige Schritte langsam, mit einfachen Worten und nötigenfalls wiederholt erklärt. Dafür haben viele Mitarbeiter weder Zeit, noch wissen sie um die innere Not traumatisierter Menschen. Begleiter können Betroffene darin unterstützen, genau und achtsam mit Bescheiden umzugehen, erklären, welche Informationen enthalten sind und wie man darauf reagieren kann. Betroffene lernen dadurch, wie sie in Zukunft selbst nachlesen, formulieren und argumentieren können. Nicht jeder Bescheid ist richtig – auch Sachbearbeiter machen Fehler. So ist das Prüfen der Sachverhalte notwendig, auch hier können Wegbegleiter Hilfestellung geben. Bei Telefonaten mit Ämtern lernen Betroffene Zeitpunkt, Name des Gesprächspartners, Thema und Ergebnis aufzuschreiben, um später darauf zurückgreifen zu können.

Immer wieder werden bei Anträgen oder Bewerbungen, in Formularen oder offiziellen Gesprächen die heutige Lebenssituation und die wichtigsten Daten der Vergangenheit erfragt. Dies bedeutet für manche Betroffene erneut eine schwierige Situation. Sie können von den Themen getriggert werden, außerdem schämen sie sich meist zutiefst für ihre Situation oder manche Stationen ihres Lebens. Betroffene werden nervös und kommen durcheinander. Sogar Wechsel können stattfinden, dann kommen oft Wut und Aggression oder Angst und Unterwürfigkeit zum Vorschein. Eine Person, die die Hintergründe nicht kennt, kann diese Reaktionen schwer einordnen, ist irritiert und reagiert vielleicht verärgert.

Doch es gibt auch positive Erlebnisse mit Mitarbeitern von Ämtern. Eines will ich hier exemplarisch als Beispiel nennen.

> Heike: „Ich hatte einen Termin zur Begutachtung und Überprüfung, ob ich noch für den Arbeitsmarkt zur Verfügung stehen kann. Ich hatte so schreckliche Angst, dachte darüber nach, wie man wohl mit mir umgehen würde und was letztlich herauskommen könnte. Ich bat meine Schwester mich zu begleiten, das gab mir Schutz und Sicherheit. Als die Ärztin mich ins Untersuchungszimmer rief, nahm ich angespannt ihr gegenüber Platz. Sie lächelte mich an und sagte, dass ich ja schon viel Schlimmes in meinem Leben hinter mich gebracht hätte. Das tat mir sehr gut und ich entspannte mich. Sie stellte mir ein paar Fragen, die ich zu meiner Überraschung in ihrer Gegenwart ganz leicht beantworten konnte. Dann sah sie mich an: ‚Nun werde ich Ihnen helfen, dass Sie zur Ruhe kommen können. Mein Gutachten ist entscheidend. Ich werde bescheinigen, dass Sie für eine berufliche Tätigkeit nicht mehr zur Verfügung stehen können. Ich wünsche Ihnen alles Gute, Frau ... Vielleicht finden Sie eine ehrenamtliche Aufgabe, in der Sie sich innerhalb Ihrer Möglichkeiten entfalten können. Sie haben meine Hochachtung.‘ Ich war sehr berührt von dieser Begegnung.“

Finanzen und Wohnung

Auf Hartz IV[1], Sozialhilfe oder Erwerbsminderungsrente angewiesen zu sein, zieht oft große finanzielle Nöte und Leben am Existenzminimum nach sich. Therapien, Rezepte, Heilbehandlungen kosten viel Geld. Da wird eine Tasse Kaffee in der Bäckerei, eine schöne CD oder ein neuer Pullover zum puren Luxus. Es ist gut, wenn wir Wegbegleiter um diese Nöte Bescheid wissen, die über Betroffene hereinbrechen können.

> Ute wohnt seit vielen Jahren in einer 55 qm großen Wohnung. Inzwischen ist ihr Sohn ausgezogen. Sie lebt von Sozialhilfe. Eines Tages bekommt sie einen Brief, in dem sie aufgefordert wird, sich umgehend eine kleinere Wohnung zu suchen. Alleinstehenden stehen maximal 45 qm Wohnfläche zu. Ute hat weder Geld für einen Umzug noch die Kraft und Gesundheit, sich darum zu kümmern.

Kosten für die zusätzlichen Quadratmeter werden manchmal von den Bezügen abgezogen, was ein weiteres Loch in das sowieso kleine Finanzbudget reißt. Beihilfen für Heizung und Strom müssen extra beantragt werden. Dabei ist zu beachten, dass nur Pauschalen gezahlt werden, die tatsächlichen Kosten müssen von der Person selbst getragen werden. Arbeitslose können auf Antrag von der GEZ-Gebühr befreit werden, dazu benötigen sie eine Bescheinigung der Arbeitsagentur. Solche hilfreichen Informationen sind den betroffenen Personen oft nicht zugänglich.

Schulden

Einzelne Betroffene geraten in die Schuldenfalle. Schulden haben verschiedene Ursachen, diese sollen hier nicht Thema sein.

> Wiebke gerät in eine finanzielle Notlage. Sie kann ihre laufenden Kosten für Miete, Strom, Telefon ... nicht mehr zahlen. Wiebke: „Ich schämte mich so sehr. Dann dachte ich, dass es besser sei, einfach die Post nicht mehr zu öffnen. Nun habe ich den Gerichtsvollzieher am Hals und mein Konto ist gesperrt. Ich weiß nicht, wie es weitergehen soll."

Die Scham über die eigene Unfähigkeit lässt Betroffene gelegentlich falsche Schritte gehen. Die Post nicht mehr zu öffnen, ist nicht die Lösung. Wiebke braucht in jedem Fall eine Schuldnerberatung.

Schuldnerberatungsstellen bieten überschuldeten Personen und Familien Beratung und Unterstützung bei der Lösung ihrer finanziellen und persönlichen Probleme an. Jeder private Haushalt, der hilfebedürftig ist oder dem der soziale Abstieg droht, kann die kostenlosen Leistungen der Schuldnerberatung in Anspruch nehmen. Anbieter sind der Deutsche Caritasverband, das Diakonische Werk der Evangelischen Kirche in Deutschland, das Deutsche Rote Kreuz, der Deutsche Paritätische Wohlfahrtsverband, die Arbeiterwohlfahrt oder Verbraucherberatungsstellen sowie die Sozialämter in Gemeinden, Städten und Landkreisen.[2] Wir Wegbegleiter sollten die Betroffenen beruhigen und ihnen aufzeigen, welche Möglichkeiten ihnen zur Verfügung stehen. Sie sollen erleben, dass sie in dieser Not nicht im Stich gelassen und beschämt werden, sondern ihnen geholfen wird und sie wieder Perspektiven bekommen.

Mut aufbauen

Zur Vorbereitung anstehender Gesprächstermine können sie gemeinsam mit dem Wegbegleiter folgende Fragen klären: Was soll besprochen werden; was befürchten sie; welche Schritte sind wichtig; welche Voraussetzungen sind gegeben; was ist mitzubringen; was muss noch zuvor besorgt werden usw. Anschließend werden Listen erstellt, damit die Betroffenen die erarbeiteten Punkte nachlesen können, z. B.: Was muss angesprochen werden, welche Unterlagen sind mitzunehmen? Dies bewirkt Sicherheit, stützt und entlastet.

Die bevorstehende Gesprächssituation kann auch im Rollenspiel eingeübt werden, so können sich die Betroffenen gefühlsmäßig auf das Gespräch vorbereiten und lernen, sich und ihre Anliegen zu vertreten. Unmittelbar vor dem Termin unterstützt sie ein Telefonat mit einem kurzen Gebet, danach können sie berichten, wie es für sie verlaufen ist und wie sie sich dabei gefühlt haben. So machen sie die Erfahrung, in diesen Herausforderungen nicht allein zu sein. Jede gemeisterte Situation ist ein Sieg. Betroffene benötigen diese Erfolgserlebnisse, denen wir besondere Wertigkeit verleihen können.

> Birgit hat eine schwierige Gesprächssituation ganz alleine gemeistert. Wir hatten alles in Ruhe vorbereitet. Heute ist sie zum Gespräch bei mir und berichtet noch einmal von ihren Erlebnissen. Ich vermittle ihr, wie stolz ich auf sie bin und dass ich gewusst habe, dass sie es ganz alleine schaffen wird. Das ist ein Grund zum Feiern. Mit Tee und Keksen zelebrieren wir ein kleines Fest.

Der Selbstwert der Person wird gestärkt und sie kann mit mehr Mut in die nächste Situation hineingehen. Schritt für Schritt lernt sie, für sich selbst einzustehen.

Ehe und Erziehung

Betroffene leben häufig in angespannten Beziehungen, die Ehesituation und der Umgang mit den Kindern können für sie sehr herausfordernd sein. Noch schwieriger ist die Lebenssituation für Alleinerziehende. Nicht nur, dass sie in der Kindererziehung auf sich gestellt sind, manche haben außerdem finanzielle Nöte.

Wir können ihnen zusätzliche Hilfe vorschlagen, z. B. durch:

- Bücher, Vorträge, Seminare
- Seelsorgerliche Gespräche und Beratung
- Paarberatung
- Erziehungsberatung
- Erziehungsbeistand über das Jugendamt

Gesundheit

Die im Kapitel „Folgestörungen" genannten Beschwerden und Zeugnisse vermitteln einen Einblick in die vielfachen gesundheitlichen Probleme Betroffener. Sie müssen häufig zu Untersuchungen, erhalten verschiedenste Diagnosen, Gutachten werden erstellt, Therapien geplant und durchgeführt, Klinikaufenthalte empfohlen oder angeordnet.

Ein Gutachten über sich selbst zu lesen kann einen Menschen sehr verwirren. „Was steht da über mich geschrieben?" Er fühlt sich schnell bewertet, traut sich jedoch nicht nachzufragen. Recherchen im Internet führen oft zu weiterer Verunsicherung: „Bin ich verrückt? Bin ich unheilbar krank? Wird es je mit mir aufwärts gehen?" Mutlosigkeit oder aber Wut und Klage über die „Begutachter" machen sich breit.

Wir Wegbegleiter können die Person ermutigen, ihre Ängste zu formulieren, nachzufragen und sich die Diagnosen erklären zu lassen. Das Angebot, sie zu begleiten, kann hilfreich und unterstützend sein, wobei darauf zu achten ist, dass die betroffene Person ihre Fragen selbst stellt und nicht wir für sie. Wir können anschließend in Ruhe mit ihr besprechen, was wir gehört haben. Sollten wir stellvertretend Gespräche mit Ärzten oder auch Behörden, Krankenkassen … führen, muss der Betroffene vorher beide Seiten von der Schweigepflicht entbinden, manchmal auch eine schriftliche Vollmacht ausstellen.

Getriggert

Besuche beim Arzt oder Therapeuten stellen für viele Traumatisierte eine große Bedrohung dar. Sie werden in diesem Rahmen mit vielfachen Triggern konfrontiert, die alte, mit den Traumata verbundene Gefühle reaktivieren können.

> Maja: „Wenn ich einen Arzt aufsuchen muss, dann nur, wenn es gar nicht anders geht. Allein der Gedanke an die Zeit im Wartezimmer – nein, das geht kaum. Neben all den fremden Leuten Platz nehmen zu müssen, lässt mich am ganzen Körper unkontrolliert zittern."

> Herbert: „Ich bekomme jedes Mal Panikattacken, wenn ich zurückgelehnt, mit offenem Mund im Zahnarztstuhl sitzen muss. Ich habe Angst, die Kontrolle zu verlieren."

> Larissa: „Meine Ärztin ist wirklich eine sehr verständnisvolle Frau. Ich kenne sie schon ganz lange und habe Vertrauen zu ihr. Doch wenn sie mich an bestimmten Stellen untersucht, bekomme ich Weinkrämpfe. Ich ertrage dieses Ausgeliefertsein, die körperliche Nähe und das Anfassen kaum. Ich bin ihr sehr dankbar, dass sie mich nicht ausschimpft, sondern mir hilft, mich wieder zu beruhigen."

Häufig können die vielfältigen Beschwerden nicht eingeordnet werden, Betroffene scheinen therapieresistent zu sein, immer wieder stoßen sie auf Unverständnis und Ungeduld. Manche unbedachte Äußerung fällt: „Stellen Sie sich nicht so an. Was Ihnen widerfahren ist, ist zwar schlimm, liegt aber doch schon Jahre zurück, und irgendwann muss es ja auch mal gut sein." Betroffene fühlen sich unverstanden und beschämt. Manche reagieren aggressiv, andere ziehen sich zurück, nehmen wie gewohnt die Schuld auf sich und fallen wieder in die ihnen schon bekannte Opferhaltung, erleben sich abgeschoben und falsch. Sie sind ja selbst verzweifelt über ihren gesundheitlichen Zustand und würden gerne wie die anderen ein normales Leben führen. Manche geben sogar die Hoffnung auf und entscheiden sich, lieber keine Hilfe mehr in Anspruch zu nehmen.

Unter Druck

Immer wieder werden Anträge auf Hilfsmittel (z. B. eine Haushaltshilfe, bestimmte Gebrauchsgegenstände oder medizinisch notwendige Mittel für den Alltag, Physiotherapie, Reha-Maßnahmen und manches mehr) zunächst einmal abgelehnt, was zusätzliche Belastung bedeutet. Widersprüche müssen innerhalb eines abgesteckten Zeitfensters eingelegt werden. Zudem sind Zuständigkeiten von Kostenträgern häufig unklar, Betroffene werden hin und her geschickt, von einer Stelle zur nächsten, und erhalten widersprüchliche Informationen. Das ist zermürbend und bringt sie unter großen Druck.

Da sie als Folge der traumatischen Erfahrungen bereits unter Dauerstress stehen, kann dieser zusätzliche Druck zu völliger Handlungsunfähigkeit führen.

> Martina war drei Monate lang in einer psychiatrischen Klinik und macht seit fünf Monaten eine Traumatherapie. Sie ist zurzeit stabil und befindet sich gerade in der Phase der Traumakonfrontation. Nun hat sie Post von ihrer Krankenkasse erhalten. Da sie seit einiger Zeit arbeitsunfähig ist, bezieht sie Krankengeld. Im Schreiben wird sie mit Hinweis auf zwei Paragrafen aus dem Sozialgesetzbuch aufgefordert, innerhalb einer bestimmten Frist einen Reha-Antrag zu stellen, da ein Gutachten des Medizinischen Dienstes (der Martina aber nie angesehen oder befragt hat) besagt, dass ihre Fähigkeit zur Teilnahme am Berufsleben bedroht sei. Martina ist fassungslos, reagiert sofort körperlich. Ihr Blutdruck gerät außer Kontrolle, sodass sie sich zur Notfallambulanz ins Krankenhaus fahren lassen muss. Sie hat das Gefühl „Nichts geht mehr“ und braucht einige Tage und Gespräche, um zu verstehen und zu verarbeiten.
>
> Sie ist erschüttert, dass dieses Thema im Vorfeld nie angesprochen wurde, sie wurde ja nicht einmal zur Begutachtung beim Medizinischen Dienst einbestellt. Wieder erlebt sie sich fremdbestimmt und durch das Schreiben extrem unter Druck gesetzt.

Krankenkasse und Rentenversicherung haben das Anliegen, dass Betroffene wieder zurück ins Berufsleben finden, was viele ja auch wollen. Leider war niemand auf die Idee gekommen, mit Martina persönlich über ihre Wünsche und Möglichkeiten zu sprechen. Betroffenen fehlen häufig verständliche Informationen. Sie wissen nicht, welche Möglichkeiten für sie gesetzlich verankert sind, oder weshalb sie, wie z. B. in Martinas Fall, zur Reha-Maßnahme aufgefordert werden.

Rehabilitation

Im Sozialgesetzbuch steht: *„Alle rehabilitativen Leistungen zielen darauf ab, die Teilhabe am Leben in der Gesellschaft zu ermöglichen und zu sichern.“* Es geht darum, dass die Person alle notwendige Hilfe und Unterstützung bekommt, damit sie wieder in ihren Lebensalltag integriert werden kann. Nach dem SGB IX (Sozialgesetzbuch) soll Menschen geholfen werden, eine *„Behinderung abzuwenden, zu beseitigen, zu mindern, ihre Verschlimmerung zu verhüten oder ihre Folgen zu mildern ...“*. Erkrankungen, ob körperlich oder psychisch, können zu einer Behinderung im Sinne des SGB IX führen. Danach *„gelten Menschen als behindert, wenn ihre körperliche Funktion, geistige Fähigkeit oder seelische Gesundheit mit hoher Wahrscheinlichkeit länger als sechs Monate von dem für das Lebensalter typischen Zustand abweichen und daher ihre Teilhabe am Leben in der Gesellschaft beeinträchtigt ist. ... Eine psychische Behinderung liegt vor, wenn als Folge einer psychischen Störung nicht nur vorübergehend erhebliche Beeinträchtigungen von Aktivitäten und Teilhabe auftreten, z. B. in den Bereichen der Alltagsbewältigung, der Erwerbstätigkeit und der sozialen Integration.“*[3]

Reha-Maßnahmen sollen den Gesundungsprozess und die Wiedereingliederung unterstützen. Manche Betroffene haben jedoch Angst von zu Hause wegzugehen, an fremde Orte zu fahren, von wichtigen Bezugspersonen getrennt zu sein und neue Menschen kennenlernen zu müssen. Befürchtungen werden oft riesig groß: „Was wird dort mit mir geschehen? Warum muss ich so weit weg? Warum muss ich in eine Klinik?“ Wir Wegbegleiter beruhigen, geben die Informationen verständlich weiter, erklären, ermutigen und überlegen mit den Betroffenen gemeinsam, welche Schritte für sie möglich und notwendig sind.

Weitere Hilfe kann über den sozialpsychiatrischen Dienst, der in den meisten Bundesländern an das Gesundheitsamt angeschlossen ist, in Anspruch genommen werden. Seine Funktion ist, die Versorgung und Betreuung psychisch kranker Menschen zu gewährleisten und psychiatrische Hilfen zu koordinieren.[4] Auch Reha-Servicestellen der Rentenversicherung helfen weiter.[5] Es ist hilfreich, als Wegbegleiter diese Stellen vor Ort zu kennen. Wir können Betroffene dorthin schicken oder mit ihnen gemeinsam hingehen.

Schwerbehinderung

Manchmal sind körperliche oder psychische Einschränkungen so ausgeprägt, dass die betroffene Person langfristig nicht oder nur mit begrenzter Stundenzahl wieder in den beruflichen Alltag eingegliedert werden kann. Häufig wird Betroffenen empfohlen eine Schwerbehinderung zu beantragen. Auch wenn dies im Grunde hilfreich ist, kann der Vorschlag sie erneut verstören, verunsichern und entmutigen. Die meisten Betroffenen wollen arbeiten, sich nicht nutzlos fühlen, sondern ihren Beitrag zum Leben selbst erbringen. Eine „Schwerbehinderung" ist nicht leicht anzunehmen; einige Informationen zu diesem Thema: *„Das Schwerbehindertenrecht (SGB IX Teil 2 – Besondere Regelung zur Teilhabe schwerbehinderter Menschen) bietet auch psychisch kranken Menschen – unabhängig von Leistungen zur Teilhabe – Hilfen und Nachteilsausgleiche insbesondere im Arbeitsleben.* "[6] Eine Person gilt als schwerbehindert, wenn der Grad der Behinderung mindestens 50 % beträgt. Die Antragsstellung erfolgt direkt beim Versorgungsamt. Weitere Unterstützung bieten sogenannte Integrationsämter, sie informieren und helfen bei der Eingliederung schwerbehinderter Menschen in das Arbeitsleben. Schwerbehinderte haben Kündigungsschutz und Anspruch auf Nachteilsausgleiche (Zusatzurlaub, Entbindung von Mehrarbeit oder Vergünstigungen für Nutzung des öffentlichen Nahverkehrs), ferner können ihnen Hilfen zur Teilhabc am Arbeitsleben, persönliche und finanzielle Hilfen ermöglicht werden.[7]

Arbeit und individuelle Belastbarkeitsgrenze

Arbeitssuche

Maria: „Während meine Geschwister beruflich so richtig durchstarten, Karriere machen und von allen bewundert werden, schleppe ich mich nach mehrfach abgebrochener Berufsausbildung von einem Nebenjob zum nächsten."

Aufgrund der Traumafolgeerscheinungen und der sich daraus ergebenden begrenzten Belastbarkeit sind Arbeitsplätze oft gefährdet. Betroffene können nur reduziert arbeiten oder finden erst gar keine Anstellung. Müssen sie eine Familie versorgen oder sind Alleinerzieher, bereitet die finanzielle Notsituation besonders großen Stress und Angst.

Hanna: „Ich habe finanzielle Sorgen, kann aber nur morgens arbeiten, weil ich niemanden habe, der meinen Sohn versorgen könnte. Es ist mir

> auch wichtig, für ihn da zu sein. Er hat mit seinen gerade sechs Jahren schon so viel Probleme, er braucht mich. Eine Arbeit zu finden, von der ich uns beide ernähren kann, ist fast aussichtslos."

Auch in Familien mit beiden Elternteilen ist manchmal der Arbeitsplatz gefährdet, reicht das Einkommen trotz Vollzeittätigkeit nicht aus oder ist die Familie bereits von Arbeitslosigkeit betroffen.

> Elisabeth: „Ich bin im Kinderheim aufgewachsen, habe keinen Schulabschluss und keine Berufsausbildung machen können. Nach meiner Scheidung wurde ich aufgefordert Unterhalt für mein Kind zu zahlen. Ich habe lange nach einer Arbeitsstelle gesucht, konnte jedoch keine finden. In einem Sorgerechtsverfahren wurde ich zur Unterhaltszahlung nach der Düsseldorfer Tabelle[8] verpflichtet. Begründung des Richters war: Ich könne eine Berufstätigkeit über acht Stunden aufnehmen, sei kompetent genug. Dass ich bisher keine Anstellung gefunden hätte, zeige, dass ich zu faul zum Arbeiten sei."

Maria, Hanna und Elisabeth stehen für viele Betroffene, die sich durchs Leben kämpfen müssen. Sie erleben erneut Demütigung und Ablehnung, Angst und Sorge, Verluste und Schmerz.

Als Wegbegleiter können wir an ihrer Seite stehen. Auch wir sind nicht in der Lage einen Arbeitsplatz „herbeizaubern", aber wir können trösten, Wege mitgehen und ermutigen. In Elisabeths Fall haben wir gemeinsam einen Anwalt aufgesucht. Personen mit geringem Einkommen können durch ihren Anwalt Prozesskostenhilfe beantragen. Diese wird gewährt, wenn das Gericht zu der Auffassung gelangt, dass der Prozess zu gewinnen ist. Es verbleibt ein Eigenanteil in Höhe von 10 Euro. Ob oder in welcher Höhe die Prozesskostenhilfe zurückgezahlt werden muss, ist eine Einzelfallentscheidung.

Geregelter Tagesablauf

Regelmäßige Tätigkeiten helfen einen geordneten Tagesablauf einzuhalten. Längerfristige Krankschreibungen, Arbeitslosigkeit oder Berentung können destabilisieren. Leicht verlieren Betroffene jeden Antrieb und verstricken sich in Grübeleien: „Da lohnt es sich doch gar nicht morgens aufzustehen. Welchen Sinn hat es denn?" Depressive Reaktionen, Vernachlässigung der eigenen Person, der Griff zu Suchtmitteln, sogar Suizidgedanken können Folgen sein.

> Lena: „Nach einem schier endlosen und kräftezehrenden Kampf habe ich die Ausbildung zur Erzieherin erfolgreich beendet, doch ich kann

nicht arbeiten. Die Folgeerscheinungen meiner traumatischen Erlebnisse fordern ihren Tribut. Eine Amtsärztin teilte mir mit, dass ich arbeitsunfähig und eine Berentung unumgänglich sei. Ich bin doch erst dreißig Jahre alt! Wieder habe ich versagt – aus mein Traum! Niemals werde ich meinen Traumberuf ausüben können."

Ein geregelter Tagesablauf ist wichtig und wirkt stabilisierend. Aber wie erreicht man das? Hier ist eine Liste mit Fragen, die helfen können, sinnvolle Beschäftigungen zu entdecken:

- Welche sozialen Kontakte kann die Person knüpfen?
- Kann sie jemand anderem helfen?
- Gibt es eine ehrenamtliche Tätigkeit für sie? Könnte sie sich in der Gemeinde in einem Bereich gemeinsam mit anderen entfalten?
- Welche berufliche Ausbildung liegt vor, gibt es in diesem Feld stundenweise Möglichkeiten der Beschäftigung? Ein kleiner Zuverdienst ist rechtlich erlaubt. Wie viel Kraft hat sie zur Verfügung, welche Zeit wäre möglich?

Für die Betroffenen geht es bei diesen Themen um Wert und Sinn des Lebens und um Bindung innerhalb der Gesellschaft.

Lena ist doch noch in ihrem Traumberuf angekommen. Sie arbeitet stundenweise in einer Erziehungseinrichtung mit.

Berufliche Nachqualifikationen

Um Menschen mit psychischen Problemen eine berufsbezogene Ausbildung oder den Wiedereinstieg ins Berufsleben zu ermöglichen, gibt es die Beruflichen Trainingszentren (BTZ). Dort wird abgeklärt, welche Kompetenzen die Person hat, frühere berufliche Kenntnisse und Kompetenzen werden wieder aufgefrischt. Währenddessen werden die Teilnehmer therapeutisch begleitet.[9]

In Berufsbildungswerken können betroffene Personen eine erstmalige Ausbildung erhalten.[10]

Berufstraining, Förderungen und Weiterqualifizierung sind wertvolle Maßnahmen. Da die Anforderungen trotzdem recht hoch sind, bedeutet es für die Betroffenen Kraft, Kampf und oft Überforderung. Aufgrund von Dissoziation und anderen Traumafolgestörungen zeigen die Betroffenen keine konstanten Leistungen, oft sind die Ergebnisse sehr unterschiedlich. Vorgesetzte und Ausbilder wundern sich: „Sie sind so wechselhaft. Einmal arbeiten sie sehr gut und dann geht wieder gar nichts.“ Viele Betroffene wagen es nicht, von ihren Problemen zu berichten. Sie haben Angst, auf Unverständnis oder Ablehnung zu stoßen, und befürchten, die Maßnahme abbrechen zu müssen.

Es hilft in diesen Herausforderungen einen Ort zu haben, an dem sie über ihre Nöte und Wünsche sprechen können. Wegbegleiter können zuhören, Verständnis zeigen, helfen, Probleme oder Fragen zu klären, und mit den Betroffenen überlegen, inwieweit ein gemeinsames Gespräch vor Ort sinnvoll wäre. Die Betroffenen brauchen viel Ermutigung. In den Gesprächen kann geklärt werden, ob ein innerer Anteil sich gegen die Ausbildung wehrt, das Innere kann gebeten werden mitzuhelfen, damit der Alltag und die Ausbildung gut funktionieren können. Jesus bietet auch Schutz und Hilfe an, er begleitet die Person und ihr Inneres.

Betreuung, betreutes Wohnen

Manchmal ist es schwer traumatisierten Menschen nicht möglich, sich um ihre Angelegenheiten selbst zu kümmern. Die psychischen und körperlichen Beschwerden sind so immens, dass sie das Alltägliche nicht bewältigen können. Psychosoziale Kontakt- und Beratungsstellen und Tagesstätten bieten Hilfe, Beratung und Betreuung.
„Ambulante betreute Wohnangebote wenden sich an psychisch kranke Menschen, die eine intensivere aktivierende Hilfe und Begleitung in ihrem Lebensumfeld benötigen.“[11]

Ein Netzwerk von stützenden Beziehungen ist wertvoll, dabei sollte beachtet werden, dass die betroffene Person in ihrer Selbstverantwortung herausgefordert bleibt.

Hilfsorganisationen und weiterführende Hilfsangebote

Für Wegbegleiter ist es sinnvoll, eine Liste der zahlreichen Unterstützungsmöglichkeiten und Anlaufstellen zu haben, gegebenenfalls mit diesen zusammenzuarbeiten:

- Diakonisches Werk der Evangelischen Kirche in Deutschland e. V.
- Deutscher Caritasverband e. V.
- Sozialverband VdK Deutschland e. V.
- WEISSER RING e. V.
- viele weitere Wohlfahrtsverbände und kleinere Organisationen

Diakonie und Caritas bieten Beratung für Ehe und Familie an, Begleitung von Menschen in Not, weisen Wege zu Schuldnerberatung, Beschäftigung und Qualifikation, Betreuung u.v.m.

Der VdK ist ein Sozialverband, der die Interessen von Rentnern, Menschen mit Behinderungen, Arbeitslosen, Pflegebedürftigen sowie Kriegs-, Wehrdienst- und Unfallopfern vertritt. Mitglieder (Monatsbeitrag 4,50 €/Stand 2010) erhalten Beratung und Beistand in sozialrechtlichen Fragen sowie Rechtsvertretung vor den Sozialgerichten. Der Verband kümmert sich um berufliche Förderung und Eingliederung, bietet Selbsthilfegruppen und Gemeinschaft in den Ortsverbänden an.

Der WEISSE RING betreut Opfer von Gewalt, unterstützt bei Fragen zur Opferentschädigung, berät und begleitet.

Opferentschädigungsgesetz

„Wer durch eine Gewalttat einen gesundheitlichen Schaden erlitten hat, kann Leistungen nach dem Gesetz über die Entschädigung für Opfer von Gewalttaten (OEG) erhalten. Das Gesetz gilt für Ansprüche aus Gewalttaten, die nach dem 15. Mai 1976 begangen wurden." Viele Betroffene haben in ihrer Kindheit körperliche und seelische Schädigungen erlitten. Der Gesetzgeber hat für diesen Fall eine „Härteausgleichsregelung" eingeführt: *„Personen, die in der Zeit vom 23. Mai 1949 bis zum 15. Mai 1976 im Bundesgebiet eine gesundheitliche Schädigung durch Gewalttat erlitten haben, können durch eine ‚Härteausgleichsregelung' ebenfalls Leistungen erhalten"*, wenn sie *„1. allein infolge dieser Schädigung schwerbeschädigt und 2. bedürftig sind. Ob jemand ‚bedürftig' ist, wird im Einzelfall geprüft und ist auch abhängig von dessen Einkommen."*[12] Antragsteller müssen genaue Angaben erbringen, wobei sie erneut mit dem Trauma konfrontiert werden. Dies bedeutet viel Stress und muss gut

überlegt werden. Wird der Beantragung zugestimmt, hat die Person Anspruch auf verschiedene Leistungen von Heilbehandlungen bis hin zur Beschädigungsrente.[13]

Bevor Betroffene einen solchen Weg einschlagen, sollten sie sich gründlich informieren. Die Langwierigkeit eines solchen Verfahrens kann die Person sehr unter Druck bringen. Fragen wie: „Warum muss ich jetzt auch noch das durchmachen? Wie kann ich denn beweisen, was mir widerfahren ist? Wieso muss ich Zeugen benennen?“, können sie quälen. Das geschehene Unrecht ihres Lebens kann erneut mit dem alten Schmerz „Man glaubt mir ja sowieso nicht“ in Kontakt kommen. Werden die geforderten Entschädigungsleistungen nicht bewilligt, muss auch die Enttäuschung verarbeitet werden können.

Anzeige ja oder nein?

Eine Anzeige zu erstatten kostet Betroffene viel Kraft und Mut. Sie schämen sich für das, was ihnen widerfahren ist; haben Angst, dass man ihnen nicht glaubt, auch fällt es ihnen nicht leicht im Detail über das Geschehene zu berichten. Stammt der Missbraucher aus der eigenen Familie, belastet dies noch mehr. Die Gefahr ist groß, dass die restliche Familie verleugnet, die betroffene Person als „Geschichtenerfinder“ behandelt und sogar aus dem Familienverband ausgestoßen wird. Oft müssen sich Betroffene gerade nach körperlichen Misshandlungen und sexualisierten Gewalterfahrungen auch die Frage gefallen lassen, ob bzw. warum sie denn damals nicht zur Polizei gegangen sind.

> Lena: „Ich habe sehr lange mit mir gerungen, ob ich meinen Peiniger anzeige. Die Zeit drängte, da mein 28. Geburtstag bevorstand und damit all die Dinge, die ich vor meinem 18. Geburtstag erlitten hatte, verjährt würden. Dann könnte der Täter dafür nicht mehr zur Rechenschaft gezogen werden. Ich ging zu einer Anwältin, die mich zu einer Gerichtsverhandlung mit ähnlichem Thema mitnahm. Obwohl ich nur unbeteiligte Zuhörerin war, zitterte ich die ganze Zeit. Am Ende war ich körperlich und nervlich völlig am Ende. Monatelang kam ich einfach nicht darüber weg. Ich konnte den völlig verstörten, leeren Blick des Opfers einfach nicht vergessen. Das will ich auf keinen Fall durchmachen müssen.“ Aus diesem Grund entschied sich Lena ganz bewusst, diesen Weg nicht zu gehen und ihren Peiniger nicht anzuzeigen.

Anzeige ja oder nein, Opferentschädigung beantragen oder nicht – jeder Betroffene muss für sich herausfinden: Bin ich innerlich stark genug, diese Schritte zu gehen, Befragungen auszuhalten, Zeugen zu benennen …, habe ich ein stützendes Umfeld, das mich durch den gesamten Prozess, der mehrere Monate bis Jahre in Anspruch nehmen kann, begleitet? Wir Wegbegleiter sollten das Für und Wider mit den Betroffenen besprechen und im Kontakt mit z. B. dem WEISSEN RING helfen, dass die Entscheidung in Ruhe reifen kann.

Schlusswort

Bei der Lebensbegleitung haben wir mit vielen Herausforderungen zu kämpfen. Immer gilt es, achtsam und wertschätzend mit den Betroffenen umzugehen. Aufgrund unserer Ausbildung bewegen wir Wegbegleiter uns oft auf einer völlig anderen intellektuellen Ebene, leicht verlieren wir dic eingeschränkten Möglichkeiten unseres Gegenübers aus dem Auge. Wir sind zielorientiert, erwarten zu schnell zu viel und bringen den anderen unter Druck. Unsere Begleitung muss auf die jeweilige Person abgestimmt sein und wir müssen uns immer wieder fragen: Was braucht sie jetzt? Wie kann der nächste Schritt aussehen? Wohin soll es gehen?

Betroffene brauchen auf vielen verschiedenen Ebenen Unterstützung und Hilfe. Ich habe einen Traum: dass wir alle – Angehörige, Freunde, Begleiter, Gemeindemitarbeiter, Seelsorger, Pastoren, Therapeuten, Ärzte, Erzieher, Lehrer, Arbeitgeber, Behördenmitarbeiter … ein Netzwerk bilden, eine Familie für die betroffenen Menschen, eine stabilisierende Gemeinschaft, die liebevolle, praktische Unterstützung im Lebensalltag anbietet, damit Betroffene ein würdevolles, möglichst eigenständiges Leben führen können. Stellen Sie sich vor, wenn Starke und Schwache, Arme und Reiche, Große und Kleine, Jung und Alt füreinander da sind, füreinander sorgen. Der Arme hat sehr viel zu geben – er hat gelernt zu überleben, verfügt oft über große praktische Erfahrung. Der Reiche (dies ist nicht nur materiell gemeint) kann dem Armen Gutes tun, etwas abgeben von seinem Überfluss. Der gut Ausgebildete kann den schlecht Ausgebildeten lehren, er kann ihn neben sich wachsen lassen. Der Therapeut kann gemeinsam mit dem

Seelsorger, dem Begleiter, dem Freund des Betroffenen für dessen Wohl sorgen … der Liebevolle öffnet sein Herz für den, der Mangel an Liebe hat. Wie wäre es, wenn wir dies, jeder an seiner Stelle, mit seinen Gaben und Fähigkeiten, tun könnten?

> *Dann wird der König (Jesus) zu denen auf seiner rechten Seite sagen: „Kommt, ihr seid von meinem Vater gesegnet, ihr sollt das Reich Gottes erben, das seit der Erschaffung der Welt auf euch wartet. Denn ich war hungrig, und ihr habt mir zu essen gegeben. Ich war durstig, und ihr gabt mir zu trinken. Ich war ein Fremder, und ihr habt mich in euer Haus eingeladen. Ich war nackt, und ihr habt mich gekleidet. Ich war krank, und ihr habt mich gepflegt. Ich war im Gefängnis, und ihr habt mich besucht." Dann werden diese Gerechten fragen: „Herr, wann haben wir dich jemals hungrig gesehen und dir zu essen gegeben? Wann sahen wir dich durstig und haben dir zu trinken gegeben? Wann warst du ein Fremder und wir haben dir Gastfreundschaft erwiesen? Oder wann warst du nackt und wir haben dich gekleidet? Wann haben wir dich je krank oder im Gefängnis gesehen und haben dich besucht?" Und der König wird ihnen entgegnen: „Ich versichere euch: Was ihr für einen der Geringsten meiner Brüder und Schwestern getan habt, das habt ihr für mich getan!"* (Matthäus 25,34–40)

Teil II

Ein christlicher Wiederherstellungsweg

Grundlagen

Der Lebensgarten soll wieder blühen •
Wiederherstellung mit Gottes Hilfe •
Glaubensbasis • Unser Auftrag

In den nächsten Kapiteln werde ich Sie mitnehmen auf einen Wiederherstellungsweg, in dem der christliche Glaube mit einbezogen wird und Gottes Führung und Hilfe erlebt werden können. Zu Beginn greife ich erneut das Bild des zerstörten Lebensgartens auf, anschließend schildere ich die wichtigsten Glaubensinhalte, die den weiteren Schritten zugrunde liegen.

Der Lebensgarten soll wieder blühen

Der Lebensgarten, der so viel Unheil und Zerstörung erfahren hat, ist in einem erbärmlichen Zustand. Pflanzen sind niedergetrampelt, Bäume verdorrt, Unkraut hat sich breitgemacht. Nun soll er mit Gottes Hilfe wieder aufgebaut werden. Zuerst muss aller Unrat entdeckt und entsorgt, das überall wuchernde Unkraut gründlich entfernt werden. Die abgeknickten Pflanzen brauchen Fürsorge und Pflege, damit sie sich wieder aufrichten können. Schwache Baumstämme brauchen Halt und Stützen, um in Zukunft stark und gerade zu wachsen. An vielen Stellen wird neu gesät und gepflanzt. Dem Wurzelunkraut gilt besondere Sorgfalt, jede Wurzel muss erfasst und jedes Stück sorgfältig entfernt werden, damit es nicht von Neuem zu wachsen beginnt und die noch jungen Pflanzen verdrängt. Für diese Gartensanierung braucht es einen Experten, jemanden, der sich mit den Pflanzen auskennt, der weiß, was jedes Gewächs braucht und wie auch das Zertretene und Verkümmerte wieder gesund wachsen kann. Gott selbst wird sich dem Garten widmen, sich liebevoll um ihn kümmern. Er kann mehr erreichen als jeder andere.

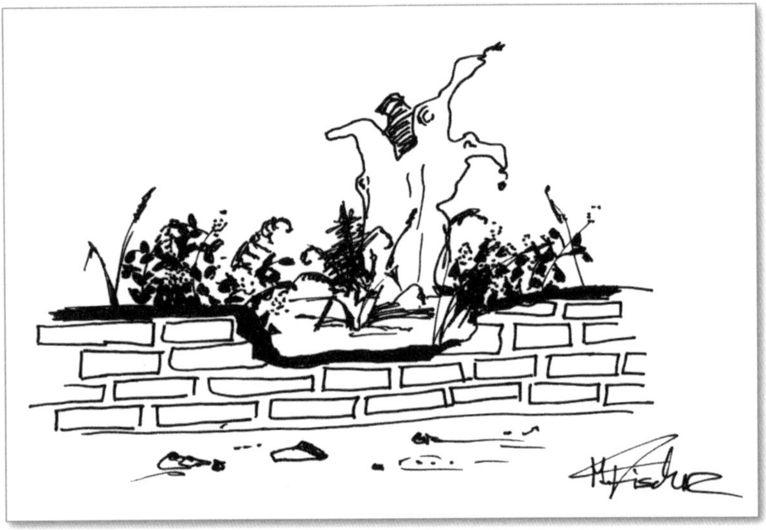

Der zugemauerte, zerstörte Lebensgarten

> *Ich richte mein Auge auf sie zum Guten und bringe sie in dieses Land zurück. Ich baue sie auf und breche nicht ab, pflanze sie ein und reiße nicht aus. Und ich gebe ihnen ein Herz, mich zu erkennen, dass ich der Herr bin. Und sie werden mein Volk sein, und ich werde ihr Gott sein; denn sie werden mit ihrem ganzen Herzen zu mir umkehren.* (Jeremia 24,6–7 REÜ)

Durch Gottes Wirken wird der Garten erneuert, wieder aufgebaut und umgestaltet. Er wird wieder gedeihen, beginnen zu blühen, Früchte werden wachsen – er wird ein Zeichen von Gottes Liebe sein.

Wiederherstellung mit Gottes Hilfe

In der allgemeinen Traumatherapie finden wir Gedanken und Einflüsse aus den verschiedensten spirituellen[1] Richtungen. Das Spektrum beginnt bei fernöstlichen Religionen, vor allem dem Buddhismus, und reicht bis zu Einflüssen aus dem Schamanismus[2]. Häufig werden Entspannungstechniken wie Qi Gong[3] und Yoga[4] eingesetzt, verschiedene Formen der Körpertherapie sind davon geprägt, der Begriff der „Achtsamkeit" hat seinen Ursprung in der buddhistischen Meditationslehre, in Visualisierungsübungen werden imaginierte Helfer, z. B. die „innere Weisheit", geschaffen.

Der christliche Glaube hat offensichtlich wenig Einfluss bekommen, wird häufig sogar eher kritisch gesehen. Der Religionspsychologe Michael Utsch schreibt dazu: *„Oftmals wird Religiosität negativ als eine verkrustete, institutionelle und zwanghafte Form dargestellt, Spiritualität hingegen durchweg positiv als offen, erfahrungsstark und befreiend. Dabei wird übersehen, dass Spiritualität den Kern jeder Religion ausmacht ..."*[5] Des Weiteren betont Utsch: *„Bei der Auseinandersetzung mit existentiellen Krisen und bei traumatischem Stress gibt es keinen besseren Weg als den, die spirituellen Ressourcen beim Patienten zu aktivieren."*[6] Auch Luise Reddemann betont in ihrem Buch, an Betroffene gerichtet: *„Die Forschung zeigt, dass Menschen, die sich mit anderen verbunden fühlen, und solche, die eine spirituelle oder religiöse Orientierung haben, leichter mit einem Trauma fertig werden."*[7] Dazu zitiert sie den amerikanischen Psychotherapeuten Milton Erickson: *„Jeder Mensch ist ein Individuum. Die Psychotherapie sollte deshalb so definiert werden, dass sie der Einzigartigkeit der Bedürfnisse eines Individuums gerecht wird, statt den Menschen so zurechtzustutzen, dass er in das Prokrustesbett[8] einer hypothetischen Theorie vom menschlichen Verhalten passt."*[9] Und sie ermutigt alle Betroffenen: *„Ihre Individualität und Ihre Grenzen sind Ihre Chancen, Ihre Ressource. Finden Sie die für Sie stimmige ‚Wahrheit' heraus und wenden Sie sie dann auch an!"*[10]

Glaube und Religion umfassen und durchdringen das gesamte Leben eines gläubigen Menschen, prägen sein Denken, Fühlen und Handeln, bestimmen seine Werte und beeinflussen die Lebensgestaltung, eröffnen Möglichkeiten und Perspektiven. Christen dürfen ihren Wunsch äußern, dass ihr Glaube Teil der Trauma-Aufarbeitung sein soll!

Bisher gibt es hauptsächlich amerikanische Studien, die sich mit der Heilkraft des Glaubens befasst haben und diese auch bestätigen. Dieses Buch schildert keine wissenschaftlich geprüften Ergebnisse, aber langjährige Erfahrungen, Aufarbeitungswege mit vielen Betroffenen. Die meisten haben von der Möglichkeit, ihren christlichen Glauben in die Gespräche einzubringen, ihre Hoffnung nicht nur auf die Selbstheilungskräfte, sondern auf Gott zu setzen und seine Gegenwart und sein Wirken auf dem Heilungsweg zu erleben, sehr profitiert. Von diesen Wiederherstellungswegen und ihren Möglichkeiten zu berichten ist mein Anliegen.

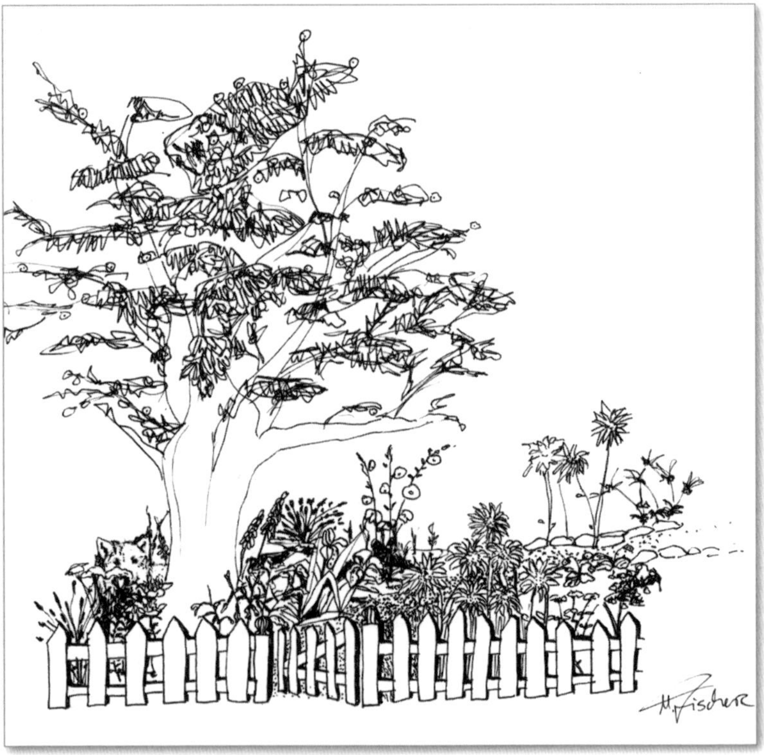

Im Lebensgarten blüht es wieder

Anna hatte schon viele Jahre nach Hilfe gesucht, sie war bei verschiedenen Psychologen und Therapeuten. Immer wieder hatte sie das Gefühl, in ihrem Christsein nicht wahrgenommen und akzeptiert zu werden. In der christlichen Therapie konnte ihre tiefe und vertrauensvolle Gottesbeziehung einbezogen werden, wodurch viele neue Entwicklungen möglich wurden.

Anna: „Früher musste ich in den Therapiegesprächen meine persönlichen Erfahrungen mit Gott ausklammern. Das war sehr schwierig, denn alles in meinem Leben hatte mit Gott zu tun. Was würde geschehen, wenn ich meiner Therapeutin erzählen würde, dass Gott zu mir spricht? Ich hatte große Angst, Schizophrenie oder religiösen Wahn diagnostiziert zu bekommen! Fragen, die mich sehr quälten, wie: ‚Wo war Gott? Warum ließ er es zu? ...', konnte ich in diesem Rahmen nicht stellen. Einmal habe ich sogar einen Therapieabbruch erlebt: Ich hatte ein besonders positives Erlebnis mit Gott, von dem ich voll Begeisterung berichtete. Meine damalige Psychologin reagierte mit großem Unverständnis und Ablehnung und stellte mich schließlich vor die Wahl: Gott oder ihre Therapie. Das war für mich sehr schwer.

Ich habe gemerkt, dass mir eine gemeinsame Glaubensgrundlage sehr wichtig ist. Sie nimmt die Distanz zwischen Therapeut und Klient, Vertrauen ist eher möglich. In der christlichen Traumatherapie konnte ich authentisch sein und musste mich nicht ständig innerlich in Acht nehmen und überlegen, was ich sage konnte und was nicht. Ich wollte nicht nur eine Therapie, bei der zwar Ursachen aufgedeckt werden, ich dann aber doch auf meine eigene Kraft beschränkt bin. Es war mir wichtig, meine Lasten vor Jesus hinlegen und über Schuld und Vergebung sprechen zu können. Ich wünschte mir Heilung von Verletzungen und ich wollte Gott in diesem Prozess erfahren und spüren. Eigentlich suchte ich jemanden, der mir Gottes Herz zeigt und mir hilft, meines zu verstehen."

Viele betroffene Christen wünschen sich, in *ihrem* Glauben ernst und angenommen zu werden. Bei der Aufarbeitung dieser schweren und herausfordernden Themen sehnen sie sich ganz besonders nach Sicherheit, Trost und Nähe, nach Hilfe und dem Wirken des lebendigen Gottes, an den sie glauben.

Glaubensbasis

Fragen und Nöte, die Betroffene immer wieder bewegen, finden in der Gottesbeziehung Antworten oder zumindest ein Gegenüber: die Verzweiflung um die eigene Schuld, die Frage nach dem „Warum" im Erleben des Leides, der Bedarf an Mut und Kraft, auch das Schwere auszuhalten und den Zustand des Zerbrochenseins zu ertragen, die

Erfahrung, darin doch getragen zu werden, die Suche nach Hoffnung und schließlich die Einsamkeit, die sich nach Begegnung sehnt. Auch die Frage nach dem Sinn kann eigentlich nur in der Beziehung zu Gott und aufgrund der Perspektiven, die wir durch ihn und mit ihm haben, hoffnungsvolle Antworten finden.

Zugleich bedeutet jede Trauma-Aufarbeitung und Traumabegleitung eine Herausforderung, denn wir müssen uns der Realität des Bösen, der Zerstörung, des Verlustes und der Ohnmacht stellen. Lawrence J. Crabb betont in seinen Büchern, wie falsch die Auffassung sei, dass wir als Christen nur bestimmte Bedingungen erfüllen müssten, damit Gott seine Verheißungen wahrmache und wir ein Leben voller Glück, Reichtum und Harmonie leben könnten.[11] Gott erfüllt nicht alle unsere Bedürfnisse und Wünsche so, wie wir uns das vorstellen. Aber gerade das, was uns quält, was schmerzt, was wir nicht verstehen, was Angst macht und schwer ist, darf in der Begegnung mit Gott Raum finden. Er ist und bleibt an unserer Seite, auch – oder gerade wenn manche Sehnsucht unerfüllt bleibt und die Realität schmerzhaft ist. Wir lernen, Gott immer mehr zu vertrauen und selbst in allem Schweren sein Mittragen, Mitleiden und so seine Liebe zu erleben, statt uns durch eigene Anstrengungen seinen Segen zu verdienen und einzufordern.

Dieser Ansatz einer christlichen Wegbegleitung ist geprägt von meinem persönlichen Glauben, den christlichen Werten, biblischen Zusagen und über allem der persönlichen Beziehung zu Gott und Jesus. Einen guten Einblick in die grundsätzlichen Aspekte der Gebetsseelsorge bietet das Buch „Ein neues Herz will ich euch geben“ von Dirk und Christa Lüling.

Das biblische Menschenbild

Nach der Bibel ist jeder Mensch Geschöpf Gottes, in seinem Ebenbild erschaffen, als Gegenüber, ausgelegt auf heile Beziehung zu Gott, mit sich selbst und den anderen Menschen. Durch Jesus sind Christen, die wie alle Menschen Fehler machen und Sünde auf sich geladen haben, gerecht gemacht und geheiligt.

> Nicht weil der Mensch sich als liebenswert erweist, erfährt er Gottes Anerkennung und Wertschätzung, sondern weil Gott

> den Menschen liebt, erkennt dieser seinen wahren Wert. Die Liebe selbst wird zur heilsamen Voraussetzung und Grundlage ihres Lebens … Auf diese Weise müssen sie nicht fortwährend der Anerkennung nachjagen und ständig neue Bedingungen erfüllen, von denen sie ihr Glück und Heil abhängig machen, sondern sie können in der Gegenwart anfangen zu sein.[12]

Gottesbild

Für mich ist Gott der, der alles erschaffen hat. Er steht über allem, er ist Anfang und Ende. Sein tiefstes Interesse gilt uns Menschen, jedem Einzelnen. Er ist ein Gott, der alles, was in mir ist, kennt und sieht – sowohl das, was ich offen zeige, als auch das, was in mir dunkel und verborgen ist. Er sagt „Ja" zu mir, er liebt mich so, wie ich bin. Ich muss und kann nichts tun, damit er mich noch mehr liebt oder annimmt. Es geschieht allein aus Gnade, als Geschenk, aus seiner unermesslich großen Liebe, die er für mich hat. Er ist ein Gott voll Erbarmen, Barmherzigkeit und Geduld und zugleich ein mächtiger und großer Gott.

Jesus, wahrer Mensch und wahrer Gott

> Inhalt des Evangeliums ist … die Zusage, dass Gott in dem Wirken, Sterben und Auferstehen Jesu Christi seine voraussetzungslose und bedingungslose Liebe erwiesen hat, die für die Glaubenden bleibende Grundlage und prägende Orientierung ihres gesamten Lebens und all ihrer personalen Beziehungen werden kann.[13]

Jesus ist für meine Schuld, für meine Verletzungen, für meine Schmerzen und Krankheiten ans Kreuz gegangen. Als wahrer Mensch hat er selbst gelitten, hat das, was unerträglich ist, freiwillig auf sich genommen. Er hat Ablehnung, Missbrauch, Verurteilung, Ohnmacht und Scham durchlebt.

Jesus kann verstehen, wie es einem Menschen geht, der schlimmste Dinge erfahren musste. Er kennt die tiefe Verzweiflung, in größter Not allein zu sein, absolute Verlassenheit zu spüren. So ruft er am Kreuz von Golgatha: *„Mein Gott, mein Gott, warum hast du mich verlassen?"* (Markus 15,34). Und zugleich ist Jesus wahrer Gott, der die Macht der Sünde zerstört, die Last und die Folgen der Sünde auf sich geladen hat. Niemand muss in der Gefangenschaft seiner eigenen Sünden oder der Sünden, die an ihm geschehen sind, bleiben. Jesus ist gestorben, um unsere Schuld, unsere Verletzungen, unsere Schande, unseren Schmerz und unsere Verzweiflung zu tragen!

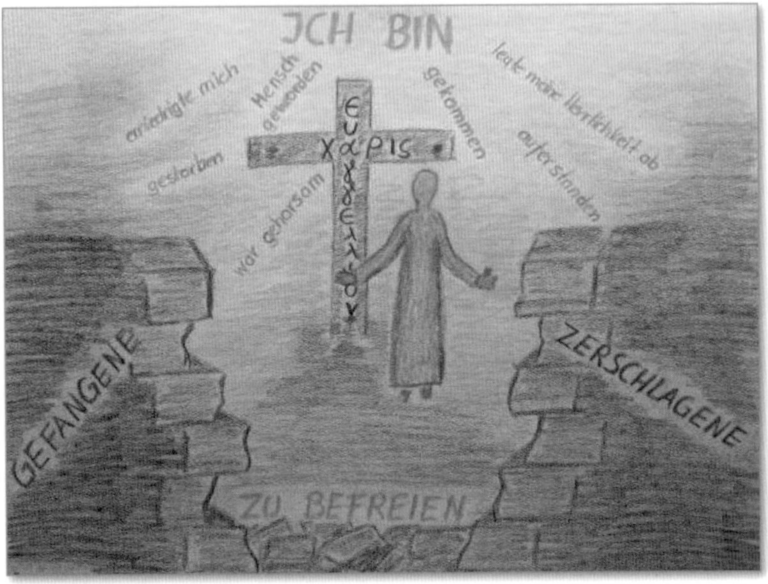

Jesus für mich

> *Er wurde verachtet und von den Menschen abgelehnt – ein Mann der Schmerzen, mit Krankheit vertraut, jemand, vor dem man sein Gesicht verbirgt. Er war verachtet und bedeutete uns nichts. Dennoch: Er nahm unsere Krankheiten auf sich und trug unsere Schmerzen. Und wir dachten, er wäre von Gott geächtet, geschlagen und erniedrigt! Doch wegen unserer Vergehen wurde er durchbohrt, wegen unserer Übertretungen zerschlagen. Er wurde gestraft, damit wir Frieden haben. Durch seine Wunden wurden wir geheilt!* (Jesaja 53,3–5)

Jesus hat den Tod überwunden, ist auferstanden und hat so über alle Finsternis und Dunkelheit gesiegt. Mit ihm und in ihm können auch wir seine Siegeskraft erleben. In ihm und durch ihn können wir ein

Leben im Licht führen. Durch ihn ist Wiederherstellung und Heilung möglich. Er schenkt Leben, er erweckt zum Leben, er ist das Leben. Er ist an unserer Seite als Vertrauter und Freund.

Gotteskindschaft

Gott hat uns als Gegenüber erschaffen, er wünscht sich Beziehung zu uns. Das ist der eigentliche Grund, weshalb Jesus auf die Erde gekommen ist! In Jesus kommt Gott selbst auf die Welt, um seine Kinder mit sich zu versöhnen.

Jesus erzählt von Gott Vater, seiner Liebe und Leidenschaft für uns. Am Kreuz hat er all das auf sich genommen, was uns von Gott getrennt hat. Gott will Gemeinschaft mit seinen Kindern. Zu ihm dürfen wir „Abba, Papa" sagen und uns auf seinem Schoß bergen. Gottes Annahme und Liebe macht den Weg frei für Veränderung. Im Erkennen Gottes als dem himmlischen Vater, der er tatsächlich ist, liegt ungeheures Heilungspotenzial. In der engen Beziehung zu Gott können wir die eigene Identität entdecken, nämlich seine geliebten Königskinder zu sein. Jeder Mensch ist gewollt, geschaffen als Ebenbild Gottes, von ihm ins Leben gerufen. Wir gehören zu seiner Familie, egal welche Vergangenheit uns belastet. Dies bedeutet Achtung und vermittelt Wert.

Gottes Herzensanliegen ist, seinen geliebten Kindern zu helfen, sie zu trösten und sie in ihrer Zerbrochenheit wiederherzustellen.

Wenn Betroffene dies erkennen und für sich in Anspruch nehmen, bedeutet das eine unschätzbar wertvolle Grundlage für alle weiteren Schritte. Auf dem weiteren Heilungsweg wachsen durch die Begegnung und das Erleben der Liebe dieses Gottes Vertrauen und Hoffnung. Gott selbst wird immer mehr zum festen Fundament, auf dem dieser Mensch stehen kann.

Er heilt zerbrochene Herzen

Gott hat zugesagt, dass er heilen will: *„Der Herr baut Jerusalem auf, die Zerstreuten Israels sammelt er. Er heilt, die zerbrochenen Herzens sind, er verbindet ihre Wunden"* (Psalm 147,3 REÜ). Traumata hinterlassen vielfältige Verletzungen, hinterlassen zerbrochene Herzen. Auf seine besondere und vollkommene Weise kann nur Gott die tiefen Herzenswunden versorgen, Veränderung und Heilung bewirken.

Dieser Prozess der inneren Heilung braucht Zeit. Ein Herz, das verletzt wurde, hat, um sich zu schützen, eine Mauer der Abwehr aufgebaut. Es ist verschlossen und hart. Dieses harte Herz wird während des Wiederherstellungswegs immer wieder von Gottes Liebe berührt, erwärmt und aufgeweicht, die Herzensmauer Stein für Stein abgetragen. Vergebungsprozesse und Umkehr finden statt. Mit Hilfe der intensiven, vertrauensvollen Beziehung zu Gott können Betroffene es wagen, alte Gedanken- und Verhaltensmuster neu zu überdenken, Lebenslügen zu entlarven und neue Wahrheiten zu entdecken. Gott selbst handelt in diesem Geschehen. *„Er ist der Vater, der das Zerbrochene, Kaputte und Verletzte in unserer Seele nimmt, um daraus etwas Wertvolles zu formen."*[14] Er trägt durch den Prozess der Aufarbeitung, verleiht Kraft, Schritte zu gehen, schenkt Erkenntnis, führt und leitet auf dem Weg. Er zeigt Gefangenschaften auf und zerbricht das Joch, unter das sich Betroffene begeben haben. Er schenkt Vergebung und macht frei von aller Schuld, immer wieder tröstet er und bewirkt weitere Heilung. Neue Wege eröffnen sich, die aus der bisherigen Enge herausführen. *„Du stellst meine Füße auf weiten Raum"* (Psalm 31,9 L). *„Gott schafft in den Trümmern des Zerbrochenen etwas Neues. Etwas, das vorher nicht da gewesen ist."*[15]

Der Heilige Geist, lebensspendende Kraft und Ratgeber

Der Heilige Geist ist lebensspendende Kraft. Am Anfang der Schöpfung schwebte der Geist Gottes über dem Chaos und daraus wurde Ordnung und Leben. Er will und kann auch im heutigen Chaos des Lebens wirken und Ordnung in das bringen, was zerbrochen und durcheinander ist. Als Lebensspender haucht er dem, was keinen Lebensmut mehr hat und ohne Lebenskraft am Boden liegt, dem, was vielleicht dem Tod näher als dem Leben scheint, neues Leben ein. Als Geist der Neuschöpfung ermöglicht er Veränderung und Umgestaltung. Er leitet durch diesen Prozess der Wiederherstellung, der im Anziehen und Einnehmen der neuen Identität als Königskind Gottes seine Vollendung findet.

Der Heilige Geist ist unser Ratgeber, er ist der, der spricht. Wir Wegbegleiter haben Zugang zu dem, der uns in alle Wahrheit führt (Johannes 16,13). Dieses Angebot dürfen wir jederzeit, gerade auch dann, wenn wir selbst nicht weiterwissen, in Anspruch nehmen. Wir hoffen und erwarten, dass er uns bei jeder Wegbegleitung führt, zeigt, welche Impulse wichtig sind und wo die Wurzeln der Probleme liegen könnten. Unsere Wahrnehmung ist gleichzeitig auf unser Gegenüber und auf ihn ausgerichtet: „Herr, was soll ich hier ansprechen? Was willst du hier tun?“ So erwarte ich, dass der Heilige Geist mein Reden, meine Fragen, meine Worte und meine Haltung im Gespräch mit den Betroffenen lenkt und leitet (siehe Markus 13,11).

In ihrem Buch „Hörendes Gebet“ schreiben die evangelischen Theologen Ursula und Manfred Schmidt: *„Im Heiligen Geist nehmen der Vater und der Sohn Wohnung in uns (1. Johannes 14,23). Wenn man es sich recht überlegt, heißt das doch: Das Wort hat in uns Wohnung genommen. Und so spricht Gott nun zu uns sozusagen von innen heraus. Deshalb können wir ihn nun auch hören – und verstehen.“*[16]

Der Heilige Geist vermittelt uns die Gegenwart, die Liebe, das Reden und Wirken von Gott Vater und Jesus. *„Wir wissen, wie sehr Gott uns liebt, weil er uns den Heiligen Geist geschenkt hat, der unsere Herzen mit seiner Liebe erfüllt“* (Römer 5,5).

Zur Beziehung geschaffen

Gott hat uns als Gegenüber erwählt. Wir sind als Beziehungswesen geschaffen, zu ihm und miteinander. Die tiefsten Verletzungen und verheerendsten Zerstörungen sind aber gerade in Beziehungen geschehen, hier hat der größte Zerbruch stattgefunden. Die Beziehung zu Gott, zu sich selbst und zu anderen braucht Wiederherstellung.

„Verkrümmt in sich selbst“ bezeichnet Luther den Menschen, der aufgrund seiner eigenen Geschichte so niedergedrückt, verzweifelt und in sich gefangen ist, dass er weder Ausblick noch Hoffnung auf Veränderung hat. Er darf und soll sich wieder aufrichten, sich neu zu Gott hin ausrichten und in der Begegnung mit ihm sich selbst erkennen und finden. Darin geschieht Heilung. Betroffene erleben und erfahren Gottes bedingungslose Annahme. Sein Wirken berührt ihr Innerstes. Denken und Fühlen können sich verändern, tiefe Lebensüberzeugungen werden in Gottes Wahrheit verwandelt. Der Weg der Wiederherstellung bedeutet zugleich Heilung und Heiligung[17].

Auch die Beziehung zu anderen soll erneuert werden. Betroffene müssen lernen, sich neu einzulassen, Beziehungen zu wagen und schließlich auch Vergebungs- und Versöhnungswege zu gehen. Sie brauchen neue und gute Erfahrungen, die nur durch echte und tiefe Gemeinschaft mit nahestehenden Menschen erlebt werden können. Gerade wir Christen sind herausgefordert, solche Beziehungen zu ermöglichen und tief verletzten Menschen mit liebevoller Annahme und offenem Herzen zu begegnen, sie aufzunehmen und mitzutragen.

Als Wegbegleiter stehen wir in der Verantwortung, gute und gesunde Beziehungen zu den Betroffenen zu gestalten. Durch unseren eigenen Glauben offenbaren wir Gottes Vaterherz, entwickeln für unser Gegenüber eine Zukunftsperspektive, eine Vision, wie Gott wiederherstellen will, was sich verändern und wie Heilung geschehen kann. Wir wecken das Verlangen und die Sehnsucht, diesem Gott näherzukommen, die Hoffnung auf das, was durch seine Hilfe geschehen kann, und die Bereitschaft, selbst auf dieses Ziel zuzugehen.

Beten heißt „reden mit Gott und hören"

„Beten heißt reden mit Gott und hören" – dieser Textabschnitt eines Kinderliedes begleitet mich schon lange. Gebet nicht als Pflichtübung der stillen Zeit, sondern als Beziehungserleben. *„Darin besteht das entscheidende Kernstück der ‚Gottesebenbildlichkeit' des Menschen: Er ist zum Gegenüber, das heißt Gesprächspartner Gottes erschaffen, zum Hören und Antworten."*[18]

Im biblischen Buch Samuel lesen wir, wie Hannah sagt: *„Ich bin sehr traurig und habe dem Herrn mein Herz ausgeschüttet"* (1. Samuel, 1,15). Vor Gott, vor Jesus kann ich alles sagen, was mich belastet, was mich bedrückt, worüber ich ärgerlich und wütend bin, was ich nicht verstehe und was ich mir ersehne. Ich kann es ihm hinhalten und auf seine Antwort warten. Auch im Gespräch können die Betroffenen vor Jesus ihr Herz ausschütten, zusammen können wir Jesus um Rat bitten und uns für sein Reden öffnen.

Dr. Arnd Kischkel, Arzt an der *de'ignis*-Klinik, beschreibt, wie wertvoll und wichtig ihm dieses Reden Gottes ist: *„Weil er uns liebt und eine persönliche Beziehung zu uns haben will, redet er mit uns. Wir können Gott nicht sehen und nicht anfassen, aber wir können mit ihm reden und auf ihn hören – durch die Stimme des Heiligen Geistes. Für mich ist das Reden Gottes etwas ganz Kostbares, wodurch ich in besonderer Weise erfahre, dass Gott lebt und an mir persönlich interessiert ist. Im*

Hören auf Gottes Stimme merke ich, dass er mein Inneres kennt, dass er ganz genau versteht, was in mir vorgeht, und dass ich ihm nicht gleichgültig bin: Er sagt mir genau das, was ich wirklich brauche! Es ist nicht immer bequem, aber absolut heilsam und gut. "[19]

Viele Bibelstellen ermutigen uns, Gottes Reden zu suchen und zu erwarten:

> *Meine Schafe hören auf meine Stimme; ich kenne sie, und sie folgen mir* (Johannes 10, 27).
>
> *Wenn jemand unter euch Weisheit braucht, weil er wissen will, wie er nach Gottes Willen handeln soll, dann kann er Gott einfach darum bitten. Und Gott, der gerne hilft, wird ihm bestimmt antworten, ohne ihm Vorwürfe zu machen* (Jakobus 1, 5).

Reden ist eine grundlegende Eigenschaft Gottes. Die Bibel beginnt im 1. Mose mit den Worten *„Und Gott sprach"* (1. Mose 1,3).

> Hier spiegelt sich nämlich eine Grundwahrheit über Gott: Gott handelt, indem er spricht. Gott spricht – nur deshalb existiert überhaupt etwas.[20] Gottes Wesen besteht in der Kommunikation – also im Sich-Mitteilen, und das heißt: im Reden. ... Gott kann nicht anders als sich mitteilen – denn das ist sein ureigenstes Wesen. Er kommuniziert in sich (und ‚existiert' darin als Dreieiniger Gott), und er erschafft die Schöpfung (mit dem Menschen als Krönung) mit einem Ziel: um sich mitzuteilen.[21]

Innere Jesusbegegnungen

Im Gespräch bitte ich oft, dass Gott selbst die betroffene Person berührt, jede einzelne Scherbe, jeden inneren Anteil findet und schmerzliche Erinnerungen heilt. Es ist ein tiefes Erlebnis, wenn die betreffende Person Gottes Gegenwart und sein Wirken in sich wahrnehmen kann.

> Dieses Erkennen (im Geist) hat aber auch nichts mit psychologischer Sensibilität oder einem gefühlsmäßigen Empfinden zu tun, sondern ist von einer ganz eigenen, unverwechselbaren Art. Es handelt sich bei diesem Erkennen um eine Art innere Schau, eine Intuition einer bestimmten Realität. ... Man kann es vielleicht als eine von innen her kommende, aber nach außen gerichtete Wahrnehmung, ein „Vernehmen" der Wirklichkeit

> bezeichnen … Begleitet ist dieses Erkennen im Allgemeinen von einer tiefen inneren Gewissheit, dass das Erkannte so ist und nicht anders, ja, dass es gar nicht anders sein kann. Diese Gewissheit ist durch rationale Argumente nicht zu erschüttern; ihre Wurzeln reichen viel tiefer. Bei diesem „geistlichen" Erkennen geht der Mensch bildlich gesprochen aus sich heraus und begegnet der Wirklichkeit des von Gott geschaffenen Seins. Er erkennt durch eine Art geistlicher Anteilhabe, oder andersherum formuliert: die Wirklichkeit „offenbart" sich dem menschlichen Geist.[22]

In inneren Herzensbegegnungen mit Jesus erleben Betroffene, was Jesus sagt oder wie er handelt. Durch diese erfahrbare Gegenwart Christi geschehen besonders tiefe Berührung, Erkenntnis und Veränderung.[23]

So begegnet Jesus traumatisierten inneren Anteilen, die wie eingefroren in der Erinnerung sind. Betroffene können in inneren Bildern sehen, wie er einen traumatisierten Anteil dort heraus rettet, sodass dieser und somit die ganze Person verstehen kann, dass diese traumatische Situation vorbei ist. Anschließend erleben Betroffene und innere Anteile Trost, Reinigung, Heilung und weitere Begleitung durch Jesus selbst. Sie reden mit Jesus, stellen ihre Fragen, Jesus antwortet und hilft ihnen Zusammenhänge und Ursachen zu erkennen. *„Was dabei geschieht, ist mehr als ein rein psychologischer Prozess: Durch solch eine Schau werden uns ‚die Augen geöffnet' für die Wirklichkeit Gottes – egal ob wir seine Anwesenheit in einer traumatischen Situation ‚sehen' oder wahrnehmen, wie er etwas Negatives zerstört."*[24]

Jesusbegegnungen sind zutiefst heilsam

Jesus kennt jeden Menschen und jede einzelne Scherbe, die entstanden ist. Er weiß genau, was der betreffende Anteil braucht und wie er ihm begegnen kann. Jede Jesusbegegnung verläuft ganz individuell und einzigartig, entspricht dabei aber immer der Botschaft des Evangeliums. Nie habe ich erlebt, dass Jesus Grenzen überschreitet oder ungeduldig wird, immer darf die betreffende Person selbst entscheiden, welche Schritte sie gehen möchte und worauf sie sich einlassen kann.

> Anna: „Jesus begegnete meinen Anteilen liebevoll und vorsichtig. Er achtete den Willen eines jeden inneren Kindes, ging über keine Grenze

> ungefragt, berührte nicht einfach ohne Erlaubnis. Er gab Würde mit großer Sanftheit, dies war unglaublich schön und bewegend … Im Rückblick waren das für mich besonders wertvolle Erfahrungen."

Selbst wenn die Konfrontation mit dem Schmerz, den Lebenslügen und den früheren Situationen am Anfang des Gesprächs mit Anspannung und Angst verbunden ist, führt die Begegnung mit Jesus zur tiefen inneren Ruhe und dem Erleben von Frieden und Trost.

Dieses Geschehen ist zutiefst heilsam und ich kann über die dadurch ermöglichten weiteren Veränderungen nur staunen.

Wie kann man Jesus begegnen?

Die Bereitschaft, sein Herz zu öffnen und sich danach auszustrecken, von Jesus selbst zu hören, sind die einzigen Voraussetzungen, um Jesus zu begegnen. Äußere und innere Ruhe sind hilfreich. Es geht nicht darum, selbst etwas zu leisten – unnötiger Druck blockiert eher das Hören –, sondern einfach in Gottes Gegenwart zu kommen, zu sein und zu erwarten. Das, was wir hören, können wir überprüfen, indem wir es mit den Aussagen der Bibel und dem Wesen Gottes vergleichen.

> So ist das Hören auf Gottes Stimme letztlich keine Methode, kein Rezept, sondern ein Beziehungsgeschehen! Es kann ganz leicht zwischen Gott und uns fließen, wenn die innere Verbindung zwischen uns offen und unser Herz aufnahmebereit ist. Es ist nicht kompliziert, sondern es geht eher um ein kindliches Vertrauen, eine Erwartungshaltung der Liebe und Hingabe an Gott. Je mehr wir dem Heiligen Geist in uns Raum geben, umso leichter können wir seine Stimme hören.[25]

Dieses innere Gebet beruht auf der Ich-Du-Beziehung, innere Gottesbegegnungen zu erleben ist ein ganz besonderer Schatz. Und doch wirkt Gott auf vielfältige und kreative Art und Weise, jeder Mensch darf seine eigene Form des Dialogs mit Gott finden.

Die Bibel – Quelle der Wahrheit

Die Bibel ist Quelle der Wahrheit, von Menschen geschrieben, von Gottes Geist inspiriert. Immer wieder fasziniert mich, dass man die Prinzipien der modernen Psychotherapie eigentlich schon als Wahrheiten und Ratschläge in der Bibel findet: Jesu Gespräche mit verletzten und sündigen Menschen sind von Achtung und Wertschätzung geprägt. Er holt sie einfühlsam ab, stellt treffende Fragen und führt sie zur Erkenntnis. Bereits Paulus fordert uns in seinen Briefen auf, die Gedanken zu überprüfen, da sie zu den entsprechenden Gefühlen und einem bestimmten Verhalten führen. Lügen sollen aufgedeckt, falsche Überzeugungen entlarvt und Gutes, nämlich Gottes Wahrheit, dagegengesetzt werden. Wir sollen alte Kleider, alte Muster, alte Verhaltensweisen ablegen und Neues anziehen und einüben. Die Bibel spricht von Trost, Schutz und Geborgenheit, von Jesus als dem guten Hirten, der das verletzte und verirrte Schaf versorgt. In der Transzendenz reichen wir über die eigenen Fähigkeiten hinaus. Letztendlich ist die Bibel eine Schatzkammer von Ressourcen: Jesus, das feste, auch in Stürmen sichere Lebensfundament; die Aufforderung und Ermutigung zur Freude, zum Tanz und Jubel; Einladungen, bei Gott Geborgenheit, Schutz, Trost und Hilfe zu finden; Orte zum Ausruhen, zum Sein-Dürfen, ohne leisten zu müssen; Möglichkeit, Lasten und Belastendes abzuladen; Freude an Gottes vielfältiger Schöpfung; … ; Orientierung, Hoffnung und Zukunft in und durch Gott.

Folgerungen

Betroffene Christen sollen erleben, dass ihr Glaube Bestandteil ihres Aufarbeitungsweges sein kann und darf! Damit eröffnet sich ihnen, zusätzlich zu den sowieso schon sehr wertvollen Erkenntnissen und Hilfen der Traumatherapie, Raum für das Wirken und Handeln des lebendigen Gottes, Raum für seine Möglichkeiten und seine heilende Kraft. Der christliche Glaube stellt eine unermesslich wertvolle Ressource dar, gibt Stabilität, trägt durch schwere Zeiten und verleiht Hoffnung!

> BETROFFENE CHRISTEN SOLLEN ERLEBEN, DASS IHR GLAUBE BESTANDTEIL IHRES AUFARBEITUNGSWEGES SEIN KANN UND DARF!

Ulrike beschreibt, was Jesu Wirken ihr auf dem Wiederherstellungsweg bedeutete:

„Es war für mich sehr wertvoll, dass Jesus als treuer Begleiter, als Beschützer an meiner Seite war, besonders in den herausfordernden Situationen, in denen ich mit dem Trauma konfrontiert war. Er war und ist mein sicherer Ort. Ohne ihn, glaube ich, wäre mein Aufarbeitungsweg sehr viel länger und bestimmt noch herausfordernder gewesen.

Er ist mir in meinen inneren Wunden begegnet, dort wo der Schmerz tief vergraben war. Er versorgte mich und meine Anteile. Er hat mit mir gemeinsam geweint und getrauert, gelacht und Rast gemacht. Manchmal lag ich innerlich erschöpft in einer Hängematte und er schaukelte mich hin und her. Er war der Einzige, der mich tief in meinem Herzen berühren und auch erlösen durfte und konnte. Vor ihm konnte ich ehrlich werden. Ihm ging es nicht darum, dass ich mich besser oder anders verhalte – er wollte mich trösten, befreien und innerlich mit mir selbst versöhnen. In die Arbeit mit den inneren Anteilen konnte er kommen und helfen. Er hat mir glaubhaft vermittelt, dass er mich und meine Anteile liebt und sich niemals von mir zurückzieht, wo andere mich so oft im Stich gelassen haben. Als ich meine ‚nicht so beliebten Anteile' betrachtete, hat er sich nicht aus dem Staub gemacht, obwohl ich verächtlich, trotzig, wütend, nach Rache gelüstend, ihm alles an den Kopf geschleudert habe, was vor lauter Schmerz aus mir herauskam. Jesus manipuliert nicht, setzt nicht unter Druck, verurteilt, beschimpft oder bestraft niemals. Bei ihm konnte ich das Alte loslassen, das ja nicht rückgängig gemacht werden kann. Und gerade dieses Loslassen war so wichtig – einen Ort zu haben, an dem ich die Schuld der anderen und auch meine eigene Schuld lassen kann. Ich erkannte, dass er sich um Gerechtigkeit kümmert und ich aufhören kann, um Gerechtigkeit zu kämpfen und zu schreien. Er ist der Friedefürst, bringt das Herz zur Ruhe, versöhnt mich mit meiner Geschichte und mir selbst. Diese Versöhnung bewirkt eine Sehnsucht: Man möchte wieder eine Person sein, man möchte alle seine Anteile integriert haben. Sie gehören ja zu mir – sie sind ich!

Ich bin sehr froh, diesen Weg so gegangen zu sein. Seitdem lebe ich und die Lebensfreude nimmt immer mehr zu!"

Sich auf Neues einlassen

Auf dem christlichen Wiederherstellungsweg ist das Wissen über Trauma und Dissoziation, über den hilfreichen Umgang mit Betroffenen ebenso wichtig wie der Glaube und Gottes Wirken.

Sicher ist diese Art der Trauma-Aufarbeitung für manche ungewöhnlich und wirkt fremd, fordert viele sogar heraus. Auch Jesus hat die Menschen herausgefordert. Er hat oft anders gehandelt, als von ihm erwartet wurde – denken wir nur daran, wie er mit der Prostituierten, die plötzlich hereinkam und seine Füße salbte, ganz einfühlsam und liebevoll umging.[26] Auch heute geht es Jesus um die Menschen. Menschen, die so Schlimmes erlebt haben, sollen die Hilfe erfahren können, die sie dringend brauchen! Es geht um die traumatisierten Menschen, sie sollen Heilung erleben!

Jeder Wegbegleiter ist herausgefordert, *seine* Form der Wegbegleitung zu finden. Sie muss für ihn und die ihm anvertrauten Betroffenen stimmig sein. Lassen Sie sich dabei vom Heiligen Geist leiten und stellen Sie all Ihr Wissen, Ihre Erfahrung, Ihre speziellen Gaben und Fähigkeiten und auch Ihr Unvermögen ihm zur Verfügung!

Unser Auftrag

Im Buch Jesaja geht es um die Berufung und den Auftrag des Propheten. Ist dieser Text nicht auch ein Auftrag Gottes an uns Wegbegleiter?

> *Der Geist des Herrn hat von mir Besitz ergriffen. Denn der Herr hat mich gesalbt und dadurch bevollmächtigt, den Armen gute Nachricht zu bringen. Er hat mich gesandt, den Verzweifelten neuen Mut zu machen, den Gefangenen zu verkünden: „Ihr seid frei! Eure Fesseln werden gelöst!“*
>
> *Er hat mich gesandt, um das Jahr auszurufen, in dem der Herr sich seinem Volk gnädig zuwendet, um den Tag anzusagen, an dem unser Gott mit unseren Feinden abrechnen wird.*
>
> *Die Weinenden soll ich trösten und allen Freude bringen, die in der Zionsstadt traurig sind. Sie sollen sich nicht mehr Erde auf den Kopf streuen und im Sack umhergehen, sondern sich für das Freudenfest schmücken und mit duftendem Öl salben; sie sollen nicht mehr verzweifeln, sondern Jubellieder singen. Die Leute werden sie mit prächtigen Bäumen vergleichen, mit einem Garten, den der Herr gepflanzt hat, um seine Herrlichkeit zu zeigen.*
>
> *Ja, ihr werdet die zerstörten Städte wieder aufbauen, die über Generationen in Trümmern lagen ...*
>
> *Anstelle doppelter Schande und Schmach, die eure Feinde euch zugefügt haben, werdet ihr von deren Land einen doppelten Anteil bekommen und eure Freude wird kein Ende haben. Denn der Herr sagt: „Ich liebe Gerechtigkeit und hasse ge-*

meinen Raub. Ich halte meinem Volk die Treue und belohne es für seine Leiden; ich schließe mit ihm einen unauflöslichen Bund und sage ihm für alle Zeiten meinen Schutz zu. Ihre Nachkommen werden bei allen Völkern bekannt und geachtet sein. Alle, die sie sehen, werden erkennen: Sie sind das Volk, das ich gesegnet habe.“

Wir freuen uns und jubeln über den Herrn, unseren Gott! Er umgibt uns mit seiner Hilfe wie mit einem Kleid, hüllt uns in seinen Schutz wie in einen Mantel. Wir sind fröhlich wie ein Bräutigam, der seinen Turban umbindet, wie eine Braut, die ihren Hochzeitsschmuck anlegt. Denn wie aus dem Boden die Saat keimt und wächst, so lässt der Herr, der mächtige Gott, unser Glück wachsen und mehrt unseren Ruhm bei allen Völkern. (Jesaja 61,1–11)

Etappe 1: Vertrauensaufbau, Erkenntnis und Stabilisierung

Vertrauensaufbau und Beziehungsgestaltung • Informationen weitergeben • Stabilisieren

Die erste Etappe des Wiederherstellungsweges dient dem Vertrauensaufbau und der Beziehungsgestaltung. Vertrauen muss wachsen, das erfordert Zeit, Geduld und Einfühlungsvermögen von uns Wegbegleitern. Die Betroffenen beginnen, sich auf uns einzulassen. Wichtige Informationen zum Thema Trauma helfen ihnen, ihre Probleme einzuordnen. Stabilisierungshilfen werden gemeinsam erarbeitet und umgesetzt. Auch die Gottesbeziehung wird zum Thema, falsche, nicht hilfreiche Überzeugungen und Gottesbilder werden aufgedeckt. So kann sich ein stabiles Glaubensfundament entwickeln. Im Glauben und in ihren eigenen Gaben entdecken die Betroffenen wertvolle Ressourcen.

Vertrauensaufbau und Beziehungsgestaltung

Vertrauensaufbau und Beziehungsgestaltung bilden eine wichtige Grundlage für den gesamten Wiederherstellungsweg, deshalb werden wir uns nachfolgend sehr ausführlich mit diesem Thema befassen. Weitere interessante Aspekte dazu stehen im Kapitel „Fehler und Grenzen".

Warum ist Vertrauen so schwer?

Gerade für chronisch traumatisierte Menschen ist es sehr herausfordernd, sich auf den Wiederherstellungsweg einzulassen. Für sie gibt es nichts Bedrohlicheres als Unsicherheit und Unvorhersehbarkeit. Sich dem zu stellen, was viele Jahre tief im Inneren versteckt war, macht Angst. Betroffene wissen nicht, was auf sie zukommt und ob sie dem Ganzen gewachsen sein werden, sie sind voller Fragen und Zweifel.

Vertrauen bedeutet Risiko

Bedenken Sie als Wegbegleiter doch einmal, welch große Hürde ein so tief verletzter Mensch überwindet, wenn er uns Vertrauen schenkt. Er öffnet uns sein Herz, schenkt uns Einblick in Bereiche, die vielleicht noch nie jemand vorher gesehen hat, und riskiert dabei Ablehnung und neue Verletzung.

> Ulrike: „Von Geburt an musste ich viele Enttäuschungen erleben. Ich war im Stich gelassen worden, habe Ablehnung und tiefe Beschämung erfahren. Als Erwachsene bestand mein schwierigster Lernprozess darin, anderen Menschen wieder Vertrauen zu schenken und mein Herz zu öffnen. Eines Tages wurde mir deutlich, dass ich ein Verhaltensmuster, das bisher ein Geheimnis in meinem Leben gewesen war, in der Seelsorge ans Licht bringen sollte. Obwohl ich im Grunde bereit war, darüber zu sprechen, war meine Scham so überwältigend tief, dass dieser eigentlich kleine Schritt für mich mit größten Ängsten verbunden war. Der Gedanke, erneut abgelehnt und verurteilt zu werden oder vielleicht sogar die Seelsorgebeziehung zu verlieren, rief Panik hervor. Obwohl wir uns mehrmals trafen, schaffte ich es nicht, dieses Thema anzuschneiden."

Vertrauen darf nie gefordert, sondern muss Schritt für Schritt gewonnen werden. Wir Wegbegleiter haben die Aufgabe, langsam und vorsichtig am Vertrauensaufbau zu arbeiten. Gerade bei sehr verletzten Menschen braucht dies Zeit und Geduld, manchmal Wochen und Monate. Doch nachdem das Vertrauen eine entscheidende Grundlage für die gesamte weitere Arbeit ist, lohnt es sich, diese wichtige Zeit zu investieren!

> VERTRAUEN IST FÜR TRAUMATISIERTE MENSCHEN SCHWER. ES DARF NICHT EINGEFORDERT WERDEN, SONDERN MUSS SCHRITT FÜR SCHRITT EINFÜHLSAM GEWONNEN WERDEN. DIES ERFORDERT ZEIT UND GEDULD, ABER ES LOHNT SICH!

> Ulrike: „Fast drei Monate später schaffte ich es schließlich, mich meiner Seelsorgerin anzuvertrauen. In der Zwischenzeit hatte ich mehr und mehr Vertrauen gewonnen. Bei diesem Termin hatte sie für ein besonders liebevolles Ambiente gesorgt: Kaminfeuer, Tee und eine ruhige Atmosphäre. Dies war ein wahrer Türöffner für mich. Ich bin dankbar, dass meine Seelsorgerin nicht mein Problem, sondern mich als Menschen im Blick hatte, meine Not gesehen und mir Wertschätzung entgegengebracht hat."

Der Glaube als gemeinsame Basis

Wenn betroffene Christen sich auf den Weg machen, ihre Probleme anzugehen, fällt es ihnen oft leichter, einem Menschen, der ebenfalls Christ ist, Vertrauen zu schenken. Der Glaube wird zur gemeinsamen Basis, auf der man einander begegnen kann.

Wir Wegbegleiter müssen umso mehr darauf achten, diesen Vertrauensvorschuss nicht zu enttäuschen. Wir wissen, wie viel Mut es gekostet hat, sich an uns zu wenden. Häufig treffen wir auf Widerstände, Misstrauen und Kontrolle, die wir als Folge der schlimmen Erfahrungen einordnen können. Auch wenn Betroffene stark und unnahbar oder sogar angriffslustig wirken, sind sie höchst empfindlich. Immer wieder sind wir Wegbegleiter herausgefordert, die Betroffenen in ihrem Verhalten und ihren Reaktionen zu verstehen und dort abzuholen, wo sie gerade stehen. Wir bieten ihnen einen Raum ohne Bedingungen, ohne Vorurteile, wir nehmen sie an, wie sie sind.

> *Nehmt einander an, wie Christus euch angenommen hat, denn dadurch wird Gott geehrt.* (Römer 15,7)

Anforderungen an den Wegbegleiter

Betroffene benötigen einen Wegbegleiter, der vertrauenswürdig ist, Sicherheit bietet, an ihrer Seite bleibt und bereit ist, diesen herausfordernden Weg mit ihnen zu gehen. Sie brauchen ein Gegenüber, das ihnen hilft, die inneren Konflikte zu reflektieren; ein Gegenüber, das sich nicht einschüchtern oder zu schnell entmutigen lässt und zugleich ganz vorsichtig und achtsam mit ihnen umgeht. Christliche Wegbegleiter müssen selbst stabil und standfest sein, eine tiefe, vertrauensvolle Gottesbeziehung, Hoffnung und Glauben an sein Wirken haben. Sie brauchen Mut, kreative Ideen und die Bereitschaft, sich auf die Gedanken und die Innenwelt der Betroffenen einzulassen. Hintergrundwissen, grundlegende seelsorgerliche Erfahrungen und eine Reisetasche voller bewährter Interventionen und Arbeitsweisen gehört genauso dazu wie die Bereitschaft, sich der Führung durch den Heiligen Geist anzuvertrauen. In den Gesprächen strahlen Wegbegleiter Ruhe aus, sind echt und authentisch, in der Kommunikation freundlich und offen.

> Lisa: „Anfangs hatte ich große Angst, wieder fortgeschickt zu werden und mit all dem Chaos, dem Schmerz und der Verwirrung erneut alleine zu sein. Mir hat geholfen, dass meine Therapeutin in allem sehr zuverlässig war, Termine und Absprachen einhielt. Entscheidend war für mich, dass ich mich niemals manipuliert oder in eine bestimmte Richtung gedrängt erlebt habe. So wuchs mit der Zeit mein Vertrauen. Immer mehr konnte ich mich öffnen. Meine Therapeutin hat mir vermittelt, dass sie mir glaubt, auch wenn ich mir selbst nicht glauben kann. Es war und ist sehr heilsam für mich, dass sie Unrecht deutlich Unrecht nennt und damit Stellung bezieht, dass sie empathisch und nahbar ist. All das machte es mir immer mehr möglich, mich Stück für Stück meiner Vergangenheit zu stellen."

Entscheidungsfreiheit achten und fördern

In der Gesprächssituation sollen Betroffene erleben, dass sie die Freiheit haben, selbst Entscheidungen zu treffen. Dies beginnt bereits beim Aussuchen des Sitzplatzes oder des Getränks, der Pausengestaltung und vielem mehr. Für Menschen, die tiefste Ohnmacht und Hilflosigkeit erlebt haben, die immer wieder in die Opferrolle fallen, sind dies wichtige und oft neue Erfahrungen!

> Maria: „Es hat mich sehr berührt, dass meine Grenzen während der Therapie akzeptiert wurden. Es geschah nichts, was ich nicht wollte. Ich bekam die Freiheit, selbst zu entscheiden, worüber ich reden möchte, worüber noch nicht. Da war ein geduldiges, aber auch ermutigendes Abwarten. Immer wieder wurde ich aufgefordert, herauszufinden, was ich will. Ich habe entdeckt, ich darf entscheiden, ich bin nicht mehr Opfer – auch nicht einer Therapie. Oft wünschte ich mir, dass jemand für mich entscheiden würde. Dies erschien mir leichter, aber gerade darin erfuhr ich Würde: nicht entmündigt zu werden. Korrektur geschah in Achtung und Liebe, dies war für mich ungewohnt. Ich wurde nicht wieder beschämt."

Wir vermitteln den Betroffenen, dass die Verantwortung für den Weg und die Geschwindigkeit, in der wir vorgehen, ganz bei ihnen liegt. Unser Anliegen ist, die erwachsene Person in ihren Möglichkeiten und Kompetenzen zu stärken. Die Betroffenen lernen zunehmend, selbst Entscheidungen zu treffen, und entdecken, wie sie dadurch Situationen verändern können. Diese Erfahrungen weisen den Weg aus der Opferrolle.

Modell für gute Bindung sein

Wir haben Bindungsstörungen bereits als typische Folge traumatischer Kindheitserfahrungen kennengelernt. Sie äußern sich in der Angst vor zu enger Bindung und zugleich der großen Furcht, die Bindungsperson zu verlieren. In der Begegnung erleben wir auf der einen Seite Abwehr: *„Nähe ist gefährlich!"* – *„Ich brauche niemanden!"* – *„Komm mir nicht zu nahe!"*, auf der anderen Seite spüren wir unglaubliche Not und Bedürftigkeit. *„Die Phobien hinsichtlich Bindung und hinsichtlich Bindungsverlust sind zwei Seiten der gleichen Münze, die beide auf der Angst basieren, dass die Bindung auf irgendeine Weise Schmerz verursachen wird."*[1]

> IN BEZIEHUNGEN WURDEN WIR VERLETZT UND IN BEZIEHUNGEN SOLLEN WIR WIEDER HEIL WERDEN.

Bisherige Bindungserfahrungen waren meist schwierig, oft sogar destruktiv.

Das amerikanische Seelsorger-Ehepaar John und Paula Sandford prägte den Satz: *„In Beziehungen wurden wir verletzt und in Beziehungen sollen wir wieder heil werden."* Die Betroffenen sollen auf dem Wiederherstellungsweg gute und heilende Beziehungen erleben. Auf der Ebene der Gottesbeziehung bedeutet dies, Gottes Liebe und Annahme spürbar zu erfahren. Wir Wegbegleiter zeigen ihnen den Weg, schaffen einen Ort, wo Gottes Gegenwart, seine heilende Berührung erlebt werden können. Auf der menschlichen Ebene geht es um gute und sichere Beziehung zu Menschen. Die Beziehung zu uns Wegbegleitern soll ein Modell sein, an dem Betroffene neue, positive Erfahrungen machen und selbst lernen können. Dabei müssen wir auf die verschiedensten Ausdrucksformen ihrer Bindungsstörung angemessen reagieren – oder zumindest reagieren lernen. Wir begegnen ihnen mit Annahme und Wertschätzung, vermitteln Sicherheit, sind zuverlässig und ehrlich, wir werten und verurteilen nicht, sondern geben Raum, mit allem, was da ist, sein zu dürfen. Wir achten Grenzen und bringen die Betroffenen nicht unter Erwartungsdruck, bei Konflikten sind wir bereit, neu auf sie zuzugehen und zu vergeben. Wir öffnen ihnen unser Herz. *„Wenn Menschen erleben, dass die Liebe eines anderen nicht nur ihren ‚liebenswerten' Seiten, sondern ihnen selbst umfassend gilt, bekommen sie den Mut, sich zunehmend auch mit ihren Schattenseiten, Schwächen und Ängsten auseinanderzusetzen und sich so zu sehen, wie sie wirklich sind. Sie müssen nicht länger fürchten, die Zuneigung durch ihre Wahrhaftigkeit und Offenheit wieder zu verlieren."*[2]

Störungen ansprechen

Die guten Beziehungen zu Gott und zum Wegbegleiter geben Sicherheit, sich Schwierigem zu stellen, Neues zu lernen und Veränderungen zuzulassen. Gibt es in der Beziehung zum Wegbegleiter Unstimmigkeiten oder Ängste, kommt starke Unsicherheit auf, weitere Schritte können blockiert sein. Uns Wegbegleitern muss bewusst sein, dass diese Beziehung für die Betroffenen eine der wichtigsten Grundlagen ist. *„Eine sichere therapeutische Beziehung ist bei Traumatisierten für den Behandlungserfolg ausschlaggebend"*[3], sie unterstützt sogar den Prozess der Integration.[4]

Deshalb ist es wichtig, alle Probleme in der Beziehung zu uns Wegbegleitern anzusprechen und zum Thema zu machen: Enttäuschungen, Kränkungen, Grenzüberschreitungen, Ängste, Sehnsüchte. Kindliche

Anteile können so verzweifelt Halt und Geborgenheit suchen, dass sie schier unerfüllbare Beziehungswünsche und Ansprüche an uns richten, z. B. jederzeit für sie erreichbar zu sein. Setzen wir Grenzen, wird dies schnell als Ablehnung und „im Stich gelassen werden" interpretiert. Reflexhafte Überzeugungen werden aktiviert: „Sie will mich loshaben!", „Eigentlich interessiert er sich gar nicht für mich." Das gilt es zu entdecken und gemeinsam zu überlegen, ob solche Gedanken und Sätze in der jeweiligen Situation tatsächlich der Wahrheit entsprachen und hilfreich waren.

Ein Beispiel aus meiner Praxis:

Ich bin mitten in der Woche an Grippe erkrankt. Mit chronisch traumatisierten Klienten vereinbarte Termine sage ich nicht gerne ab, aber es geht nicht anders, mir geht es wirklich schlecht. Als ich Gerda am Telefon mitteile, dass unser für morgen angesetztes Gespräch leider nicht stattfinden kann, entsteht eine lange Pause, dann ist ihre Stimme verändert, traurig und kindlich. Sie fragt, ob es nicht doch möglich wäre, sie würde mich bestimmt auch nicht zu sehr belasten. Ich spüre mein Zögern, weiß aber: Ich muss absagen. Ich bringe Verständnis für ihre Enttäuschung zum Ausdruck und betone, dass unser nächstes Treffen ja schon eine Woche später stattfinden wird. Bevor wir das Telefonat beenden, lenke ich die Aufmerksamkeit auf aktuelle Lebensthemen, frage Gerda, was sie heute noch vorhat, um damit der Alltagsperson zu helfen, wieder ganz nach vorne zu kommen.

Beim nächsten Gespräch machen wir diese Absage und alles, was durch sie in Gerda ausgelöst wurde, zum Thema. Was hat sich bei diesem Telefonat in Gerda abgespielt? Anscheinend gibt es etwas Kindliches, was voller Angst und Traurigkeit reagiert hat, andererseits versteht Gerda als Erwachsene meine Absage aufgrund von Krankheit. So kann ich Gerda helfen, ihre ambivalenten Bedürfnisse und Wünsche zuzulassen und einordnen zu lernen. In diesem Gespräch vermittle ich Gerda und ihren kindlichen Anteilen: Es ist gut und richtig, abzusagen, wenn man krank ist. Es drückt keine Ablehnung aus, es heißt nicht, dass ich sie nicht mag oder nicht mehr mit ihr weiterarbeiten werde. Erst wenn die Beziehung geklärt, die Sicherheit wiederhergestellt ist, können sich Betroffene erneut auf die anstehenden Themen einlassen. Beziehungsstörungen haben immer Priorität!

Sichere Basis sein

Aufforderungen, etwas „selbst" zu regeln oder zu tun, sind für die Betroffenen oft eine große Herausforderung. Der gut gemeinte Vorschlag löst die Angst aus, wieder mit den Problemen allein zu sein und alleine zurechtkommen zu müssen. Dies kann eine derartige Bedrohung bedeuten, dass es lange abgewehrt werden muss.[5]

> BEZIEHUNGSSTÖRUNGEN HABEN IMMER PRIORITÄT!

Langsam, Schritt für Schritt, führen Wegbegleiter in die Selbstständigkeit hinein und sind trotzdem verlässlich da. Denken wir an ein Kleinkind, das gerade laufen lernt. Die Eltern sind der verlässliche Stützpunkt, sie vermitteln Sicherheit, sie helfen auch wieder auf, wenn das Kind hingefallen ist. Es wird nie alleine laufen lernen, solange es sich an ihnen festklammert, aber es braucht die Begleitung, die Unterstützung und die Ermutigung der Eltern, bis es sicher auf den eigenen Beinen stehen kann. Dann werden seine Laufversuche immer mutiger und die Exkursionen können sich zunehmend weiter ausdehnen. Irgendwann ist das Laufen kein Problem mehr, es ist zur Selbstverständlichkeit geworden.

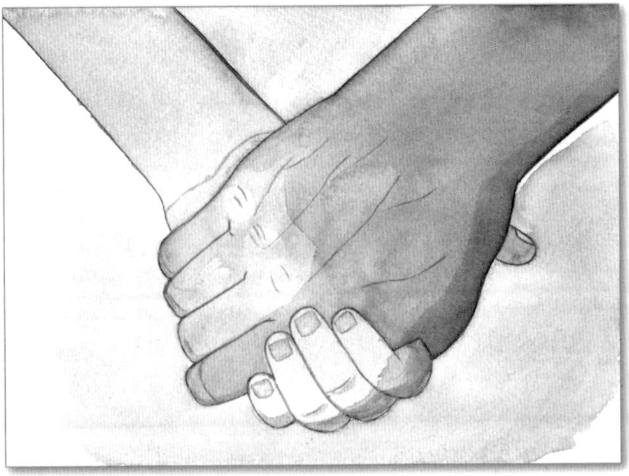

Begleitet

Voraussehbare Verfügbarkeit statt ständiger Verfügbarkeit

Wir Wegbegleiter sind herausgefordert gute und angemessene Grenzen zu leben und zu ziehen. „Ständige Verfügbarkeit“ hält den anderen in Abhängigkeit, wichtiger ist „voraussehbare Verfügbarkeit“.[6] In unseren Absprachen müssen wir verlässlich sein, Treffen werden auch in ihrem zeitlichen Umfang im Vornherein festgelegt. Urlaube oder längere Abwesenheiten müssen rechtzeitig angekündigt werden und es muss geklärt sein, wer in dieser Zeit als Ansprechpartner erreichbar ist. Wir sollten vor allem darauf achten, keine Zusagen zu machen, die wir nicht halten können, z. B. „Ich werde immer für dich da sein.“ Auch wir Wegbegleiter haben nur ein begrenztes Maß an Zeit und Kraft.

Empathische Abstinenz

Gerade in der Wegbegleitung eines traumatisierten Menschen kann es leicht geschehen, dass wir den gesunden Abstand verlieren. Wenn wir uns mit der Alltagsperson gegen einen „bösen“ Anteil verbünden, können wir diesem Anteil nicht mehr gerecht werden und somit nicht zur Veränderung helfen. Wenn wir zu nahe kommen, werden wir selbst von der Angst und Verzweiflung ergriffen oder vom Schrecklichen überschwemmt. *„Empathische Abstinenz bedeutet ein sicheres Bindungsangebot machen, ohne sich verwickeln zu lassen.“*[7] Die Herausforderung ist, mitzufühlen und gleichzeitig Gegenüber zu bleiben, durch die eigene Stabilität Halt zu geben und zu stützen. Hoffnungsträger können wir nur sein, wenn wir uns nicht in die Verzweiflung und Hoffnungslosigkeit hineinziehen lassen. Ansprechpartner für alle Bereiche einer Person können wir nur sein, wenn wir nicht Partei ergreifen. Als Seelsorger, Berater oder Therapeut können wir nur gesunden Abstand wahren, wenn wir nicht Mutter- oder Vaterrolle einnehmen. Als Wegbegleiter stelle ich mich an die Seite des Betroffenen und sage: „Ich gehe den Weg mit dir!“ Auf diese Weise kann ich handlungsfähig bleiben. Menschen, die dazu berufen sind, für eine bestimmte Zeit jemandem zur geistlichen Mutter oder zum geistlichen Vater zu werden, nehmen eine gesonderte Stellung ein. Sie sind herausgefordert, sich noch tiefer einzulassen, mitzuweinen und mitzulachen, ihr Herz ganz der Person, die sie „beeltern“, zu öffnen. Da die Gefahr der Übertragung und Gegenübertragung in diesem Setting besonders ausgeprägt ist, brauchen solche Wegbegleiter große Reife und Erfahrung.

Gehört werden

Betroffene erleben häufig zum ersten Mal, dass sie gehört werden, alles formulieren dürfen, was in ihnen vorgeht, mit allem Für und Wider, mit allen Zweifeln und Fragen. Bisher gab es keine Möglichkeit, keine Erlaubnis oder keinen Raum, die innere Not in Worte zu fassen. Wenn das innere Chaos Schritt für Schritt benannt werden kann, wird es greifbarer und weniger bedrohlich.

Allein mit dem Leid

Oft haben sie als Kinder versucht, sich mitzuteilen. Doch die Mutter oder andere wollten nicht hören, haben das Reden unterbunden oder das Gesagte als „blühende Fantasie“ oder Lügen abgetan: *„Du bildest dir das ein! Solche Sachen sagt man nicht!“* So konnten und durften die Betroffenen nichts erzählen von den schlimmen Dingen, die geschehen waren. Sie blieben allein mit ihrem Schmerz, der Verzweiflung und den Problemen. Auch heute ist es schwer über die damalige Not zu reden, weiterhin stoßen Betroffene auf Abwehr, Unglauben und taube Ohren: *„Es ist doch lange vorbei, was machst du das immer noch zum Thema? Im Übrigen, Erinnerungen sind manchmal sehr gefärbt!“* Besonders verletzt, wenn selbst nahestehende Menschen im Hauskreis oder der Gemeinde nicht wirklich hören wollen, wie es ihnen geht. Wieder erleben Betroffene Unverständnis, erneute Zurückweisung und Ablehnung.

Warum reagieren so viele Menschen mit Abwehr? Ich denke, dafür gibt es einige Erklärungen:

Schwere Lebensgeschichten sind schmerzlich, damit stellen sie eine Belastung dar, für sehr sensible Zuhörer möglicherweise eine Überlastung.

Viele Menschen erhalten einen Paradiesglauben aufrecht. Sie wünschen sich und erwarten von Gott, dass ihnen nichts Schlimmes widerfährt und sie ein glückliches Leben ohne Probleme führen können. Weder wollen noch können sie sich schrecklichen Geschehnissen stellen, die ihrem Leben so nah kommen. Alles, selbst ihre Glaubensüberzeugungen könnten ins Wanken kommen. Außerdem ist es möglich, dass die tragische Geschichte bei den Zuhörern Erinnerungen an eigene schwere Kindheitserfahrungen auslöst, die tief im Inneren verborgen bleiben sollten. So dient die Abwehr meist dem eigenen Schutz.

Reden – aber zur rechten Zeit

Auch wenn die Betroffenen den Wunsch haben, sich endlich einmal alles von der Seele zu reden, müssen wir Wegbegleiter gerade am Anfang darauf achten, dass nicht zu viel auf einmal angesprochen wird. Durch die Schilderung ihrer Traumata können Betroffene traumatisiert werden! Selbst die bewussten Erinnerungen können eine Überforderung darstellen, wenn sie beim Erstgespräch alle auf einmal an die Oberfläche geraten. Dies gilt vor allem dann, wenn die Betroffenen den damit verbundenen Gefühlen zu nahe kommen. Bereits hier können wir Hilfsmittel zur Distanzierung einsetzen.

> NICHT ZU VIEL AUF EINMAL! BETROFFENE KÖNNEN DURCH DIE SCHILDERUNG IHRER TRAUMATA TRAUMATISIERT WERDEN!

> Ulrike aus ihrer Seelsorgepraxis: „Bei einem Erstgespräch mit einer jungen Frau ließ ich sie ihre Lebensgeschichte in der dritten Person erzählen: ‚Die Lisbeth hat erlebt … dann ist sie …‘ Dabei habe ich ihr empfohlen, mir heute nur so viel zu berichten, wie ich in diesem ersten Gespräch wissen sollte."

Betroffene können bei der Schilderung eine Reporterposition einnehmen oder sich vorstellen, selbst in einem Hubschrauber sitzend von ganz weit oben auf das eigene Leben herabzublicken. Mitgeteilt wird nur ein Überblick, nicht die Einzelheiten der traumatischen Ereignisse. So kann ein gewisser Abstand eingehalten werden. Die betreffende Person bleibt in der Erwachsenenposition und fällt nicht ins kindliche Erleben mit all dem Schrecken zurück.

Das Lernfenster beachten

Wenn Betroffene mit einem Zuviel an Gefühlen, Gedankendurcheinander und Erinnerungsbildern konfrontiert sind, kommen Seele und Körper in Übererregung. Betroffene zeigen Fluchttendenzen, wollen weg oder sind ganz in Angst und Panik gefangen. Wächst der innere Stress weiter, wird es „zu viel“. Seele und Körper geraten in Untererregung, alles erschlafft. Reglosigkeit und Starre sind die Folge, Betroffene sind „weg“, nichts geht mehr. In diesen Zuständen der Über- oder Untererregung kann man mit ihnen nicht weiterarbeiten. Wenn Angst und Panik vorherrschen, geht es nur ums „Überleben“ – alle vorhandene Energie ist darin gebunden. Es bleibt *kein Freiraum*, um Zusammenhänge zu verstehen und einzuordnen. Angst verändert nicht nur den Körper, sondern sie engt auch das Denken ein. Zuerst muss die betreffende Person wieder beruhigt und reorientiert werden.

> WENN ANGST UND PANIK VORHERRSCHEN, GEHT ES NUR UMS „ÜBERLEBEN“ – ES BLEIBT KEIN FREIRAUM, UM ERKENNTNISSE ZU VERARBEITEN, ZUSAMMENHÄNGE ZU VERSTEHEN UND EINZUORDNEN.

Betroffene können nur lernen, neue Erkenntnisse aufnehmen, darüber nachdenken und verarbeiten, wenn sie sich im ausgewogenen Zustand befinden, also weder zu viel, noch zu wenig Erregung vorliegt. Dieser Bereich wird als Lernfenster bezeichnet.[8]

> LERNEN, NEUE ERKENNTNISSE AUFNEHMEN, DARÜBER NACHDENKEN UND VERARBEITEN KANN MAN NUR, WENN MAN SICH IN EINEM AUSGEWOGENEN ERREGUNGSZUSTAND BEFINDET, DEM SOGENANNTEN LERNFENSTER.

Neurobiologen wie Gerald Hüther betonen, dass Interesse, Offenheit und Neugier die besten Grundlagen für erfolgreiches Lernen sind.[9] Dies gilt ebenfalls für die Erfahrungen und das innere Erleben mit Jesus – auch sie können nur innerhalb des Lernfensters wirksam sein und verarbeitet werden. Deshalb ist es so wichtig, in den Gesprächen ein Zuviel an Gefühlen oder traumatischem Material zu vermeiden!

Als Wegbegleiter haben wir die Aufgabe, diese Erkenntnisse zu beachten und die Betroffenen zu unterstützen, einen Zustand aufrechtzuerhalten, in dem Aufnehmen und Lernen möglich sind. Immer wieder muss distanziert, stabilisiert und reorientiert werden.

Zweifel

Während langer Wegstrecken sind Unsicherheit und Zweifel über die eigenen Gefühle, Erinnerungen und deren Wahrheitsgehalt stetige Begleiter.

> Aileen: „Für mich war meine Kindheit ganz normal, ich kannte es nicht anders. Nach außen war ja auch alles gut, d. h. auch andere Menschen haben uns als ganz normale Familie erlebt. Und was innerhalb unserer Familie abging, das ging keinen etwas an. Als bei mir, ausgelöst durch meine Seelsorgeausbildung, zunehmend schwierige Erinnerungen hochkamen, war in mir ein großes Hin und Her. Mein funktionales Ich sagte: ‚Nein, so schlimm kann es nicht gewesen sein!' Die inneren Stimmen widersprachen: ‚Doch, es war schlimm!' – ‚Stellt euch nicht so an und übertreibt nicht!' – Aber die inneren Stimmen nahmen immer mehr zu."

Die Alltagsperson, die normalerweise zum Gespräch kommt, hat selbst große Angst vor dem, was an die Oberfläche kommen könnte. Der Schutzmechanismus Verleugnung springt an.

> Lisa: „Am schwersten auf diesem Weg zur inneren Heilung war der Umgang mit den Erinnerungen. ‚Ist das alles wirklich passiert, ist das alles wirklich mir passiert? Spielt mein Kopf mir da einen Streich, geht meine Fantasie mit mir durch? Erfinde ich das alles nur?' – Das ist, was meine Mutter immer zu mir gesagt hat, wenn ich ihr von Übergriffen erzählt habe.
>
> Dazu kam mein Wunsch, das Geschehene lieber zu leugnen. Aber immer wieder kamen neu auftauchende Erinnerungen, die sich gegenseitig bestätigten. Sie passten auch zu den mir zugänglichen Erinnerungen über bestimmte Häuser oder Orte. Einige Male suchte ich bestimmte Orte auf, um nachzuprüfen, inwieweit sie mit meinen inneren Erinnerungsbildern übereinstimmten. Es zeigte sich, dass meine Bilder sehr präzise waren. Das erschwerte es mir, weiter zu verleugnen, und half mir, meinen Erinnerungen zu glauben und mir selbst mehr zu trauen."

Betroffenen fällt es schwer, über die Geschehnisse von früher oder die Bilder, die sie immer wieder überfallen, zu sprechen. Die Angst, dass das heutige Gegenüber ihnen auch nicht glauben wird, ist groß. Befürchtungen melden sich: „Was passiert, wenn die Wahrheit ans Licht kommt? Wird es zur Katastrophe kommen? Was bedeutet es für die eigene Familie? Was bedeutet es für mich?“ Diese Fragen und belastenden Gedanken dürfen thematisiert werden, denn es *wird* Auswirkungen haben, wenn schlimme Dinge ans Licht kommen. Das Trugbild der heilen Familie und normalen Kindheit kann nicht mehr aufrecht erhalten werden. – „Und was ist, wenn es dann doch nicht stimmt?“

Wie wichtig ist der Wahrheitsgehalt?

Auch wenn die Frage, ob die erinnerten Geschehnisse sich genau so zugetragen haben oder nicht, immer wieder Thema wird, ist es nicht Aufgabe von uns Wegbegleitern, den exakten Wahrheitsgehalt zu überprüfen. Wir wissen, wenn eine Erinnerung das erste Mal aus dem Traumagedächtnis kommt, ist der Kern dessen, was berichtet wird, sicher wahr. Vielleicht aber ist eine Situation nicht ganz genau so abgelaufen oder manche Erinnerungen haben sich im Lauf der Zeit etwas verändert. Auf dem Weg der Wiederherstellung geht es nicht um den hundertprozentigen Wahrheitsgehalt. Die Betroffenen haben Situationen erlebt, durch die sie völlig überfordert und sehr verletzt wurden. Und das dürfen sie auch für sich so annehmen.

> Ich weiß, dass ich etwas Übles erlebt habe. Ich bin verletzt und verängstigt worden. Die Situation hat mich völlig überwältigt. Niemand hat mir geholfen, als ich dies gebraucht hätte. Es reicht mir, dies zu wissen und von da aus weiterzugehen.[10]

> DAS INNERE CHAOS, DER SCHMERZ, DIE TRÄNEN, DIE WUT UND DIE QUAL SIND REAL. SIE VERDIENEN ES, GEHÖRT, GETRÖSTET UND VERARBEITET ZU WERDEN!

Das, was Betroffene ins Chaos stürzt, entspricht ihrer inneren Wahrheit und muss verarbeitet werden. Der Schmerz, die Tränen, die Wut und die Qual sind real und verdienen es, gehört, ernst genommen und getröstet zu werden!

Als Wegbegleiter haben wir die Aufgabe, immer wieder zu vermitteln: „Ich glaube dir, dass du Schlimmes erlebt hast. Ich höre es und erkenne es an!“[11]

> Ulrike: „Mir sind hundert Tonnen Last abgefallen, als ich hörte, dass ich wirklich Schlimmes durchgemacht habe. Ich hatte bei verschiedenen Menschen über meine Erlebnisse gesprochen, doch dies hatte bisher keiner

zu mir gesagt. Ein weiterer wichtiger Satz war für mich: ‚Traue deiner Wahrnehmung!‘ Da saß ich einem Menschen gegenüber, der mir glaubte, mich ernst nahm und mir vermittelte, ich darf alles sagen, der mir half, zu verstehen und zu verarbeiten! Diesem Menschen konnte ich vertrauen!“

Die Widersprüchlichkeit bekommt Raum

„Alles, was gedacht, gefühlt, gespürt wird, ist wichtig.“[12]

Wenn innere Anteile sich melden, kommen uns oft massive Gefühle, Angst, Panik, Wut und Aggression entgegen. Um damit angemessen umgehen zu können, brauchen wir Einfühlungsvermögen und zugleich Unerschrockenheit und Standfestigkeit. Jede Widersprüchlichkeit darf sein und hat einen Grund! Es ist in Ordnung, zu wollen und nicht zu wollen. So finden wir oft verschiedene, auch einander widersprechende Meinungen – und sie sind alle wichtig. Das, was da ist, hat das Recht gehört zu werden. Hören wir es nicht, setzen dagegen das Gespräch einfach fort, stoßen wir an Blockaden und der Prozess gerät ins Stocken.

> Es existiert nicht nur eine Meinung, sondern es gibt viele, auch einander widersprechende Meinungen – und sie sind alle wichtig.

Oft neigen gerade betroffene Christen dazu, all das wegzuschieben, was sie nicht gut finden oder was nicht zu ihren christlichen Werten passt: „Diese Wut in mir muss sterben!“, „Kontrolle ist schlecht, also gebe ich jetzt alle Gedanken, die damit zu tun haben, ab! Ich will nichts mehr mit Kontrolle zu tun haben.“ Auch wenn diese Wünsche nachvollziehbar sind, stehen sie einer tiefen Herzensveränderung eher entgegen. Die Gefühle und Gedanken haben einen Grund, sie sind durch traumatisches Geschehen entstanden. Als „braver Christ“ hat die betreffende Person diese Bereiche ihres Seins vielleicht schon immer wegdrängen müssen. Geschieht dies erneut, können die damit verbundenen Konflikte und Traumata nicht verarbeitet werden, die Abspaltung kann nicht aufgelöst werden. So können eigene enge christliche Vorstellungen der Betroffenen oder Erwartungsdruck von Mitchristen eine Spaltung verstärken oder weiter notwendig machen.

Gerade auch die Bereiche einer Person, die eben nicht kooperieren, die widerspenstig oder aggressiv sind, brauchen Raum um sich zu äußern. Sie sollen ausdrücken können, wie es ihnen geht, was sie denken und weshalb sie blockieren. Vor Jesus brauchen wir nichts zu verstecken, er kennt uns sowieso, vor ihm darf alles zutage kommen – auch das, was unangepasst, unbequem, schambesetzt und voller Wut oder Schmerz ist. In der Wegbegleitung geht es darum, allem, was da ist, Raum zu geben und gerade das Unbequeme und nicht Konforme verstehen zu lernen.

> IN DER WEGBEGLEITUNG GEHT ES DARUM, ALLEM, WAS DA IST, RAUM ZU GEBEN UND GERADE DAS UNBEQUEME UND NICHT KONFORME VERSTEHEN ZU LERNEN.

Gott als Gegenüber

Wir wissen, wie wertvoll es ist, während des Wiederherstellungsweges Gott als Gegenüber, als Hilfe und Halt zu erleben. Die Betroffenen sind zu uns gekommen, weil sie sich genau das wünschen. Trotzdem ist „Glaube" nicht immer einfach, wird manchmal falsch verstanden oder kann durch Prägungen und schlimme Erfahrungen verbogen sein.

Wegbegleiter und Betroffene – beide brauchen Gott!

Meist ist es die Alltagsperson, die Gott kennt, als Christ lebt und sich Gottes Hilfe wünscht. Andererseits gibt es in ihr Zweifel, Angst und Misstrauen, die sie selbst nicht einordnen kann. Dieses Hin- und Hergerissensein erlebt die betroffene Person als große Not. Wir können erklären, dass diese Zwiespältigkeit bei traumatisierten Menschen häufig vorkommt, dass bestimmte verletzte innere Bereiche Jesus vielleicht gar nicht kennen, vor ihm Angst haben oder von ihm enttäuscht sind.

Wichtig ist, immer wieder Wahrheiten über Gott und Jesus zu vermitteln, in biblischen Geschichten und Gleichnissen zu erzählen, wie Gott wirklich ist und wie er seine Hilfe zeigen will. Die Alltagsperson und die inneren Bereiche hören diese Botschaften, in der gesamten Person kann Vertrauen wachsen und neue Stärke, Hoffnung und Zuversicht können entstehen. Betroffene erleben, wie Gott ihnen Zuspruch schenkt, seine Liebe zeigt und ihnen innerlich Geborgenheit vermittelt. Langsam entwickelt sich ein Fundament, auf dem sie sicher stehen können, selbst wenn „es einmal stürmt".

Auch wir Wegbegleiter brauchen dieses Fundament, denn das, was wir hören, ist schwer und oft kaum zu fassen. Wenn wir all das Leid und Unrecht auf uns nehmen, können wir darunter zusammenbrechen. Alles, was wir hören, jede Last, jedes Gefühl, jede Verantwortung, die wir von unserem Gegenüber auf uns geladen haben, sollten wir möglichst schnell an Jesus weiterreichen.

„Überlasst all eure Sorgen Gott, denn er sorgt sich um alles, was euch betrifft!“ (1. Petrus 5,7). Dieses Angebot gilt sowohl Betroffenen als auch Wegbegleitern.

Falsche Gottesbilder

In der christlichen Wegbegleitung spielt das Gottesbild eine entscheidende Rolle. In Kapitel „Grundlagen“ habe ich meine Glaubensüberzeugungen formuliert. Viele Christen haben aber ein von Enttäuschungen und Verletzungen der Vergangenheit geprägtes und somit verzerrtes Gottesbild. Erfahrungen mit den Eltern und anderen wichtigen Bezugspersonen, Strenge und strafende Erziehungsmethoden oder mangelndes Interesse und Ablehnung formen die Art und Weise, wie wir Gott sehen. Bei Betroffenen kann sich durch Missbrauchserfahrungen grundsätzliches Misstrauen gegenüber Männern entwickelt haben und somit auch gegen Gott und Jesus. Enttäuschungen und Ängste können der vertrauensvollen Beziehung zu Gott und Jesus im Weg stehen. Wir Wegbegleiter müssen helfen zu entdecken, was Vertrauen verhindert, und falsche Gottesbilder entlarven. Dabei gilt es zu beachten, dass verschiedene Persönlichkeitsanteile unterschiedliche Ansichten und Kenntnisse über Gott haben können. Haben z. B. kindliche traumatisierte Anteile Angst vor Jesus oder Gott, kann es wichtig sein, zunächst andere biblische Bilder oder Namen zu nutzen: das Lamm (Johannes 1,29), der Löwe von Juda (Offenbarung 5,5), das Licht der Welt (Johannes 8,12), Jahwe Shalom – der Herr, unser Friede (Richter 6,24), Jahwe Rapha – der Herr, unser Arzt (2. Mose 15,25–26), El Shaddai – Gott der Allmächtige (2. Mose 6,3), das mütterliche Trösten Gottes (Jesaja 66,13).

Wie oben beschrieben, können Schritt für Schritt falsche Gottesbilder korrigiert und der Glaube durch neue Erfahrungen gestärkt werden. Die bisher begrenzte Sicht kann sich erweitern und die Wahrheit mehr und mehr Raum einnehmen. Auch in der Beziehung zu Gott geht es um Wiederherstellung.

Kein christlich begründeter Druck

Bei der Wegbegleitung soll der Glaube Orientierung geben, Hilfe, Ermutigung und Unterstützung sein. Da es innerhalb der Christen unterschiedliche Gemeinden gibt, existieren verschiedenste Prägungen. Manchmal sind die Erwartungen an Christen sehr hoch und traumatisierte Menschen geraten leicht unter Druck.

Gottes Anspruch?

Manche Christen sind getrieben von dem Anspruch, Gottes Regeln einzuhalten und ihm zu gefallen: Um von ihm geliebt zu werden, müssen sie doch das tun, was er (anscheinend) von ihnen erwartet. Christlicher Perfektionismus kann sich entwickeln. Menschen, die sich selbst gegenüber unbarmherzig sind, sind dies auch anderen gegenüber. Traumatisierte Christen bekommen zahlreiche Ratschläge: „Du musst einfach vergeben! Es steht geschrieben, als Christ sollst du deine Feinde lieben! Wenn du nicht weiterkommst, muss es an dir liegen! Machst du auch regelmäßig deine Stille Zeit? Kein Wunder, dass sich nichts verändert. Verbring mehr Zeit mit Gott, bekenne deine Schuld! Du musst dich in Selbstdisziplin üben! …“ Auch wenn diese Aussagen einen gewissen Wahrheitsgehalt haben und die Herzensabsicht dahinter gut ist, werden sie den Betroffenen nicht gerecht. Für Menschen, die mit sich selbst nicht zurechtkommen, sind solche Aufforderungen nicht hilfreich. Sie verstärken den Druck und die Verzweiflung, das Gefühl, wieder nicht verstanden zu werden und selbst schuld zu sein.

> Ulrike: „Vielleicht werde ich dann brav, wie ich schon immer war, meine Christenpflicht erledigen. Das innere Chaos jedoch bleibt, der Druck steigt. Ich muss jetzt so tun, als ob alles in Ordnung wäre. Das Leben im Hamsterrad geht weiter – nun noch zusätzlich mit dem christlichen Anspruch.“

Vor Gott darf ein Mensch ehrlich sein, braucht nichts zu verbergen und muss nichts vorspielen.

> Zu dir, Herr, erhebe ich meine Seele! (Psalm 25,1; 86,4; 143,8 REÜ). Das ist eine Schlüsselformulierung, denn sie zeigt uns, dass der hebräisch geprägte Mensch ganz selbstverständlich die Dinge vor Gott ausbreitet, die in seiner Seele sind: seine Emotionen, seine Wünsche, seine Sehnsüchte, sein Verlangen, seine Gedanken – die schönen, guten, edlen, aber auch alle unguten, verkehrten und kranken Seiten seiner Seele. Der Hebräer weiß: Dies alles darf ich Gott sagen. Ich muss nicht zuerst das

> Negative und Unschöne aussortieren, um mich danach nur mit meinen frommen Seiten vor Gott zu präsentieren. Nein, Gott will mich so, wie ich wirklich bin, nicht wie ich meine, dass ich sein sollte. Deshalb: Zu dir, Herr, erhebe ich meine Seele![13]

Die Betroffenen müssen hören, dass jeder Mensch auch in seinem Versagen geliebt und angenommen ist. Sie müssen nichts tun oder vorweisen, um von Gott *mehr* geliebt oder angenommen zu werden. Gott sieht sie, kennt ihr Herz. Seine Liebe gilt immer, auch wenn man schwach und zerbrochen ist und es eben nicht schafft – oder gerade dann! Schwach sein ist vor Gott keine Schande.

Ein Leben als Überwinder und Sieger?

In manchen Gemeinden wird die Ansicht vertreten, dass sich mit der Lebensübergabe automatisch alles verändert habe, der Mensch neu geworden sei und nur lernen müsse, im Sieg zu leben. Indem man nicht auf das Vergangene blickt, sondern auf das Gute, auf Jesus, könne man ein Leben als Sieger und Überwinder führen.

> Wer ehrlich ist, merkt, dass es gar nicht möglich ist, die eigene Seele von all dem zu befreien, was Gott nicht gefällt. Viele begehen aufgrund dieser Erkenntnis nun aber einen anderen Fehler: Sie verdrängen die dunklen Seiten ihrer Seele. Sie verbannen sie aus ihrem Bewusstsein, um sich nicht länger mit ihnen auseinandersetzen zu müssen … mit der Folge, dass sie von anderen oft als unnatürlich fromme, aufgesetzt fröhliche, letztlich aber unnahbare „Christen" wahrgenommen werden, die scheinbar alles im Griff und nie ein Problem haben.[14]

Ein solches Leben erfordert eine große Kraftanstrengung; die bestehenden Gedanken und Gefühle, die nicht sein dürfen, müssen stets verdrängt und abgespalten werden. Tatsächliche Herzensveränderung, Heilung und Wiederherstellung sind nicht möglich.

In und mit Jesus können Menschen überwinden und Sieger sein, indem sie sich dem stellen, was in ihnen ist, und damit ehrlich und offen zu ihm kommen. Dann kann Veränderung und wirkliche Freisetzung geschehen.

Gottes Wirken Raum geben

Paulus bat Gott dreimal, er möge seine Schwäche von ihm nehmen. *„Doch Gott antwortet ihm: ‚Diese Schwachheit kann ich gebrauchen. Darin begegne ich dir. Dahinein lege ich meine Kraft. Ich habe etwas* *vor damit!' (siehe 2. Korinther 12,7–9).* "[15] Genau das, was zerbrochen ist, genau die Wunden und Schwachheiten werden in der Begegnung mit Gott berührt und verwandelt.

Die eigenen Schwächen und Schwierigkeiten eingestehen können ist eine Stärke! Wenn wir vor unserem Gott ehrlich werden, können Veränderung und Heilung geschehen. Gefühle des Schmerzes, der Verlassenheit und Hoffnungslosigkeit nehmen ab und verschwinden mit der Zeit völlig, innerer Friede breitet sich aus. Es macht einen großen Unterschied, ob man stetig wachsam sein muss, um nicht in das Alte zurückzufallen, oder ob man in der Wiederherstellung, die durch Jesu Wirken möglich wurde, ruhen kann.

> Ganzheitlich zu glauben bedeutet zu lernen, meine Gottesbeziehung nicht an meiner Seele und ihren Empfindungen vorbeizugestalten. Es bedeutet, damit zu beginnen, diese in die Ausdrucksformen meiner Spiritualität einzubeziehen. Die Folge davon ist kein endloses Kreisen um mich selbst. Im Gegenteil: Der Mensch, der seine Seele vor Gott öffnet, wird letztlich weniger um sich selbst kreisen als derjenige, der sich weigert, das zu tun. Er schafft dadurch Freiraum für Gottes Geist und für sein Wirken bis hinein in die tiefsten Schichten seines Seins. Nichts macht uns freier und weniger auf uns selbst bezogen als das. Den glaubwürdigsten Einsatz für Gott und sein Reich leisten nach meiner Erfahrung die Menschen, die sich in ihrem Innersten von Gott berühren lassen.[16]

Hoffnung vermitteln

Da ein gewisser Leidensdruck nötig ist, um sich auf den Weg zu machen und der Herausforderung einer Trauma-Aufarbeitung zu stellen, geht es den Betroffenen, wenn sie zu uns kommen, meist nicht gut. Sie sind oft verzweifelt, sehen nur noch wenig Perspektive und haben keine Vorstellung davon, wie es jemals anders werden sollte. Sie brauchen neue Zuversicht und Ermutigung. Wir Wegbegleiter sollen Hoffnungsträger für sie sein! Wenn sie Gott ihr Herz hinhalten und den Wiederherstellungsweg mit ihm gehen, werden auch sie erleben: *„Gott kann und will meine Wunden, meine größten Schwachheiten und mein schlimmstes Versagen nehmen und aus ihnen etwas Gutes machen. Etwas Neues, das wertvoll und ermutigend ist. Nicht nur für mich selbst. Was Gott an mir tun wird, wird sogar meinen Mitmenschen zum Segen werden.* "[17]

Wir machen immer wieder Mut, verdeutlichen, was schon erreicht werden konnte und welche Veränderungen bereits geschehen sind, wecken Erwartungen und zeigen Perspektiven auf: „Auch wenn der Weg manchmal mühevoll und steil ist, gefährlich wirkt und endlos scheint, es lohnt sich! Du bist nicht allein, Jesus ist an deiner Seite, auch ich begleite dich. Dieser Weg hat Ziele, die es wert sind, sich immer wieder aufzuraffen und weiterzugehen. Es kommt nicht allein auf deine Kraft an, Gott hilft dir wieder auf, er selbst trägt dich über bestimmte Wegabschnitte, bei ihm kannst du dich ausruhen. Er rüstet dich immer wieder aus mit neuem Mut und frischer Kraft."

> WEGBEGLEITER SIND HOFFNUNGSTRÄGER!

Informationen weitergeben

Wissen und Verstehen vermittelt Sicherheit. Betroffene müssen die Zusammenhänge von Trauma und Folgen verstehen lernen, Informationen über die Störungsbilder und mögliche Ursachen erhalten. Gemeinsam gilt es zu entdecken, wie sich dies bei der betreffenden Person ganz individuell auswirkt. Wir können mit ihnen besprechen, wie Gott sich die Beziehung zwischen Eltern und Kindern gedacht hat, was ein Kind braucht und wodurch es überfordert sein kann. Wir reden über traumatische Erlebnisse und wie sich diese im Erwachsenenalter auswirken. Begriffe wie Dissoziation oder Aufspaltung sind häufig erschreckend. Ich erkläre oft, dass Dissoziation ein Weg ist, der dem Menschen ermöglicht, Unerträgliches auszuhalten, ein von Gott selbst vorbereiteter Bewältigungsmechanismus. Einer unerträglichen Situation ausgeliefert zu sein, lässt einem nur drei mögliche Reaktionen: sterben, verrückt werden oder dissoziieren. Als kreative Überlebensleistung zeugt Dissoziation von Lebenswillen.

In einfachen Worten, mit Beispielen und Bildern schildern wir den Zerbruch, der bei Dissoziation stattfindet, aber auch die Wiederherstellung, die durch Gott möglich ist. Dabei ist es hilfreich, das Bild vom zerbrochenen Krug zu beschreiben: Aufgrund schlimmer Ereignisse hat der ursprünglich von Gott, vom Töpfer, gestaltete Krug Risse bekommen, ist in Scherben zerbrochen. Gottes Ziel ist, den Krug wieder zusammenzufügen.

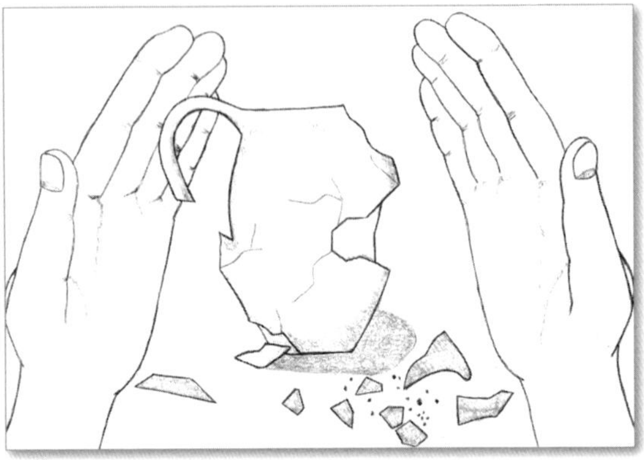

Gott will den zerbrochenen Krug wieder zusammenfügen

Er weiß, was geschehen ist, er kennt jede Bruchlinie, jede Scherbe. Er wird nichts übersehen oder vergessen. Auch wenn manche Scherben matt geworden sind, andere sich nicht gleich einpassen lassen, so ist doch jede einzelne Scherbe wertvoll. Gott, der Töpfer, kennt dieses Gefäß und alles, was dazu gehört. Er kann das, was zerbrochen ist, wieder zusammenfügen und daraus etwas Neues machen.

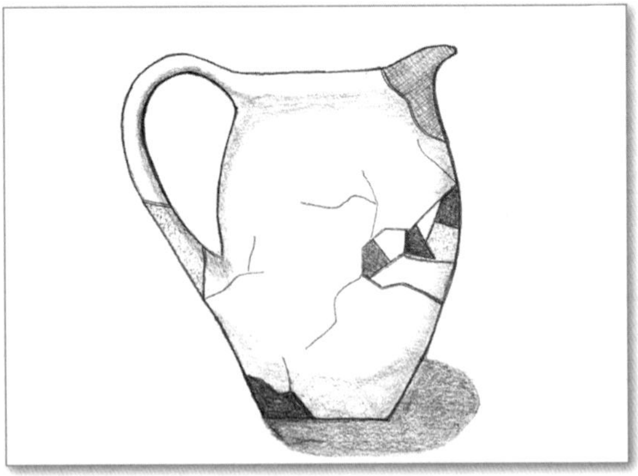

Gott macht aus dem Zerbrochenen etwas Neues

Anna: „Durch die ganze Therapie hat mich ein Bild besonders begleitet, getröstet und tief berührt. Ich war im Gebet, fragte mich, ob Gott auch alle Scherben meines Lebens finden wird. Da sah ich, wie Jesus eine Lebensscherbe vor Gottes Thron brachte, sie lag auf rotem Samt, wie eine kostbare Perle. Dann nahm er die Scherbe in seine Hand und drückte fest zu. Er spürte die scharfen Kanten, aber er ließ sie nicht los. Blut floss aus seiner Hand und tropfte auf den Boden. Immer fester drückte er zu, bis er sich eins machte mit ihr, um ihren ganzen Schmerz zu spüren. Er ließ es zu, verwundet zu werden. Ich sah so viel Erbarmen und Liebe in ihm! Da wusste ich, es ist ihm nicht egal, wie es mir geht. Jede einzelne Scherbe meines Lebens wird er suchen, aufheben und in seine Hand nehmen. Sie sind kostbar und wichtig für ihn. Auch wenn ich mich oft zerbrochen fühle, spüre ich, er ist für mich da."

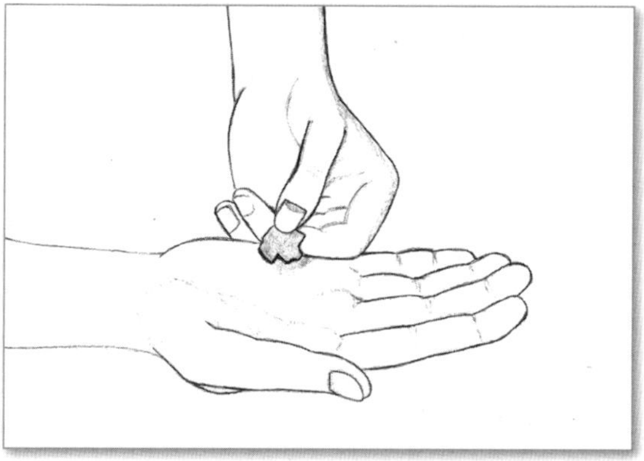

Jede einzelne Scherbe ist wertvoll!

Du bist nicht verrückt

Wenn sich die Betroffenen mehr öffnen und bereit werden, darüber zu reden, wie es in ihnen aussieht, wird offensichtlich, wie belastend das innere Chaos ist. Als ich Jana fragte, was anfangs für sie am schwierigsten gewesen sei, antwortete sie: *„Wahrscheinlich die Angst, als verrückt abgestempelt zu werden, denn es ist doch verrückt, wenn man in sich Gespräche und Diskussionen hört!"* Auch wenn diese Befürchtung nicht immer ausgesprochen wird, ist sie doch immer präsent. Auch hier sind Informationen wichtig: Stimmen-Hören gilt zwar als typisches Anzeichen für Schizophrenie, kommt aber bei

Dissoziation weitaus häufiger vor. Aufgrund der Aufspaltung kann sich innerlich ein Kind melden, das jammert: *„Ich bin so traurig, es ist so schlimm!“* Negative Gedankenstimmen geben Kommentare ab: *„Du kannst ja auch wirklich nichts richtig machen! Du Versager, du Nichtsnutz!“* Warnungen können laut werden: *„Du darfst niemandem etwas sagen, das ist verboten! Du darfst niemandem vertrauen, das ist gefährlich!“* All diese Stimmen gehören zu Anteilen, die sich im Innern befinden. Sie sind Zeichen des Zerbruchs, nicht ein Hinweis auf „Verrücktsein“. Wieder und wieder müssen wir den Betroffenen zusprechen: „Du bist keinesfalls verrückt, sondern mit dir ist Schlimmes geschehen. Du hast reagiert und versucht zu überleben!“

> EINE WICHTIGE BOTSCHAFT IST: „DU BIST NICHT VERRÜCKT, SONDERN MIT DIR IST SCHLIMMES GESCHEHEN. DU HAST REAGIERT UND VERSUCHT ZU ÜBERLEBEN!“

Den Weg planen

Gemeinsam mit den Betroffenen besprechen wir, wie sich der Wiederherstellungsweg gestalten wird. Wir besprechen die einzelnen Etappen und beschreiben, wie wir vorgehen werden. Wichtig ist, zu klären, welche Erwartungen und Ziele die betreffende Person hat. Zusammen erarbeiten wir, was am Ende des Wiederherstellungswegs erreicht sein soll und wie einzelne Etappenziele aussehen könnten. Je genauer und praktischer diese Vorgaben formuliert werden, desto konkreter kann man sie später überprüfen.

Mögliche Zielformulierungen:

„Ich will bis Ende des Monats einen Überblick über meine mir bekannten inneren Anteile aufgezeichnet haben.“

„Ich will darauf hinarbeiten, dass ich bis Ende des Jahres besser mit Stress umgehen kann. Ich könnte das daran festmachen, dass ich gelernt habe, mir etwas Gutes zu tun, wenn ich merke, dass der Stresspegel steigt, z. B. mir einen Tee kochen und in eine kuschelige Decke gehüllt ein schönes Buch lesen.“

Immer müssen wir bedenken: Der Weg aus dem Trauma dauert seine Zeit. Die Geschwindigkeit bestimmen die Betroffenen! Beim Vorgehen bitten wir um Gottes Führung, er hat den besten Überblick, er weiß den Zeitplan, der niemanden überfordert und doch zum Ziel führt.

Stabilisieren

Beim Stabilisieren geht es darum, festen Boden unter den Füßen zu haben, seine Kräfte einzuteilen, Dammbrüche zu verhindern und die Gegenwart zu bewältigen. Rückschläge sind auf einer solchen Wegbegleitung normal!

Bestandsaufnahme

Am Anfang des Weges muss eine Bestandsaufnahme erhoben werden. Wir Begleiter brauchen ein Bild von den guten und schwierigen Lebensbereichen.

Welche Stärken und Kompetenzen sind vorhanden? Auf welchen Gebieten gibt es Schwierigkeiten oder herrscht sogar Chaos? Dabei geht es um die persönliche und berufliche Situation, um die Bewältigung der Alltagspflichten, die Schlaf- und Essgewohnheiten, um gute und schlechte Beziehungen und den Umgang mit eigenen Kindern. Besonders wichtig ist es, zu entdecken, inwieweit eine akute Gefährdung vorliegt.[18] Besteht Handlungsbedarf, weil die betreffende Person völlig überfordert und am Ende ist? Zeigt sie Anzeichen einer Psychose? Neigt sie zu Selbstverletzungen und in welcher Form? Ist sie selbstmordgefährdet? Gibt es schützende und sichernde Faktoren? Welche Möglichkeiten hat sie, mit Stress umzugehen? Kommt sie wieder zur Ruhe, kann sie nachts schlafen? Gibt es Menschen in ihrem Umfeld, die sie unterstützen? Wie hat sie bisher das Leben bewältigt? Was sind ihre besonderen Gaben? Erlebt sie Hoffnung und Sicherheit in der Gottesbeziehung? Ist sie in die Gemeinschaft eines Hauskreises oder einer Gemeinde eingebettet? Welche Hilfen, Therapien, Klinikaufenthalte hat die Person auf dem bisherigen Weg in Anspruch genommen?

Anhand dieser Fragen und Themen können wir einschätzen, wo die betreffende Person steht, wo sie Hilfe braucht oder welche stützenden und hilfreichen Bereiche es bereits gibt. Daraus entwickeln sich weitere Schritte.

Stabilisierung bedeutet Schutz

Häufig drängt es Betroffene vorwärts, sie wollen endlich Veränderung in ihrem Leben sehen. Auch wenn wir Wegbegleiter diesen Wunsch verstehen, zeigt die Erfahrung, dass ohne ausreichende Stabilität die Gefahr eines Zusammenbruchs sehr groß ist!

So wie jeder Autofahrer bremsen lernt, bevor er aufs Gas drückt, sollten wir unser Augenmerk auf gute Stabilisierung richten, bevor wir uns auf die kurvenreiche Straße entlang der Steilküste der Trauma-Aufarbeitung wagen. Die traumatischen Erinnerungen und die damit verbundenen Gedanken und Gefühle sind oft sehr belastend. Somit ist es nur klug, zuerst ein gewisses Maß an Stabilität und Standfestigkeit zu erreichen.

> OHNE AUSREICHENDE STABILITÄT IST DIE GEFAHR EINES ZUSAMMENBRUCHS SEHR GROSS!

DAS BÄUMCHEN UND DER SCHNEE – EINE GESCHICHTE ZUR STABILISIERUNG

> Aufgrund der früheren Mangelversorgung und der vielen und heftigen Stürme ist der Stamm des Bäumchens schwach und verbogen. Kommt ein plötzlicher Wintereinbruch, eine große Menge Schnee (die Konfrontation mit dem Trauma samt den Erinnerungen und Gefühlen der in der Vergangenheit eingefrorenen Anteile), wird dieses Bäumchen der Last nicht gewachsen sein. Der Stamm biegt sich bedrohlich, er ist völlig überfordert. Vielleicht bricht das Bäumchen sogar zusammen. Wird es jedoch vor dem Wintereinbruch gut versorgt, bekommt zusätzliche Nährstoffe und Stützen zur Hilfe, kann das Bäumchen die Last vorübergehend tragen, sich schließlich weiterentwickeln und in der Zukunft stark und kräftig werden.

Stabilisierung ist ein wichtiges Thema, bei dem gerade Seelsorger und Berater wertvolle Unterstützung bieten können.

Was hilft beim Stabilisieren?

Viele verschiedene Themen spielen bei der Stabilisierung eine Rolle, eines der wichtigsten ist für Christen sicher ihr Glaube, die Beziehung zu Gott und zu Jesus. In jedem Menschen liegt die Sehnsucht, geliebt zu werden. Wir Wegbegleiter können die Liebe und Annahme, die wir selbst durch Gott erfahren haben, weitergeben, Bestätigung und Wert vermitteln. Betroffene erfahren, dass sie so, wie sie sind, geliebt werden, in all ihrer Zerbrochenheit und Unvollkommenheit. Sie dürfen sein, wie sie sind, müssen nichts dazu tun, um angenommen zu sein. Sie erleben: Gott interessiert sich für mich persönlich und für all meine Nöte und Verletzungen, er sagt Ja zu mir, er ist an meiner Seite. Ich bin nicht mehr allein!

Lisa hat dies bildhaft dargestellt. Ein inneres Kind geht an Jesu Hand. Jesus hat ihr versprochen, immer bei ihr zu sein: *„Ich lasse dich nie mehr los!“* Die Zusage *„nie mehr“* fließt in die Kleine hinein, füllt sie an und verleiht ihr Sicherheit und Standfestigkeit. Stabilisierung schafft sicheren Boden unter den Füßen!

Zusammengefasst geht es darum, das Gute zu fördern und das Schwierige einzudämmen.[19] Da Stabilisierung so viele Seiten hat, gebe ich im Folgenden einen Überblick, welche Bereiche dabei eine Rolle spielen. Daraus wird ersichtlich, dass während aller Etappen weitere Stabilisierung erfolgt.

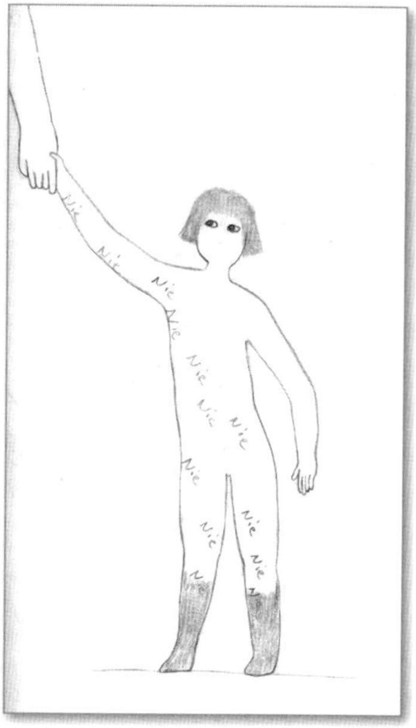

Nie mehr ...

Bereiche, die bei der Stabilisierung eine Rolle spielen:

- vertrauensvolle Beziehung zum Wegbegleiter aufbauen,
- Glaube, Zuversicht und Hoffnung im Glauben finden,
- Informationen über das Thema „Trauma und seine Auswirkungen“ erhalten,
- einen Ort zum Reden haben,
- Selbstwahrnehmung einüben,
- Leben ins Gleichgewicht bringen, Zeiten zum Ausruhen einplanen,
- sich Gutes gönnen,
- Ressourcen entdecken,
- mit Stress umgehen lernen,
- Suchtverhalten beenden (oft ist hier eine Therapie notwendig),

- selbstverletzendes und selbstschädigendes Verhalten eindämmen (siehe Etappe 3),
- eine Notfall-Liste erstellen und anwenden (siehe Etappe 3),
- Sicherheit in den äußeren Lebensumständen anstreben (siehe Etappe 2),
- destruktive Bindungsmuster verändern,
- gute Beziehungen aufbauen,
- sinnvolle Grenzen setzen lernen,
- die Ehebeziehung stärken,
- guten Umgang mit den eigenen Kindern erreichen,
- aus der Opferrolle zum Agieren kommen,
- in eine unterstützende Gemeinde eingebunden sein,
- Umgang mit Gefühlsüberflutungen und Erinnerungsbildern einüben (siehe Etappe 2),
- unterscheiden lernen, welche Gefühle zu heute und welche zu damals gehören,
- alles, was zu viel ist, abgeben,
- das Innere kennen- und verstehen lernen (siehe Etappe 3),
- zunehmende innere Kommunikation und Mithilfe bei dem Wiederherstellungsprozess erreichen (siehe Etappe 3),
- eine Meta-Ebene einnehmen und von dort aus beobachten (siehe Etappe 3),
- entdecken, was Hilfe und Veränderung braucht,
- einen inneren sicheren Ort entwickeln (siehe Etappe 2),
- im Trauma eingefrorene Anteile durch innere Rettungsaktionen herausholen (siehe Etappe 4),
- Veränderung des Umgangs mit sich und den Anteilen anstreben: Trost statt Entwertung,
- Täteranteilen neue Aufgaben verleihen (siehe Etappe 3),
- Schutz vor etwas „Gefährlichem“ im Inneren erleben (siehe Etappe 3),
- Jesus als Helfer und Retter erfahren,
- innerlich evangelisieren und zu Jesus führen (siehe Etappe 3).

> STABILISIERUNG SCHAFFT SICHEREN BODEN UNTER DEN FÜSSEN!

Alles Gute, was wir entdecken, sprechen wir an, wir bestätigen und ermutigen, wo immer möglich. Wir lenken den Blick immer wieder auf das Positive und Hilfreiche, die Fähigkeiten und Gaben, alle Erfolge, auch wenn sie noch so klein sind. Diese Bereiche werden gestärkt und können weiter wachsen. Standfestigkeit, Selbstvertrauen und Zuversicht nehmen zu. Stabilisierung wird auf dem gesamten Weg immer wieder wichtig, gleichzeitig wächst die Stabilität aufgrund der gemeinsamen Arbeit.

Ressourcen entdecken

Ressourcen spielen bei der Stabilisierung eine wichtige Rolle. Sie sind der positive Gegenpol zu den herausfordernden schwierigen Themen und Gefühlen.

Traumatisierte Menschen haben die guten Bereiche meist nicht im Blick oder haben sie noch nicht erkannt, weil sie zu sehr auf das Schwierige fixiert sind. Häufig erleben sie sich wie gelähmt, sind gefangen in dem Gefühl, Opfer zu sein, und darauf beschränkt zu reagieren statt zu agieren. Wir Wegbegleiter können helfen, ihnen diese Zusammenhänge bewusst zu machen. Sie sollen aktiv werden, eigene Interessen entwickeln und ihren Blick ganz bewusst immer wieder auf das Gute richten.

Im Buch „Berufen zum Königskind" beschreibt Ulrike folgendes innere Bild: Sie sieht ein Schiff, ihr Lebensschiff. Es kommt nicht mehr vorwärts, hat Schlagseite, all das Negative ist zu schwer geworden. Mit Jesu Hilfe erkennt Ulrike, dass dieses Schiff nur weiterfahren kann, wenn es neu in Balance kommt.

> „Als ich Jesus fragte, was dieses Bild bedeuten solle, ließ er mich mein Herz schauen. Es war entgegen meiner bisherigen Überzeugung (mickrig und ohne Wert) groß und gut! In diesem Herzen führte er mich in eine Kammer voller Schätze. Er zeigte mir Beziehungen, die ich früher gehabt hatte und heute hatte – Beziehungen, die mich stützten und stärkten. Er ließ mich erkennen, wie viel ich bereits gelernt hatte, und offenbarte mir, dass ich in der Lage war, für mich selbst einzustehen. Jesus wies mich darauf hin, dass ich stark und tapfer sei. Immer war ich wieder aufgestanden, wenn ich hingefallen war. Ein weiterer Schatz bestand in den Verheißungen Gottes, die ich empfangen hatte und auf die ich vertraute. All das waren wichtige Ressourcen meines Lebens. Sie waren in diesem großen Herzen, das meines sein sollte! Jesus machte mir durch dieses Bild deutlich, dass das Schiff desto

> mehr ins Gleichgewicht kommen werde, je mehr ich das Positive in meinem Leben entdecken und mich über meine Schätze freuen lernen würde. Vieles habe ich seitdem wieder- oder neu entdeckt: Singen, Schreiben, Gedichte verfassen, Malen und Gestalten, Spaziergänge mit meiner Hündin, mein Garten, Sauna, Sport, Begegnungen mit Freunden. Auch habe ich mir eine wunderschöne Ecke eingerichtet, die zu meinem Ort der Ruhe und Begegnung mit Gott geworden ist. Ich liebe es, dort ruhige, meditative Musik zu hören. Das Eintauchen in Gottes Gegenwart tut mir gut und füllt mich neu auf."

Ressourcen sind Kraftquellen, all die guten und hilfreichen Dinge des Lebens: der Glaube, Freunde, die Familie, eine gute Gemeinde, Tiere, die Liebe zur Natur, Musik, Kunst, Sportlichkeit, Kreativität, Intelligenz, Wissen, besondere Begabungen, eine grundsätzlich optimistische Lebenseinstellung. Auch der Alltag mit einer sich wiederholenden Tagesstruktur kann Ressource sein und Sicherheit vermitteln. Alles, was langfristig guttut, bewirkt weitere Stabilität.

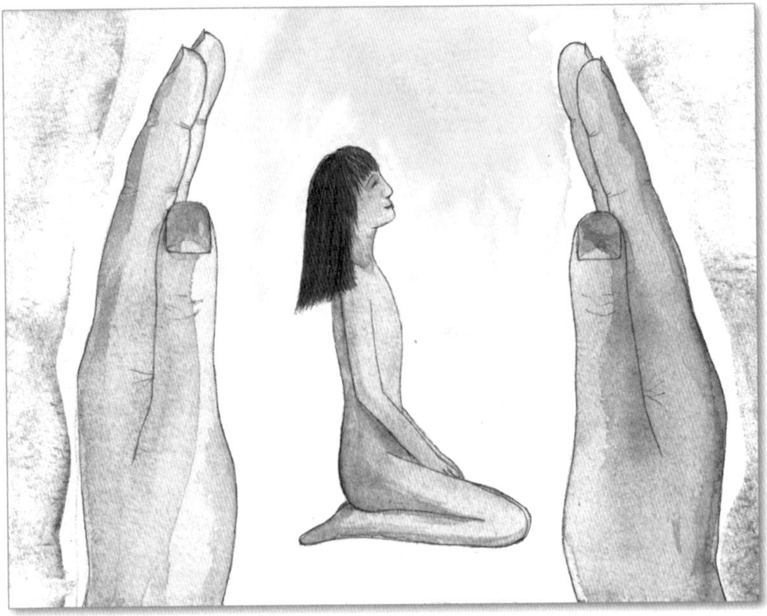

Geborgenheit trotz alledem

Belastbarkeit und Stresstoleranz können sich verbessern, wenn man ein gesundes Gleichgewicht zwischen Anstrengungen und Aufgaben auf der einen Seite und Entspannung und angenehmen Aktivitäten auf der anderen Seite beachtet und lebt. Zusammen mit den Betroffenen machen wir Wegbegleiter uns auf den Weg zu entdecken, auf welche Ressourcen sie bereits zugreifen oder welche neuen Möglichkeiten sie für sich in Anspruch nehmen können. Eine Sammlung hilfreicher Ideen entsteht.

Betroffene können für sich eine Schatzkiste anlegen oder ein Ermutigungsbuch gestalten. Darin wird alles gesammelt, was wertvoll ist: positive Erlebnisse, schöne Erinnerungen, gute Texte, ermutigende Bilder, eigene Gedichte, bedeutungsvolle Fotos, Zusagen Gottes. Dies können sie gerade dann zur Hand nehmen, wenn es ihnen nicht so gut geht und sie Ermutigung brauchen.

Das Entdecken von Gutem und Hilfreichem, das Genießen der schönen Momente, die Berührungen durch Gott selbst bereichern nicht nur das Leben, sondern wirken sich auch körperlich aus: Neue Gehirnverbindungen werden gebahnt, die guten Erfahrungen prägen sich ein. Betroffene lernen, das Leben ist trotz allem lebenswert, es gibt neben all dem Schlimmen auch Entspannung, Freude und Geborgenheit.

Etappe 2: Sicherheit außen und innen

Täterkontakte • Praktische Lebensbewältigung • Distanzieren • Reorientieren • Selbstwert

Inzwischen ist Vertrauen gewachsen, sowohl zum Wegbegleiter als auch zu Gott. Auch wenn sich eine Grundstabilität entwickelt hat, geht es in dieser Etappe um weitere Stabilisierung, um den Aufbau von Sicherheit. Die Betroffenen haben erkannt, dass sie an den Folgen ihrer traumatischen Vergangenheit leiden. Sie wissen, dass die anstehenden Veränderungsprozesse Zeit und Kraft kosten und sie dazu gewissen Freiraum benötigen werden. Bedeutet der Alltag für die Betroffenen weiterhin „Kampf ums Überleben", können sie sich nicht an die schwierigen Themen der Aufarbeitung heranwagen. Sie brauchen zuerst ein Grundmaß an äußerer und innerer Sicherheit.

Äußere Sicherheit

In der Vergangenheit haben Betroffene erlebt, dass Menschen oder Situationen bedrohlich, gefährlich und missbräuchlich waren. Ihre Lebensumstände waren unsicher, manchmal mussten sie ums Überleben kämpfen. Wie ist die Situation heute?

Täterkontakte

Falls weiterhin Kontakt zu Tätern besteht, befinden sich die Betroffenen nach wie vor in einer Ausnahmesituation. Dies gilt in ganz besonderem Maß, wenn die Traumata im Umfeld organisierter oder ritueller Gewalt stattfanden. Aber auch wenn die Traumatisierung sich im familiären Umfeld ereignet hat, ist die Trauma-Aufarbeitung schwierig, solange enge Kontakte bestehen. Es ist problematisch, sich einer schlimmen Wahrheit zu stellen, wenn man der Person, die dafür verantwortlich ist, im familiären Umfeld weiterhin begegnet. Selbst wenn sich die Beziehung heute anders gestaltet als früher, setzt die Begegnung mit den früheren Tätern im Inneren der Betroffenen immer wieder Abwehr- und Schutzmechanismen in Gang. Nach Besuchen oder Telefonaten erleben sie undefinierbare Ängste, erneute Zweifel, anhaltende Verunsicherung, Zunahme der Gefühlsüberflutungen oder werden instabil und entwickeln Selbstmordgedanken.

So ist es wichtig, mit den Betroffenen herauszuarbeiten, welche Kontakte guttun und welche negative Folgen haben. Wie integer sind die Mitglieder der Ursprungsfamilie, die Freunde und Bekannten, die Menschen, mit denen man zusammenlebt? Gibt es Unterstützung und Hilfe, gutes Miteinander und Kommunikation? Wie wird die Ehebeziehung beschrieben, wiederholen sich alte, destruktive Muster? Wie gestaltet sich das gemeindliche Umfeld, ist es geprägt von Liebe und Annahme, steht Jesus im Mittelpunkt oder herrschen Druck, Enge und Gesetzlichkeit? Mit welchen Menschen hat die Person im Beruf zu tun, hat sie ihren Platz gefunden oder wird sie ausgenutzt?

FÜR BETROFFENE, DIE AKTUELL TRAUMATISIERT WERDEN – DURCH FRÜHERE ODER NEUE, HEUTIGE TÄTER – GEHT ES NICHT UM AUFARBEITUNG, SONDERN UMS ÜBERLEBEN!

Für Betroffene, die aktuell traumatisiert werden – durch frühere oder neue, heutige Täter – geht es nicht um Aufarbeitung, sondern ums Überleben! Dann brauchen sie all ihre Kraft und Energie, um die schwierigen Situationen zu überstehen. In einem solchen Fall benötigen sie Hilfe und Unterstützung in ihrer Notsituation. Sie müssen gestärkt werden, damit sie Grenzen setzen lernen und Mut entwickeln, auf Abstand zu dem oder den Tätern zu gehen.

Die Ursprungsfamilie als Täter

Hat die Traumatisierung in der eigenen Familie stattgefunden, ist es für die Betroffenen besonders schwierig. Selbst wenn zum offensichtlichen Täter innere Distanz besteht, wünschen sie sich doch Kontakt und Nähe zu den anderen Familienmitgliedern. Diese Beziehungen wollen sie nicht verlieren. Wie sollen sie aber mit den Menschen umgehen, die weggesehen und weggehört haben, die nichts von dem Schrecklichen mitbekommen haben wollen? Die nicht Partei ergriffen und nicht geschützt haben? Auch sie sind zu Mittätern geworden!

> Anna: „Das Schlimmste für mich war, zu erkennen, dass meine Mutter über alles Bescheid gewusst hatte. Ich konnte diesen Verrat kaum fassen. Eine ganze Familie hatte weggeschaut, sogar meine Oma! Alle haben geschwiegen, keiner hat geholfen. Meine eigene Mutter hat es zugelassen und ist so selbst zum Täter an mir geworden. Das schmerzt mehr als alles andere. Ich musste erkennen, ich war in einem ganzen System von Schweigen und Vertuschen gefangen. Ich hatte mich diesen Regeln gebeugt, jede neue Drohung hatte mich mehr verstummen lassen. Ich komme mir so schrecklich verraten und belogen vor!"

Jeder Mensch geht auf seine Art mit dem um, was in der Vergangenheit geschehen ist: die Erinnerungen verdrängen, sich tatsächlich nicht mehr erinnern können, das Ganze ruhen lassen wollen oder die Geschehnisse direkt konfrontieren. Nicht alle Familienmitglieder haben den Mut, sich den erschreckenden Tatsachen zu stellen, oft versuchen sie zu verhindern, dass irgendetwas aufgedeckt wird. Dann erleben Betroffene, dass ihnen wieder nicht geglaubt wird oder sogar sie selbst als Schuldige und Verräter bezeichnet werden. Das ist schwer zu ertragen.

> Anna: „Mein Bruder sagt, egal was ich erzähle, er wird mir nicht glauben. Er lässt sich seine Familie nicht kaputt machen. Mädchen lügen, wenn sie behaupten, missbraucht worden zu sein. Mit meiner Schwester kann ich auch nicht darüber reden. Es geht ihr dann sofort körperlich schlecht, zu viele verdrängte Erinnerungen (eigener Missbrauch?) kommen hoch. Außerdem fühlt sie sich dann schuldig, mich nicht beschützt zu haben. Sie sagt, ich würde das Bild der Mutter und der Kindheit in ihr zerstören."

Das Gebot, Vater und Mutter zu ehren, bedeutet für Christen ein weiteres Spannungsfeld. Immer wieder wird es als Druckmittel gebraucht, von anderen Familienmitgliedern, aber auch Mitchristen, die damit den Betroffenen eine weitere Last auflegen. Da diese sich sowieso schon schlecht und schuldig fühlen, fällt es ihnen noch schwerer, gesunde Grenzen zu ziehen.

> Anna: „Meine Mutter war immer nur krank und schwach, unfähig mir Hilfe zu geben. Ich empfand nichts für sie, konnte in mir auch nicht das kleinste Gefühl von Liebe zu ihr finden. Ich verurteilte mich dafür, also tat ich alles für sie, nur um mein Gewissen zu beruhigen. Ich litt unsagbar, weil ich Jesus kannte und seinen Geboten folgen wollte. Erst später, als ich begriff, ich muss sie nicht für Missbrauch und Gewalt achten, das sind Taten, die Gott tief verurteilt, sondern für ihren Stand als meine Mutter, ging es mir besser."

Wie kann sich „ehren" gestalten, wenn Vater oder Mutter missbräuchlich oder Mittäter waren? Was bedeutet es in dieser Situation, seine Eltern zu ehren? Sicherlich nicht, dass man sich in die „Höhle des Löwen" begeben und so verhalten muss, als wäre nichts geschehen! Ehren bedeutet nicht, keine Grenzen setzen zu dürfen oder verpflichtet zu sein, missbräuchliche Eltern „lieb zu haben". Eltern ehren heißt, diese Menschen als Eltern zu achten, als die, denen man sein Leben verdankt. Wir Wegbegleiter sind herausgefordert, selbst einen Standpunkt zu diesen schwierigen Fragen zu finden und zusammen mit den Betroffenen einen für sie individuell gangbaren Weg zu entwickeln.

> Lisa: „Für mich war und ist es besonders schwer, die Wahrheit ‚Ich darf mich schützen' zu lernen und in meinem Leben umzusetzen, vor allem in Bezug auf meine Ursprungsfamilie. Wenn es früher zum Kontakt kam, musste ich die ganze Zeit alles in mir unterdrücken, um nach außen ‚normal' sein zu können. Ich musste allen Schmerz und alle Erinnerung wegschieben, was starke Kopfschmerzen verursachte. Ich dachte, als Christ muss ich freundlich und nett sein, egal was war, egal was ist. Man muss ja immer bereit sein zu vergeben, wenn man selbst Vergebung erlangen will. Jetzt lerne ich, dass ich um meiner selbst willen vergeben kann. Das schützt mich vor Bitterkeit. Gleichzeitig darf ich mich vor neuen Verletzungen schützen, indem ich mich von Menschen, die mich verletzt haben und weiterhin verletzen, fernhalte. Das bedeutet für mich, dass ich den Kontakt zu meiner Mutter vermeide, was für mich sehr schwer ist. Weder sie noch meine anderen Familienmitglieder verstehen mich, und so bin ich deshalb die ‚Böse'. Letztlich bedeutet das für mich: Ich muss es aufgeben, von meiner Familie geliebt und verstanden zu werden oder ein Teil von ihnen sein zu wollen. Aber seit ich diese Sehnsucht ‚losgelassen' habe, gelingt es mir viel besser, mich zu schützen."

Aufgrund von Dissoziation können bei Betroffenen verschiedene Meinungen zu diesem Thema existieren: Ein emotionaler Persönlichkeitsanteil (EP) ist das „liebe Kind“, das die Eltern nur als nett und freundlich kennt, ein anderer ist voll Angst und will sich nur verstecken, wieder ein anderer hat die Aufgabe, den Kontakt aufrecht zu halten und immer wieder zurückzugehen. Sie haben nicht alle das gleiche Wissen, sondern unterschiedliche Erfahrungen. Wir Wegbegleiter müssen helfen, dass die Alltagsperson und die inneren Bereiche diese verschiedenen Ansichten und Hintergründe erfahren und verstehen lernen. Auf dieser Basis kann dann entschieden werden, in welcher Form und Intensität ein Kontakt zukünftig gestaltet werden kann und lebbar ist.

Distanz zu den Tätern aufbauen

Grundsätzlich sollte jeder Täterkontakt unterbrochen werden. Manchmal muss der Boden für die nötige Einsicht erst bereitet werden. Das erfordert von uns Wegbegleitern viel Geduld. Vielleicht müssen wir auch mit ansehen, dass der Betroffene es nicht schafft oder vorzieht, den Kontakt aufrechtzuerhalten, statt sich zu trennen. Schritt für Schritt gilt es, innere Stärke, Mut und Entschlossenheit zu entwickeln und das Setzen guter Grenzen einzuüben.

Um sich ganz auf den Wiederherstellungsweg einlassen zu können, brauchen die Betroffenen diesen inneren und äußeren Freiraum. Später, wenn sie das Trauma bearbeitet haben, wenn Heilung geschehen ist und sie selbst es wünschen, kann wieder Beziehung aufgebaut werden. Im Rahmen der Aufarbeitung sind sie stärker geworden, sind nicht mehr in Opfer- oder Abwehrmechanismen gefangen und haben gelernt, sich auf gute Weise abzugrenzen und zu schützen.

Falls es sich um einen Ausstieg aus organisiertem Missbrauch handelt, reichen normale Grenzziehungen wie vereinbarte Kontaktpausen nicht aus. Hier muss als erster Schritt räumliche Distanz zu den Tätern hergestellt werden, z. B. durch Umzug oder Wechsel des Wohnorts. Je nach Situation kann es notwendig sein, die Kontaktdaten zu ändern: Telefonnummer (kein Eintrag ins Telefonbuch), E-Mail-Adresse oder andere Kontaktmöglichkeiten im Internet. Manchmal ist es wichtig, eine Zeitlang gar nicht mehr ans Telefon zu gehen und Briefe von vertrauenswürdigen Bezugspersonen öffnen zu lassen.

Betroffene lernen immer mehr Kontrolle über ihr eigenes Leben zu gewinnen, sich nicht mehr unterdrücken und einschüchtern zu lassen, Nein zu sagen und sich zu behaupten. *„Zur Freiheit hat uns Christus befreit! So steht nun fest und lasst euch nicht wieder das Joch der Knechtschaft auflegen!“* (Galater 5,1 L).

Ungute Beziehungen beenden, hilfreiche Beziehungen stärken

Nachdem traumatisierte Menschen oft nicht wissen, wie gute und stabile Beziehungen gelebt werden können, geraten sie leicht an Menschen, die selbst verletzt und verbogen sind. Gemeinsam besprechen wir, welche Beziehungen ihnen guttun und welche besser beendet werden sollten. Schwierigkeiten mit anderen Menschen, sich wiederholende Beziehungskrisen, Enttäuschungen und erneute Verletzungen, Rückzug auf der einen Seite und Abhängigkeiten auf der anderen sind Themen, die während der verschiedenen Etappen immer wieder eine zentrale Rolle spielen. *„Eines der größten und ersten Probleme, die in einer Therapie mit chronisch Traumatisierten auftauchen, sind die großen und kaum überwundenen Schwierigkeiten solcher Menschen mit sozialem Kontakt und Bindung.“*[1]

Viele Betroffene leben völlig isoliert. Vor allem vor näheren oder intimen Beziehungen besteht große Angst. Im Gespräch können wir innere Überzeugungen entdecken, die den Aufbau neuer Beziehungen blockieren. Wir sprechen über frühere Enttäuschungen und üben ganz praktisch Konfliktlösungen ein. Die Betroffenen bekommen die Aufgabe, Schritte auf ihnen sympathische Menschen zuzugehen: ein Gespräch zu beginnen, zu einer Tasse Kaffee einzuladen, zusammen einen Spaziergang zu machen, sich auf dem Hundeplatz zu treffen, miteinander Sport zu treiben … Gemeinden bieten viele Möglichkeiten, Kontakte zu knüpfen: Veranstaltungen, Hauskreise, gemeinsame Unternehmungen. In dieser unterstützenden Umgebung ist es möglich, seine Gedanken mitzuteilen und auch über Probleme zu sprechen. Manchmal dauert es allerdings sehr lang, bis Betroffene es wagen, sich auf neue Beziehungen einzulassen. Trotzdem ist dies ein Thema, das wir nicht aus dem Auge verlieren sollten, immer wieder fragen wir nach und ermutigen sie zu entsprechenden Schritten.

Die Trauma-Aufarbeitung und der intensivere Kontakt zu alten Gefühlen und Erinnerungen führen in engen Beziehungen, gerade in der Ehe, zu erneuten Herausforderungen. Ehepartner verstehen die Welt nicht mehr und brauchen ebenfalls Hilfe. Ein gemeinsames Gespräch am Anfang der Wegbegleitung kann sinnvoll sein. Wir geben Informationen zum Thema „Trauma und Folgen“ und Anregungen, wie man mit schwierigen Situationen umgehen kann. Erleben Betroffene liebevolle Unterstützung von ihrem Ehepartner und in der eigenen Familie, bedeutet das eine wertvolle Ressource, es stärkt, erleichtert und beschleunigt den Heilungsprozess.

Praktische Lebensbewältigung

Häufig sind Betroffene in verschiedenen Lebensbereichen herausgefordert, haben finanzielle, soziale oder gesundheitliche Probleme. Auch hier brauchen sie Unterstützung und Hilfe. Das Kapitel „Praktische Lebensbegleitung“ gibt dazu wertvolle Anregungen.

Innere Sicherheit

Wenn traumatisches Material, Bilder, Gefühle, Gedanken und Erinnerungen sich aufdrängen oder überfluten, bedeutet das für die Betroffenen eine große Belastung und erneuten Stress. Besonders Flashbacks oder andere akute Angst- und Panikzustände sind schwer zu ertragen. Je häufiger diese Zustände vorkommen, desto schwieriger wird es, den Alltag zu meistern.

Distanzieren – auf Abstand bringen

Distanzieren bedeutet, bedrohliche Bilder, Gedanken und Gefühle mit Abstand zu betrachten oder wieder auf Abstand zu bringen.

Die Fähigkeit, sich selbst zu beobachten

Jeder von uns hat die Fähigkeit, sich selbst zu beobachten und quasi „von außen“ die eigenen Handlungen und Befindlichkeiten zu beschreiben: „Da ist Ursel, sie arbeitet an ihrem Laptop und schreibt an einem Buch. Sie sitzt auf der Terrasse und freut sich, dass es endlich nicht mehr regnet. Es ist immer noch kühl und sie fröstelt ein wenig. Dann wieder spürt sie die Wärme der Sonne auf ihrer Haut. Da sie ein wenig müde ist, überlegt sie sich, ob es nicht gut wäre, sich einen leckeren Milchkaffee zu gönnen …"

Es existieren mehrere parallele Erlebnisebenen. Nimmt man die Vogelperspektive ein, bekommt man Überblick über die seelische Gesamtsituation. Auch die Betroffenen können sich aus einem gewissen Abstand selbst betrachten und wahrnehmen. Dabei entdecken sie, dass sie „mehr" sind als ihre Traurigkeit, „mehr" als ihre Wut.[2]

Eine Betroffene, die voll Angst ist, kann sich fragen: „Wer hat die Angst: die Erwachsene oder etwas Kleines von früher?" Sie kann dieser Kleinen helfen und mit ihr reden: „Ich verstehe, dass du dich fürchtest, weil du Schlimmes erlebt hast. Aber heute brauchst du keine Angst mehr zu haben, das Schlimme ist schon lang vorbei. Wir sind in Sicherheit!" Die Erwachsene kann die Kleine in den Arm nehmen oder Jesus bitten, diese an einen guten, sicheren Ort im Inneren zu bringen.

> DISTANZIEREN BEDEUTET, BEDROHLICHE BILDER, GEDANKEN UND GEFÜHLE MIT ABSTAND ZU BETRACHTEN ODER AUF ABSTAND ZU BRINGEN.

Wenn eine betroffene Person besonders stark von Erinnerungsfetzen, Albträumen und negativen Gefühlen überschwemmt wird, kann es damit zusammenhängen, dass das Innere etwas mitteilen will. Die Alltagsperson kann nach innen vermitteln, dass die Botschaft angekommen ist, und versprechen, sich beim nächsten Gespräch darum zu kümmern.

Überflutungen verhindern

Betroffene brauchen Fertigkeiten, mit denen sie Überflutungen Einhalt gebieten und diese wieder auf sicheren Abstand bringen können. Sie sollen fähig werden, selbst zu entscheiden, zu welchem Zeitpunkt sie sich einer traumatischen Erinnerung und den dazugehörigen Gefühlen stellen können und wollen. Gezieltes Abwenden, aber auch bewusstes Zuwenden und Annähern können mit Hilfe der Distanzierungs-Techniken und der Visualisierungs-Übungen eintrainiert werden. Dadurch vermindert sich die Angst vor den Erinnerungen und den damit verbundenen Gefühlen. Später, bei der Traumakonfrontation, wird das Erlernte genutzt, um die schlimmen Bilder aus gewissem Abstand zu betrachten und dabei handlungsfähig zu bleiben.

Innere Bilder als Hilfe

Mit Hilfe des Verstandes kann man Dinge einordnen und begreifen. Bei den Bedrohungen, die von innen kommen, den Angst machenden Gedanken, Gefühlen und Bildern, handelt es sich aber nicht um äußere, sondern um innere Realitäten. Diese Probleme lassen sich nicht allein auf der Verstandesebene lösen. Dagegen führt das Einbeziehen der Vorstellungskraft, die Arbeit mit inneren Bildern zur deutlichen Entlastung und bewirkt spürbare Veränderungen.

Auch die Hirnforschung bestätigt, *„dass Vorstellungen das Gehirn fast genauso beeinflussen und formen können wie echte Erfahrungen. Vorstellungsbilder führen im Körper zu nachweisbaren Veränderungen. Lebhafte Visualisierung, d. h. lebhaftes Sich-Vorstellen aktiviert dieselben Gehirnzellen wie die vorgestellte Handlung selbst."*[3]

In der Traumatherapie nennt man diese Arbeit *visualisieren*, d. h. innere Bilder entwickeln. Indem sich Betroffene gute und wohltuende Bilder vorstellen, z. B. einen schönen, sicheren Ort, werden sie ruhiger. Sie lernen, gefährliches, überflutendes Material in einen Tresor zu sperren und dadurch auf Distanz zu bringen. Visualisierung kann auch bei der Wahrnehmung der Innenwelt helfen, Betroffene „sehen" die verschiedenen Anteile, können sie beschreiben und erkennen, wie es diesen geht. Dabei üben die Betroffenen eine Art doppelter Aufmerksamkeit. Sie nehmen das Außen wahr, reden mit uns und blicken gleichzeitig immer wieder nach innen. Auch diese Fertigkeit ist später bei der Trauma-Aufarbeitung wichtig.

Gotteserfahrungen als innere Bilder

Ich arbeite viel und gern mit inneren Bildern, dabei kann sich die Arbeit ganz unterschiedlich gestalten. In erster Linie richtet sich dies nach den Wünschen und Möglichkeiten der jeweiligen Person. Häufig schlage ich anfangs vor, an Situationen oder Bilder zu denken, die als hilfreich und positiv empfunden werden. Manchen Betroffenen hilft es, zum Einstieg Bildkarten, Figuren oder Zeichnungen zu betrachten, die Ruhe, Geborgenheit, Schutz und Trost vermitteln. Besonders eignen sich: „In seiner Hand geborgen"-Darstellungen von Dorothea Steigerwald; Zeichnungen von Jana Herzberg; Figuren von Willow Tree … Wir können auch den Heiligen Geist bitten, der betreffenden Person ein Bild zu schenken, das ganz speziell zu ihr passt. Manchen Menschen fällt es schwer, eine bildliche Wahrnehmung zu entwickeln, sie empfangen eher ermutigende Worte, eine Bibelstelle oder einen Liedvers.

Oft ermutige ich dazu, innere Bilder aufzumalen und beim nächsten Treffen mitzubringen. Lisa gestaltete das Bild vom Lebensbaum, der in Gottes Händen geborgen ist. Auch wenn er auf dem Lebensweg durch Wind und Sturm manche Blätter verliert, wird er von Gottes Händen geschützt, durchgetragen und erreicht das Ziel.

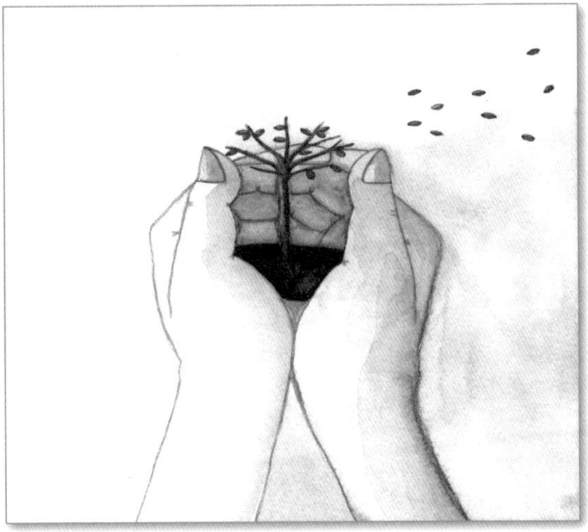

Lebensbaum, geschützt in Gottes Händen

Bei Bildern, die durch den Heiligen Geist vermittelt sind, verwende ich ganz bewusst nicht den Begriff „visualisieren", denn ich bin überzeugt, dass diese Bilder und Eindrücke eine ganz andere Dimension haben als unsere menschliche Vorstellungskraft. Sie geschehen durch göttliches Wirken und durch sie geschieht göttliches Wirken.

Innere Begegnungen mit Jesus

Besonders wertvoll sind innere Begegnungen mit Jesus oder Gott Vater. Auch sie werden durch den Heiligen Geist geschenkt. Betroffene *erleben* Gottes Reden, sein Handeln und seine Wegweisung. Da es vielen Menschen leichter fällt, sich an Jesus zu wenden, beschreibe ich vor allem innere Begegnungen mit Jesus. Die Betroffenen können wahrnehmen, wie Jesus ganz individuell auf die einzelnen Anteile eingeht, ein inneres verletztes Kind tröstet, auf den Arm nimmt oder ihm liebevoll über den Kopf streicht. Einem inneren rebellischen Teenager begegnet er lässig, hält dessen Angriffslust und Wut aus und zeigt auch ihm seine Annahme. Je nach Situation agiert Jesus ganz vorsichtig und behutsam oder tritt klar und unerschrocken auf. Er überschreitet keine Grenzen, lässt Freiraum, gibt Zeit und hat unendlich viel Geduld. Die Betroffenen erfahren durch Jesus Schutz, Trost und Ermutigung. Oft entstehen innere Gespräche mit Jesus, in denen er auf Fragen antwortet und seine Wahrheit offenbart.

> Ulrike: „Schon bevor ich in die Therapie kam, hatte ich innere Begegnungen mit Jesus erlebt. Niemand hatte mir dies gezeigt oder mir davon berichtet, ich habe einfach geglaubt, was in der Bibel steht, nämlich, dass wir Bilder und Visionen empfangen werden. Jesus war für mich wahrnehmbar, ich hörte ermutigende Worte von ihm, manchmal sah ich innerlich Bilder, die mir Zusammenhänge verdeutlichten."

Bei diesem Geschehen sind Betroffene nicht begrenzt auf ihr eigenes Bemühen und müssen nicht ausschließlich aus eigener Kraft Stärke und Mut aufbringen. Es werden nicht nur die Selbstheilungskräfte aktiviert (die meiner Meinung nach ebenfalls Gott in weiser Voraussicht in uns Menschen hineingelegt hat), sondern Betroffene erleben Wiederherstellung durch direktes Wirken Gottes – durch ihn kann tiefgreifende Heilung geschehen.

Der sichere Ort

Persönlichkeitsanteile, die Schlimmes erlebt haben, fühlen sich häufig durch bestimmte äußere Einflüsse bedroht, z. B. durch lauten Baulärm, anhaltendes Hundegebell oder eine Untersuchung beim Arzt. Auch während des Gesprächs können bestimmte Themen sehr verletzte innere Anteile überfordern. In diesen Situationen ist es hilfreich, einen inneren sicheren Ort entwickelt zu haben und den jeweiligen Anteil dorthin zu bringen.

In der allgemeinen Traumatherapie stellen Betroffene sich einen Ort vor, an dem sie sich sicher und wohlfühlen würden: einen Strand mit Palmen, unter einem Wasserfall, in einer Waldlichtung, ein Häuschen, ein umzäunter schöner Garten …

Manchmal fällt es Betroffenen schwer, einen sicheren Ort zu finden. Orte, die ihnen einfallen, sind nicht angenehm oder nicht wirklich sicher. Eine dunkle nasse Höhle, eine verschlossene Kiste oder gar ein Sarg bieten keinen angemessenen Schutzraum. Nach meinen Erfahrungen ist es sehr hilfreich, Jesus zu bitten, einen guten, sicheren Ort für die betreffende Person zu zeigen. Er weiß am besten, was sie braucht und welcher Ort ihr wirklich Schutz, Sicherheit und Geborgenheit bieten kann.

> Petra war ganz verzweifelt. Immer wieder versuchte sie sich einen passenden sicheren Ort vorzustellen, aber ihr fiel nichts ein, was nicht wie ein Gefängnis wirkte. Wir baten Jesus, ihr zu helfen. Da bekam sie das Bild eines Bauernhofs mit einer großen Scheune auf einer Anhöhe. Von dort hatte man einen guten Rundumblick. Falls sich jemand nähern sollte, könnte man es sofort sehen. Die Scheune war gut geeignet, um sich zu verstecken; außerdem gab es viele kleine, junge Tiere zum Streicheln und Kuscheln.

Bei schwer traumatisierten Menschen können verschiedene sichere Orte nötig werden, weil die Anteile unterschiedliche Bedürfnisse oder voreinander Angst haben.

Lisa hat bereits in der Klinik gelernt, sich einen inneren sicheren Ort zu imaginieren. Nun vergleicht sie ihre neuen Erfahrungen mit damals.

> Lisa: „Es macht einen großen Unterschied, ob ich mir selbst einen sicheren Ort, wie ich das in der Klinik gelernt habe, vorstelle, oder ob Jesus ihn in mir geschaffen hat. Die eigenen Orte empfand ich als nie wirklich sicher, lange habe ich an ihnen herumgebaut. Es sind schöne, aber auch sehr einsame Orte, ohne das Gefühl echter Sicherheit.
>
> Drei der wichtigsten sicheren Orte, die Jesus in mir geschaffen hat, sind das Kinderheim, der Wasserfall mit dem See und die Krankenstation.
>
> Im *Kinderheim* sind die Kinder und Jugendlichen, die Jesus aus einer schlimmen Situation herausgeholt hat. Hier dürfen sie Kind sein. Sie spielen, erholen sich von den vergangenen Schmerzen. Das Kinderheim hat einen Garten mit einer Schaukel und einer Tischtennisplatte. Eingegrenzt wird der Garten von einem Zaun mit Tor, durch das man hinausgehen kann, wenn man das möchte. Von außen kommt niemand unbefugt herein. Der wichtigste Ort ist eine Bank, auf der Jesus sitzt. Wer

immer will, kann dorthin zu Jesus kommen. Seine liebevolle Gegenwart ist sehr heilsam, seine Worte hilfreich und tröstlich.

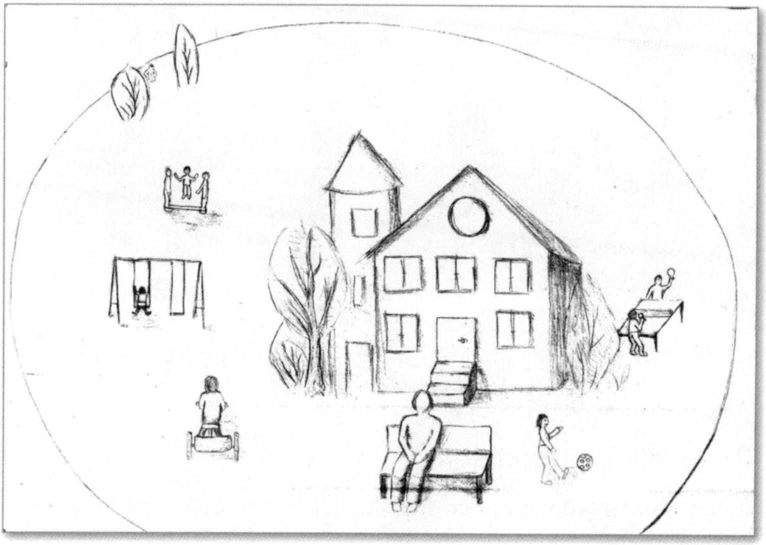

Das Kinderheim

Der *See mit dem Wasserfall* sieht tropisch aus, exotische Pflanzen und Tiere und kristallblaues Wasser. Hierhin bringt Jesus diejenigen, die besonders verstört, verschreckt und verängstigt sind und die sich sehr beschmutzt fühlen. Das Wasser ist warm und weich, es umspült einen von innen und außen. Auch ist es sehr heilsam und kommt dem Bedürfnis nach Sauberwerden nach. Denen, die sich bis ins Innere beschmutzt fühlen, gibt Jesus von dem Wasser zu trinken. Jeder kann so lange im Wasser bleiben, wie er möchte. Jesus wartet am Ufer, neben ihm liegt ein Bündel neuer Kleider und darauf ein großes weißes Handtuch.

In die *Krankenstation* werden jene gebracht, die dem Tod nahe waren, auch manche, die bereits glaubten, tot zu sein. Hier werden sie gepflegt und versorgt, bis sie wieder gesund sind. Wer bereits gesund geworden ist, kümmert sich liebevoll um diejenigen, die neu eingeliefert werden. Jesus ist auch an diesem Ort sehr präsent und liebevoll."

So können die sicheren Orte bei jedem Betroffenen ganz unterschiedlich gestaltet sein.

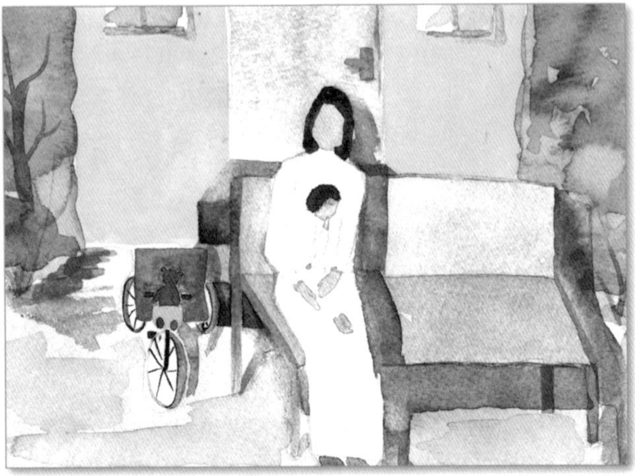

Mit Jesus auf der Bank

Distanzieren praktisch

Innere Bilder können auch bei der Distanzierung wertvolle Hilfe sein. Folgende Beispiele greifen Anregungen aus der allgemeinen Traumatherapie auf und erweitern sie durch Gottes Möglichkeiten.

Päckchen packen

Um schwierige Themen, bedrängende Bilder oder Erinnerungen auf Abstand zu bringen, können wir diese „in Päckchen packen“ und Jesus überlassen:

Stellen Sie sich doch einmal selbst vor, dass Sie alle Gedanken, die Sie belasten, Erinnerungsbilder, die Ihnen Mühe machen, einsammeln und in ein oder mehrere Päckchen packen. Gefühlen oder Gedanken können sie dafür eine passende Form oder Farbe geben. So könnte Hoffnungslosigkeit ein schwerer, dunkler Stein, Schmerz silberne Tränen, Wut ein roter Pfeil sein. Innere Bilder können als Fotos oder Film, der auf eine DVD aufgenommen wurde, hineingelegt werden. Wenn alles in den Päckchen verstaut ist, wird jedes einzelne gut verschlossen und verschnürt. Dann können die Päckchen Jesus anvertraut oder an seinem Kreuz abgelegt werden. Bei ihm sind sie gut aufgehoben. *„Alle eure Sorge werft auf ihn; denn er sorgt für euch“* (1. Petrus 5,7). Jesus kann mit allem umgehen, alles Schwere tragen und für Sie aufbewahren. Falls nötig, können die Päckchen zu einem späteren Zeitpunkt mit ihm wieder geöffnet und bearbeitet werden.

Eine praktische Umsetzung aus Ulrikes Seelsorgepraxis:

> „Eine Betroffene meinte, dass es für sie nicht so einfach sei, sich dies ‚nur' vorzustellen. Ich schlug ihr vor, diese Übung zu Hause ganz praktisch zu erleben: Sie könne einen Karton nehmen, ihn mit Papier bekleben und die Symbole oder beschriebenen Zettel hineinlegen. Dann könne sie das Päckchen verschnüren und an ein Kreuz stellen, dort stehen lassen und Jesus bitten, sich nun um dieses Sorgenpäckchen zu kümmern. Als die Betroffene das nächste Mal zu mir kam, war sie ganz begeistert. Sie hatte ihr Päckchen vor sich gesehen, alles tatsächlich hineingelegt, die Schnur selbst in der Hand gehabt und das Ganze schließlich unter einem Kreuz abgelegt. Dies ganz praktisch umzusetzen, war für sie gut und hilfreich."

Erinnerungsgeschichten aufnehmen

Die folgende Übung kann eingesetzt werden, wenn Betroffene von Erinnerungsfetzen oder ganzen Bilderfolgen überflutet und verfolgt werden. In Ruhe wird vorher alles besprochen, was die betreffende Person für diese Übung braucht: Sie stellt sich im Zimmer eine Leinwand oder einen Bildschirm vor, wo zuerst einmal ein schöner Bildschirmschoner eingerichtet wird (ein Lieblingsbild, z. B. bunte Fische im Aquarium, eine Blumenwiese – etwas richtig Schönes). Unterhalb der Leinwand wird ein Aufnahmegerät aufgebaut, nicht vergessen darf man eine Fernbedienung zum Starten, Stoppen, Zoomen, Regeln der Lautstärke usw.

Sobald die Person dazu bereit ist, projiziert sie die Bilder in ihrer Vorstellung von sich weg auf die Leinwand. Aus großem Abstand beschreibt sie kurz und knapp das Geschehen des Filmes. Währenddessen wird der Film auf eine DVD aufgenommen – nicht vergessen, den Rekorder einzustellen! Dann wird der Film angehalten, das Standbild mit der Fernbedienung immer kleiner gezoomt, ausgeschaltet und die DVD mit der Filmaufnahme aus dem Rekorder genommen. Auf dem Bildschirm ist jetzt wieder der schöne Bildschirmschoner zu sehen. Die aufgenommene DVD wird beschriftet und an einen sicheren Ort gebracht – je nachdem, wofür die jeweilige Person sich entscheidet, kann das ein innerer Tresor[4] sein oder die Schublade eines inneren Schrankes, ebenso kann sie Jesus zur Aufbewahrung übergeben werden. Wichtig ist, dass der gesamte Vorgang für die betreffende Person stimmig und nachvollziehbar ist.

Ich persönlich erlebe es in meiner Tätigkeit als wesentliche, ja entscheidende Bereicherung, wenn Jesus bei diesem Geschehen beteiligt ist. Dabei ist Jesus keine Vorstellung, sondern reales und aktives Gegenüber!

> AM ANFANG ALLES WEGPACKEN, WAS ZU VIEL IST! DAS BEWIRKT ENTLASTUNG.

Gerade am Anfang des Wiederherstellungsweges hilft es, zuerst einmal alles wegzupacken, was zu viel ist. Später kann es, wenn nötig, mit mehr Sicherheit, größerer Stärke, neuen Kompetenzen und gewachsenem Vertrauen nochmals hervorgeholt und betrachtet werden. Zunächst einmal erleben die Betroffenen spürbare Entlastung.

Reorientieren – lernen, im Hier und Jetzt zu bleiben

Während eines Flashbacks oder wenn emotionale Persönlichkeitsanteile, die eng mit dem Trauma verbunden sind, zu weit in den Vordergrund kommen, verlieren Betroffene leicht den Bezug zur Realität. Die Gefühle, Eindrücke und Bilder von damals scheinen sie ganz in Besitz zu nehmen. Für Außenstehende wirkt die Person nicht mehr richtig ansprechbar, wie weggetreten, manchmal angespannt und voller Angst und Panik, manchmal erschlafft und apathisch. Diese Zustände sind mit großem innerlichen Stress verbunden!

> REORIENTIEREN BEDEUTET, SICH IMMER WIEDER IM HIER UND JETZT ZU VERANKERN.

Möglichst früh sollen Betroffene lernen, wie sie sich selbst wieder im Hier und Jetzt verankern und den Stress herunterregeln können. Diese Zeiten von Hochstress gehen auch wieder vorbei. Wir helfen den Betroffenen, Reize zu finden, die das Gefühl durchbrechen, ohne zu schädigen. Gemeinsam wird eine Liste an Möglichkeiten erarbeitet, die individuell auf die jeweilige Person zugeschnitten ist. Dabei unterscheidet man Ideen, die helfen, in der Gegenwart zu bleiben, und stärkere Reize, die man anwendet, wenn bereits eine Desorientierung vorliegt. Die individuellen Handlungsmöglichkeiten können hierarchisch angeordnet werden und im Ernstfall als Orientierung dienen. Die Betroffenen können auf ihre *Notfall-Liste*, die häufig auch als *Notfallkoffer* bezeichnet wird, zurückgreifen. Sie lesen nach, welcher Schritt als Nächstes wichtig wäre, und können auf diese Weise angemessen und effektiv handeln.

Was tun bei Flashbacks?

Während eines Flashbacks können Betroffene nicht mehr auf die aktuelle Situation reagieren, ihre Aufmerksamkeit ist ganz auf das frühere traumatische Geschehen gerichtet. Das Wichtigste ist jetzt, die Person wieder in die Gegenwart zurückzuholen.

Zuallererst gilt: Ruhe bewahren! Ich fordere die betreffende Person freundlich, aber deutlich auf, wieder Blickkontakt aufzunehmen: „Hallo Jeanette, schau mich doch einmal an! Ja, mach die Augen auf und schau mich doch bitte an." Mit geschlossenen Augen ist die Konzentration ganz nach innen gerichtet. Für die Reorientierung ist es wichtig, die Umgebung wieder bewusst wahrzunehmen. Ist der Blickkontakt wiederhergestellt, ist das Schlimmste überstanden.

Ich versichere Jeanette, dass sie hier in Sicherheit ist, und fordere sie auf, ihre Füße fest auf den Boden zu stellen, ihre Hände zu reiben oder einen Igelball in die Hände zu nehmen. Ich lenke ihre Aufmerksamkeit auf Geräusche der Umgebung oder lasse Gegenstände im Raum benennen, zuerst vier, dann drei, dann zwei. Hilfreich ist es, nun zuerst ganz alltägliche Dinge zu tun: etwas trinken, sich strecken, auf die Toilette gehen, ein kurzes Ballspiel … Ziel ist, die Aufmerksamkeit wieder ganz auf die Realität zu richten.

Kontraproduktiv wäre es, in einer solchen Situation „wie wild zu beten"! Wenn die Person *und* der betreffende Innenanteil ein vertrauensvolles Verhältnis zu Jesus haben, kann man selbstverständlich um übernatürlichen Schutz und Frieden bitten, aber Reorientierung ist immer eine notwendige und wichtige Maßnahme.

Tipps zur Reorientierung

- Augen öffnen, Augenkontakt mit dem Gegenüber
- den Boden unter den Füßen spüren
- bewegen, sich ausschütteln, mit den Füßen stampfen
- bezüglich Ort und Zeit orientieren
- einen Igelball in die Hand nehmen
- einen Gummiring am Handgelenk schnalzen lassen
- einen Geruchsreiz anwenden: Riechfläschchen, Aromaöl, Kaffee
- einen Kältereiz setzen: Eiswürfel oder Kältespray auf die Haut
- sich selbst zusagen: Ich bin jetzt erwachsen und sicher
- Ängstliches und Verletztes an einen sicheren inneren Ort bringen

- alle bedrohlichen Gedanken, Bilder, Gefühle auf Abstand bringen (Päckchen)
- Jesus um seinen Schutzmantel bitten

Grounding-Techniken

Während Reorientierung hilft, wieder ins Hier und Jetzt zurückzukommen, bewirken *Grounding-Techniken,* dass man fest geerdet bleibt. Dazu gehören alle Möglichkeiten, die dabei unterstützen, festen Stand einzunehmen, sich als Person wahrzunehmen und zu spüren, auch Aktionen, die die Aufmerksamkeit im Hier und Jetzt halten oder durch die innerer Druck auf gute Weise abgebaut werden kann:

- *Inneren Druck abbauen:*
  - ein Tagebuch führen
  - malen (Belastendes „aus sich herausmalen" und wegpacken)
  - sich einem anderen Menschen mitteilen
  - Sport treiben, sich bewegen, laufen
  - in ein Kissen hauen
  - Geschirr zerschlagen
  - seine Wut herausschreien
- *Sich Gutes tun:*
  - Kontakt zu Menschen aufnehmen, in deren Gegenwart man sich entspannen kann, die einem einfach guttun
  - etwas Schönes unternehmen
  - tanzen oder andere sportliche Aktivitäten, die Spaß machen
  - spazieren gehen und die Natur genießen: Blüten riechen, Sonnenuntergang ansehen …
  - sich ein Kuscheltier nehmen
  - schöne Erinnerungen und Bilder betrachten
  - Musik hören oder machen
  - heißen Tee, Kaffee oder ein anderes Lieblingsgetränk trinken
  - kreativ werden: basteln, töpfern, bildhauen, handarbeiten
  - ein Spiele-Abend
  - Erfolgsgeschichten hören oder entwickeln und über die eigenen Erfolge sprechen
- *Einen anderen Reiz setzen:*
  - puzzeln
  - sich eine Wärmflasche auflegen

- Rosinen, Sonnenblumenkerne oder etwas Würziges knabbern
- duschen und abrubbeln
- putzen, aufräumen, Geschirr abwaschen, staubsaugen
- Gartenarbeit – in der Erde wühlen oder andere körperliche Arbeit

Selbstwert aufbauen

Betroffene lernen, sich selbst besser wahrzunehmen und gut mit sich umzugehen. Das Ich wird gestärkt, das Selbstwertgefühl verändert sich, auch wenn es manchmal den gesamten Wiederherstellungsweg braucht, bis tiefsitzende Lügen und Selbstanklagen völlig beseitigt sind. Wir bitten, dass Gott selbst der betreffenden Person seine Wahrheiten zuspricht, seine Liebe und Annahme zeigt. Dies geschieht durch Begegnungen mit anderen Menschen, durch Texte, Lieder und Bilder oder durch Gottes direktes Reden und Handeln. Das Erleben „Er interessiert sich für mich, ich bin ihm wichtig!" stärkt und vermittelt Wert. Nun ist es wichtig, diesen neuen positiven Erfahrungen, den Wahrheiten, die Gott offenbart hat, in Ruhe nachzuspüren, damit das Gute und Stärkende in den Betroffenen Raum gewinnen und sich ausbreiten kann.

Auch positive körperliche Erfahrungen sind wertvoll. Eine hilfreiche und ideologisch neutrale Entspannungsmethode ist die *progressive Muskelrelaxation nach Jakobsen*. Sie lässt sich leicht erlernen. Oft werden dazu Kurse in Volkshochschulen angeboten, zudem von den Krankenkassen bezuschusst. Im Mittelpunkt steht das Spüren der An- und Entspannung der Muskeln. Über den körperlichen Entspannungszustand wird seelischer Ruhezustand bewirkt. Der Name „progressiv" deutet an, dass die Wirkung sich durch wiederholtes Einüben in immer kürzerer Zeit entfaltet und die Entspannung leichter und schneller erreicht werden kann.

Eine Gebirgswanderung muss gut vorbereitet sein

Der Aufbau von innerer und äußerer Sicherheit ist notwendig, um sich gut vorbereitet auf die weiteren Schritte des Aufarbeitungswegs einlassen zu können. Im Grunde gleicht der Wiederherstellungsweg einer herausfordernden Gebirgsdurchwanderung:

Der Weg führt durch Täler und über Berge, die früheren traumatischen Erlebnisse sind wie steile Gipfel, manchmal sogar ganze Bergketten, die es zu bewältigen gilt. Bevor eine solche Tour gewagt werden kann, muss alles durchgeplant und gut vorbereitet werden. Man braucht die richtige Ausrüstung, Schuhe, die sicheren Halt geben, und wetterfeste Kleidung, die vor Kälte und Regengüssen schützt. Den Rucksack füllt man mit Wasserflaschen und Proviant, um sich jederzeit stärken zu können. Wanderkarten zur Orientierung, ein Erste-Hilfe-Set und ein Handy für den Notfall werden eingepackt. Bereits im Vorfeld muss trainiert und genügend Ausdauer entwickelt werden, um für den langen, anstrengenden Weg über die Berge gut gerüstet zu sein.

Auch für den herausfordernden Weg der Trauma-Aufarbeitung müssen wir uns gut vorbereiten und ausrüsten. Dazu gehören Techniken, mit deren Hilfe die Betroffenen sich vor Überflutungen und Überforderung schützen können: Distanzierung, Visualisierung und Reorientierung. Alles muss gut eintrainiert werden, damit es auch im Notfall verfügbar ist. Wenn Betroffene genügend Ressourcen entdeckt oder neu aufgebaut haben, sind sie gestärkt, ermutigt und haben größeres Durchhaltevermögen. Nur wenn die Energiereserven immer neu aufgefüllt werden, ist genügend Kraft da, um den ganzen Weg zu bewältigen. Pausen sind wichtig, Zeiten der Ruhe und des Innehaltens. Vielleicht bekommen wir trotz der guten Vorbereitung Angst, wenn wir die bedrohlichen Klippen und hohen Felswände sehen, aber dann können wir an Psalm 121 denken, ein Lied zur Ermutigung auf schwierigen Wegstrecken:

> *Ich schaue hinauf zu den Bergen – woher wird meine Hilfe kommen? Meine Hilfe kommt vom Herrn, der Himmel und Erde gemacht hat. Er wird nicht zulassen, dass du stolperst und fällst; der dich behütet, schläft nicht ... Der Herr selbst behütet dich! Der Herr ist dein schützender Schatten über deiner rechten Hand. Die Sonne wird dir am Tag nichts anhaben noch der Mond bei Nacht.* (Psalm 121,1 ff.)

Gott ist bei uns, bei den Wegbegleitern und den Betroffenen! Mit neuer Zuversicht können wir weitergehen.

Etappe 3: Arbeit mit dem Inneren. Erste Schritte und Grundsätzliches

Arbeit mit der Alltagsperson • Das Innere kennenlernen • Grundsätzliches • Überblick bewahren • Gefühle und Gedanken der Anteile entdecken • Innere Evangelisation • Zuerst mit Beschützern und Schlüsselfiguren arbeiten • Unliebsame Anteile darf und kann man nicht „wegbeten“ • Weitere Hilfen beim Prozessieren

Die Betroffenen haben bereits eingeübt, überflutende Gefühle und Bilder zu steuern bzw. wieder auf Distanz zu bringen. Somit haben sie die wichtige Erfahrung gemacht, dass das frühere schlimme Geschehen nicht zwangsläufig erneut überwältigt und bedroht, sondern sie heute auch mit schwierigem Material umgehen können.

Bei dieser Etappe geht es darum, das Innere mit allen dort verborgenen Botschaften kennenzulernen. Vor dem, was im Inneren ist, besteht jedoch meist große Angst. Mit dem inneren Chaos, den Stimmen und verschiedenen Meinungen wollen Betroffene lieber nichts zu tun haben. Wieder spielt die Befürchtung, vielleicht doch verrückt zu sein, eine Rolle.

Wir Wegbegleiter müssen ihnen immer wieder zusprechen: „Nein, du bist nicht verrückt. Aufgrund des Zerbruchs gibt es in dir vieles, was verletzt ist und Hilfe braucht. Aber du bist nicht verrückt!“

Nun soll entdeckt werden, wie es innen aussieht, was und wer dazu gehört. Innere Konflikte, gegenseitige Ängste und unterschiedliche Meinungen spielen dabei eine große Rolle. Ziel ist, das Innere verstehen zu lernen. Die Betroffenen sollen einordnen können, warum die Anteile entstanden sind und weshalb sie die jeweiligen Gedanken, Meinungen und Gefühle haben. Ein hilfreiches Miteinander statt des von Angst und Abwehr geprägten Gegeneinanders soll sich entwickeln.

Zur Ermutigung will ich an den Anfang dieses Kapitels Psalm 31 stellen. Es erstaunt mich, wie treffend in diesem Psalm Davids, der vor vielen Jahrhunderten verfasst wurde, die Verzweiflung und der Zerbruch, aber auch die Hilfe und Heilung, die durch Gott möglich sind, formuliert werden. Hier finden wir auch das Bild des zerbrochenen Gefäßes und die Erwähnung eines sicheren Orts.

Psalm 31

Herr, bei dir suche ich Schutz, lass mich nicht zugrunde gehen. Hilf mir durch deine Gerechtigkeit! Wende dich zu mir und höre mich. Rette mich schnell! ***Sei für mich ein schützender Fels, eine Festung, in der meine Feinde mich nicht erreichen können.*** *Du bist mein schützender Fels und meine Festung. Führe und leite mich um der Ehre deines Namens willen.* ***Zieh mich aus der Falle heraus****, die meine Feinde mir gestellt haben, denn* ***bei dir allein finde ich Schutz****. Ich lege meinen Geist in deine Hände. Rette mich, Herr, denn du bist ein treuer Gott.*

Ich verachte die, die nutzlose Götzen anbeten. Doch ich vertraue auf den Herrn. Ich freue mich über deine Gnade, denn du ***hast mein Elend gesehen, und meine Angst ist dir nicht gleichgültig. Du hast mich meinen Feinden nicht ausgeliefert, sondern mich an einen sicheren Ort gebracht.***

Sei mir gnädig, Herr, denn ***ich bin verzweifelt! Mein Blick ist getrübt vor Tränen. Mein Leib ist kraftlos, meine Seele ist***

***leer. Ich sterbe vor Kummer**, und Sorge verkürzt mein Leben. **Das Elend raubt mir die Kraft** und meine Glieder sind wie leblos. Meine Feinde verspotten mich, und meine Nachbarn lachen mich aus – **selbst meine Freunde meiden mich**. Wenn sie mich auf der Straße sehen, gehen sie mir aus dem Weg. **Vergessen hat man mich, als ob ich bereits tot wäre. Ich komme mir vor wie ein zerbrochenes Gefäß**.*

*Ich habe viele Gerüchte über mich gehört und bin von allen Seiten bedroht! Meine Feinde verschwören sich gegen mich und wollen mir mein Leben nehmen. **Doch ich vertraue auf dich, Herr, und sage: „Du bist mein Gott!" Meine Zukunft liegt in deinen Händen. Rette mich vor meinen Feinden, die mich verfolgen**. Sieh deinen Diener liebevoll an und **hilf mir durch deine Gnade**. Herr, lass mich nicht zugrunde gehen, denn ich rufe zu dir um Hilfe. Die Bösen sollen umkommen, damit sie endlich begraben werden und schweigen. Die Lügner sollen verstummen, die stolz und verächtlich den Gottesfürchtigen verklagen.*

Wie groß ist deine Güte, die du** denen bereithältst, die dich ehren, und **vor den Menschen denen zeigst, die dich um Schutz bitten. Du birgst sie im Schatten deiner Gegenwart, sicher vor denen, die sich gegen sie verschwören. Du schenkst ihnen Zuflucht bei dir, vor denen, die sie anklagen.** Lobt den Herrn, denn **er hat mir seine Gnade bewiesen**. Als meine Stadt angegriffen wurde, hat **er mich sicher bewahrt. Von Furcht überwältigt, dachte ich: „Ich bin vom Herrn verstoßen!"** Doch **du hast mich gehört, als ich um Hilfe schrie. Liebt den Herrn, die ihr zu ihm gehört! Der Herr beschützt die, die ihm treu sind, aber die Stolzen bestraft er. Deshalb seid stark und mutig, alle, die ihr eure Hoffnung auf den Herrn setzt!

Wir haben einen Gott, der voll Weisheit ist, der seine Kinder herausführt aus ihrer Zerrissenheit, der seine Gnade beweist. Er selbst will auf dem Heilungsweg ihr Schutz sein, er wird ihnen Mut und Kraft geben. Er wird das zerbrochene Gefäß wieder zusammenfügen.

Arbeit mit der Alltagsperson

Im Kapitel „Dissoziation – Fluchtweg der Seele“ wurde die Aufspaltung in die Alltagsperson – den anscheinend normalen Persönlichkeitsanteil (im folgenden ANP) – und die traumatisierten emotionalen Persönlichkeitsanteile (im folgenden EP) bereits vorgestellt. Normalerweise begegnen wir primär der Alltagsperson, die aufgrund ihrer Lebensprobleme zu den Gesprächen kommt. Während der ersten beiden Etappen des Wiederherstellungsweges haben wir hauptsächlich mit ihr gearbeitet.

Die Alltagsperson verstehen

Der ANP ist gekennzeichnet von der Tendenz zu verleugnen, wenig Zugang zu seinen Gefühlen zu haben und von einer Abwehrhaltung gegen alles, was von innen kommt. Ruppert bezeichnet dieses Alltags-Ich als *„Wächter der Spaltung. Es muss alle Aufmerksamkeit und Energie darauf verwenden, dass traumatische Erinnerung und bewusste Erfahrung nicht wieder zusammenkommen.“*[1] Der ANP hat Angst, überwältigt zu werden, wenn er sich näher mit dem Inneren beschäftigt. Er befürchtet, die Kontrolle zu verlieren und von dem Strom der Emotionen mitgerissen und fortgeschwemmt zu werden. Die vielfachen Ängste vor den Gefühlen, vor Erinnerungen, vor Enttäuschungen, vor Menschen, vor dem Inneren haben zu starkem Vermeidungsverhalten geführt. Bindungen und Beziehungen, Zusammensein mit anderen Menschen, jede Art von Veränderung könnten bedrohlich sein.[2] So neigt er zu Vermeidung, Kontrolle, Illusion und als immer möglichem Ausweg erneuter Spaltung.[3]

Kontrolle und Ersatzbefriedigung

Der ANP deckt sich zu mit Arbeit, Ruhe ist gefährlich, da dann Gefühle und Erinnerungen hochkommen könnten. Kontrolle spielt eine entscheidende Rolle, sowohl nach innen als auch nach außen. Alles, was von innen kommt, wird weggedrückt und, solange es geht, übergangen. Und doch ist da eine innere Unruhe und ein undefinierbarer, aber spürbarer Mangel. Als Ausgleich kann alles Mögliche dienen: aufgesetzte Fröhlichkeit, Ersatzbefriedigungen, Alltagsdrogen oder ein Übermaß an Medikamenten. Auch Süchte können sich entwickelt haben. Im Außenleben versucht der ANP die Lebenssituationen zu bestimmen. Er passt auf, vermeidet, kontrolliert. Traum- und Idealvorstellungen bieten eine Möglichkeit, der unvollkommenen und bedrückenden Realität zu entfliehen: der ideale Traummann, die ideale Traumfrau, eine heile glückliche Familie ohne Konflikte und Schwierigkeiten, Idealbilder einer schönen heilen Welt. Bei betroffenen Christen findet man häufig eine extreme Ausrichtung nach dem ewigen Leben, in dem alles Leid ein Ende hat. Nach dem typischen Schwarz-Weiß-Denken gibt es lediglich das Nur-Gut oder das Nur-Schlecht. Ein verantwortliches Leben im Hier und Jetzt mit allem Schönen und Guten, aber auch allen Enttäuschungen und Schwierigkeiten ist für viele bedrohlich.[4]

Verleugnung – nicht wissen dürfen

Ein großer Bereich des ANP besteht darin, zu verleugnen. Die Verleugnung hat geholfen, „anscheinend normal" weiterzuleben. Das unbewusste Denken enthält den Schmerz und die Erinnerung, während das bewusste Denken sich entscheidet, den Blick abzuwenden. Die Dissoziation war in der Zeit der traumatischen Ereignisse überlebensnotwendig. Sie hat sich weiter fortgesetzt, weil das Wissen der vielen schlimmen Ereignisse, der furchtbaren Gefühle, der unlösbaren Konflikte und nicht zu vereinbarenden Realitäten ... als unerträglich galt – und oft noch gilt. Durch Dissoziation war es möglich, den Ursprung und die Wirklichkeit des Schmerzes von sich fernzuhalten.

„Dissoziation schützt vor und verhindert Erkenntnis."[5] Das, was bisher bewahrt hat, behindert heute Erkennen, Verstehen und Verarbeiten. Angst und Verleugnung werden sich während des gesamten Wiederherstellungsweges immer wieder melden und oft anzweifeln, was bisher erarbeitet werden konnte.

Innen so ganz anders

An diesem Punkt stellt sich unweigerlich die Frage, warum diese „Geheimnisse" oder die Innenanteile überhaupt betrachtet werden müssen – wäre es nicht viel besser, den Blick nach vorne zu richten?

Ja, das wäre eine Möglichkeit, würde aber bedeuten, dass das Leben der betreffenden Person eingeschränkt bliebe. Die Mechanismen und Folgen der Verdrängung blieben bestehen. Weiterhin gäbe es auf der einen Seite Überflutungen und Hilflosigkeit, auf der anderen Vermeiden, Kontrolle, Ängste, Süchte und Selbstgefährdung als ungesunde Bewältigungsversuche. Das ständige Vermeiden, Verleugnen und Kontrollieren würde nach wie vor enorm viel Kraft und Energie kosten. Ganze Gefühlsbereiche blieben abgeschnitten und der Körper müsste weiterhin mit psychosomatischen Erkrankungen reagieren.

Das folgende Zeugnis von Lisa beschreibt sehr anschaulich, warum ein Aufarbeitungsweg wichtig und wertvoll ist:

> Lisa: „Bei mir gibt es eigentlich kein Vorher, keine Zeit, von der ich sagen könnte, da war es anders, da war es noch normal. Aus diesem Grund war mir vor der Therapie gar nicht bewusst, wie sehr ich gequält war. Ich hatte keinen Vergleich, erst jetzt kann ich das erkennen. Ich dachte, alle Menschen fühlten sich so – das Leben wäre eben so.
>
> Hilfe habe ich die ersten Male gesucht, als mir immer bewusster wurde, dass vieles, was ich fühlte, die Gefühle selbst, die Intensität der Gefühle und die Gedanken, die ich damals hatte, nicht mit der Situation, in der ich mich befand, zusammenpassten. Ich habe sie als unangemessen und viel zu extrem empfunden und darunter gelitten. Die Heftigkeit der Gedanken und Gefühle haben es mir sehr schwer oder auch unmöglich gemacht, auf eine Situation angemessen zu reagieren. Letztlich hat das dazu geführt, dass ich mich immer mehr zurückzog, um möglichst wenig mit Menschen in Kontakt zu kommen, dies galt sogar für meine Familie. Mit dem Rückzug versuchte ich, sowohl Schaden an meinen Kindern durch mein unangemessenes Verhalten zu vermeiden, als auch die durch Begegnungen noch größer werdende Qual in mir zu verhindern.
>
> Immer, wenn ich von schrecklichen Erinnerungsbildern oder von Gefühlen wie Angst, Schmerz und Scham überwältigt wurde, griff ich zu den mir wohlbekannten Mechanismen. Entweder ich floh in mich hinein, in geheime Räume, wo mich niemand finden konnte, oder ich floh aus mir heraus. Hier fühlte ich mich erst einmal sicher. Hier musste ich nichts sehen, nichts fühlen und konnte mich von den schrecklichen Geschehnissen abwenden.
>
> In Krisenzeiten, wenn innen nur noch Chaos, Angst, Verzweiflung und Hoffnungslosigkeit herrschten, war ich nicht mehr imstande, mich mitzuteilen. Immer wieder nahm der innere Schmerz so überhand, dass er scheinbar nur noch durch einen größeren äußeren Schmerz, also durch Selbstverletzung zu lindern war."

Lisas Worte bringen sehr deutlich zum Ausdruck, welchen inneren Schmerz und welche Hilflosigkeit sie damals empfand.

Ich selbst habe Lisa bei unserem Erstkontakt ganz anders erlebt. Eine freundliche Frau mittleren Alters kam zum Gespräch. Offensichtlich stand sie mitten im Leben, sie war verheiratet und hatte drei Kinder im Teenageralter. Sie managte die Familie und unterstützte ihren Mann, der ein eigenes Unternehmen hatte. Sie leitete einen Hauskreis und machte eine Ausbildung zur Seelsorgerin. Von außen betrachtet, führte Lisa ein ganz „normales" und anscheinend sehr funktionales Leben. Man kann sich kaum vorstellen, dass diese Beschreibung zu dem gleichen Menschen gehört, der im obigen Zeugnis seine tiefe Not beschreibt. Leben in Fülle, wie Gott es verheißen hat, war das ganz sicher nicht, eher verzweifeltes Überleben. Für mich wirkt es wie der Versuch, den immer noch scharfen blinden Bomben, die der Kriegsschauplatz ihrer Vergangenheit in Lisa hinterlassen hat, nicht zu nahe zu kommen.

> Unversorgte Wunden in unserer Seele sind wie blinde Bomben. Sie können jederzeit aufbrechen und Schaden anrichten. Wer gut mit seinen Verletzungen umgehen will, muss deshalb wissen, wie sie entschärft werden können. ... Es gibt keinen besseren Weg, meine Lebenswunden zu entschärfen, als sie von Jesus Christus berühren zu lassen.[6]

Blinde Bomben aus dem Krieg bedeuten andauernde Gefahr. Man lässt sie nicht einfach liegen und deckt sie mit einer Schicht Erde zu, sondern versucht, sie zu entschärfen. Auch das, was im Inneren zu explodieren droht, braucht „Entschärfung", braucht Aufmerksamkeit und Zuwendung.

Was soll sich verändern?

Wenn das Wesen von Dissoziation Abwehr und Informationsmangel ist, muss man ihm mit dem Gegenteil begegnen, mit Offenheit und der Bereitschaft wahrzunehmen, zu verstehen und dazuzulernen. Dies wird in der Fachsprache *Achtsamkeit* genannt.[7] Innere und äußere Vorgänge sollen wertfrei beurteilt werden. Spürt eine betroffene Person Angst, soll sie differenzieren lernen: Das bisherige Erleben „Ich bin Angst" wird zur Erkenntnis: „Ich habe Angst." Im ersten Fall kann man nur weiterleben, indem dieses Gefühl wieder weggedrängt wird, im zweiten Fall kann es wahrgenommen, betrachtet und aufgrund der Umstände verstanden werden. Bisher konnten die Betroffenen ihre Gefühle nicht kontrollieren, weil sie nicht einordnen konnten, woher die Gefühle kamen und womit sie zu tun hatten. Auf wahrgenommene Bedrohungen reagierten sie reflexhaft und automatisch: Ohne vorher nachzudenken, wurde die Regie einfach von dem dafür zuständigen EP übernommen. Diese Abläufe sollen nun sichtbar und verständlich werden. Betroffene lernen, zu beobachten, statt unmittelbar zu reagieren, zu regulieren, statt von einem Zustand in den nächsten zu fallen. Sie entdecken, welche Innenanteile mit welchen Gedankenmustern verbunden sind, und beginnen zu reflektieren: „Was sehe ich gerade, was fühle ich in diesem Moment? Wie kann ich dieses Gefühl nennen oder beschreiben? Wo kommt es her? Wie kann ich damit umgehen? Wann ist es wirklich dran, sich zu wehren oder sich zurückzuziehen?" Indem sie wahrnehmen, Zusammenhänge entdecken und darüber nachdenken, werden neue Überlegungen möglich: „Will ich weiter so denken und handeln? Welche Alternativen gibt es?"

Wer versteht, ist nicht mehr ausgeliefert, sondern kann auf die jeweilige Situation überlegt reagieren lernen. Innere Gefangenschaften in Ängsten, alten Automatismen, Zwängen und Einschränkungen können überwunden werden. Die Betroffenen erweitern ihre Kompetenzen. Indem sie einüben, ihre Gedanken, Gefühle und Körperzustände zu regeln, lassen die belastenden Symptome nach. Die Lebenskraft, die bisher in Ängsten, im Vermeiden und Unterdrücken gebunden war, kann jetzt für andere Lebensbereiche eingesetzt werden. Manchmal ist der Weg zu diesem Ziel lang und beschwerlich, aber er lohnt sich.

> WER VERSTEHT, IST NICHT MEHR AUSGELIEFERT, SONDERN KANN AUF DIE JEWEILIGE SITUATION RICHTIG REAGIEREN LERNEN.

Achtsamkeit bedeutet, den Alltag bewusst zu leben, im inneren Gespräch mit Gott zu bleiben, ihn um Rat oder Hilfe zu bitten, zu entdecken, was er sagen oder zeigen möchte. In Jesus gibt es ein Gegenüber, das nicht von der eigenen Angst, Trauer oder Wut überwältigt ist, er bedeutet Halt und Zuflucht.

Lisa hat sich in den letzten Jahren vielen ihrer inneren Anteile gestellt und den damit verbundenen Ängsten, Befürchtungen, dem Schmerz und der Bedrohung. Sie hat Gottes Wirken erlebt und bereits viel Heilung erfahren. Sie ist noch auf dem Weg, doch ihr Zeugnis hat sich deutlich verändert:

Lisa: „Auch wenn es für mich kein Vorher gab, so gibt es heute bereits ein Hinterher. Vieles ist in den letzten Jahren besser geworden. Die vorher fast ständig anwesende innere Qual lässt immer mehr nach. Angst und Verwirrung nehmen ab, ich werde nicht mehr ständig durch eine Situation, einen Geruch, einen Gedanken, ein Körpergefühl getriggert. Das Leben beginnt sich vom Überleben in ein Erleben zu verwandeln. Ich sprühe noch nicht gerade vor Lebensfreude und Energie, aber es gibt mehr und mehr Tage, an denen ich mich wohlfühle. Tage, an denen ich Freude am Leben habe, an einem Leben, das lebenswert ist.“

Die Alltagsperson gewinnen

Größtes Anliegen und Aufgabe der Alltagsperson war bisher, weiter zu funktionieren und das Leben zu meistern. Daher zeigt sie wenig Empathie gegenüber den verletzten inneren Anteilen, lehnt sie meist sogar ab. Wir Wegbegleiter müssen verstehen und würdigen, dass dieser Alltagsanteil bisher fast Unmenschliches geleistet hat. Dafür müssen wir ihm Anerkennung und Wertschätzung vermitteln!

> DER ANP HAT DEN ALLTAG GEMEISTERT UND DAS WEITERLEBEN GEWÄHRLEISTET. DAFÜR VERDIENT ER UNSERE ANERKENNUNG UND WERTSCHÄTZUNG!

In unserer Wegbegleitung geht es nun darum, die Alltagsperson Schritt für Schritt aus der Sackgasse zu locken, in die sie sich geflüchtet hat, und ihr zu helfen, sich auf den nächsten Wegabschnitt einzulassen: Mitgefühl und Interesse für ihr eigenes Inneres zu entwickeln.

Oft nehme ich zur Verdeutlichung dieses Anliegens das Bild einer liebevollen Mutter zur Hilfe. Falls die Betroffenen selbst Kinder haben, können sie sich gut hineinversetzen, wenn nicht, erinnere ich sie an Freunde oder Bekannte aus der Gemeinde, an deren Beispiel sie meine Erklärungen nachvollziehen können.

Ein Gesprächsausschnitt mit Marlies:

Ursel: „Marlies, stell dir doch einmal vor, deine kleine Nicole fällt vom Fahrrad, schlägt sich die Knie auf, die Hände sind aufgeschürft, sie weint und ruft nach dir. Was machst du?“

Marlies: „Natürlich laufe ich hin, hebe sie auf und nehme sie in den Arm.“

Ursel: „Ja, genau, du tröstest sie und versorgst ihre Knie und die anderen Wunden. Ein Kind braucht das, oder?“

Marlies: „Logisch!"

Ursel: „Marlies, in dir gibt es auch viel Verletztes, immer wieder weint etwas, du spürst die Traurigkeit oder die Angst. Auch das Kleine und Verletzte in dir braucht Hilfe! Es wünscht sich, gehört und getröstet zu werden."

Marlies schaut sehr skeptisch. Ich fahre fort: „Außerdem weißt du ja, dass auch Jesus Trost schenken möchte, heilen und wiederherstellen will. Er ist genau deshalb auf die Welt gekommen, um denen zu helfen, die Hilfe nötig haben. Wäre es nicht gut, dieses kleine Verletzte zu finden und zu Jesus zu bringen?"

Marlies: „Die soll sich nicht so anstellen!"

Ursel: „Hörst du, was du gerade gesagt hast? Wie würde es deiner Nicole gehen, wenn du ihr nach ihrem Fahrradsturz sagtest, sie solle sich nicht so anstellen?!"

Marlies: „Das würde ich doch nie machen!"

Ursel: „Nein, das würdest du nie machen, denn ein verletztes Kind braucht Hilfe."

Marlies denkt nach: „Ja, du hast recht."

Ursel: „Merkst du, Marlies, dass du mit dem Verletzten in dir genauso umgehst, wie du es früher selbst erlebt hast, als du eben nicht getröstet wurdest und keine Hilfe bekamst?"

Marlies ist lange still: „So habe ich das noch nie gesehen!"

Auf diese Weise kann ich Marlies erkennen helfen, wie wichtig es ist, sich um ihr inneres Verletztes zu kümmern. Sie darf lernen, ganz neu mit ihrem Inneren umzugehen, auf eine Art und Weise, wie es Thomas Härry in seinem Buch ausdrückt:

> Meine Seele ist Gott wichtig. Gott hat mich als Mensch mit Empfindungen, Gefühlen und Wünschen geschaffen … Es ist gut, meine Seele wahrzunehmen und sie vor Gott und mir selbst nicht zu verstecken. Ich soll ja ein Mensch werden, der in Christus ‚tamin' wird. Ungeteilt. Der als ganzer Mensch vor Gott lebt. Mit allem, was in seinem Innersten schlummert und sich dort tummelt. Gott will meine Seele nicht abtöten. Im Gegenteil: Ich darf mit allem, was in mir ist, zu Gott kommen.[8]

Ich ermutige Marlies, ganz bewusst diese Entscheidung zu treffen und im Gebet festzumachen: „Ich bin bereit und einverstanden, mein Inneres kennenzulernen. Jesus, ich bitte dich um deinen Schutz, deine Führung und Leitung dabei!"

Das Innere kennenlernen

Sobald Betroffene die Entscheidung getroffen haben, sich auf ihr Inneres einzulassen, kann das, was unbewusst schon offensichtlich war, ins Bewusstsein kommen.

Was gibt es alles?

Die Betroffenen sammeln, was sie in sich entdecken, die unterschiedlichen „Zustände“ oder „Rollen“, die sie in verschiedenen Lebenssituationen einnehmen. Anna hatte dies als Hausaufgabe mitbekommen und kam zu folgendem Ergebnis:

Anna: Verschiedene Aspekte meiner Persönlichkeit:

- stark wie ein Cowboy, der keine Schwäche erlaubt
- die Sensible
- jemand, der das Leben liebt
- jemand, die sich in andere hineinversetzen kann
- ich werde vergessen, immer wieder
- absolut ehrlich, fast radikal
- traurig
- total wütend
- zugemauert bis oben hin

Dies ist ein erster Schritt zur Erstellung einer sogenannten inneren Landkarte. Um noch klarer zu erkennen, wie das Innere gestaltet ist, sind kreative Darstellungsmöglichkeiten hilfreich:

- ein Außen- und ein Innenbild erarbeiten,
- das Herz mit allem, was sich darin befindet, aufzeichnen,
- ein Bild malen, das die innere Welt darstellt.

Das Außenbild stellt dar, wie die betreffende Person meint nach außen zu wirken – das Innenbild, wie es tatsächlich in ihr aussieht. Meist sind die Unterschiede zwischen diesen beiden Bildern frappierend.

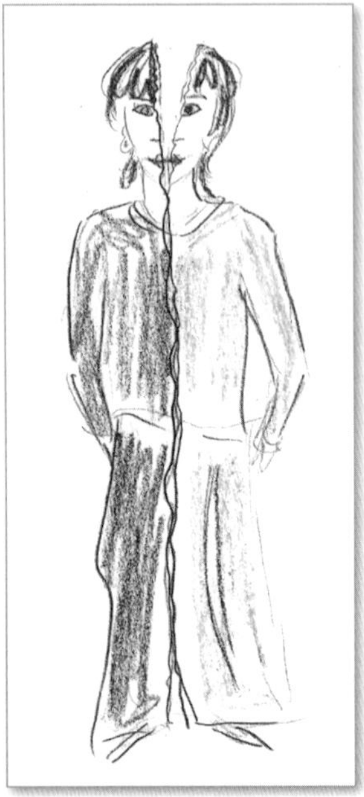

Innenbild

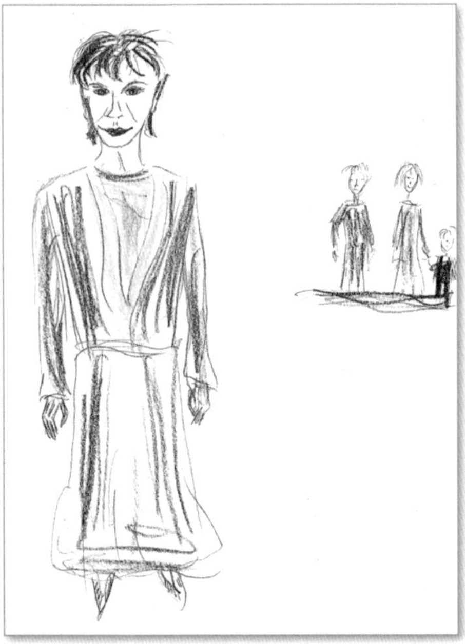

Außenbild

Beim Malen selbst sollen Betroffene nicht zu viel denken, sondern das Malen einfach geschehen lassen. So kann auch das Innere sich ausdrücken und manches zum Vorschein kommen, was sich noch nicht im zugänglichen Bewusstsein befindet. Außerdem bitten wir Jesus um Hilfe und Offenbarung. Voraussetzungen fürs Malen sind die grundsätzliche Vertrauensbasis und das Vorliegen einer gewissen Stabilität.

> Anna: „Beim Malen zeigten sich viele Anteile, von deren Existenz ich nichts gewusst hatte. So wurde mit dem Bild ihr Zustand sichtbar, auch wo sie waren und was sie glaubten. Vor allem den kleineren Kindern, die noch nicht ins Tagebuch schreiben konnten, wurde es dadurch möglich, sich auszudrücken. Malen umging die kontrollierende Sperre in meinem Verstand. Die eigentliche Botschaft des Bildes wurde oft erst viel später sichtbar, wenn das entsprechende Thema dann dran war."

Als weitere Aufgabe können wir die Betroffenen bitten aufzuschreiben, welche Aussagen, welche Gedanken und Gefühle jeweils zu den dargestellten Bereichen gehören. Erstaunlich schnell entstehen so sehr aussagekräftige Bilder und Darstellungen, die wertvolle Einblicke in das Innere eröffnen. In den weiteren Gesprächen können wir die neuen Erkenntnisse aufgreifen und so entdecken, was sich in den verschiedenen Bereichen verbirgt und welche Rolle diese im Inneren spielen. Schritt für Schritt entwickeln sich die inneren Landkarten weiter und werden im Laufe der Zeit immer deutlicher und detaillierter.

Plötzliche Erkenntnisse

Ulrike hatte als Ergebnis einer solchen Hausaufgabe eine ganze Festungsanlage aufgezeichnet. Im Buch „Berufen zum Königskind“ ist beschrieben, wie Ulrike Zugang zu den einzelnen Anteilen bekam und die Festungsanlage sich Schritt für Schritt veränderte. Obwohl sie damals so schnell „Zugriff“ auf dieses innere Bild hatte, schreibt sie im Rückblick:

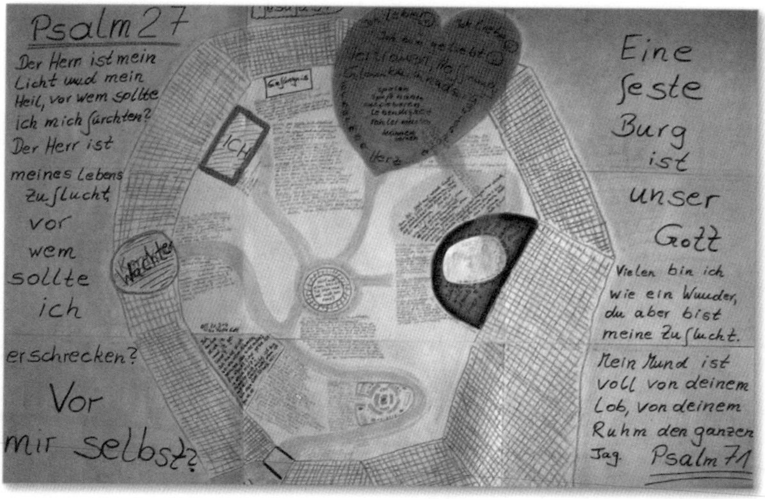

Ulrikes Festungsanlage

Ulrike: „Liebe Ursel, ich hatte keinerlei Ahnung, dass ich so lebe, fühle, denke und handle. Nichts davon war mir wirklich bewusst! Man weiß vielleicht, dass man eine schwierige Kindheit hatte, aber gerade, weil innen und außen nicht im Kontakt sind, ist das Unterbewusste oft nicht klar und deutlich. Dann handelt man doch einfach – oder? Es ist ja vielfach so, dass man unbewusst eine Ahnung hat, dass etwas nicht

> stimmt, es innerlich chaotisch zugeht, man Ängste hat, die man nicht nachvollziehen kann … Doch erst durch die Aufgabe, mein Inneres durch Bild und Wort darzustellen, bekam ich plötzlich einen Zugang zu mir selbst. Ich gab Jesus meine Erlaubnis, dass er alles offenbar machen darf, und vermittelte an die verborgenen inneren Anteile meine Einladung, dass ich sie kennenlernen möchte. So war auf einen Schlag die ganze Festung da."

Ist es nicht erstaunlich, dass der innere Zustand so lange keinen Zugang zum Bewusstsein hatte und dann von einem Moment auf den anderen greifbar war? Abkapselung und Verdrängung haben über Jahre bestanden: *„ANP und EPs können einander mehr oder minder bewusst sein, aber trotzdem eifrig jeden Reiz vermeiden, der sie an die jeweils andere Seite erinnert, indem sie ihr Bewusstseinsfeld einschränken, um einander auszuschließen."*[9] Da sich die äußeren Umstände verändert hatten, nun Hilfe möglich und Vertrauen gewachsen war, konnte die bisherige Einschränkung des Bewusstseins aufgeweicht werden. Sicher spielten dabei auch Gottes Hilfe und Offenbarung durch ihn eine wesentliche Rolle.

Opfer, Beobachter und Täter

Grob kann man die inneren Bereiche drei Oberbegriffen zuordnen:

Opferanteile tragen die Erinnerungen an das Trauma. Sie sind voll Schmerz, Angst und Panik, Verzweiflung und Traurigkeit. Ihre typischen Überzeugungen sind: „Ich bin selbst schuld, ich bin hilflos." Sie wollen nichts mehr spüren, manchmal dem Ganzen ein Ende machen. Folgen sind Depressivität und Suizidgedanken. Aus ihren Schmerzen entwickeln sich häufig psychosomatische Erkrankungen.

Beobachter stehen dem Ganzen eher neutral gegenüber, haben Überblick über das Innere, sind aber selbst wenig emotional beteiligt. Sie können Funktionen als Helfer oder Wächter einnehmen. Letztere sorgen innerlich für Ordnung, können dabei den anderen gegenüber liebevoll, aber auch gleichgültig und kontrollierend agieren.

Täteranteile sind von den negativen Botschaften, Handlungen und Haltungen des oder der Täter geprägt. Sie zeigen häufig extreme Gefühle, v. a. Wut und Hass, und fördern Selbst- und Fremdaggression. Auch sie können Wächter- oder Kontrollfunktionen haben.

Anni entdeckt ihr Herz

Anni hatte die Aufgabe, ihr Herz mit allem, was darin verborgen ist, darzustellen. Ihr Bild zeigt drei Bereiche, die sie „Ich habe überlebt“, „Das melancholische Kind“ und „Selbstverteidigungs-Mechanismus“ genannt hat. Im Folgenden sind die wichtigsten ihrer Aussagen zusammengefasst:

> *„Ich habe überlebt“:* nicht untergehen, sich freischwimmen, wieder aufstehen und weitermachen, Aufgaben suchen, Leistung erbringen, etwas können – Ehrgeiz, sich selbst retten, sich an Jesus festhalten, dient lieber als sich dienen zu lassen, kann sich schlecht entspannen oder fallen lassen.
>
> *Das melancholische Kind:* Schwere, Druck, Trauer, Lethargie, aufgeben, lebendig begraben sein, Angst (nicht weiter zu kommen), Gefühl der Schwäche, keiner sieht mich, keiner hilft mir, ich geh kaputt, Angst (nicht in Ordnung zu sein), keine Worte haben, „Es ist alles aus“, Wunsch zu fliehen, Warten auf Befreiung, mit Gott will es nichts zu tun haben.
>
> *Selbstverteidigungs-Mechanismus:* Ich muss kämpfen, um mich schlagen, mich wehren, die verbale Keule anwenden, mir nichts gefallen lassen, Angriff ist die beste Verteidigung, Rebellion gegen einen Gott, der nicht handelt, muss Gott vor anderen verteidigen (er selbst tut ja nichts).

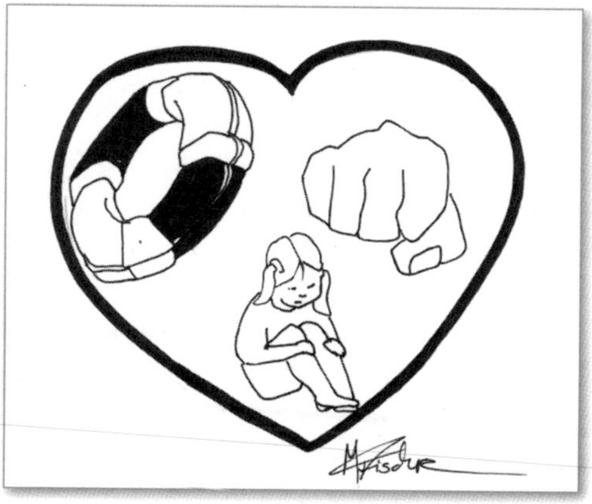

Annis Herz

„Ich habe überlebt“ ist der ANP, *das melancholische Kind* das Opfer (EP), der *Selbstverteidigungs-Mechanismus* der Täteranteil (EP). Der ANP „Ich habe überlebt“ ist darauf ausgerichtet, die Anforderungen des Lebens zu meistern und sich – so weit es geht – selbst zu helfen. Er zeigt sich stark und voll Selbstbewusstsein. Trotzdem gibt es Zei-

ten, in denen diese Stärke wie weggeblasen ist, dann fühlt sich Anni schwach, ohne jeden Mut oder Kraft. Dies kann sich allerdings schnell ändern! Wenn Anni sich angegriffen erlebt, schlägt sie zurück, mit Worten und einer Verbissenheit, die sie an sich selbst nicht versteht. Darüber ist Anni sehr frustriert, will sie doch ein Leben mit Jesus und nach seinen Maßstäben führen! Warum kann sie in den Momenten, in denen sie sich so kraftlos und traurig fühlt, Gott nicht vertrauen? Warum kann sie sich nicht kontrollieren, wenn sie wütend ist? Sie hat schon so oft um Vergebung für ihre erniedrigenden Worte gebeten, ihre Wut ans Kreuz gebracht und sich entschieden, Gottes Kraft und Schutz in Anspruch zu nehmen. Trotzdem scheint sich nichts zu verändern. Anni ist verzweifelt. Warum ist das so?

Jeder dieser beschriebenen Bereiche nimmt, sobald er mehr im Vordergrund ist, Annis Denken, Fühlen und Handeln ganz ein. Jeder Bereich kennt nur *sein* Denken, nur *sein* Fühlen, nur *sein* Handeln. Damit Veränderung möglich wird, muss Anni entdecken, dass alle drei Bereiche in ihrem Leben eine wichtige Rolle spielen und somit jeder einzelne von ihnen sich verändern kann und muss. Selbst die Gottesbeziehung gestaltet sich bei allen drei Bereichen unterschiedlich: *„Ich habe überlebt"* will seinen Weg mit Gott gehen. Dieser Bereich erwartet von Gott Hilfe, auch wenn er gelernt hat, sich in erster Linie selbst zu helfen. *Das melancholische Kind* sehnt sich nach Befreiung, glaubt aber nicht mehr an Hilfe. Mit Gott will es nichts zu tun haben. *Der Selbstverteidigungs-Mechanismus* fühlt sich stark, sogar stärker und besser als Gott, der ja sowieso nichts tut und den man sogar noch verteidigen muss …

Die weitere Arbeit mit dem Inneren hat nun zum Ziel, Verständnis für die Anteile zu entwickeln und zwischen ihnen Kommunikation und Kooperation zu fördern, ohne das Augenmerk zu sehr auf die traumatischen Erinnerungen zu richten.

Grundsätzliches

Nachdem die Alltagsperson nun einen ersten Blick auf das Innere geworfen hat und entdeckt hat, was alles in ihr sein könnte, folgt die eigentliche Arbeit mit dem Inneren. Zum Einstieg schildere ich einige grundsätzliche Prinzipien:

Stabilität aufrecht halten

Prozessieren ist der Fachbegriff für die eigentliche Arbeit mit dem Inneren und beschreibt den inneren Informationstransfer, der jetzt in Gang kommen soll. Bisher wurden viele Informationen getrennt gehalten. Gefühle, Gedanken, Körpererleben, traumatische Bilder, Wissen um Gefahren und die jeweiligen Ursachen und Hintergründe konnten nicht miteinander verbunden werden. Jetzt sollen Zusammenhänge entdeckt, Erklärungen gefunden, verschiedene Meinungen eingeordnet und somit ein Integrationsprozess in Gang gesetzt werden.

Dies beinhaltet, dass Informationen an die Oberfläche kommen, die bis jetzt gut verschlossen und weggesperrt waren, vor denen die Betroffenen bisher große Angst hatten.

Wann darf man prozessieren?

An dieser Stelle ist es für uns Wegbegleiter ganz besonders wichtig, einzuschätzen, wo unser Gegenüber steht, welche Schritte bereits möglich sind, welche noch nicht.

Folgende Fragen können dabei helfen:

- Besteht wirklich kein Täterkontakt mehr? Falls doch, kann man nicht aufarbeiten und prozessieren!
- Besteht ausreichend Vertrauen zum Wegbegleiter?
- Erlebt die betroffene Person Hilfe und Stabilität in der Beziehung zu Jesus, zu Gott Vater?
- Kann die Person mit vermehrtem Stress umgehen?
- Darf „es" jetzt gewusst werden? Wie viel darf gewusst werden? Wo sind noch Blockaden?
- Entspricht das Vorgehen in den Gesprächen dem Tempo der Betroffenen oder ist es zu schnell?

Ein Schritt nach dem anderen!

Während der Arbeit mit dem Inneren darf nichts überstürzt werden. Nur das soll gesagt werden, was zu diesem Zeitpunkt möglich und für ANP und EP in Ordnung ist. Die Betroffenen brauchen Zeit zum Verarbeiten. Manchmal „rennen" wir Wegbegleiter voraus und geraten in Gefahr, unser Gegenüber abzuhängen oder zu überfordern. Aufgrund der oft mangelnden Selbstwahrnehmung erkennen Betroffene erst spät, wenn es ihnen zu viel wird.

Hinweise auf Überforderung:

- erneutes Überschwemmtwerden von negativen Gefühlen, Schuld- und Schamgedanken
- vermehrte Selbstverletzungen, depressive Reaktionen oder gar Suizidgedanken
- auftretende Schmerzen oder körperliche Erkrankungen
- erneute Dissoziation als bekannte und bewährte Bewältigungsmöglichkeit

Um diese Warnzeichen rechtzeitig zu erkennen, fragen wir immer wieder nach, wie es der betreffenden Person *zu Haus*e erging, ob sie mit dem, was wir in den Gesprächen erarbeitet hatten, gut umgehen konnte oder ob es Probleme und Schwierigkeiten gab.

Falls nötig, müssen wir Wegbegleiter das Tempo zurücknehmen und unser Augenmerk erneut auf Stabilisierung und Distanzierung richten. Allerdings bedeutet auch jede Veränderung des vorher meist chaotischen Innensystems und der Aufbau neuer hilfreicher Strukturen Stabilisierung. Die Herausforderung besteht also darin, sensibel darauf zu achten, nicht zu überfordern, aber gesund herauszufordern. Im Gebet können wir Gott bitten, die richtige Geschwindigkeit und rechte Reihenfolge zu zeigen. Er weiß am besten, was in dem anstehenden Gespräch wichtig ist und wie viel die betreffende Person gut verkraften kann.

IMMER DAS LERNFENSTER BEACHTEN!

In jedem Gespräch müssen wir Wegbegleiter das Lernfenster beachten! Ein Mensch kann nur lernen, verstehen, einordnen und verändern, wenn der Erregungszustand des Körpers und der Seele auf mittlerem Niveau liegt.

Was zu viel ist, beiseite räumen!

Gedanken, Gefühle, Erinnerungsbilder oder auch Täteranteile können die Betroffenen vor allem am Anfang der Arbeit überfordern. Mit Distanzierungs-Techniken, Reorientierungs-Übungen und hilfreichen inneren Bildern wird zunächst wieder Entlastung erreicht. Dies hilft, immer mehr Sicherheit im Umgang mit diesen Bereichen zu entwickeln, blockierende Ängste können abnehmen, weitere Schritte werden dadurch möglich.

Alle Übungen aus der Distanzierung und Visualisierung können eingesetzt werden. Die folgende Aufzählung enthält bereits bekannte, aber auch neue Möglichkeiten:

- Gefährliches Material in einen Tresor legen oder, in Päckchen verschnürt, Jesus zur Verwahrung geben.
- Inneres Verletztes und Ängstliches an einen guten sicheren Ort bringen, auch die Alltagsperson kann sich überlegen, wo sie sich behütet und geborgen fühlt.
- *Jesus, der Schleusenwärter:* Viele Betroffene berichten von einem inneren Tränensee. Sie befürchten, wenn sie diesem See zu nahe kommen, von der Flut überschwemmt zu werden, nicht mehr reagieren zu können oder gar in ihr zu ertrinken. Diese Bedenken sind nicht unbegründet. Wenn viele schlimme Dinge passiert sind, sind auch Schmerz und Trauer groß. Es hilft, Jesus zu bitten, als Schleusenwärter zu fungieren. Er weiß genau, wann die richtige Zeit ist um zu trauern und wie viel an Traurigkeit und Schmerz die jeweilige Person gerade verkraften kann. Er kann den Durchfluss an der Schleuse am besten regeln. Dann muss die Person die Traurigkeit nicht mehr selbst zwanghaft unter Kontrolle halten und der Schmerz kann nach und nach Trost und Heilung erfahren.
- Vorübergehende „Isolierung“: Anteile, die voller Wut, Hass oder auch Angst sind, können innerlich oder äußerlich aggressiv handeln. Diese Täteranteile drohen, verurteilen, führen zu Selbstverletzungen oder machen handlungsunfähig. Vor ihnen fürchten sich nicht nur die anderen Innenanteile, sondern auch der ANP. Um zu entlasten und vorübergehend Schutz aufzubauen, kann mit Jesu Hilfe eine unsichtbare Mauer zwischen diesem Täteranteil und den anderen errichtet werden. Eine weitere Möglichkeit ist, Jesus zu bitten, diesen Täteranteil in eine Art Kokon zu hüllen. In diesem Kokon soll es ihm gut gehen und soll Jesu Gegenwart auf übernatürliche Weise an ihm wirken. Durch diese Vorgehensweisen kann der „gefährliche Anteil“ in der nächsten Zeit nicht mehr bedrohen, weder Gedanken, noch Gefühle können zum ANP oder den anderen EPs dringen.

Wir Wegbegleiter dürfen kreativ sein und uns vom Heiligen Geist weitere hilfreiche Bilder und Vorstellungsmöglichkeiten zeigen lassen.

Funktionsfähig bleiben

Viele Betroffene befürchten, bei der Arbeit mit den inneren Anteilen, bei der Konfrontation mit den Gefühlen, Gedanken und Erinnerungen völlig überfordert zu sein und den Alltag nicht mehr bewältigen zu können. Gerade das wollen wir aber vermeiden. Deshalb haben wir auch so viel Zeit auf den Aufbau einer Grundstabilität verwendet und die Hilfen zur Distanzierung und Reorientierung gut eingeübt.

> JE BESSER DER ALLTAG FUNKTIONIERT, DESTO MEHR INNENARBEIT IST MÖGLICH.

Es bleibt Hauptaufgabe des ANP, sich in erster Linie um den Alltag zu kümmern. Er muss präsent sein, wenn es darum geht, angemessen und erwachsen zu handeln, z. B. beim Autofahren oder im Beruf. Andererseits soll er sich bereit erklären, so viel wie nötig und möglich aus dem Innenleben zu lernen. Die Person benötigt Zeiten – auch außerhalb der gemeinsamen Gespräche –, in denen sie sich mit ihrem Inneren beschäftigt. Diese Freiräume müssen eingeplant und geschaffen werden: Zeiten, in denen die EPs zu Wort kommen dürfen, gehört und wahrgenommen werden.

Grundsätzlich gilt: Je besser der Alltag funktioniert, desto mehr Innenarbeit ist möglich.[10]

DER GEGENSEITIGE VERTRAG – EIN BEISPIEL AUS DER PRAXIS

Ines erlebt in letzter Zeit vermehrt Gefühlsüberflutungen – gerade dann, wenn sie es am wenigsten brauchen kann: während der Arbeit und sogar beim Autofahren. Wir besprechen, welche Ursachen dies haben könnte. Aus dem Inneren meldet sich ein kindlicher Anteil: Er möchte endlich einmal gehört werden, sich mitteilen, sagen, wie es ihm geht, und erzählen, was er erlebt hat. Die Alltag-Ines räumt ein, dass sie dafür tatsächlich in letzter Zeit wenig Raum gegeben hat, sie wollte ihre Ruhe haben. Wir vereinbaren, einen *gegenseitigen Vertrag* abzuschließen: Die inneren Anteile helfen, dass der Alltag funktionieren kann, sie überfluten nicht einfach, wenn sie wahrgenommen werden wollen. Die Alltags-Ines verspricht, zweimal in der Woche eine halbe Stunde Zeit einzuräumen, um das Innere wahrzunehmen, Tagebuch zu schreiben oder zu malen.

Überblick bewahren

Zerbruch kann unterschiedlich stark ausgeprägt sein und verschiedenste Formen annehmen. Wir begegnen einem Spektrum, das von einer sehr überschaubaren Innenwelt – denken wir an Anni, bei der wir einen ANP und zwei EPs gefunden haben – bis zur ganz komplexen Innenwelt reicht mit einer schier unüberblickbaren Anzahl von EPs und mehreren am Alltag beteiligten ANPs. Innere Landkarten oder ähnliche Darstellungen helfen, Übersicht zu gewinnen und zu behalten.

Innere Vorgänge können mit Hilfe von Kuscheltieren, Puppen oder Playmobilfiguren dargestellt werden. Buntes Tonpapier kann beschriftet im Raum ausgelegt werden, um zu verdeutlichen, wie die inneren Anteile zueinander stehen, welche gut miteinander in Kontakt sind und welche weniger. Auf diese Weise lässt sich sichtbar machen, welche Blockaden existieren, oder entdecken, wer oder was in dieser Situation helfen könnte. EPs werden den jeweiligen Oberbegriffen zugeordnet: Beobachter, Wächter und innere Helfer, Opferanteile wie verletzte innere Kinder und Täteranteile. Besonders wichtig ist zu entdecken, ob es Anteile gibt, die außer Kontrolle geraten sind und z. B. zu Selbstverletzungen oder Selbstmordgefährdung führen könnten.

Wechsel wahrnehmen lernen

Je mehr Vertrauen gewachsen ist, desto mehr können sich die EPs auf uns Wegbegleiter einlassen und weiter in den Vordergrund treten. Bei stärker dissoziierten Klienten nehmen wir häufig sogenannte *Wechsel* wahr. Bei manchen müssen wir sehr genau beobachten, bei anderen ist es ganz offensichtlich.

Nach aussen sichtbar

Kommt ein anderer Anteil nach vorne, können sich Haltung, Körperspannung, Gesichtsausdruck, Stimme und die Art zu sprechen verändern. Plötzlich haben wir ein kleines Kind, ein „heulendes Elend" oder einen aggressiven Täteranteil vor uns. Die Körpersprache gibt direkte Hinweise auf die jeweilige innere Stimmung und Einstellung. So zeigt sich innere Abwehr im skeptischen oder ärgerlichen Gesichtsausdruck, körperlicher Abwendung und einer gewissen Schroffheit und Härte der Stimme. Bei tiefer Traurigkeit ist die Person zusammengesunken, spricht mit leiser Stimme, die Augen sind tränengefüllt, während tatsächliches Weinen meist schwierig ist. Die Warnung „Vorsicht, komm mir nicht zu nahe!" drückt sich in angespannter, aufrechter, oft kampfbereiter Körperhaltung aus.

Nur im Inneren

Sehr häufig begegnen wir Menschen, bei denen die inneren Anteile weder äußerlich sichtbar werden noch sich direkt zu Wort melden. *„Auch wenn einige Anteile sehr emanzipiert und im Alltagsleben aktiv sind, erlangen bei DIS* (also bei der Dissoziativen Identitätsstörung) *viele dissoziierte Anteile nie die Exekutivkontrolle, sondern agieren hauptsächlich in Form von passiver Einflussnahme"* (Kluft 1999).[11] In solchen Fällen findet der unmittelbare Kontakt, selbst bei ausgeprägter Dissoziation, nur mit dem ANP statt. Dieser berichtet uns, welche Gedanken und Gefühle die einzelnen Anteile haben und was sich im Inneren abspielt.

Ein gemeinsames Bewusstsein fördern

Auf dem Wiederherstellungsweg sollen die Betroffenen erkennen, dass alle Anteile zu ein und derselben Person gehören, zu ihnen selbst. Dies ist nicht immer einfach. Manche sind der Meinung, es handle sich bei den Anteilen um separate Personen, andere klammern sich an die Überzeugung, das traumatische Geschehen sei dem „kleinen Mädchen" oder dem „Körper" und somit nicht ihnen geschehen. Diesen Ansichten müssen wir immer wieder sanft, aber klar entgegentreten und die Wahrheit formulieren: „Das alles gehört zu dir!"

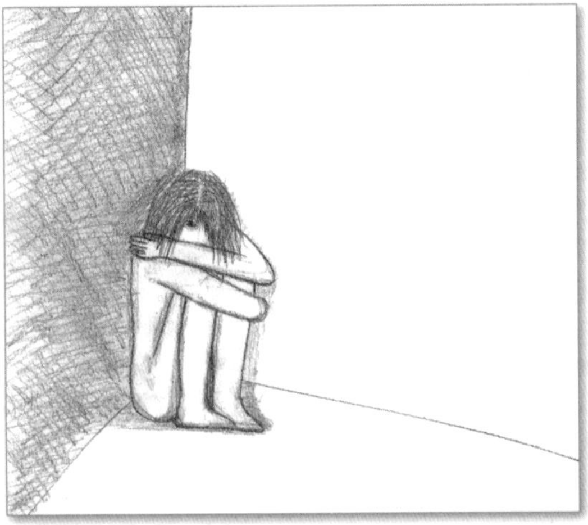

Es ist *ihr* passiert!

Nicht nur mit den EPs arbeiten!

Wir sollten immer darauf achten, dass auch bei der Arbeit mit den inneren Anteilen der ANP „anwesend“ ist, er soll miterkennen, mitentdecken, mitverstehen und miteinordnen. Redet man „nur“ mit einem EP oder erlebt „nur“ der EP eine innere Begegnung mit Jesus, hat der ANP von wichtigen Entwicklungen und Veränderungen überhaupt nichts „mitbekommen“. Ein unbeteiligter ANP kann weder einordnen noch verstehen, die Auswirkungen können sich nur unzureichend entfalten.

Wir besprechen im Vorfeld, was dem ANP helfen könnte, anwesend zu bleiben. Michaela Huber schlägt vor, sich eine Bühne vorzustellen, auf der die Arbeit mit dem Inneren stattfindet. Der ANP kann zumindest am Rand stehen und beobachten, sich notfalls in einer Vorhangfalte verstecken. Auch andere Distanzierungsmöglichkeiten sind hilfreich, z. B. die Installation des „besonderen inneren Raumes“.

Der besondere innere Raum

Dieser innere Raum hat Fenster und Tür. Außen befindet sich der Lautstärkeregler und die Bedienung für die Jalousie, die jederzeit heruntergelassen werden kann. Alles, was man betrachten möchte oder muss, kann in diesen Raum transportiert werden. Dort befindet sich dann der tobende EP, der dem ANP so schrecklich Angst macht, oder der in der traumatischen Situation eingefrorene EP, dessen Gefühle zuvor bedrohlich nah gekommen waren. Der ANP steht außen vor dem Fenster und kann das Geschehen im Raum aus sicherem Abstand beobachten. Oft bitte ich Jesus, als Gefühlsbarriere zu fungieren, die Wucht der Gefühle aus diesem Raum auf sich zu nehmen und nur so viel durchzulassen, wie nötig ist, damit der ANP verstehen und begreifen kann, dass das Schlimme tatsächlich geschehen ist. Für viele Betroffene ist es hilfreich, wenn Jesus die Alltagsperson in seinen Schutzmantel hüllt und ganz nah bei ihr ist, während sie sich diesen Bildern oder inneren Geschehnissen stellt.

Aus dieser Geborgenheit heraus kann der ANP wagen zuzuschauen und zuzuhören, das Lernfenster bleibt offen, das Erkannte kann eingeordnet und verarbeitet werden.

Gefühle und Gedanken der Anteile entdecken

Bei der Arbeit mit dem Inneren geht es grundsätzlich darum, die verschiedenen Anteile mit ihren typischen Gedanken, Gefühlen und Verhaltensmustern zu entdecken, zu verstehen und einzuordnen. Jeder hat auf seine Weise dazu beigetragen, das Überleben zu sichern. Heute jedoch sind viele ihrer Überzeugungen und Haltungen nicht mehr sinnvoll und hilfreich. Wir sprechen darüber und versuchen neue Einsichten und hilfreiche Erkenntnisse zu fördern. Dabei nehmen wir Gottes Wahrheiten als Grundlage.

ALLE ANTEILE HABEN DAZU BEIGETRAGEN, DAS ÜBERLEBEN ZU SICHERN.

Wichtig ist, dass wir mit *jedem* Betroffenen *individuell* arbeiten, uns überlegen, was jeweils für *diese* Person und *diesen* Anteil hilfreich ist. Wenn wir uns dabei vom Heiligen Geist leiten lassen, sind wir nicht auf unsere eigenen Vorstellungen und Vorgehensweisen beschränkt. Er kann uns führen, aufzeigen, woher die Überzeugungsmuster der Person stammen und womit sie verknüpft sind.

Zuerst mit Beschützern und Schlüsselfiguren arbeiten

Innere Wächter oder Anteile, die wiederum für die anderen Verantwortung tragen, haben im Inneren oft das Sagen. Da ihre Aufgabe darin besteht, das innere System zu sichern, am Laufen zu halten oder zu verstecken, stehen sie unserer Arbeit und den damit verbundenen Veränderungen häufig skeptisch oder sogar feindlich gegenüber. Wir müssen sehr darauf achten, nicht Position gegen einen solchen Anteil einzunehmen, sondern versuchen, ihn in seiner Verantwortlichkeit wahrzunehmen. Falls wir in inneren Konflikten Partei ergreifen, besteht die Gefahr, Bereitschaft zur Kooperation und Veränderung zu verlieren. Wir dürfen nicht urteilen oder verurteilen, auch wenn die inneren Machenschaften manchmal brutal und feindselig wirken. Unser Anliegen ist, alle wichtigen inneren Anteile zu gewinnen und zu Verbündeten zu machen. *„Ermutigen Sie den Patienten, Empathie und Verständnis für seine Bedürfnisse, Wünsche und Gefühle zu entwickeln. Rahmen Sie Widerstand und dysfunktionale Verhaltensweisen neu, indem Sie sie als ineffektive Arten, die eigene Sicherheit oder die Erfüllung von Bedürfnissen und das Erreichen von Zielen zu gewährleisten, hinstellen.“*[13]

Auch diesen Anteilen begegnen wir mit Wertschätzung und versuchen sie in ihrem Denken und Tun zu verstehen. Nur so wecken wir die Bereitschaft, im weiteren Gespräch zusammen zu überlegen, inwieweit die bisherigen Handlungsweisen erfolgreich waren und es heute noch sind. Vielleicht könnte manches neu überdacht und organisiert werden. Gerne stelle ich Jesus als „besten Berater der Welt" vor, als denjenigen, der den größten Überblick hat und wirklich weiß, was gut und hilfreich ist. Mit viel Geduld und mancher Überzeugungsarbeit fördern wir die Bereitschaft, sich einzulassen und zu entdecken, wie die bisherige verantwortungsvolle Aufgabe auf neue und bessere Art und Weise ausgefüllt werden könnte.

Unliebsame Anteile darf und kann man nicht „wegbeten"

Innere-Wächter-Anteile agieren häufig mit Kontrolle und Unterdrückung. Wütende Anteile übernehmen bei vermuteten Angriffen die Außenkontrolle und schießen völlig über das Ziel hinaus. Das kann für das Umfeld und die betreffende Person selbst schwierig und unangenehm sein.

Das innere „Böse" wird abgelehnt

Mit Anteilen, die solch unangepasste Reaktionen zeigen, will diese Person nichts mehr zu tun haben. Unliebsame Anteile kann man jedoch nicht „wegbeten", man kann sie nicht abgeben oder auf andere Art und Weise loswerden. Auch die unliebsamen Anteile sind Scherben des kostbaren Kruges und als solche wertvoll!

> Wenn also Böses, Ungutes in mir ist, dann macht es die Sache nicht besser, sondern schlimmer, wenn ich dagegen ankämpfe. Wenn ich mich selbst für meine Gefühle hasse, die in mir sind. Wenn ich sie verdränge, ablehne und hart gegen sie bin. Denn sie sind ein Teil von mir. Wenn ich gegen die Dinge, die mir an mir selbst nicht gefallen, hart bin, dann wende ich mich letztlich gegen mich selbst ...
>
> Während ich die Liebe Gottes zu mir als unvollkommenem, fehlerhaften Menschen bekenne, tue ich selber das Gegenteil dessen, was Gott tut. Ich hasse meine Unzulänglichkeiten und damit auch mich selbst. Und so gehe ich mit den Gefühlen und Gedanken, die meine Wunden mit sich bringen, so um, wie nicht gläubige Menschen es mit ihren Feinden tun. Ich bekämpfe sie. Ich versuche, sie möglichst schnell loszuwerden und abzumurksen.[14]

Vorsicht vor Befreiungsdienst!

Auch Mitchristen und manche Gemeinden neigen dazu, das, was nicht in das Bild eines guten Christen passt, zu bekämpfen oder zu dämonisieren. Zeigen Betroffene auffällige Verhaltensmuster, die sie trotz ihres Bemühens nicht ändern können, oder verändern sich bei ihnen gar Stimme und Gesichtsausdruck, wird schnell auf Dämonisierung geschlossen. Wohlmeinende Mitchristen, die kein Wissen über Dissoziation haben, sind überzeugt, nur ein Befreiungsdienst könnte helfen. Viele Betroffene erleben sich in diesem Vorgehen erneut ausgeliefert, auch können auf diese Weise kaum positive Langzeitveränderungen erzielt werden. Alleinige Befreiung hilft traumatisierten Menschen nicht aus dem inneren Zerbruch und den aus Verletzungen entstandenen Denkmechanismen. Einen Innenanteil, der aufgrund von Trauma entstanden ist, kann man nicht austreiben – höchstens verängstigen und dazu bringen, sich erneut ganz tief im Inneren zu verbergen. Daher muss Exorzismus von ungeliebten und auffälligen Anteilen unbedingt unterlassen werden!

Täteranteile zur Mitarbeit gewinnen

Die Arbeit mit Täteranteilen ist durchaus eine Herausforderung. Ihre Botschaften sind meist entmutigend und verurteilend, sie sind aggressiv, drohen, fordern zu Selbstverletzungen und selbstschädigendem Verhalten auf, manchmal bewirken sie erneute Täterkontakte. Somit stellen sie immer wieder eine Gefahr nach innen und manchmal auch nach außen dar. Gerade deshalb ist es essenziell, sich mit ihnen zu befassen.

> Wenn man sich Gutes tut, wird sich sofort die andere, z. B. die dunkle Seite im Inneren des traumatisierten Menschen melden und vorwurfsvoll sagen: ‚Das geht aber nicht!‘ Und meint: ‚Es soll dir nicht gut gehen.‘ – ‚Es darf dir nicht gut gehen.‘ – ‚Das hast du nicht verdient.‘ … Mit dieser dunklen, weil depressiven, entwertenden oder ‚bösen‘ Seite in der traumatisierten Persönlichkeit so früh wie möglich in Kontakt zu kommen, ist in jeder Traumatherapie von besonderer Wichtigkeit.[15]

So begegnen wir auch diesen Anteilen mit Offenheit und Wertschätzung. Wir müssen verstehen, dass Täteranteile in den meisten Fällen besonders tief verletzt wurden und keine andere Möglichkeit zu reagieren kannten. Im Endeffekt haben auch sie das Überleben gesichert.

Selbst wenn sie bedrohlich wirken und aus unserer Sicht negativ handeln, gibt es für ihr Tun einen Grund. Wir versuchen, ihr genaues

Anliegen zu entdecken und zu verstehen, weshalb sie es so vehement vertreten. Sie zur Mitarbeit oder zumindest zum Einverständnis für das weitere Vorgehen zu gewinnen, ist ein wichtiger und großer Schritt. Erfolgreiche Arbeit mit Täteranteilen führt zu den sichtbarsten Veränderungen im Leben der Betroffenen. Sie gewinnen neue Sicherheit, die inneren negativen Botschaften werden weniger und die Neigung zu Selbstverletzungen nimmt ab. Die an sich wertvolle Stärke des Täteranteils erfährt Umorientierung und kann nun zum Schutz und als Hilfe eingesetzt werden.

> AUCH DIE TÄTERANTEILE HABEN DAS ÜBERLEBEN ERMÖGLICHT.

Innere Evangelisation

Beim Begriff „Innere Evangelisation" geht es nicht um das Thema Errettung. Ich bin fest davon überzeugt, auch wenn nur eine „Scherbe" des „zerbrochenen Gefäßes" sich zu Jesus bekennt, umfasst seine Erlösungskraft alles, was zu diesem Gefäß gehört. Evangelisation bedeutet hier, dass die verschiedenen Anteile, die einzelnen Scherben des Krugs, mit Gott, Jesus und dem Heiligen Geist in Berührung kommen. John und Paula Sandford sprechen von Evangelisation der ungläubigen Bereiche des Herzens.[12] Betroffene Christen haben tiefe Sehnsucht, immer mehr zu dem Menschen zu werden, zu dem Gott sie geplant hat. Sie wollen Jesus tiefer vertrauen und sich ihm immer mehr öffnen können – mit ihrem *ganzem* Herzen. Wie Annis Beispiel verdeutlicht, haben die Anteile ganz unterschiedliche Gotteserfahrungen, manche überhaupt kein Wissen vom dreieinigen Gott.

WAHRHEITEN SÄEN

Immer wieder sprechen wir Wegbegleiter Wahrheiten über Gott, sein Handeln und seine Möglichkeiten aus. Wir erzählen Geschichten der Bibel oder berichten von Zeugnissen anderer Betroffener. Auf diese Weise geben wir die gute Botschaft des Evangeliums, Gottes Wahrheiten, auch an die inneren Anteile weiter. Die Betroffenen können ihren Anteilen von selbst erlebten wertvollen Glaubenserfahrungen berichten oder von den inneren Begegnungen mit Jesus. Ein wunderschönes Beispiel ist der nachfolgende Brief, den Anna an eine Gruppe besonders tief verletzter innerer Kinder geschrieben hat:

Ein Einladungsbrief

Liebe Kinder,
ich weiß, ihr habt Angst und fühlt euch ganz fremd. Jesus hat uns an diesen sicheren Ort gebracht und viele von uns haben ihn schon kennengelernt. Und er weiß auch, dass es euch gibt. Er möchte so gerne für euch da sein. Bei ihm ist jeder ganz wichtig; auch die ganz Kleinen. Keiner muss sich mehr verstecken, Er beschützt euch und alle dürfen gesehen werden. Es hat ihm sehr wehgetan, was man euch angetan hat, und er wird diese Menschen dafür bestrafen. Ihr braucht keine Angst vor ihm zu haben, er ist ganz anders; liebevoll schaut er euch in die Augen und seine Berührungen sind ganz sanft. Aber er wartet so lange, bis ihr es erlaubt, von ihm berührt zu werden, er zwingt seinen Willen niemandem auf. Er ist immer für euch da und sieht jede Träne. Er möchte sie abwischen, euch in den Arm nehmen und mit euch weinen. Er ist sich dafür nicht zu schade. Er will helfen und für euch da sein. Ihr dürft Kinder sein, kleine, fröhliche, unbeschwerte Kinder. Keiner ist stärker als Jesus, denn er ist Gottes Sohn. Auch er hat unvorstellbare Schmerzen gehabt, wurde weggesperrt und war ganz allein, genauso wie ihr. Er war nackt und wurde ausgelacht, dadurch kennt er dieses schreckliche Gefühl, total verlassen und verraten zu sein. Ihr wurdet dazu gezwungen, aber er hat es freiwillig durchlitten. Er musste es tun, weil es ihm so wehtat, wie sehr die Menschen leiden. Er hat es für alle getan. Versteht ihr, er war ganz nah bei euch und will es auch jetzt sein. Und dann geht er mit euch zu Gott, seinem Vater. Er wartet auf euch. Ihr müsst nichts tun, einfach nur da sein. In seinen Augen ist so viel Liebe, da wird euch ganz warm ums Herz, ihr dürft auf seinem Schoß sitzen und euch ausruhen. Es ist ganz schön dort, wir können auch alle gemeinsam zum Vater gehen. Bitte denkt darüber nach. Es wäre schön, wenn ihr auch zu Jesus gehört. Er wartet auf euch.

Liebe Grüße
Anna

Innere Begegnung mit Jesus

Wann immer möglich, führe ich die Anteile in eine innere Begegnung mit Jesus. Es ist faszinierend zu beobachten, wie unterschiedlich er mit jedem Anteil umgeht und genau weiß, was dieser braucht. Liebevoll, mit viel Geduld, zugleich klar und ohne Zaudern führt er behutsam vorwärts. In seinem Reden trifft er die entscheidenden Punkte und öffnet den Weg zur Wahrheit. Er rettet im Trauma eingefrorene Anteile, tröstet, ermutigt, reinigt, heilt, schenkt Geborgenheit und stellt wieder her. Durch diese Begegnungen geschieht tiefgreifende Veränderung und Umgestaltung. Die Anteile bekommen neue

Aufgaben und lernen, diese mit seiner Hilfe auszuüben. Das, was zerbrochen war, kann immer mehr eins werden.

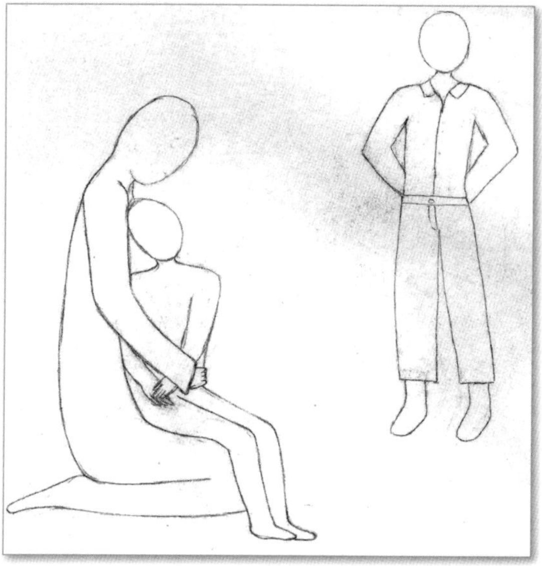

Jesus und die inneren Anteile

Weitere Hilfen beim Prozessieren

Kreative Möglichkeiten, wie Bilder malen, sich durch Zeichnungen ausdrücken, etwas formen und gestalten, sind wertvolle Unterstützung. Viele Betroffene führen Tagebuch oder schreiben sich die „Last von der Seele". Folgende Anregungen können eine weitere Hilfe sein:

Positives festhalten

Betroffene können ein „Reisetagebuch" anlegen und darin wichtige Erfahrungen festhalten: neue Erkenntnisse, Begegnungen und Gespräche mit Jesus, Zusagen und Ermutigungen, alle Veränderungen, auch wenn es sich nur um kleine Schritte handelt.

Neue Schritte vorbereiten

Die Innenanteile werden eingeladen, auf einem „Vorbereitungsblock" Anliegen, Fragen, Gefühle und Gedanken niederzuschreiben oder aufzumalen. Bei der Beschäftigung mit negativen und Angst machenden Themen sollte es allerdings eine zeitliche Begrenzung geben, z. B. nicht länger als eine halbe Stunde. Schwieriges Material, wie beschämende Worte, schlimme Erinnerungen und gemalte Bilder, die traumatische Situationen darstellen, sollten bis zum nächsten Gespräch gut weggepackt werden, damit die Betroffenen nicht ständig damit konfrontiert sind. All diese Aufzeichnungen dienen als Grundlage für die weiteren Gespräche.

Zu Hause eigene Schritte gehen

Betroffene lernen, sich selbst zu beobachten, und halten das Entdeckte schriftlich fest. Wie sie es in den Gesprächen gelernt haben, können sie Zusammenhänge erkennen, indem sie innerlich nachfragen, ins Innere schauen und hören. Sie können Jesus um Hilfe und Begegnung bitten und alles niederschreiben, was er ihnen vermittelt. Auf diese Weise werden auch außerhalb der Gespräche weitere Schritte möglich.

> Iris beschreibt, wie wichtig es für sie war, Gefühle und Gedanken schriftlich festzuhalten: „Meine Seelsorgerin empfahl mir, in mich hineinzuhören und mit meinem Inneren Kontakt aufzunehmen. Ich fing an, Tagebuch zu schreiben. Ich schrieb nun immer wieder in mein Buch, gute und schlechte Ereignisse, Gefühle, Schmerz und Gedankengänge sowie die inneren Impulse, die kamen. Dabei lernte ich mein Inneres kennen. Es hat sich mir mitgeteilt, hat auf Fragen von mir geantwortet. Hätte ich all die Dinge nicht gleich aufgeschrieben, wäre es wieder weg gewesen. Ich selbst konnte diese Gefühle, Empfindungen und Mitteilungen nicht lange festhalten.“

Schreiben statt Reden

Wurden in der Vergangenheit Redeverbote verhängt, kann das Reden über ein bestimmtes Thema oder für einen speziellen Anteil unmöglich sein. Dann kann geschrieben statt gesprochen werden. Falls nötig, kann auch *„verdeckt geschrieben“* werden. Damit die betreffende Person durch das Geschriebene nicht getriggert wird, hält man ein Tuch oder Blatt Papier über die Schreibhand.

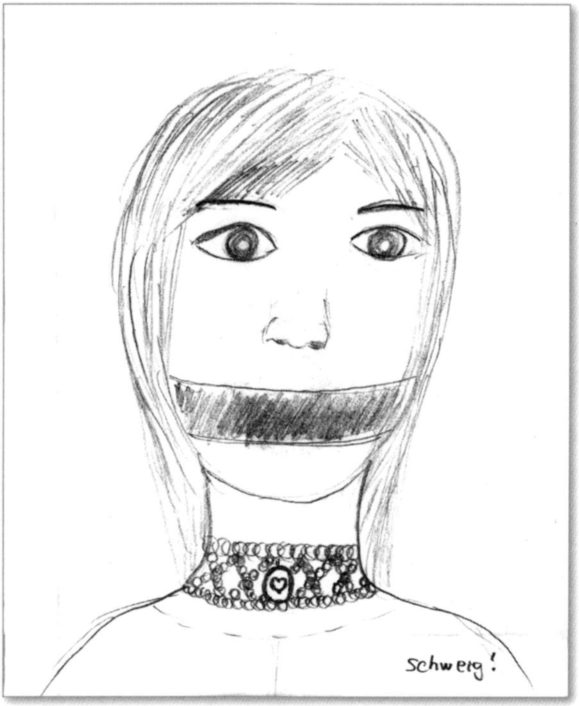

Schweig!

Etappe 3: Arbeit mit dem Inneren. Prozessieren

Innere Veränderungsprozesse • Hindernisse überwinden • Wichtige Themen beim Prozessieren • Innere Feinde • Umgang mit Krisen

Gerade in dieser Zeit, wo viel Trauriges, Beschämendes und Unangepasstes, wo auch Dunkles und Ungewolltes offenbar wird, ist es wichtig, den Betroffenen immer wieder zuzusprechen, dass sie trotz allem von Gott geliebt und angenommen sind:

> Die dunklen Seiten unserer Seele überwinden wir nicht dadurch, dass wir ihnen selber den Kampf ansagen. Wir überwinden sie, wenn wir sie Gott hinhalten und vertrauensvoll gelten lassen, dass wir mit und trotz ihnen von Gott begnadigte und gerecht gemachte Menschen sind – alleine deshalb, weil wir zu Jesus gehören. Er, nicht wir, wird mit unseren dunklen Seiten fertig. Wir dürfen sie Gott überlassen und feiern, wer wir in seinen Augen sind: Gerechte, Heilige, Geliebte, Erlöste und Beschenkte Gottes (vgl. Kolosser 3,12a; Römer 9,25 und Judas 1). Er heilt, befreit, löst, verwandelt, macht neu, korrigiert – wir brauchen ihm bloß die Erlaubnis dafür zu geben.[1]

Wenn Betroffene diese Wahrheit im Herzen haben, sind sie in der Lage, ihren Stand als *„Gerechte, Heilige, Geliebte und Erlöste"* einzunehmen und das bisher Vermiedene und Verdrängte Schritt für Schritt zuzulassen. Dann ist es ihnen möglich Licht ins Dunkel kommen zu lassen. Die dissoziativen Barrieren können immer mehr weichen. Die Gedanken und Gefühle der Anteile müssen nicht länger als Bedrohung gesehen, sondern dürfen entdeckt und wahrgenommen werden. Sie werden sogar zur Spur, der die Betroffenen bei der Entdeckungsreise zum Inneren folgen können.

> Ich habe in den letzten Jahren angefangen, irritierende Momente und seltsame Gefühle als Chancen zu begreifen. Als Möglichkeiten, den Empfindungen meiner Seele die Antwort entgegenzuhalten, die Gott für sie hat. Ich möchte, dass meine Seele mit dem vertraut wird, was Gott ihr zu sagen hat. Und so habe ich mir angewöhnt, Gott zu suchen, wenn sich meine Seele meldet. Dann öffne ich sie bewusst vor ihm und beginne, alle diese guten und hässlichen Emotionen vor ihm auszubreiten.[2]

Innere Veränderungsprozesse

Die Betroffenen lernen, sich selbst zu beobachten, über das, was in ihnen vorgeht, zu sprechen und mit den Anteilen in Kontakt zu kommen. Zusammen mit der betreffenden Person betrachten wir die innere Welt mit allem, was dazugehört, ohne zu urteilen oder zu bewerten. Jeder Anteil denkt und fühlt auf seine spezielle Weise und trägt wichtige Informationen, die es zu erfahren und zu verstehen gilt.

Oft sind in den Tagen vor unserem Gesprächstermin bestimmte Gedanken oder Gefühle in den Vordergrund gekommen. Diese greifen wir zusammen auf und fragen nach: Wo kommen sie her? Welche Botschaft transportieren sie? Zu welchem Anteil gehören sie?

Ich bitte die betreffende Person, nach innen zu blicken und mir zu erzählen, was in ihr vorgeht. Während des Gesprächs muss ich gut beobachten, Veränderungen der Körperhaltung, mögliche Wechsel, leises Kopfnicken oder Kopfschütteln erkennen, Stocken und Innehalten wahrnehmen und jedes Zögern, jeden Widerstand thematisieren: „Was geht jetzt in dir vor? Welche Gedanken sind gerade da? Wo bist du im Moment mit deinen Gedanken?“ Alles, was gedacht wird, ist wichtig und wird aufgegriffen.

Manchmal treffe ich auf sogenannte *Schutzlügen*. Innere Stimmen, die zu Wächtern und Beschützern gehören, werden laut: „Dieses Thema ist gefährlich!", „Über die Vergangenheit darf niemals geredet werden!" Diese Warnungen sollen die Person davor bewahren, auf „gefährliches Wissen" zu stoßen. Jede Blockade hat ihren Grund, irgendein Punkt im Denken ist noch nicht freigegeben, dahinter liegt tiefe Angst vor der Wahrheit, die zu sehr schmerzen könnte. Wie bereits beschrieben, ist es nun wichtig, sich zuerst diesem drohenden oder warnenden Anteil zuzuwenden, ihn zu hören und in seinen Beweggründen und seiner Aufgabe zu verstehen. Kann er zur Zusammenarbeit überzeugt werden, ist der nächste Schritt möglich.

Was sollte durch diese Schutzlügen im Verborgenen gehalten werden? Wieder begeben wir uns auf die Suche nach weiteren Gedanken und Gefühlen. Wir entdecken unterschiedliche Anteile, lernen sie verstehen und erkennen, welche Funktion sie im Inneren haben. Da Gedanken und Gefühle von den Ursprungs-Traumata geprägt sind, werden wir dabei auch mit Trauma-Inhalten konfrontiert. Sie sollen aber auf dieser Wegetappe nicht im Vordergrund stehen. Trotzdem kann es notwendig werden, mithilfe sogenannter „innerer Rettungsaktionen"[3] (siehe S. 296) im Trauma eingefrorene Anteile herauszuholen, damit die weitere Arbeit überhaupt möglich wird.

Ich bin falsch! – Ein Beispiel aus der Praxis

Erika entdeckt in sich die Botschaft: „Ich bin falsch, unannehmbar!" Mit dieser Aussage sind Gefühle der Ablehnung, der Verlassenheit und der Hoffnungslosigkeit verbunden. Verschiedenste Situationen lösen diese Gefühle aus: wenn ihr Mann ihr nicht zuhört, sie auf der Arbeitsstelle kritisiert wird, der Lehrer beim Elternabend meint, ihre Tochter müsse konzentrierter arbeiten … In diesen Momenten wird die Überzeugung „falsch zu sein" aktiviert, das logische Wissen davon überlagert. Zusammen gehen wir diesen Gefühlen nach. Wer in Erika hat die Gefühle, welche Gedanken gehören dazu, welches Verhalten ist die Folge? Erika entdeckt, dass sie sich als Folgereaktion zurückzieht, auch zu Hause mit niemandem redet, tief traurig ist und sich in Gedanken ausmalt, einfach nicht mehr da zu sein. In diesen Situationen ist sie wie gefangen im Kreislauf dieser Gefühle, Gedanken und Reaktionen. Sie beschreibt: „Vom Kopf her weiß ich, dass ich nicht für alles verantwortlich bin, ich weiß, dass ich mich vor Gott gar nicht beweisen muss und Fehler machen darf,

> aber trotzdem ist in mir diese Wertlosigkeit und Ablehnung: Oft hasse ich mich dafür, dass es mich überhaupt gibt!“

Obwohl die Alltagsperson Erika sich von Gott angenommen und geliebt weiß, fühlt ihr Herz etwas anderes: *„Ich bin falsch, unannehmbar!“* Das, was ein Mensch aufgrund von Erfahrungen gelernt hat, sitzt tiefer als alles, was er sich später durch gute Lehre, hilfreiche Predigten oder Bücher aneignen konnte.

Ähnliche typische Überzeugungen:

„Ich bin ein Versager, ich bekomme nichts auf die Reihe! Ich bin schuld, ich habe es verdient! Niemand kann mir helfen. Vertrauen ist schlecht, dann wird man doch wieder enttäuscht! Das wird niemals aufhören! Wenn ich darüber rede, werde ich bestraft, dann wird etwas Schlimmes passieren. Ich bin allein und verlassen. Da ist niemand, der mich beschützt. Niemand wird mir glauben! Ich bin so dumm, solch ein Idiot, weil ich das mit mir habe machen lassen. Ich muss kämpfen bis zuletzt. Ich darf keinen Schmerz zeigen. Mein Körper hat bei dem Missbrauch reagiert, das ist ein Beweis, dass ich es selbst wollte. Ich bin eine Hure! Ich bin schmutzig, verdorben, unannehmbar, weil mir das passiert ist. Mein Körper ist schuld. Mein Leben ist für immer ruiniert. Ich bin eine Schande! Niemand darf sehen, wie ich wirklich bin! Ich bin all meiner Würde beraubt. Für mich gibt es kein normales Leben mehr! Ich habe nichts Gutes zu erwarten. Das Leben hat keinen Sinn. Es gibt nichts, was ich tun könnte. Ich habe keine Möglichkeit, etwas zu verändern. Ich zähle nicht. Es gibt keine Chance, keinen Ausweg! Mir bleibt nur der Tod! Ich bin nicht liebenswert. Ich bin nur eine Last. Es wäre besser, wenn ich nie geboren wäre! Kinder sind sowieso nichts wert. Gott könnte mich nie so annehmen, wie ich bin!“

> TRAUMATISIERTE MENSCHEN UND IHRE ANTEILE SIND IN DEN ALTEN DENKMUSTERN GEFANGEN, DIE AUFGRUND DER VERLETZUNGEN UND SCHLIMMEN GESCHEHNISSE ENTSTANDEN SIND.

Werden diese Sätze innerlich stetig wiederholt, wirken sie wie Selbstsuggestionen und prägen sich immer tiefer ein. Ihre Aussagen sind hoffnungslos, zerstörerisch, voll negativer Worte, erniedrigender, beschämender und anklagender Botschaften, die Menschen ihres Werts und ihrer Würde berauben. Der Feind nutzt diese Überzeugungen, nährt und verstärkt sie, verklagt und entmutigt.

Auch der Satan will zu uns sprechen, und er wird nicht umsonst als der ‚Vater der Lüge' bezeichnet. Er stellt unsere Erlösung in Frage (‚Das kann Gott dir nie vergeben!'), sät Misstrauen (‚Gott gibt dir nicht einfach Geschenke, da ist sicher ein Haken dabei'), verhindert, dass wir zu Gott kommen (‚Für dich gibt es keine Hoffnung. Hör endlich auf, zu Gott zu schreien!') und stürzt uns in Verzweiflung (‚Gott hat dich vergessen').[4]

Satan freut sich über Selbstablehnung und Hoffnungslosigkeit, über das Leid der betroffenen Menschen. Der tiefste Schmerz, den Betroffene heute erleben, ist gar nicht so sehr mit dem traumatischen Erlebnis selbst verknüpft, sondern genau mit diesen Botschaften, in denen die Betroffenen auch heute noch gefangen sind. Sie wurden ihnen zugesprochen oder sind Schlussfolgerungen, die die Betroffenen aufgrund der Geschehnisse gezogen haben, manchmal auch Sätze, die der Feind in sie gesät hat. Solange Betroffene oder innere Anteile diese Botschaften für wahr halten, werden diese sich im Leben so auswirken, als wären sie wahr, und haben auf die Weise enormen Einfluss, prägen auch das heutige Leben.

Gottes Wahrheit macht frei

Betrachten wir jede dieser Überzeugungen genauer, erkennen wir, dass es sich um Scheinwahrheiten handelt, um Irrtümer und Lügen. Sie müssen entlarvt werden, damit sie ihre Macht verlieren.

In der weiteren Arbeit mit Erika finden wir den Anteil, der mit diesen Gedanken und Gefühlen zusammenhängt. Es ist eine verzweifelte 8-Jährige, die immer wieder sagt: „Ich bin falsch! Wieder hab ich es falsch gemacht! Ich bin unannehmbar!" Ich ermutige Erika, selbst mit der Kleinen zu sprechen. Erika versucht, sie zu trösten, ihr zu sagen, dass jeder einmal einen Fehler machen darf. Langsam hört die Kleine auf zu weinen und guckt Erika ungläubig an. Gemeinsam reden wir darüber, dass Fehler menschlich sind, dass etwas falsch zu machen nicht bedeutet, falsch zu sein … wie schmerzlich es sein muss, sich für unannehmbar zu halten. Vielleicht stimmt es ja gar nicht, dass sie so ist!

Jede Überzeugung muss auf ihren Wahrheitsgehalt überprüft werden. Entspricht diese Aussage der heutigen Realität? Ist sie hilfreich und sinnvoll? – Aber was ist wahr und was nicht? Viele Betroffene sind diesbezüglich zutiefst verunsichert. Welcher „Wahrheit" kann man vertrauen? Wie kann es unterschiedliche Wahrheiten geben? Auch früher wurden den Betroffenen sogenannte „Wahrheiten" vermittelt.

Wenn Erika zu Hause nicht den Erwartungen der Mutter entsprach, wurde sie mit Ablehnung und Verachtung gestraft. Die Kleine hat gelernt: Wenn sie versagt oder etwas falsch macht, wird sie abgelehnt. Das war die Realität ihrer Kindheit. Die Kleine folgert: „Also stimmt es doch: Ich bin falsch und unannehmbar!"

Als Christen sind wir nicht allein auf unser menschliches Urteilsvermögen bezüglich der Wahrheit angewiesen. Wir können uns an den wenden, der selbst die Wahrheit ist, an Jesus. Die Betroffenen oder die Anteile können Jesus selbst fragen.

Die Kleine zögert etwas, aber zusammen mit Erika will sie von Jesus die Wahrheit erfahren. Sofort hört sie: „Du bist eine kleine Perle, kostbar und wertvoll!" Erika schildert mir, dass Jesus die Kleine in den Arm nimmt, ihre Tränen abwischt und ihr sagt, wie froh er ist, dass es sie gibt …

Was ein Mensch direkt von Jesus hört, bewirkt umfassendere Veränderung, als wir durch lange Gespräche bewirken könnten. Auch die Wunden und Verletzungen finden Beachtung, die Betroffenen erleben Trost und Gottes heilende Kraft. Liebevoll kümmert sich Jesus um das Verletzte, Angstvolle und Beschämte, bringt es an einen sicheren Ort, an dem es geschützt gesunden kann. In seiner Gegenwart kommt alles zur Ruhe.

Die Wahrheit über eine Person – über mich, über andere oder über Gott – erfahren wir nur durch göttliche Offenbarung. Deswegen ist es absolut wesentlich, dass ich lerne, Gottes Stimme für mein Leben zu hören.[5]

Manche der inneren Überzeugungen können leicht verändert werden, andere sind tief verwurzelt. Dabei entdecken wir, wo Anteile durch Festlegungen, innere Schwüre oder manchmal auch feindliche Einflüsse richtiggehend gebunden sind. Schritt für Schritt wird alles, was offensichtlich wird, betrachtet, miteinander in Verbindung gebracht, Zusammenhänge werden entdeckt und Ursachen verstanden. Nun können die Überzeugungen, die heute nicht mehr gelten oder die als Lügen entlarvt werden konnten, von der Alltagsperson und dem betreffenden Anteil im Gebet vors Kreuz gebracht und durch die neu erkannte Wahrheit ersetzt werden. Nicht mehr Lüge, sondern Wahrheit soll in Zukunft Denken

Nicht mehr Lüge, sondern Wahrheit soll in Zukunft Denken und Fühlen bestimmen.

und Fühlen bestimmen. Lügen hielten in Gefangenschaft, Wahrheit dagegen setzt frei: *„Ihr werdet die Wahrheit erkennen, und die Wahrheit wird euch frei machen"* (Johannes 8,32).

Das Alte ablegen, das Neue anziehen

Jeder Tausch von Lügen gegen die Wahrheit bedeutet einen weiteren Schritt in die Freiheit. Immer mehr nimmt Gottes Wahrheit Raum im Denken und Fühlen. Dies bedeutet tiefgreifende Herzensverwandlung. Vergebungsprozesse werden möglich, eigene Schuld kann wahrgenommen und vor Jesus bekannt werden.

> *Lasst euch stattdessen einen neuen Geist und ein verändertes Denken geben. Als neue Menschen, geschaffen nach dem Ebenbild Gottes und zur Gerechtigkeit, Heiligkeit und Wahrheit berufen, sollt ihr auch ein neues Wesen annehmen.* (Epheser 4,23–24)

Nun können auch die negativen Schutzmechanismen und Verhaltensweisen, die vor dem Schmerz bewahren sollten, abgebaut werden. Neues Verhalten kann sich als natürliche Konsequenz entwickeln und muss nicht durch Kraft, Anstrengung und Selbstverleugnung erzwungen werden. Trotzdem braucht es Zeit und Übung, um die Veränderungen leben zu lernen.

Bei diesen Prozessen sollten wir darauf achten, dass Betroffene die Schritte nicht nur aus Gehorsam gehen oder um dem Wegbegleiter zu gefallen, sondern alles aus eigenem Antrieb geschieht. Nur eigene Herzensentscheidungen führen zu bleibender Erneuerung.

> NUR EIGENE HERZENSENTSCHEIDUNGEN FÜHREN ZU BLEIBENDER ERNEUERUNG.

Auch die bisherigen Aufgaben der Anteile wandeln sich. Dies führt häufig zu Namensänderungen, ein ehemaliger „Kontrolleur" wird zum „Wächter", eine „Weinende" zur „Getrösteten". Der neue Name beschreibt sowohl die innere Veränderung als auch die neue Aufgabe.

Hindernisse überwinden

Oftmals ist der Wiederherstellungsweg nicht so „einfach“, wie in den vorigen Abschnitten beschrieben. Hindernisse sind zu überwinden, Probleme zu erkennen und zu lösen.

Hilfreiche Fragen

Sind Betroffene blockiert oder machen Rückschritte, dürfen wir Wegbegleiter sie nicht bedrängen oder unter Erwartungsdruck setzen! Blockaden wurzeln immer in dem, was die Betroffenen glauben. Einfühlsam fragen wir nach: „Auch das hat sicher seinen guten Grund! Welche Befürchtung steckt dahinter?“ Die Betroffenen sollen ganz spontan antworten, alles sagen, was ihnen in den Sinn kommt: „Wie fühlt es sich an, hier stecken zu bleiben?“ – *„Gut! Sicher.“* – „Was könnte denn passieren, wenn du weitergehst?“ – „Was würde dir helfen?“

Eine spezielle Technik bilden die sogenannten Kaskadenfragen: „… und das ist so, *weil …?* – Du kannst nicht weitergehen, *sonst …?* – Du hast Angst, *und das bedeutet …?* – Du bleibst stehen, *und dann …?*“ Diese Fragen helfen, die Hintergründe der Meinungen und noch verborgene innere Überzeugungen zu entdecken. Festlegungen und innere Schwüre werden offengelegt, heute nicht mehr sinnvolle Folgerungen können erkannt werden. Insbesondere bei der Arbeit mit Täteranteilen ist diese Fragetechnik hilfreich.

Für Ungeübte beinhaltet sie allerdings die Gefahr, auf direktem Weg beim zugrunde liegenden Trauma zu landen. Deshalb sollte sie nur von ausgebildeten Begleitern und bei ausreichender Stabilität angewandt werden.

Kaskadenfragen – ein Beispiel aus der Praxis

Bei Anni hatten wir entdeckt, dass ihr ANP Gott kennt und ihm vertrauen möchte, während das melancholische Kind (nachfolgend nur Kind genannt) nichts von Gott wissen will.

> Ursel: „Ich höre, innerlich gibt es verschiedene Meinungen zu diesem Thema. Du, Anni, sagst: ‚Es ist wichtig, Gott zu vertrauen!‘, das Kind sagt: ‚Von Gott will ich nichts wissen!‘. Wen von beiden wollen wir zuerst anhören? ... Gut, hören wir erst einmal, was das Kind meint. Es will von Gott nichts wissen – weil …?“

Kind: „Weil er ein Mann ist!“

Ursel: „Okay, Gott kann man auf keinen Fall vertrauen, weil er ein Mann ist, und das bedeutet …?“

Kind: „Er macht mit einem, was er will.“

Ursel: „Und wenn er mit einem macht, was er will, dann …?“

Kind: „Dann hat man keine Chance, dann ist man ausgeliefert …“

Ursel: „Hat das Kind eine bestimmte Aufgabe?“

Kind: „Ja, es muss dafür sorgen, niemals mehr einem Mann zu vertrauen!“

Das Trauma selbst wird in diesem Moment nicht weiter erforscht; es geht um die Schlussfolgerungen, die sich aufgrund der schlimmen Geschehnisse geformt haben. Nun kann, ebenfalls mit Hilfe der Kaskadentechnik, erfragt werden, welche Überzeugungen beim ANP zur Auffassung geführt haben, dass es wichtig sei, Gott zu vertrauen. Beide Seiten dürfen ihre Ansichten äußern und nehmen wahr, was der andere zu sagen hat. Der betreffende Anteil erlebt, dass er gehört wird, und fühlt sich verstanden. Die Alltagsperson begreift die Hintergründe der Überzeugungen und kann manches neu einordnen: *„Aha, ach so, deshalb also, jetzt kann ich nachvollziehen, warum das Kind so reagiert. Ach so, das ist seine Aufgabe, deshalb kann ich Gott nicht richtig vertrauen.“* Jedes Begreifen, jeder „Aha-Effekt“ bedeutet, dass sich Verständnis entwickelt hat, bisher getrenntes Material zusammengekommen und somit Assoziation geschehen ist. Äußerlich wird dies häufig durch tiefes Durchatmen sichtbar.

Neues Denken bahnt sich einen Weg

Beim Prozessieren helfen wir Wegbegleiter:

- der einen Seite zu hören, was die andere Seite dazu zu sagen hat,
- Verstehen zu ermöglichen,
- innere Überzeugungen auf ihren Wahrheitsgehalt zu überprüfen,
- Halbwahrheiten oder Lügen zu entlarven,
- neue, am besten Gottes, Wahrheiten anzunehmen, und
- positive Veränderungen zu ermöglichen.

Das Gespräch mit dem melancholischen Kind gestaltete sich folgendermaßen weiter:

Ursel: „Das ist ja durchaus verständlich, dass man keinem Mann mehr vertrauen will, wenn einem so etwas Schlimmes wie dir passiert ist.

Kennst du eigentlich auch Männer, die nichts Böses getan haben? Weißt du, Anni ist inzwischen erwachsen und hat einen Mann geheiratet, bestimmt hast du das schon gemerkt?"

Kind: „Ja, schon, aber der ist auch manchmal laut!"

Ursel: „Und laut bedeutet böse?"

Kind: „Böse Menschen sind laut. Das macht mir Angst, wenn jemand laut ist."

Ursel: „Alle Menschen sind manchmal laut, vor allem, wenn sie miteinander streiten. Ist Anni denn auch manchmal laut?"

Kind: „Ja, schon."

Ursel: „Und ist Anni deshalb böse?"

Kind: „Nein, natürlich nicht."

Ursel: „Also bedeutet ‚einmal laut sein' doch nicht automatisch, dass jemand böse ist, oder? Ist Annis Mann denn immer laut?"

Kind: „Nein, eigentlich ist er das nur manchmal."

Ursel: „Das heißt, es gibt auch Zeiten, in denen er nicht laut und nicht böse ist?"

Kind: „Ja, ich glaube schon."

Ursel: „Das ist ja interessant, dann sind Männer anscheinend nicht immer böse …"

… Ursel: „Hat das melancholische Kind denn gehört, dass Anni mit Gott und mit Jesus schon sehr viel Gutes erlebt hat? Dass sie ihm gerne ganz vertrauen möchte? Wäre es nicht eine gute Idee, wenn Anni dir in den nächsten Tagen erzählen würde, welche Erfahrungen sie mit Jesus gemacht hat? Dann könntest du einiges über ihn hören und dir überlegen, ob du ihn nicht selbst kennenlernen möchtest."

Diese Arbeit kostet die Betroffenen viel Kraft. Sie müssen eine Metaebene einnehmen, die Anteile in sich beobachten, ihre jeweiligen Gedanken und Gefühle wahrnehmen und darüber berichten. Im Gehirn laufen höchst komplexe Vorgänge ab. Viele Betroffene bekommen Kopfschmerzen, typischerweise im Bereich des rechten Schläfenlappens, der während einer solchen Arbeit besonders aktiv ist. Oft klagen Betroffene, „ganz durcheinander" zu sein. Die verschiedenen und ungewohnten Informationen müssen erst verarbeitet werden, völlig neue Denkprozesse werden angeregt.

Wichtige Themen beim Prozessieren

In den Gesprächen gehen wir auf das ein, was den Betroffenen gerade wichtig ist und bearbeitet werden muss. So gestalten sich die Treffen ganz unterschiedlich: In einem Gespräch geht es darum, Überblick über die verschiedenen inneren Anteile zu gewinnen, beim nächsten wird ein innerer Konflikt angesprochen, was eine Gefühlsüberflutung zur Folge hat. Dann muss der Wegbegleiter reorientieren und mit den Distanzierungshilfen erneut gesunden Abstand herstellen. Die Woche darauf wird eine innere Rettungsaktion nötig, anschließend geht es zunächst um Trauern und Trost. In der folgenden Woche erlebt die Person ein Flashback, deshalb wird nach Auslösern gesucht und der damit verbundene Anteil entdeckt. Erneut müssen wir Wegbegleiter uns fragen: „Was und wie viel darf jetzt gewusst werden? Darf ich diesen Anteil jetzt befragen?“ Van der Hart vergleicht dieses Vorgehen mit einer Spirale: Wenn etwas, was vorher als unerträglich empfunden worden war, nun verstanden, akzeptiert und damit integriert werden konnte, wird die Arbeit auf einer tieferen Schicht möglich.[6]

Immer mehr kann eingeordnet werden, warum und wozu die jeweiligen Anteile entstanden sind. Stück für Stück werden dabei auch einzelne Traumata erkannt und z. T. verarbeitet, dabei spielen die inneren Begegnungen mit Jesus eine entscheidende Rolle. Die Betroffenen erfahren in ihrer Not Schutz, Trost und Geborgenheit. Die gewonnenen Erkenntnisse und erweiterten Möglichkeiten werden zu neuen Ressourcen. Selbstbewusstsein anstelle von erlernter Hilflosigkeit, Wahlmöglichkeiten anstelle reflexhaften Verhaltens entwickeln sich und stärken die persönliche Kompetenz.

Phobien

Ein zentrales Thema im Standardwerk „Das verfolgte Selbst“[7] sind die vielfältigen Phobien, d. h. Ängste, die auf dem Weg der Wiederherstellung überwunden werden müssen. Die nächsten Abschnitte vermitteln einen Überblick und helfen, die damit verbundenen Blockaden besser einzuordnen.

Es gibt Ängste des ANP vor den EPs und den Traumata, Ängste der EPs vor den Täteranteilen und dem ANP, Ängste der gläubigen Anteile vor den zur dunklen Seite gehörigen täterloyalen Täteranteilen und umgekehrt. *„Solange sich Patienten vor dem, was in ihrer Psyche geschieht, fürchten, können sie ihre inneren Erlebnisse nicht integrieren und die strukturelle Dissoziation bleibt aufrechterhalten.“*[8]

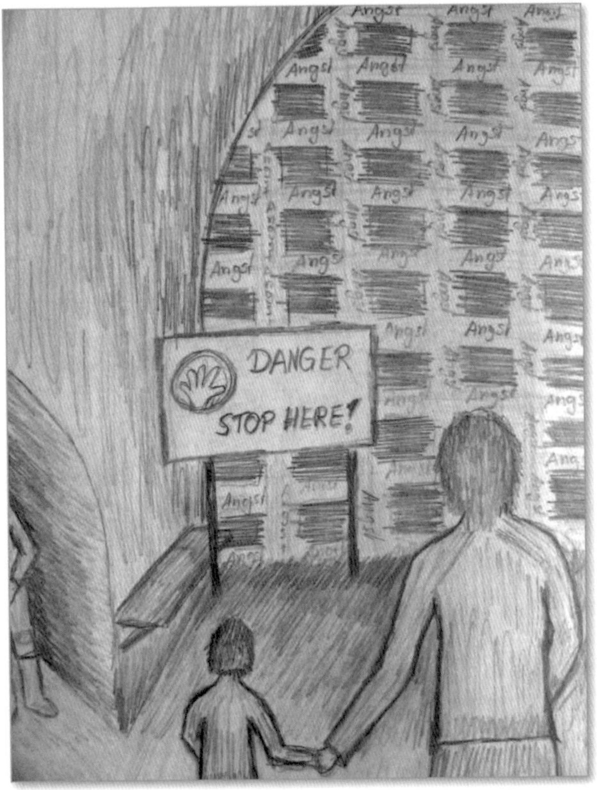

Vielfache Ängste

Die Phobien verhindern und behindern Weiterentwicklungen und Veränderungen. Ausgeprägte Angst kann leicht ansteckend wirken, wir Wegbegleiter dürfen uns aber nicht abschrecken oder einschüchtern lassen. Die Ängste sollen entdeckt und Schritt für Schritt aufgelöst werden.

Zur besseren Veranschaulichung ordnen die Autoren Van der Hart, Nijenhuis und Steele die verschiedenen Phobien unterschiedlichen Kategorien zu.

Phobie vor dem Trauma, dazugehörigen Gefühlen und Erinnerungen

Typisch für Traumafolgestörungen ist das Vermeiden. Alles, was mit dem Trauma zu tun hat, daran erinnern und alte Gefühle hervorrufen könnte, wird umgangen. Dieses Vermeidungsverhalten hat Auswirkungen auf viele Bereiche des täglichen Lebens. *So kann man Ulrike mit Pflaumenkuchen jagen, Lisa achtet strikt darauf, nie Kanaldeckel zu betreten, Rita kann sich nicht in den Behandlungsstuhl beim Zahnarzt setzen* ... Um nicht erneut verletzt, verlassen oder enttäuscht zu werden, lassen Betroffene von vornherein keine Nähe oder Intimität zu. Schmerzliche Gefühle werden durch unbewusste „Selbsttherapien" wie Drogen oder Selbstverletzungen betäubt und weggeschoben. Schmerz und Trauer werden verdrängt, da sie als unerträglich gelten oder nicht gezeigt werden durften.

Lisa hat das Problem, nicht weinen zu können. Dieses Thema ist bei ihr mit vielen Ängsten und verschiedenen Traumata verbunden.

> Lisa: „Bereits einige Zeit ist es mein Anliegen, endlich weinen zu können. Während Veränderungen bei anderen Themen oft schnell möglich sind, scheint dieses Thema mit einer ganzen Reihe von unterschiedlichen Ursachen und Gründen verbunden zu sein. Diese Erkenntnis war für mich wichtig, um nicht ungeduldig zu werden oder sogar das Gute, was ich bisher erlebt hatte, anzuzweifeln.
>
> Folgende Zusammenhänge habe ich auf meinem Aufarbeitungsweg bereits entdeckt:
>
> - Weine ich, bin ich schwach,
> - weine ich, ist es offensichtlich, dass ich Opfer bin,
> - weine ich, haben die anderen doch gesiegt – etwas in mir will ihnen diesen Triumph nicht gönnen,
> - weinte ich früher, wurde mir gesagt: ‚Ich geb dir gleich einen Grund zu weinen!' Daraufhin schlug man noch fester zu. Aufgrund dieser Erfahrung ist es besser, das Weinen zu lassen,
> - weint man und ist geknebelt, bekommt man keine Luft – da ist große Angst zu ersticken,
> - weine ich, muss ich vor mir selbst eingestehen, dass mir Schreckliches passiert ist.
>
> All das sind nicht nur Festlegungen oder Überzeugungen, die ich einfach ändern könnte. Mit ihnen verbunden sind die inneren Anteile, die in mir auf diese Art denken, fühlen und leben. Sie müssen entdeckt und von der heute veränderten Situation überzeugt werden, damit es ihnen möglich wird, ihre Überzeugungen und die entsprechenden Haltungen aufzugeben."

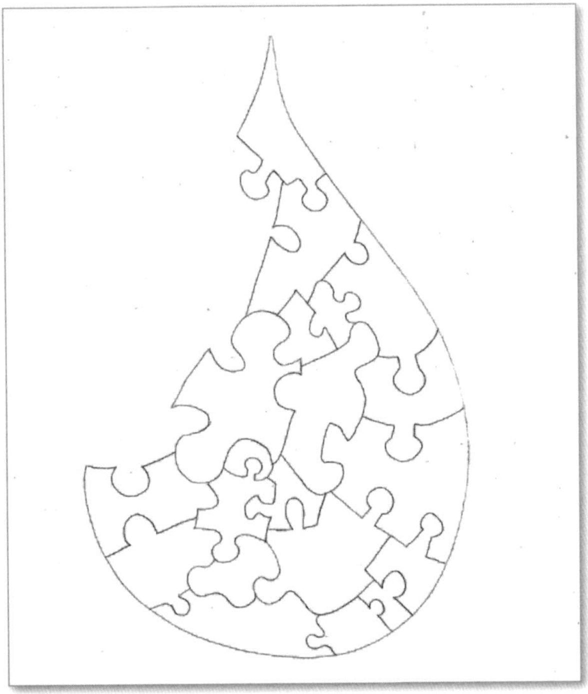

Viele Gründe verhindern das Weinen

Phobie hinsichtlich traumabedingter mentaler Handlungen

Der Oberbegriff „mentale Handlungen“ umfasst Gefühle, Wünsche, Bedürfnisse und Körperempfindungen. Aufgrund der traumatischen Erlebnisse haben Betroffene die Erfahrung gemacht, dass es schädlich sein kann, bestimmte Gefühle oder Bedürfnisse zu haben. Diese mussten negiert und weggesperrt werden. Später wissen die Personen überhaupt nicht mehr, weshalb sie diese Gefühle und Bedürfnisse vermeiden. Nur tief innen ist ganz klar: „Dieses Gefühl ist gefährlich, es darf nicht sein!“ Die Phobie hat sich entwickelt. Heute verbergen sich die Ängste hinter den sogenannten Ersatzüberzeugungen oder Schutzlügen: „Ich habe es nicht verdient, mich gut zu fühlen. Bedürfnisse zu haben ist schlecht, es macht mich verletzbar. Ein gutes Gefühl betrügt mich doch nur. Es steht mir nicht zu, mir etwas zu wünschen. Lieber nicht freuen, bestimmt geschieht gleich wieder etwas ganz Schlimmes." Für Außenstehende unverständlich, wird oft selbst das Gute gemieden.

Besonders häufig haben Betroffene Ängste vor „negativen Gefühlen", schambesetzten Themen, vor Verwirrung und Panik oder den eigenen Bedürfnissen.

Ängste vor „negativen" Gefühlen

Anfangs sind vor allem stark ausgeprägte „negative" Gefühle für viele Betroffene bedrohlich. Zorn oder Wut durften auf keinen Fall gezeigt werden, sonst gab es Strafen oder die Situation wurde noch gefährlicher. Häufig werden die Gefühle mit den eventuell damit verknüpften Verhaltensweisen gleichgesetzt. Wut in sich zu spüren, weckt die Befürchtung, sich nicht bremsen zu können und andere zu verletzen. Sich traurig zu fühlen, könnte bedeuten, die Trauer nicht mehr kontrollieren zu können und in ihr zu versinken. Betroffene müssen lernen, dass Gefühle Botschafter sind und wichtige Informationen vermitteln. Wenn man ungerecht behandelt wird, sind Ärger und Wut ganz normale Reaktionen. Wut an sich ist nichts Schlechtes, ebenso wenig wie Trauer oder Schmerz – sogar Hass hat seine Berechtigung. Da betroffene Christen häufig Hass, Wut und Zorn als Sünde einordnen, tun sie sich mit diesen Gefühlen besonders schwer. Wir können ihnen zeigen, dass selbst Jesus, der „ohne Sünde war" *wütend* wurde und die Händler aus dem Vorhof des Tempels vertrieb (Johannes 2,15); auch Jesus hatte schreckliche *Angst*, sodass er im Garten Gethsemane anfing, zu zittern und zu zagen (Markus 14,33). Von Gott wird geschrieben, dass er Raub und Unrecht *hasst* (Jesaja 61,8) …

Phobie bezüglich der Scham

Scham wird als unerträglich erlebt, führt zu Erstarrung oder Rückzug, und löst häufig Selbsthass aus. Innere Stimmen von Täteranteilen erinnern daran, „doch nichts wert" oder „ein Schandfleck" zu sein. Wichtig ist, sowohl mit den Scham empfindenden als auch mit den beschämenden Anteilen zu arbeiten. Besonders schwierig ist die Thematik der eigenen sexuellen Erregung während einer Missbrauchserfahrung. Die Anteile, die Erregung empfunden haben, werden von den anderen Anteilen und dem ANP verachtet, versteckt und verurteilt. Betroffene brauchen die Information, dass Opfer von sexuellem Missbrauch häufig Erregung empfunden haben. Dies geschieht als

Reflex, als normale und nicht bewusst vermeidbare körperliche Reaktion. Wenn ein Mensch einen Bonbon im Mund hat, kann er auch nicht verhindern, Speichel zu produzieren.[9]

Was können wir Wegbegleiter der Scham entgegensetzen?

> Wenn ein Mensch mit Leib und Seele zu Jesus Christus gehört, dann ist die für ihn gültige Realität nicht mehr bestimmt von seinen Fehlern, Unvollkommenheiten und Mankos. Für ihn gilt dann nur noch das, was Jesus Christus für ihn wurde und für ihn tat. Er gilt als gerecht, als geheiligt, als erlöst. Das gilt auch für alle hässlichen Seiten seiner Seele … Betroffene können und dürfen alles, was in ihnen ist, ehrlich vor Gott ausbreiten, weil über allem Ungelösten, Fehlerhaften und Hässlichen eine viel wirkungsvollere, stärkere Realität steht: „Christus ist meine Gerechtigkeit!“[10]

Da Scham wie Klebstoff an Menschen hängt, müssen wir diese Wahrheit und die damit verbundene Erlösung den Betroffenen immer wieder zusprechen.

Phobie bezüglich Gefühlen wie Furcht, Panik oder Verwirrung

Konfrontation mit Furcht, Panik, Verwirrung oder ähnlichen Gefühlen führt oft zu völlig unangemessenen und extremen Reaktionen, z. B. zur starken Fluchttendenz. Wichtig ist, mit Hilfe von Distanzierung und Reorientierung immer wieder das Lernfenster zu erreichen und die Überlegung anzuregen, inwieweit die frühere Reaktion heute noch stimmig und sinnvoll ist oder wie Alternativen aussehen könnten.

Phobie bezüglich der eigenen Bedürfnisse und Sehnsüchte

Viele Betroffene schämen und verachten sich für ihr Bedürfnis nach Nähe und Liebe. Früher wurden diese Wünsche nie ausreichend erfüllt; um dies aushalten zu können, mussten sie verdrängt werden. Da Betroffene nie wieder Enttäuschung und Zurückweisung erleben wollen oder sogar überzeugt sind, dies nicht ertragen zu können, scheint es das Beste zu sein, weiterhin alle Wünsche und Sehnsüchte zu negieren. Lisa war lange der Meinung: *„Wenn mein Bedürfnis nach Annahme und Liebe nicht wäre, wäre alles nicht passiert. Am liebsten würde ich dieses Bedürfnis abtöten, es macht mich nur schwach und verletzlich!“*

Bedürfnisse und Sehnsüchte bekommen das Etikett: „schlecht, nicht erlaubt!“ Wir Wegbegleiter müssen den Betroffenen helfen zu erkennen, dass Bedürfnisse und Sehnsüchte zum Menschen gehören. Sie dürfen und sollen wahrgenommen werden. Dies betrifft die Anliegen der Alltagsperson ebenso wie die Anliegen der verschiedenen Anteile. Wir können mit den Betroffenen überlegen, wie man mit Wünschen und Nöten angemessen umgehen kann. Besonders Christen gilt Gottes Einladung, ihm alle Bedürfnisse und Sehnsüchte auszudrücken und hinzuhalten. Nur von ihm kann der tiefe Mangel ausgefüllt werden, den alle chronisch Traumatisierten in sich verspüren.

Solange jedoch Bedürfnisse und Sehnsüchte angstbesetzt sind, deshalb nicht bewusst wahrgenommen, sondern abgewehrt werden müssen, laufen automatisch nicht hilfreiche, dysfunktionale Ersatzreaktionen ab:

- massives Erleben von Scham und Angst, also von Gefühlen, die zu Rückzug führen und Verarbeitung verhindern,
- Flucht- und Vermeidungsstrategien wie Wechseln in einen anderen Persönlichkeitsanteil, Betäubung mit Arbeit oder Suchtmitteln,
- Selbstverletzungen und selbstschädigendes Verhalten.

Auf dem Wiederherstellungsweg sollen die Betroffenen lernen, vom Ausagieren und Vermeiden zum Verbalisieren zu kommen. Indem sie berichten, wie es ihnen geht, welche Gedanken und Gefühle oder Körperempfindungen sie gerade haben, machen sie die Erfahrung, dass diese gar keine reale Gefahr bedeuten. Schritt für Schritt nimmt die Angst ab. Sie entdecken, dass Gefühle wie Wut oder Traurigkeit hilfreiche Signale darstellen, die den Weg zu den Hintergründen zeigen und so letztendlich zur Verarbeitung führen. Zunehmende Empathie und Kooperation mit und zwischen den Anteilen führt dazu, dass der Kontakt mit diesen nicht mehr vermieden werden muss, sondern gesucht werden kann und die beängstigenden Gefühle verstanden und eingeordnet werden können.

Wir Wegbegleiter helfen Betroffenen zu entdecken:

Mit welchen Gefühlen und Gedanken können sie besonders schlecht umgehen? Welche drohen sie zu überwältigen? Welche werden ganz gemieden? Dabei ist wichtig, nicht nur die negativen Gefühle zu beachten, sondern auch die positiven. „Wenn, dann“-Formulierungen helfen auf die Spur zu kommen: „Wenn *ich anfange zu weinen,* dann *kann ich nicht mehr aufhören!*“ „Wenn *ich meine Sehnsucht nach*

Nähe zulasse, dann *werde ich wieder verletzbar.*" „Wenn *ich mich über etwas freue,* dann *ist die Enttäuschung umso schlimmer!*" Diese Phobie bezüglich der vom Trauma geprägten Gefühle und Gedanken muss erst überwunden werden, damit die Betroffenen sich schließlich den traumatischen Erinnerungen stellen können.

Phobie hinsichtlich der Persönlichkeitsanteile

Anfangs ist das Verhältnis zwischen ANP und den Anteilen, ebenso wie unter den Anteilen selbst, von Furcht, Verachtung und Missverstehen geprägt. Durch das Prozessieren werden Kontakt und gegenseitiges Verständnis aufgebaut.

> Anna: „Mir war schon als Kind bewusst, dass ich in verschiedenen Zuständen lebte. Manchmal verstand ich einfach nicht, warum ich mich so verhielt, oft war ich ganz gegensätzlich. Es fühlte sich chaotisch an und ich war mir selbst fremd und unsicher. Ich hasste es, so zu sein, mich so unterschiedlich zu zeigen und keine Kontrolle darüber zu haben. Manche Anteile nahm ich bewusst wahr und konnte sie voneinander unterscheiden, andere wurden erst während der Therapie sichtbar. Ich schämte mich zutiefst für ihre Existenz, hatte Angst vor den Erinnerungen und Erfahrungen, die sie trugen. Trotzdem entschied ich mich, auf meinem Aufarbeitungsweg mehr über sie zu erfahren. Ich schlug ihnen vor, in ein ‚gemeinsames Tagebuch' zu schreiben. Die vielen verschiedenen Handschriften, die ich dabei entdeckte, erschreckten mich sehr. Dann fing ich an, allen in mir, die es hören wollten, von Jesus zu erzählen. Ich versicherte ihnen, dass ich mich um Hilfe für sie kümmern würde, niemand verschwinden müsse, alle bleiben dürften. Immer mehr Anteile in mir nahmen Hilfe und Heilung von Jesus an. Innere Absprachen führten zur besseren Bewältigung meines Alltags. Mehrere Anteile halfen zusammen, ergänzten sich oder überließen eine bestimmte Aufgabe einem Anteil, der diese besser meistern konnte. Manchmal bat ich gewisse Anteile, etwas in den Hintergrund zu treten oder in bestimmten Situationen gar nicht anwesend zu sein. Oft brachte ich stark verletzte Anteile im Inneren in Sicherheit. Vieles in mir hat sich verändert, aber erst als ich verstanden hatte, warum es die einzelnen Anteile gab und welche Funktion sie erfüllt hatten, konnte ich sie wirklich annehmen. Heute bin ich froh, dankbar und stolz, dass sie mich beschützt haben, jeder auf seine Weise."

Indem die Angst vor den Anteilen sinkt, kann die Alltagsperson Verantwortung für innere Kinder übernehmen oder ganz bewusst mit ihnen in Kontakt treten und hören, was sie zu sagen haben. Innere

Anteile, die bisher weggedrängt wurden und nicht sein durften, werden wahrgenommen und dürfen Trost und Heilung erleben.

Ulrike berichtet aus der Sicht der inneren kleinen Ulrike, wie gut es war, zu erleben, dass die Erwachsene sich um sie kümmert: „Oft war ich so einsam, verletzt und traurig. Dann saß ich in meiner Höhle unter der Kellertreppe. Eines Tages kam sie zu mir, die große, erwachsene Ulrike. Sie sah mich an, bedrängte mich nicht, sondern blieb einfach am Höhleneingang stehen. Das gefiel mir, denn ich hatte Angst vor ihr. So lange hatte sie mich abgelehnt, hatte nichts von mir wissen wollen. Vielleicht würde sie mich ja schlagen oder etwas von mir fordern, was ich gar nicht wollte? Von da an kam die erwachsene Ulrike immer wieder und setzte sich einfach zu mir. Das fand ich gut. Eines Tages erzählte sie mir, dass sie bei mir bleiben würde, wenn ich das wollte. Sie würde jetzt auf mich aufpassen und ich müsste nicht mehr in meiner Höhle bleiben. Sie würde mich, wenn ich einverstanden wäre, mit hinausnehmen. Dort sei Jesus, der auf uns beide aufpassen würde. In seiner Gegenwart bräuchte ich keine Angst mehr zu haben. Draußen könnte ich spielen und Spaß haben. Dort würde auch die Sonne scheinen und ich müsste nicht mehr im Dunkeln sitzen. Ich spürte, wie sehr ich mir die Freiheit wünschte. Nach einer Weile fragte sie mich, ob sie ihren Arm um mich legen dürfe. Ja, sie durfte. Sie legte ihren Arm um mich und ich fühlte mich endlich einmal geborgen und beschützt. Langsam fasste ich Vertrauen zu ihr, konnte schließlich mutig ihre Hand ergreifen und mich von ihr aus der Höhle herausführen lassen. Wir gingen zu einem Spielplatz! Ach, das hat mir so gut getan, dass die Erwachsene mich gesehen, angenommen und mir geholfen hat, aus meiner Höhle herauszukommen."

Phobie hinsichtlich Bindung, Bindungsverlust und Intimität

In zwischenmenschlichen Beziehungen werden Betroffene automatisch mit vielen Reizen konfrontiert, die an frühere Enttäuschungen oder Zurückweisungen erinnern. Dadurch werden Anteile in den Vordergrund gerufen, die entweder auf Nähe und Sehnsucht, auf „Bemuttertwerden" oder auf Vermeiden jeder Beziehung und Rückzug fixiert sind. *„Die Spannung zwischen den mit Intimität verbundenen Risiken und der Sehnsucht nach Intimität erhält die strukturelle Dissoziation aufrecht."*[11] So führen Beziehungen häufig zu innerlichem Chaos. An den Beziehungserlebnissen des Alltags können gegensätzliche Gefühle und typische Reaktionsmuster entdeckt und besprochen werden. Mit viel Geduld und Ermutigung werden neue Möglichkeiten erarbeitet und der Aufbau von guten Beziehungen begleitet.

Phobie hinsichtlich der Anforderungen des normalen Lebens

„Das normale Leben" – klingt das nicht einfach? Uns ist meist nicht bewusst, dass all die verschiedenen Situationen und Anforderungen, die vielfältigen und unterschiedlichen Aufgaben, die zu bewältigen sind, im Grunde hochkomplexe Anpassungs- und Reaktionsfähigkeit verlangen. Betroffene fühlen sich davon überfordert und können sich gar nicht vorstellen, wie sie dem jemals gewachsen sein sollten. So kommt es zu Rückzug, Verleugnung von Aufgaben oder Pflichten und Vermeidungsverhalten.

> Lisa: „Oft wünsche ich mir allein zu sein, allein zu leben, für niemanden verantwortlich zu sein, niemanden zu haben, der etwas von mir fordert oder erwartet!"

Veränderungen und Risiken gehören dazu, nachdem aber in der Vergangenheit Veränderungserfahrungen häufig mit schmerzlichen Verlusten verknüpft waren und sich Unbekanntes als gefährlich erwies, fürchten Betroffene dabei ganz automatisch Schreckliches. Sie dürfen entdecken, dass Veränderungen auch positiv sein können.

Schritt für Schritt werden Ängste abgebaut und mit Jesu Hilfe aufgelöst. Muss irgendwann nichts mehr versteckt werden – dann braucht es auch keine Dissoziation mehr!

Innere Kommunikation

Grundlage für zunehmendes Miteinander von ANP und EPs ist gute innere Kommunikation. Zuerst müssen wir Wegbegleiter erforschen, ob es überhaupt Verbindungen und Kommunikation in und mit dem Inneren gibt und wie diese sich gestaltet. Welche Kommunikationsmöglichkeiten und welche Kommunikationshindernisse sind vorhanden? Was kann neu entwickelt werden?

Am Anfang eines Wiederherstellungswegs ist die innere Kommunikation meist unmöglich oder stark blockiert. Wir Wegbegleiter sind Mittler und Vorreiter. Wir können durch den ANP hindurch EPs ansprechen und Informationen an sie weitergeben, z. B. „Ich glaube, für das melancholische Kind ist es wichtig zu erfahren, dass es heute mit dem ganzen Schmerz nicht mehr allein ist, dass es heute Trost *gibt*, dass es Menschen *gibt*, die sich interessieren, dass es Jesus *gibt*, der trösten und Geborgenheit schenken möchte …" Bei wichtigen

Informationen, die alle Anteile betreffen, lade ich explizit alle zum Zuhören ein. Die Information geht durch den ANP zu den inneren Anteilen. Der ANP ist Vermittler, die EPs werden eingeladen zuzuhören, zu beobachten und sich mitzuteilen. Die kreativen Möglichkeiten – wie Bildermalen, Gestalten und auch Schreiben – helfen, Botschaften von innen nach außen zu transportieren.

Bei der Suche nach wichtigen Informationen kann das Innere um Unterstützung gebeten werden: „Vielleicht gibt es im Inneren ja irgendjemanden, der das weiß? Können bitte alle einmal mithelfen?“ Vor allem Beobachter-Anteile, die selbst nicht eng mit den Traumata verbunden sind, können wertvolle Informationen weitergeben.

Immer mehr sollen Betroffene lernen, selbst mit ihrem Inneren in Kontakt zu treten. Sie können in sich nachfragen, Wichtiges weitergeben und besprechen. Hilfreich sind „innere Versammlungsplätze“, ein „imaginäres Telefonsystem“ oder ein „Konferenzraum“, manchmal das Treffen am „inneren Küchentisch“. Diese ungewöhnlichen Vorstellungsbilder und inneren Gespräche sind kein Zeichen für Verrücktsein, sondern helfen dem zerbrochenen Menschen wieder näher zusammenzurücken. Die Spaltung kann zurückgehen, Schritt für Schritt können die Betroffenen als ganze Person handeln und leben lernen.

Ursprungsperson und Ursprungs-Ich

Vor einigen Jahren war „Ursprungsperson“ ein gebräuchlicher Begriff, inzwischen ist er umstritten. Dennoch transportiert er im christlichen Zusammenhang einen wichtigen Aspekt: Gott hat jeden Menschen geplant und erschaffen. Wir kommen von Gott, sein Geist wirkt in unserem menschlichen Geist. Wir sind mehr als unser menschliches Sein, Gott hat seine Göttlichkeit in uns hineingelegt.

Auch Franz Ruppert beschäftigt sich in seinen Veröffentlichungen mit diesem Thema. Er betrachtet dabei den Begriff der Seele: *„Seele kann man nicht als Organ oder Ding in einem Menschen finden, weder im Gehirn noch im Körper. Sie ist nicht Materie (‚Hardware‘), sondern Energie und Information (‚Software‘), die den menschlichen Körper am Leben hält. Man kann die Seele an ihren Äußerungen erkennen, an den Wahrnehmungen, Gefühlen, Gedanken, Verhaltensweisen oder*

Erinnerungen eines Menschen. An dem, wovor ein Mensch Angst hat, wozu er Lust hat, woran er verzweifelt, worauf er hofft oder an was er glaubt. ... Das Wort ‚Seele' ist nahe der Vorstellung, dass es so etwas wie unser Eigentliches und Innerstes gibt."[12]

Dieses Eigentliche oder Innerste korreliert mit der Vorstellung der *Ursprungsperson*. Sie wurde „versteckt", als das erste schwerwiegende Trauma stattfand.

Der Beginn der Traumatisierung

Je nach Lebensgeschichte ist der Beginn der Traumatisierung sehr unterschiedlich. Stammt die Person aus einer dysfunktionalen Familie, nahm die Leidensgeschichte oft schon früh ihren Anfang. Bereits Säuglinge werden vernachlässigt und geschlagen. Noch vor der Geburt können extreme Lebensprobleme der schwangeren Mütter, Ablehnung und Abtreibungsversuche zur Lebensbedrohung für das Ungeborene werden.

„Ich vermute, dass die Seele eines Menschen nicht erst nach der Geburt entsteht. Sie nimmt wahrscheinlich bereits im Akt der Zeugung und der Empfängnis eines Kindes ihren Anfang." … Durch Abtreibungsversuche und -gedanken *„ist der Austausch zwischen Mutter und Kind schon sehr früh gestört, die seelische Entwicklung eines Kindes steht damit vor einer großen Schwierigkeit. Das Kind ist durch seine eigene Mutter bedroht, und seine bis dahin entwickelte Seele muss um ihr Überleben kämpfen. ... Die seelische Energie des werdenden Lebens schafft es entweder trotzdem zu bleiben oder sie tritt schon zu diesem frühen Zeitpunkt wieder von der Bühne des Lebens ab.*"[13]

So kann es bereits vorgeburtlich zur Dissoziation kommen. Die Betroffenen tragen die Botschaft mit sich, nicht leben zu dürfen. Häufig versuchen sie, alles zu tun, um sich das Recht auf Leben zu verdienen. Es ist schwer, sich der Wahrheit zu stellen, dass das Leben von Anfang an bedroht war!

Auch Ulrike musste sich während ihres Wiederherstellungswegs mit einer solchen Entdeckung auseinandersetzen. Kurz zuvor hatte ihr Jesus in einer Gebetszeit ein sehr ermutigendes Bild geschenkt, um sie für die kommenden Erkenntnisse zu stärken.

> „Ich sehe die ungeborene Ulrike, wie sie auf dem Weg durch den Eileiter zur Gebärmutter ist. Fröhlich hüpfend und singend ist sie unterwegs. Alles ist in Ordnung. Ich fühle mich bei diesem Anblick sehr wohl. Es gab einen Moment in meinem Leben, in dem alles gut war! Welch schöner Trost für meine Seele."

Einige Zeit später, Einträge aus Ulrikes Tagebuch:

> „Im vierten und siebten Schwangerschaftsmonat sollte die ungeborene Ulrike abgetrieben werden. Beim ersten Mal spürt sie Schläge auf den Bauch der Mutter. Die ungeborene Ulrike hat schreckliche Angst, zittert und will sich verstecken. Dann ist alles wieder ruhig und sie entspannt sich. Beim zweiten Mal wird ihr schlecht, dann verkrampft sie sich, will fliehen, kann aber nicht weg. Die ungeborene Ulrike empfindet einen großen Druck, bekommt panische Angst, hat Schmerzen und schreit. Ich, die Erwachsene, schreie und weine nun auch hörbar: ‚Ich will leben! Ich will leben! Ich will leben!' Ich zittere am ganzen Körper. Die ungeborene Ulrike will weg, aber sie kann nicht weg! Sie kann sich nicht verstecken, fühlt sich zu groß. Dann fühlt sie plötzlich nichts mehr. Sie ist weg! … Die ungeborene Ulrike fühlt sich in den weiteren Schwangerschaftsmonaten wie tot. Sie fühlt nichts mehr. Ihr ist egal, ob sie geboren wird oder nicht. Ihre Geburt erlebt sie nicht. Sie hat keinen Kontakt zur Außenwelt, kommt im Leben an und ist doch innerlich wie tot oder erstarrt."[14]

Dieser Tagebucheintrag von Ulrike stammt aus einer Zeit, als sie noch nichts über Dissoziation wusste. Und doch beschreibt sie die Vorgänge der Abspaltung sehr treffend. Ulrikes Ursprungskonflikt bestand darin, dass ihr Leben von ihrer Mutter bedroht war, dem Menschen, der ihr eigentlich das Leben schenken sollte. Die erste Spaltung geschah, um den Ursprung, „die fröhlich hüpfende ungeborene Ulrike" zu schützen.

Die Ursprungsperson finden

Um die Ursprungsperson zu finden, müssen wir den ersten tiefen unlösbaren Konflikt entdecken, aufgrund dessen sie „versteckt" werden musste. Dafür muss die Zeit reif sein.[15] Erst wenn das Innere diesen Schritt zulassen kann, sollten wir uns mit Jesu Hilfe auf die Suche machen. Meist befindet sich die Ursprungsperson in einer Art „Tiefschlaf", ganz weit im Inneren versteckt. Kann sie mit Jesu Hilfe erreicht, „aufgeweckt" und in das weitere Leben mit einbezogen werden, gewinnt die betreffende Person an Stärke und Identität.

Überlegungen zum Ursprungs-Ich

Tom Hawkins, amerikanischer Theologe und Experte für christliche Trauma-Aufarbeitung, ist in seiner Arbeit zu folgenden Schlussfolgerungen gekommen:

Er spricht vom „original self", dem Ursprungs-Ich. Darunter versteht er das Wesentliche des Menschen, das bei der Empfängnis entstand, das, was die größte Fähigkeit besitzt, mit Gott und anderen in Verbindung zu treten. Aufgrund der Traumatisierung ist es auch hier zu einer Aufspaltung gekommen, die Hawkins Desynchronisation nennt, da diese Bereiche nicht mehr zusammenarbeiten. Der Hauptbereich ist *Verleugnung*, die Überzeugung, mit dem Wissen über das Trauma nicht weiterleben zu können. Ein weiterer Bereich ist *Schmerz*. Dieser weiß, dass etwas nicht stimmt, ist traurig und sucht Hilfe. Der dritte Bereich, *Verwirrung*, versucht, Verleugnung und Schmerz auseinanderzuhalten. Hawkins plädiert dafür, beim Wiederherstellungsweg sein Augenmerk nicht so sehr auf die traumatisierten Anteile zu richten, sondern vielmehr die Synchronisation der Bereiche des Ursprungs-Ichs zu fördern.

Innere Feinde

An den Anfang dieses Kapitels stelle ich wieder einige Ausschnitte aus dem Buch von Thomas Härry. Er schildert sehr treffend, wie wir Menschen typischerweise mit dem umgehen, was wir an uns oder in uns ablehnen. Ich weiß nicht, inwieweit er über Hintergründe zum Thema Dissoziation verfügt, aber viele seiner Texte geben wertvolle Anregungen zum sorgsamen und heilenden Umgang mit sich selbst und den eigenen Wunden.

> Selten denken wir daran, dass es auch in uns selbst Feinde gibt. Manche unserer Gefühle, Erinnerungen und Wunden können zu Kräften werden, die uns zusetzen. Die uns plagen, lähmen und schmerzen. Es gibt Verhaltensmuster, die uns schaden und gegen die wir machtlos sind. Immer wieder knechten sie uns, lassen uns Dinge tun und Worte sagen, für die wir uns im Nachhinein schämen. Zu den Feinden in uns gehört alles, was aus uns selbst kommt und uns das Leben schwer macht. … Umso mehr wir uns ihrer bewusst werden,

> umso mehr empfinden wir sie als solche. Wir möchten sie loswerden. Kämpfen und beten gegen sie an. Versuchen sie abzuschütteln. Niederzuringen. Hassen sie zutiefst und uns selbst, die wir so empfinden. Verachten sie und werden sie doch nicht los. Wir leiden darunter, denn je mehr wir unseren Wunden auf die Spur kommen, umso mehr wird uns bewusst, wie sehr manche Gefühle und Gedanken uns das Leben erschweren. Wie sie uns stressen und unseren Beziehungen schaden. Zu wie vielen Konflikten sie führen. Wie einsam sie uns manchmal machen. Echte Feinde also. Erinnern Sie sich daran, was Jesus zum Umgang mit Feinden gesagt hat? Jesus gab uns im Blick auf sie nur diese eine Option: ‚Segne deine Feinde!'[16]

Unter Segnen versteht Härry, den Feinden Gutes zu wünschen, in erster Linie die wohltuende Berührung Gottes. Genau das sollen wir Wegbegleiter und die Betroffenen selbst mit den sogenannten Täteranteilen tun: sie mit Gottes Wirken in Kontakt bringen, damit sie seine Liebe erleben und seine vergebende Barmherzigkeit erfahren.

Täteranteile und ihre Kennzeichen

Bereits im Kapitel „Dissoziation – Fluchtweg der Seele" habe ich einige grundlegende Gedanken zu Täteranteilen angeführt. Täteranteile verhalten sich typischerweise aggressiv, attackieren mit Worten und Taten. Während sich die Täteranteile bei Männern eher nach außen richten und das, was sie selbst erlebt haben, reinszenieren, agieren sie bei Frauen häufig gegen die eigene Person. Diese Selbstaggression äußert sich in beschämenden, entmutigenden oder sogar äußerst bedrohlichen Botschaften und Handlungen. Im Inneren kommt es zu Gewalt und Bestrafungen, die anderen Anteile und oft auch die Alltagsperson haben Angst vor den Täteranteilen, werden von diesen unterdrückt und eingeschüchtert.

Diese „negativen" Anteile entstehen aufgrund der Spiegelneurone des Gehirns, die auch während der traumatischen Geschehnisse in Aktion treten. Gerade „im Moment des äußersten Schmerzes"[17] beginnt ein Teil der Persönlichkeit sich mit dem Täter zu identifizieren. So entsteht ein Persönlichkeitsanteil, der von den Denkweisen, Aussagen und Handlungsweisen des Täters geprägt ist.

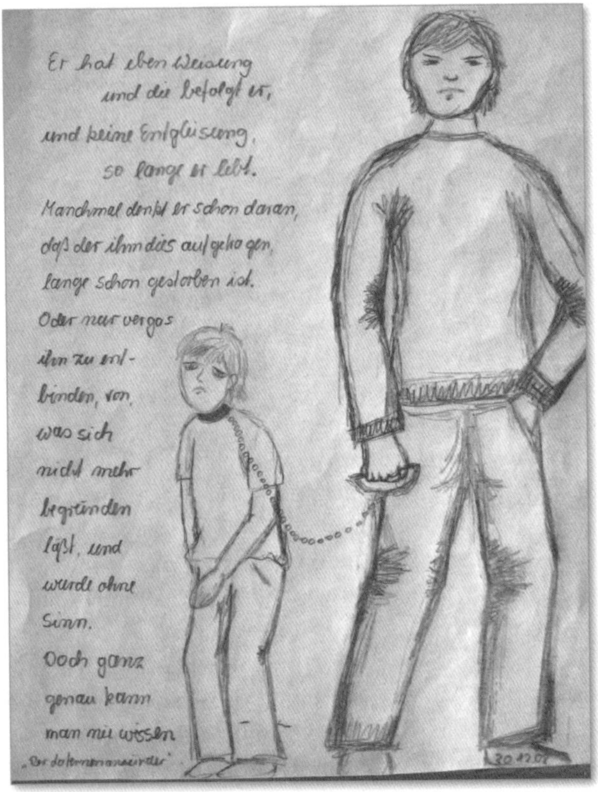

Ein Täteranteil hat einen kindlichen Anteil angekettet

Oft sind Therapeuten übermäßig darauf fokussiert, dass die Handlungen von Verfolger-EPs innerhalb des Persönlichkeitssystems problematisch sind. Sie sollten aber auch an die Rückseite der Medaille denken: Diese Anteile verteidigen sich gegen die unerträglichsten Aspekte traumatischer Erinnerungen, indem sie die Überzeugung hegen, sie selbst seien zu Tätern geworden. Sie sind die am stärksten geleugneten und abgelehnten Anteile der Gesamtpersönlichkeit, obwohl sie versuchen, den Patienten zu schützen.[18]

Unterscheidung nach Entstehung und Verhalten

Typische Merkmale aller Täteranteile sind Stärke und große Präsenz in ihrem Auftreten, außerdem das Fehlen jeglicher Angst. Aufgrund ihrer Entstehung und ihres Verhaltens kann man folgende Unterscheidungen treffen:

- *Täterloyale Anteile*, auch Mittäter-Anteile genannt, halten es für unmöglich, sich zu wehren: *„Da kann man eh nichts machen!“* Sie gehorchen und sorgen dafür, dass gehorcht wird. Sie sind oft nach der Mutter oder den Menschen gestaltet, die ausgeliefert und bagatellisiert haben, und zeigen sich schwachen oder leidenden Anteilen gegenüber wenig empathisch.
- *Selbstbeschützende aggressive Anteile* zeigen den Zorn und die Wut des „abgelehnten Kindes“ oder aufbegehrenden Jugendlichen. Sie reagieren auf äußere Bedrohung oder verkörpern grundsätzliches Misstrauen und Hass auf alles und jeden, wobei sie meist nur mit Worten „zuschlagen“.
- *Täteridentifizierte Anteile* nennt man auch Täter-Introjekte. Sie sind externen Tätern nachgeformt, haben deren Gedankengut, Gefühle und Handlungsweisen übernommen. Es kann sein, dass sie weiterhin Kontakt mit den Tätern unterhalten oder fördern. Sie zeigen entwertendes Verhalten, drohen, strafen und verurteilen.[19]
- *Sadistische, quälende Täteranteile* bilden eine weitere Gruppe mit besonders heftiger Dynamik. Sie sind während schlimmster Traumata entstanden, oft im Rahmen von organisiertem und rituellem Missbrauch oder unter Folter. Bei Sadismus geht es um Themen wie Macht und Kontrolle, völlige Unterwerfung des Opfers, Spiel mit Leben und Tod, Freude an der Qual der Opfer. Auch speziell in Kulten installierte Anteile, die sich als Sieger und Auserwählte sehen, können in diese Gruppe eingeordnet werden. Van der Hart betont, dass selbst bei solchen Täteranteilen die sadistische Haltung der Abwehr ihrer tiefen Verletzlichkeit und Hilflosigkeit dient.[20]

Unterscheidung nach Handlungsweisen und Aufgaben

Auch die Handlungsweisen und Aufgaben der Täteranteile können typischen Kategorien zugeordnet werden:

- *Täteranteile mit Selbstaggression* zeigen Hass auf sich selbst, auf eigene Bedürfnisse, auf jede Form von Schwäche oder auf den Körper. All das wäre verachtungswürdig und schuld an der Misere. Die Anteile bewirken inneren Druck, häufig den Drang, sich zu verletzen, selbst zu schädigen, oder auch Suizidgedanken.

- *Täteranteile, die Bindung zerstören*, stufen Beziehungen als gefährlich ein. Nachdem andere Menschen sowieso nur enttäuschen oder einem Schlimmes antun, ist es ihre Aufgabe, Verbindungen zur Außenwelt abzubrechen, egal auf welche Weise.
- *Täteranteile, die Kontakt zum Trauma und das Reden darüber verhindern:* Niemals darf etwas weitererzählt werden – besser also, sich überhaupt nie mehr daran erinnern, auf keinen Fall zum Thema machen! Die Drohungen der Täter oder derjenigen, die das schlimme Geschehen zugelassen haben, werden innerlich stetig aufgefrischt. In der Vergangenheit wurden diese Verbote mit großem Druck und Gewalt weitergegeben, noch heute sind sie mit Angst und Schrecken verbunden. Die resultierenden Überzeugungen und Haltungen haben sich fest eingeprägt. Die Täteranteile sind überzeugt, niemals könne sich daran etwas ändern, und sind stark und vehement in ihrer Argumentation. Um zu verhindern, was nie geschehen darf, verbreiten sie die gleiche Angst und eben den Schrecken, mit dem sie selbst eingeschüchtert wurden. In Petras Tagebuch findet sich auf mehreren Seiten immer wieder folgender Satz: *„Erinnern ist Verrat!"* Diese Worte kommen von einem Täteranteil. In Petras Fall entdeckten wir, dass der Täter gedroht hatte: *„Wenn du irgendjemandem auch nur ein Sterbenswörtchen sagst, wirst nicht nur du, sondern auch deine Geschwister dafür büßen!"* Die Geschwister mussten auf alle Fälle geschützt werden. So hatte der Täteranteil die Aufgabe übernommen, zu verhindern, dass die früheren schlimmen Geschehnisse ans Licht kommen.
- *Täteranteile, die bestimmte Gefühlsäußerungen verhindern:* In vielen Fällen ist Weinen ein Problem. Die Täter reagierten auf Weinen mit noch größerer Brutalität, die Mutter als täterloyale Person verurteilte Weinen als Schwäche.
  Weinen ist verboten – ein Beispiel aus der Praxis:
  Wie bereits beschrieben, hat Lisa als kleines Kind erlebt, dass ihr Vater, wenn sie weinte, nur noch wütender wurde. Sie durfte nicht weinen, musste so tun, als würde es ihr nichts ausmachen,

geschlagen zu werden. Heute will sie weinen, kann es aber nicht. Wenn sie weinen möchte, hört sie in sich Ausdrücke wie: „Schwächling! Heulsuse!“ Sie will doch so gerne weinen, aber in ihr gibt es Täteranteile, die Weinen verachten und zu verhindern versuchen. Warum? – Weil es gefährlich war!

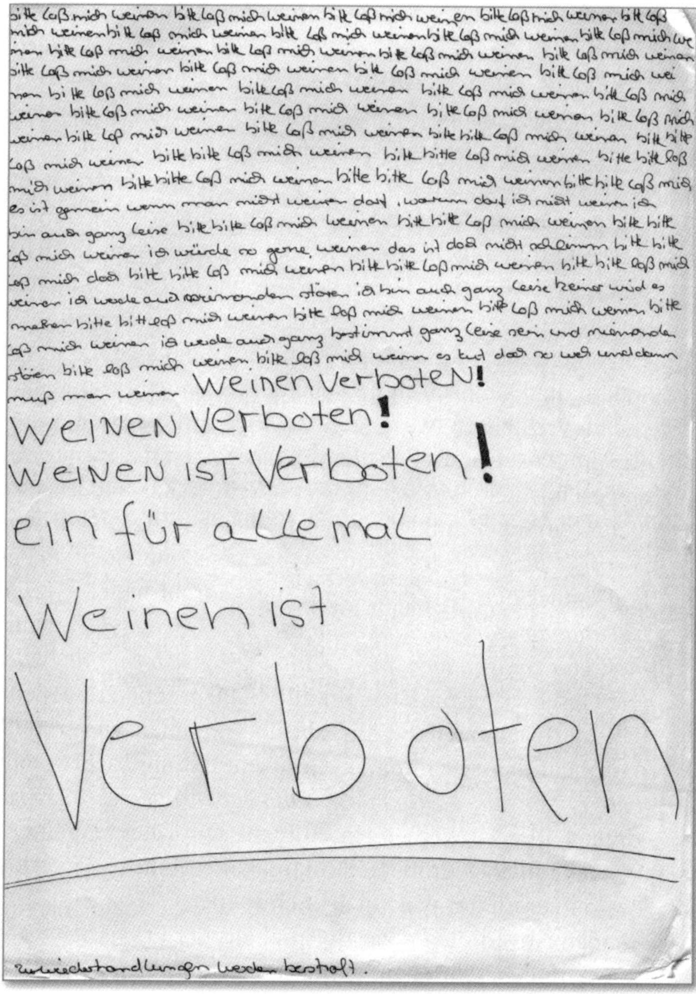

Weinen ist verboten

VIELE TÄTERANTEILE HANDELN SO MASSIV, UM SCHLIMMERES ZU VERMEIDEN.

Mit dem bedrohlichen Verhalten versucht der Täteranteil Schlimmeres zu vermeiden. Wenn die inneren Täteranteile das Kind, das weinen will, bedrohen und bestrafen, wird es nicht weinen. So kann die Person der noch brutaleren Strafe des äußeren Misshandlers entgehen.

Die Arbeit mit Täteranteilen

Die Arbeit mit Täteranteilen ist herausfordernd und erfordert deutliches Umdenken. Auch wenn Täteranteile aggressiv, hart und bedrohlich wirken, müssen wir uns immer wieder vor Augen halten, dass auch sie Schlimmstes aushalten mussten. Ihre Gedanken und Verhaltensweisen müssen ebenfalls als Überlebensleistung respektiert und anerkannt werden.

> Es besteht die große Gefahr, dass der Therapeut diese Anteile beschwichtigt, sich ihnen unterordnet oder gegen sie kämpft – all dies wäre nicht im Sinne der Arbeit … Er muss Empathie und seine Neugier auf die dissoziierten Anteile als aktivierende Emotionen nutzen, die seinen direkten, von Respekt geprägten Kontakt zu den EPs unterstützen. Dieser Kontakt geht einher mit konsequentem Setzen von Grenzen gegenüber aggressiven Verhaltensweisen, mit dem Hinauszögern von dysfunktionalen Verhaltensweisen und der Arbeit an der Entwicklung wichtiger Fähigkeiten.[21]

Gespräche mit Täteranteilen sind nicht einfach. Plötzlich sehen wir Wegbegleiter uns mit Ansichten konfrontiert, die eigentlich gar nicht zu unserem Gegenüber passen. Manchmal fühlen wir uns angegriffen oder bekommen aufgrund der Vehemenz des Auftretens einen Schreck. Nun gilt es ruhig zu bleiben und freundlich, aber klar, das Gespräch weiter zu gestalten.

Praxisbeispiel einer Täterarbeit

An Stefanies Beispiel werde ich beschreiben, wie die Arbeit mit einem Täteranteil aussehen kann:

> Thema sind Stefanies Erfahrungen im Hauskreis. Dort ist die gegenseitige Offenheit nicht sehr groß, aber immer wieder kommen doch persönliche Gespräche zustande. Eigentlich würde Stefanie auch gerne einmal er-

> zählen, dass es ihr zurzeit ziemlich schlecht geht. Was hindert sie daran, dies dort zu äußern? Stefanie meint, sie fühle sich oft wie abgetrennt von den anderen und hätte das Gefühl, die anderen wollten eigentlich nichts mit ihr zu tun haben. Ihre Augen füllen sich mit Tränen. Es falle ihr inzwischen so schwer, in den Hauskreis zu gehen. Dann sagt sie: „Vielleicht ist es ja besser, ich gehe einfach nicht mehr hin." Ich frage nach, was denn so schwer sei, dass sie deshalb nicht weiter hingehen wolle. Wieder ist sie dem Weinen nahe, in sich verschlungen sitzt sie auf dem Sofa und starrt ins Leere. Plötzlich ändert sich ihre Körperhaltung. Sie richtet sich auf und sagt voller Zynismus: „Ist ja logisch, wer sollte denn auch mit so einem Versager etwas zu tun haben wollen! Ich gehe jetzt, du brauchst kein Mitleid zu heucheln und deine Zeit mit so einer Heulsuse zu verschwenden …"

Stefanie war ganz nah an tiefen Schmerz herangekommen. Innerlich lief eine Kaskade ab. Durch die Erinnerung an die Hauskreissituation wurden Traurigkeit, Stress und Angst ausgelöst, der Druck wuchs zunehmend. Als er zu groß wurde, kam der Täteranteil nach vorne. Jetzt ist es für uns Wegbegleiter wichtig, nicht zu erschrecken, nicht zu verurteilen, uns nicht zu verteidigen, sondern diesem Anteil mit Empathie und Verständnis zu begegnen. Seine Denkmuster sollen entdeckt werden, um herauszufinden, aus welchem Grund er auf diese Art und Weise handelt. Erinnern wir uns: Alle Anteile sind entstanden, um zu schützen und das Überleben zu sichern, auch die Täteranteile. Manchmal erscheinen uns die Wege und die Art und Weise, wie das geschieht, unsinnig und seltsam. Aber die inneren Anteile wissen keinen anderen Weg, sie kennen nur diese Möglichkeit, ihre Art zu reagieren. Wir begegnen ihnen also offen und einladend, interessiert, mehr zu hören.

Täteranteile wirken oft böse und aggressiv, sie unterdrücken und kontrollieren. Aber sie wissen keine andere Möglichkeit um zu schützen.

In Stefanies Fall reagierte ich folgendermaßen:

> „Irgendwie scheint es wichtig zu sein, an dieser Stelle nicht weiterzureden. Wenn du möchtest, kannst du gerne gehen, aber ich fände es gut, wenn du mir helfen würdest zu verstehen, warum du jetzt gerade am liebsten gehen würdest?"

Stefanie blieb und wir fanden im weiteren Gespräch heraus, dass es Aufgabe dieses Täteranteils war, den als unerträglich eingestuften Schmerz – nämlich durch Ablehnung oder Zurückweisung – zu verhindern.

Neue Überlegungen ermöglichen

Betrachten wir das Beispiel nochmals genauer: Als Stefanie von den Erlebnissen im Hauskreis erzählte und Tränen in den Augen hatte, kam der Schmerz bedrohlich nahe. Also trat der Täteranteil – zuerst innerlich – in Aktion und schickte folgende Botschaften: *„Du gehörst dort einfach nicht hin, bleib zu Hause, mit dir will niemand etwas zu tun haben!“* So kam Stefanie auf die Lösung, lieber nicht mehr zum Hauskreis zu gehen. Als wir das Thema weiter erörterten und Stefanie dem Schmerz noch näher kam, „musste“ der Anteil deutlicher einschreiten. Deshalb trat er nun selbst in den Vordergrund, um das „gefährliche“ Gespräch zu beenden. Ich reagierte mit Verständnis, formulierte die Möglichkeit zu gehen, lud aber dazu ein, zu bleiben und mir die Hintergründe dieses Wunsches zu erklären. Ich sprach mit dem Täteranteil und erfragte die Zusammenhänge. Dann nahm ich die Alltags-Stefanie ins Boot, indem ich mich erkundigte, ob sie jetzt verstehen könne, was sich in ihr abgespielt habe. Nachdem wir die Zusammenhänge erarbeitet hatten, ging es darum, den Täteranteil für die weitere Mitarbeit zu gewinnen. Ich äußerte Verständnis für seine wichtige Aufgabe und drückte ihm meine Anerkennung dafür aus, dass er sie bisher so zuverlässig erfüllt hatte. Zugleich versuchte ich, ihm aber auch die Auswirkungen seines Tuns zu verdeutlichen, erklärte, dass Rückzug zur Einsamkeit führt und der vorhandene tiefe Schmerz auf diese Weise ungetröstet bleibt. Ich überlegte mit ihm, wie es Stefanie ergangen wäre, wenn sie unser Gespräch abgebrochen hätte. Ich fühlte mich auch in ihn ein und erkundigte mich, wie es ihm damit gehe, dass er von vielen so abgelehnt wird und ihm keiner seine Bemühungen dankt. Außerdem, so erklärte ich ihm, wisse ich, dass gerade Anteile mit solch schwierigen Aufgaben selbst sehr verletzt seien. Auch für ihn gebe es Hilfe und Trost …

Ein Täteranteil begegnet Jesus

> Stefanie wünschte sich, dass Jesus auch diesem Täteranteil begegnete. Da sie Bedenken hatte, selbst mit ihm Kontakt aufzunehmen, bat sie mich, ihm von Jesus zu erzählen.

Häufig zeigen Täteranteile keine große Offenheit, sich auf Jesus einzulassen. Da ich, wenn irgend möglich, nie über den Willen eines Anteils hinweggehe, versuche ich ihn geduldig zu guten Entscheidungen zu führen und zum nächsten Schritt einzuladen.

In solchen Situationen bete ich im Stillen, dass der Heilige Geist das Gespräch leitet und mir Ideen schenkt, wie ich diesen Anteil erreichen kann. Wie kann ich ihm helfen, selbst zu entdecken, dass seine bisherigen Methoden heute nicht mehr hilfreich sind? Wie kann ich ihn herauslocken, sich auf weitere Erkenntnisse und Schritte einzulassen? Ist er bereit, seine Denkmuster auf ihren Wahrheitsgehalt zu überprüfen? Wäre er heute vielleicht bereit, sich helfen zu lassen? Auch dieser Täteranteil braucht eine Perspektive! Was denken die Alltagsperson oder die anderen Innenanteile dazu? Zusammen mit der Alltagsperson können wir erarbeiten, wie sich die Situation im Vergleich zu früher geändert hat und welche Möglichkeiten sich dadurch eröffnen.

> WEGBEGLEITER SOLLTEN NIE ÜBER DEN WILLEN EINES ANTEILS HINWEGGEHEN, SONDERN GEDULDIG ZU GUTEN ENTSCHEIDUNGEN FÜHREN.

> Der Täteranteil stimmte schließlich der Begegnung mit Jesus zu, unter der Bedingung, dass dieser vorerst „auf Abstand bleibe"… Jesus vermittelte dem noch sehr skeptischen Täteranteil seine Wertschätzung und sagte ihm, wie gut er seine nicht leichte Aufgabe bisher erfüllt habe. Dann allerdings zeigte Jesus ihm das einsame Kind, das sich so sehr nach Gemeinschaft mit anderen Menschen sehnte. Das war für den Täteranteil neu, in ihm regte sich Mitgefühl. Zugleich begann er, seine eigene Bedürftigkeit zu spüren. Er war irritiert. Wie üblich reagierte er mit Aggression, begann, Jesus anzugreifen und zu beschimpfen. Nun würde Jesus sicherlich weggehen und ihn in Ruhe lassen. Aber er täuschte sich. Jesus hörte sich seine Vorwürfe an, hielt bei ihm aus, zeigte ihm Verständnis und Mitgefühl. Der Täteranteil war sehr überrascht, sein Zorn ließ nach, er wurde ruhiger. Immer mehr wurde ihm sein eigener Schmerz bewusst. Schließlich ließ er zu, dass Jesus seinen Arm um ihn legte.
>
> Als wir bei unserem nächsten Treffen nach dem Täteranteil schauten, hatte sich einiges verändert. Jesus war die ganze Zeit bei ihm geblieben, hatte ihm Trost und Geborgenheit geschenkt. Nun war er bereit, mit Jesus über seine Aufgabe zu sprechen und zu hören, was er zu sagen hatte. Schließlich bekam Stefanies Täteranteil eine neue Aufgabe: mit Jesu Hilfe Menschen einschätzen zu lernen, zu vertrauenswürdigen Kontakt zu fördern und gegenüber den anderen auf Abstand zu gehen.

In dem Moment, in dem die betreffende Person zu ihrem unbewussten Wissen vorgedrungen ist, Motive und Ursprung des Ganzen entdeckt und verstanden werden können, eröffnet sich neuer Entscheidungsspielraum. Der Täteranteil kann aus eigenem Antrieb zusammen mit der Alltagsperson entscheiden, welcher Weg in Zukunft eingeschlagen werden soll. Da die meisten Täteranteile Angst haben, im Rahmen der Wiederherstellung verschwinden zu müssen, müssen wir ihnen versichern, dass dies nicht der Fall sein wird. Niemand wird auf dem Heilungsweg beseitigt, auch kein Täteranteil! Alle Anteile gehören zum zerbrochenen Gefäß, zur ganzen Person! Besonders jemand, der so viel Power hat wie ein Täteranteil, wird dringend gebraucht.

> Keiner der inneren Anteile muss auf dem Heilungsweg verschwinden! Als Bruchstück der ganzen Person ist jeder einzelne wichtig und wertvoll!

Diese Arbeit mit Täteranteilen erfordert kreative Ideen und manchmal detektivischen Spürsinn. Am Anfang der Begegnung kann man sich kaum vorstellen, dass sich auch solch massiv auftretende Anteile im Tiefsten ihres „Herzens“ Trost, Annahme und Liebe wünschen.

Agnes beschreibt die Verwandlung des Verweigerers:

„In mir gab es zwei große Gegensätze: den gläubigen Anteil und den Verweigerer. Der Verweigerer hatte so viel Hass in sich, dass er dachte, er könne Gott gar nicht begegnen. Erst als er hörte, dass auch er seine Daseinsberechtigung hatte und sogar die wichtige Aufgabe, vor erneuter Verletzung zu schützen, konnte Jesus zu ihm sprechen. Jesus war voll Verständnis. Er erlaubte ihm, zornig zu sein und alles zu erzählen, was ihn so ärgerlich und wütend gemacht hatte. Dadurch wurde dem Verweigerer klar, dass er den ganzen Hass gar nicht mehr wollte, sondern nur den einen Wunsch hatte, nämlich geliebt zu werden.“

Verbündet mit falschen „Helfern“

Unliebsame Persönlichkeitsanteile kann man nicht „wegbeten“ oder austreiben. Diese wichtige Aussage habe ich bereits an anderer Stelle getroffen. Dies bedeutet aber nicht, dass der Feind nicht doch Anrechte an der betroffenen Person oder einem ihrer Anteile gewonnen haben kann. So stehen wir Christen in einem Spannungsfeld.

Der Feind ist Realität

Wie folgendes Zitat zeigt, ist in der allgemeinen Traumatherapie jeder Versuch verpönt, etwas „Böses“ durch Gebet zu „bekämpfen“.

> Vor jeder Art von Exorzismusritualen ist ausdrücklich zu warnen! Sie nützen nichts und schaden, sie sind unethisches Verhalten. Meines Erachtens sollten Exorzismusrituale selbst in Kirchenkreisen inzwischen unhaltbar sein. Persönlichkeitsanteile kann man nicht vernichten, man kann sie nur integrieren, und die Persönlichkeit kann lernen, zwischen denjenigen, die sie für sich akzeptieren kann, und denjenigen, die sie zurückweisen will, zu unterscheiden. Andernfalls wird man neue Spaltungen auslösen, und das kann nicht der Sinn der Traumatherapie sein ... Wichtig ist jedoch zunächst einmal, alles zu verstehen, was da ist, und ihm einen Platz zu geben. Auch den „unliebsamen" Anteilen der KlientIn.[22]

Auch wenn ich die Aussagen *dieser* Formulierung grundsätzlich unterstreichen kann, muss ich einen Schritt weitergehen. Als Christen wissen wir, dass in unserer Welt nicht nur Gottes Einflüsse wirken, sondern auch Einflüsse der anderen Seite. Deshalb müssen wir sehr genau abwägen, welches Vorgehen für die betreffende Person gerade wichtig ist. Die Theologen Manfred und Ursula Schmidt formulieren dies folgendermaßen:

> Wenn wir seelische Probleme als dämonisch behandeln, können wir ungeheuren Schaden anrichten. Wir verlangen nämlich von dem Betroffenen, sich von einem Teil seines Selbst zu lösen und es als „feindlich" zu betrachten – mit anderen Worten: er soll sich seelisch selbst verstümmeln. Umgekehrt gilt natürlich auch: Wo wirklich Bindungen durch von außen kommende Mächte vorliegen, braucht es eine vollmächtige Lösung davon.[23]

Viele Bibelstellen weisen darauf hin, dass Jesus und seine Jünger böse Geister vertrieben haben: Matthäus 10,8; Matthäus 12,28; Markus 1,27; Markus 1,34; Markus 3,11 und andere. Extreme Befreiungsdienste und mittelalterliche Exorzismus-Rituale haben in der Öffentlichkeit ein verzerrtes Bild darüber entstehen lassen, was Lösung von dämonischen Bindungen bedeutet.

Der heimliche Angler

Wie die Bibel zeigt, ist der Feind Realität. Als destruktive Macht versucht er, Menschen zu zerstören, zu berauben und Unheil zu stiften. Zugleich wissen wir, dass der Feind bereits besiegt und in seinen

Möglichkeiten deutlich eingeschränkt ist. Leider ist, gerade wenn Schlimmes im Leben eines Menschen geschieht, der Feind nicht weit entfernt. Er versucht, den Betroffenen zu überzeugen, dass er ihm aus dem Schmerz und den Schwierigkeiten heraushelfen könne: „Mit meiner Hilfe kannst du stark werden, unbesiegbar! Schlag zurück, Hass und Zerstörung sind gut! …“ Wie ein heimlicher Angler steht er lauernd am Ufer, bis er im entscheidenden Moment seine Angel auswirft. Als Köder dienen seine Versprechungen – sehr verlockend für einen Menschen, der in seinem Schmerz verzweifelt nach Hilfe sucht. „Beißt“ dieser Mensch schließlich „an“, indem er sich auf die Versprechungen einlässt, gräbt sich der Angelhaken tief ein. Der Mensch ist seiner Freiheit beraubt. Er ist in Gefangenschaft geraten und „hängt an der Angel des Feindes“.

Gefangenschaft kann eintreten durch:

- Sünden, die ein Mensch in seinem Leben zugelassen hat;
- falsche Denkmuster, an die er sich klammert;
- Lügen, die er glaubt und die dem Feind Anrechte geben;
- ein an den Feind gerichtetes Hilfegesuch;
- bewusste Öffnung für die dunkle Seite …

An diese „Angelhaken“ können sich weitere Mächte der Finsternis anheften, z. B. Todesmächte, Mächte des Hasses oder Selbsthasses, …

Aber wir Menschen sind nicht dazu bestimmt, Opfer des Feindes zu sein. Als Christen sind wir lebendige Fische, gehören zu Jesus, sind zur Freiheit berufen.

> *Denn er hat uns aus der Macht der Finsternis gerettet und in das Reich des geliebten Sohnes versetzt. Gott hat unsere Freiheit mit seinem Blut teuer erkauft und uns alle unsere Schuld vergeben.* (Kolosser 1,13–14)

In dem Moment, in dem der Mensch die „Angelhaken“, seine falschen Überzeugungen, die Lügen oder Sünden, entdeckt hat, kann er sie vors Kreuz bringen. Damit ist dieser Haken entfernt, nichts kann sich mehr an ihn anheften. Bei den beschriebenen Schritten ist immer der betroffene Mensch *selbst* aktiv. *Er* trifft in der Tiefe seines Herzens neue, befreiende Entscheidungen.

Zusammen mit der betreffenden Person können wir den Mächten der Finsternis befehlen, an den Ort zu gehen, den Jesus für sie vorgesehen hat. In Markus 8,16 steht: *„und er trieb die Geister aus durch sein Wort“*. Allein sein Wort genügt! Diese Befreiung braucht kein „Exorzismus-Ritual“, allein die Autorität Jesu war und ist genug – auch heute. Um den Mächten zu gebieten, ist keine besonders geistliche Person, keine spezielle Zeremonie, kein Anheben oder Lauterwerden der Stimme, keine besondere Formulierung nötig, es reicht die Autorität, die jeder Christ in und durch Jesus hat. Christus in uns ist unsere Kraft, die Finsternis zu überwinden. Das Befreiungsgebet kann und sollte von jedem betroffenen Christen selbst gesprochen werden. Allerdings wünschen sich viele Betroffene, bei diesem Vorgehen von uns begleitet und unterstützt zu werden, um die Befreiung wirklich glauben und für sich annehmen zu können.

> *Ich bete, dass ihr erkennen könnt, wie übermächtig groß seine Kraft ist, mit der er in uns, die wir an ihn glauben, wirkt. Es ist dieselbe gewaltige Kraft, die auch Christus von den Toten auferweckt und ihm den Ehrenplatz an Gottes rechter Seite im Himmel gegeben hat.* (Epheser 1,18–19)

Je mehr die Betroffenen Gottes Macht und Kraft wahrnehmen und für sich ergreifen, desto mehr wächst ihre eigene Kompetenz.

Die Entfernung des Angelhakens

Die Erfahrungen meiner Arbeit zeigen, dass sich manche Täteranteile in ihrem Wunsch nach mehr Stärke und gemäß dem Vorbild des Täters auf dämonische Mächte eingelassen haben und Kraft von diesen ziehen. Dies hat sehr zerstörerische Auswirkungen, Hass und Wut werden genährt und sind oft übermenschlich groß geworden. Betroffene berichten dann, dass die Ausstrahlung des Täteranteils extrem furchterregend und böse sei, typisch ist auch die große Starrheit, die er im Gespräch zeigt. Der durch Mächte gebundene Anteil ist nicht bereit, sich einzulassen, Veränderungen oder neue Schritte werden strikt abgelehnt, er ist in seiner negativen und aggressiven Haltung fest gefangen.

Die Alltagsperson und die betroffenen EPs können sich bewusst von den dämonischen Einflüssen trennen, indem sie ruhig und gelassen aussprechen: „In Jesu Namen löse ich mich von diesem feindlichen Einfluss und will mit ihm nichts mehr zu tun haben. Jesus, ich bitte dich um Vergebung, dass ich mich auf diese Mächte eingelassen habe. Fülle du die leergewordenen Räume in mir mit deiner Wahrheit.“ Manchmal muss ein Herrschaftswechsel stattfinden, bei dem der Anteil sich entscheidet, von nun an zu Jesus gehören zu wollen.

Binden – die weitere Arbeit ermöglichen

Ist ein Anteil in seinem Denken so vom Wirken einer Macht gefangen, dass jeglicher Veränderungsschritt unmöglich ist und weitere Gespräche unsinnig werden, können wir mit Jesu Hilfe das Wirken dieser Macht vorübergehend außer Kraft setzen.

Da der menschliche Bereich als wertvolle Scherbe geschützt und geachtet werden muss, trennen wir zuerst in Jesu Namen alles Menschliche und Dämonische dieses Anteils voneinander. Wir nehmen Jesu Sieg in Anspruch und binden das Dämonische zu seinen Füßen. Ab sofort muss es schweigen, darf nicht weiter blockieren oder Veränderungsschritte verhindern. Es ist gebunden, bis es kein Recht mehr hat, vorhanden zu sein. Dieses Gebet geschieht in Ruhe und Gelassenheit. Später, wenn der Anteil dazu bereit ist, kann die endgültige Lösung von diesen Mächten stattfinden.

Interessanterweise verwandelt dieses Gebet die Situation von einem Moment auf den anderen. Die zuvor übergroße Angst der Betroffenen (ANP) verschwindet, große Erleichterung breitet sich aus. Der Anteil ist weiterhin da, jedoch haben sich die mit ihm verbundenen Gefühle deutlich verändert. Dies betrifft auch das Aussehen. Vorher wirkte er meist übermenschlich groß und bedrohlich, überwältigend und dunkel, nun eher wie ein verletztes Kind. Manchmal beobachten Betroffene, wie eine Art Hülle abfällt oder etwas Dunkles verschwindet. Der zurückgebliebene menschliche Anteil vertritt meist weiterhin seine typischen Überzeugungen, allerdings ist er nun fähig und bereit, sich auf Gespräche und andere Sichtweisen einlassen. Manchmal wünscht sich das „übrig gebliebene“ Kind, dessen eigentliche Hilflosigkeit und Verzweiflung nun offenbar geworden sind, nur Unterstützung und Trost.

Beispiel aus der Praxis, eine Episode mit Lisa:

> Lisa ging es nicht gut, sie hatte mit Gedanken und Gefühlen der Selbstverurteilung und des Selbsthasses zu kämpfen. „Ich bin ein absoluter Versager! Es gibt nicht noch mal so eine Niete wie mich! Ich verdiene es nicht anders! So jemand wie ich hat kein Recht, da zu sein!“ Lisa ver-

spürte in solchen Situationen den starken Drang, sich selbst zu verletzen. Sie war sehr verunsichert und verstand nicht, woher diese Gedanken kamen. Sie zeigte mir folgenden Tagebucheintrag, den sie die Woche zuvor geschrieben hatte:

„Bin alleine im Wald unterwegs, es ist schon fast dunkel.

Große Bedrückung, weiß nicht warum (oder wer).

Immerzu Gedanken wie: ‚Ich schaff es nicht, ist alles zu viel für mich. Herr, bitte mach Schluss.‘ Will mir wehtun; tu mir weh; kurze Erleichterung.

Feuer, Schlagen, zerstörerischer Schmerz. Schmerz, der zerstören will – mich.

Das alles macht mir Angst. Bitte, ‚Herr, hilf mir.‘

Auf einmal sehe ich ein scheußliches Gesicht, eine schreckliche Fratze, die mich anschreit. Ich erschrecke, bekomme noch mehr Angst.

Dann wird mir klar, was vor sich geht.

Ich sage laut:

‚Ich entscheide mich für das Leben, ich wähle das Leben.

Ich binde im Namen Jesu den Geist des Todes.

Ich bin ein Kind des lebendigen Gottes, bedeckt mit dem Blut Jesu, erfüllt mit dem Heiligen Geist. *Ich wähle das Leben!*‘

Es ist dunkel, als ich auf dem Parkplatz ankomme, ich bin froh.

Im Auto, einmal wehtun. Langsam wird es ruhiger in mir.

‚Danke, Herr!‘“

Es war offensichtlich, Lisa befand sich in einer nicht ganz ungefährlichen Situation. Sie verletzte sich selbst, etwas in ihr hatte Todessehnsucht. Gut war, dass Lisa als ANP sich fürs Leben entscheiden konnte. Wir erarbeiteten zusammen, dass die Worte und die verachtende Haltung genau dem früheren Reden und Handeln des Vaters entsprachen. Dieser war schon lange tot, aber seine Worte, seine Missachtung und sein Hass lebten in Lisa weiter. Ein innerer Persönlichkeitsanteil „Selbsthass“ schleuderte diese Botschaften in ihr Denken und Fühlen. Lisa hatte extreme Angst vor diesem Selbsthass. Mit diesem Täteranteil schienen auch feindliche Einflüsse verbunden zu sein. Die Zeichnung, in der Lisa „Selbsthass“ dargestellt hatte, machte sehr deutlich, dass es sich dabei um mehr als einen menschlichen Täteranteil handelte.

Ich bat Lisa, den Gefühlen nachzugehen, zu erforschen, mit welchem Anteil sie zusammenhingen.

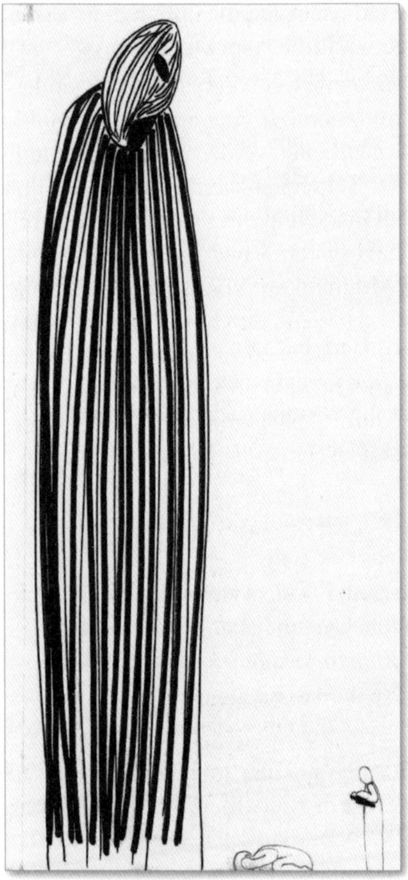

Selbsthass, übermenschlich groß und zerstörerisch. Er bewirkt Scham und Selbstverletzung

Lisa berichtet selbst: „Anfangs dachte ich, diese Gefühle wären von mir, aber dann wurden die Angst, das Bedrohungsgefühl und der Hass überwältigend groß. Viel zu groß, als dass sie in einen kleinen Menschen hineinpassen würden. Viel zu groß, als dass sie aus ihm hervorgehen könnten. Die Gefühle waren so massiv, dass ich überzeugt war, nicht alleine dagegen angehen zu können, mich nicht wehren zu können, völlig ausgeliefert zu sein. Sie schienen mich völlig auszufüllen, es gab nichts anderes mehr. Es machte handlungsunfähig, blockierte das Denken.

Als es eindeutig war, dass es hier nicht nur um mein eigenes Denken und Fühlen ging, beteten wir, trennten das ab, was nicht zu mir gehörte. Das innere Bild veränderte sich ganz abrupt. Das große Bedrohliche, überwältigend Beängstigende verschwand, die Gefühle schrumpften auf ein normales Maß und ich wurde wieder handlungsfähig."

Nach diesem Gebet sah Lisa in sich ein kleines Mädchen, das völlig verzweifelt und ohne Hoffnung war. Es hatte, wie immer, versagt, wieder nicht das Richtige gemacht. Um dieses kleine Mädchen konnten wir uns nun kümmern, es liebevoll versorgen und trösten.

Ritueller Missbrauch

Leider geschehen in unserer Welt mehr schlimme Dinge, als die meisten Menschen sich vorstellen können, ritueller und organisierter

Missbrauch sind ein Teil davon. Zu diesem Thema könnte man vieles schreiben, ich will hier nur einige wichtige Aspekte anführen.

Bei Verdacht auf rituellen Missbrauch müssen Wegbegleiter besonders wachsam sein. In diesem Fall ist im Inneren immer auch eine „dunkle Seite“ vorhanden, mit der ebenfalls gearbeitet werden muss. Die Anteile der dunklen Seite leben unter einer Schreckensherrschaft. Sie sollen von den Wahrheiten Gottes, seiner Gnade und der Erlösung, die durch Jesus möglich ist, erfahren. Jesus hat Finsternis und Tod besiegt. Heute haben diese Anteile jederzeit die Möglichkeit, von der dunklen Seite zum Licht, zu Jesus überzuwechseln. Sie müssen hören und erfahren, wer und wie Jesus ist, dass er sie nicht ablehnt oder für immer verurteilt, sondern einlädt und ihnen helfen möchte. Wenn sie dann entdecken, welche Möglichkeiten sich ihnen durch Jesus eröffnen, wächst meist in ihnen selbst der Wunsch, einen Herrschaftswechsel zu vollziehen.

Gefahr abwenden

Vor den Täteranteilen haben Betroffene besonders viel Angst, am liebsten möchten sie mit ihnen überhaupt nichts zu tun haben. Unter diesem Gesichtspunkt wäre es tatsächlich das einfachste, man könnte sich mit einem Gebet von dem unliebsamen Täteranteil lösen und dessen Gedanken und Gefühle unter dem Kreuz ablegen. Wie bereits festgestellt, ist dies weder möglich noch wäre es hilfreich. Die Arbeit mit den Täteranteilen ist ausgesprochen wichtig, selbst wenn sie sowohl für die Betroffenen als auch für die Wegbegleiter eine Herausforderung darstellt.

Die Arbeit mit den Täteranteilen ist ausgesprochen wichtig, selbst wenn sie sowohl für die Betroffenen als auch für die Wegbegleiter eine Herausforderung darstellt.

Gerade in diesen Gesprächen müssen wir darauf achten, inwieweit sich unser Gegenüber noch im Bereich des offenen Lernfensters befindet. Ausreichenden Abstand erreichen wir durch Einsatz der Distanzierungshilfen, z. B. des Bildschirms oder des inneren Raumes. Zur Reorientierung können wir zu jeder Zeit Pausen einlegen. Wir fordern die Betroffenen immer wieder auf, sich im Hier und Jetzt zu spüren. Im Gebet können wir Gott um seinen übernatürlichen Schutz, seine Leitung und Weisheit bitten.

Manchmal ruft die Konfrontation mit dem Täteranteil bei der betreffenden Person derartig viel Angst hervor, dass jede weiterführende Arbeit zunächst unmöglich ist. Andererseits kann dieser Anteil so starke Selbstgefährdung bewirken, dass sofortiges Handeln notwendig wird. Als überbrückender Schutz kann der Täteranteil vorübergehend isoliert werden, indem er im Inneren für eine bestimmte Zeit in den bereits erwähnten Kokon gehüllt oder durch die unsichtbare Schutzmauer abgetrennt wird. So kann zunächst innere Sicherheit erreicht werden. Langfristig muss natürlich auch mit diesem Täteranteil weiter gearbeitet werden.

Die Männer mit den Peitschen, der Chef und das Gefängnis

Lisa war die letzten Tage häufig traurig, zugleich kam starke Angst in ihr hoch. Sie kam zu mir, um sich auf die Suche nach der Herkunft dieser Gefühle zu machen. Lisa schaute nach innen. Sie hörte ängstliches Weinen und plötzlich ein Knallen. Die Angst wurde riesig, Lisa war ziemlich durcheinander. In ihr ging es drunter und drüber. Nach einer Zeit der Reorientierung und Distanzierung entdeckte sie, dass im Inneren Männer mit Peitschen unterwegs waren, die alles einfingen, was weinte oder traurig war. Sie drohten und knallten mit ihren Peitschen.

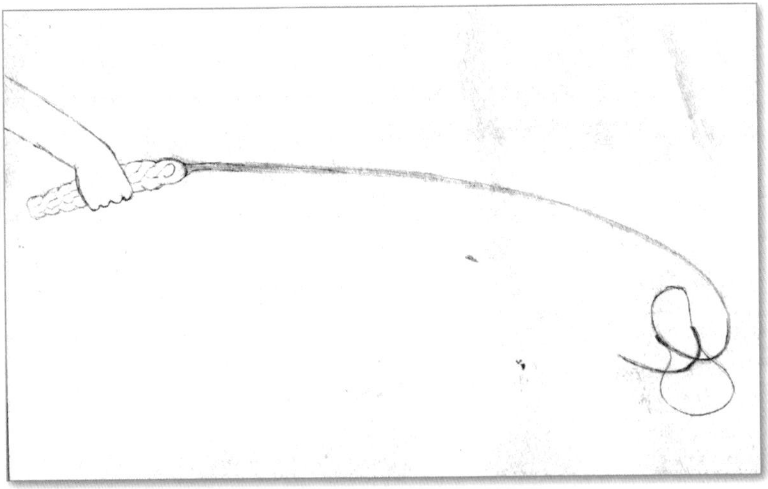

Peitschenknallen

Ich versuchte, mehr von diesen Täteranteilen, den Männern mit den Peitschen, zu erfahren und ihre Beweggründe herauszufinden. Sie waren nur Befehlsausführer, alles andere interessierte sie nicht. So war es wichtig, mit der nächsthöheren Instanz, demjenigen, der die Befehle gibt, in Kontakt zu kommen. Wir landeten im Büro eines energischen Mannes, der sich „der Chef" nannte.

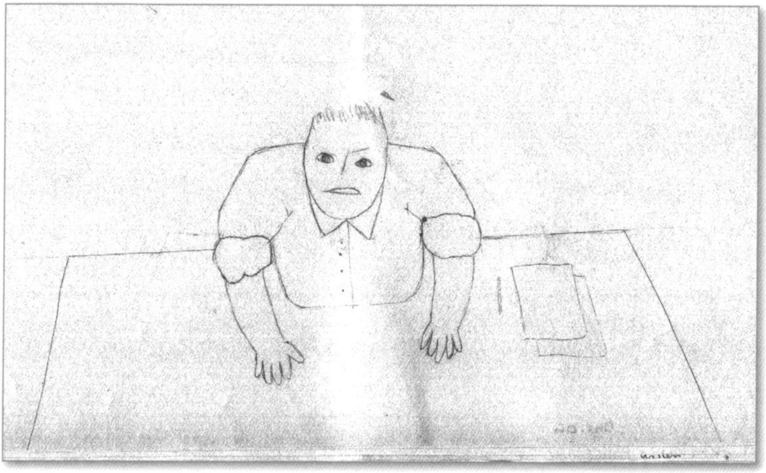

Der Chef

Von ihm erfahren wir (Lisa, die mir alles erzählt, was sie innerlich wahrnimmt, und ich) Folgendes: Der Schmerz im Inneren ist gefährlich, nimmt er zu, ist er nicht mehr zu beherrschen. Deshalb müssen die Männer mit den Peitschen ständig unterwegs sein und jeden Schmerz, den sie entdecken, sofort einfangen und wegsperren. Auf diesem Hintergrund kann man nachvollziehen, wie wichtig es ist, den Schmerzpegel möglichst niedrig zu halten. Ich formuliere mein Verstehen und meine Wertschätzung und versuche dem Chef andere Möglichkeiten vorzuschlagen, mit Schmerz umzugehen. Er ist nicht sehr kooperativ und versucht mich abzuwimmeln. Ich frage ihn, ob er es denn richtig finde, jemanden, der traurig und verletzt ist, wegzusperren? Er erklärt mir, dass das schon immer so gewesen sei. Ich erkundige mich, ob er wisse, dass der Schmerz meist mit verletzten kleinen Kindern zusammenhinge ...? Er zögert. ... Ich frage nach, was „wegsperren" genau bedeute und wohin das Ganze gesperrt würde. Lisa berichtet, es gebe ein inneres Gefängnis.

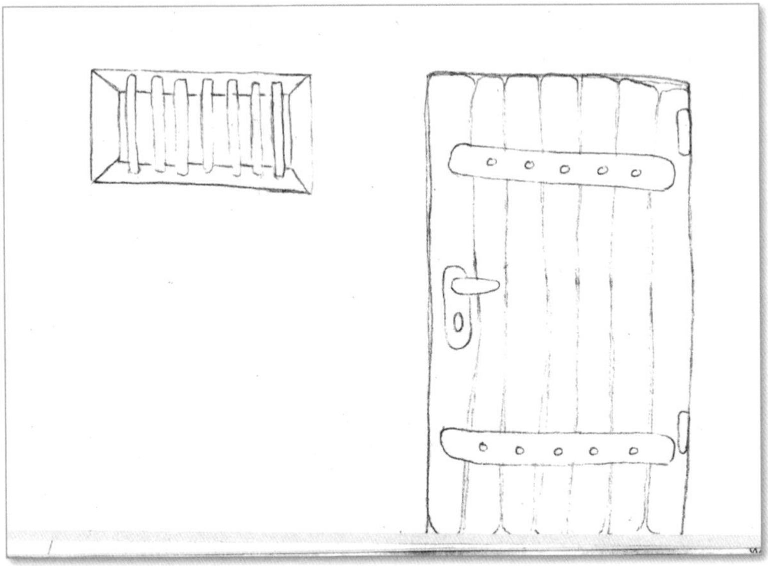

Das Gefängnis

Ich lasse mir das Gefängnis beschreiben und hake nach: „Das Gefängnis hat ja nur ein kleines Fenster, kommt denn ausreichend Luft und Licht hinein? Wer versorgt denn die Insassen? Wie findet der Schmerz Linderung? Und was ist, wenn der Schmerz tatsächlich mit verletzten kleinen Kindern zusammenhängt …?“ Der Chef ist doch etwas verunsichert. Nach weiterem Nachfragen willigt er schließlich ein, zu überprüfen, ob sein Gefängnis sich tatsächlich in gutem Zustand befindet. Beim nächsten Treffen zeigt er sich total entsetzt: Es waren wirklich Kinder im Gefängnis! Ich frage nach, wie es ihnen gehe. Ganz schlecht! Das kann auch er nicht weiter mitansehen, er will, dass sich etwas ändert! Nach einigem Zögern erklärt er sich auf meinen Vorschlag hin bereit, sich bei der notwendigen Umstrukturierung von Jesus beraten zu lassen. Auf diese Weise kommt es zur tiefgreifenden Umgestaltung: Aus dem Gefängnis entsteht eine Krankenstation. Die Peitschen werden eingesammelt und die Männer ohne sie auf ihre Suche geschickt. Ihre neue Aufgabe lautet, den Schmerz zu finden und die betroffenen Anteile, meist Kinder, auf die Krankenstation zu bringen. Dort können sie versorgt, gepflegt und getröstet werden, Jesus ist ebenfalls da. Die Oberaufsicht behält der Chef, der jetzt eng mit Jesus zusammenarbeitet.

Ist diese Entwicklung nicht erstaunlich und bewegend? Unterdrückung und Drohen verwandeln sich in wertvolle Unterstützung und Zusammenarbeit. Aber diese Veränderungen werden nur möglich, wenn wir auch den Täteranteilen mit Achtung und Wertschätzung begegnen, sie gewinnen, statt sie zu verurteilen!

> *Ein Diener des Herrn ... muss zu allen freundlich sein, überzeugend lehren und auch mit schwierigen Menschen Geduld haben können. Denen, die sich der Wahrheit widersetzen, soll er freundlich den richtigen Weg zeigen. Vielleicht wird ja Gott diese Menschen zur Umkehr bewegen, sodass sie die Wahrheit erkennen und zur Besinnung kommen. Dann werden sie aus der Falle des Teufels entkommen, der sie in seinem Bann hielt, sodass sie seinen Willen taten.* (2. Timotheus 2,24–26)

Umgang mit Krisen

Der Wiederherstellungsweg mit traumatisierten Menschen führt auch durch schwieriges Terrain, Überforderung und Krisen können sich entwickeln. Bei schweren, akuten Krisen sollte immer ein Fachmann, ein Arzt oder Therapeut, hinzugezogen werden, auch ein vorübergehender Klinikaufenthalt kann sinnvoll sein. Im Folgenden werde ich leichtere kritische Situationen beschreiben, um den Wegbegleitern für diese Fälle Hilfen an die Hand zu geben.

Irgendwo – der Ort, an dem man nichts fühlt

In schwierigen Situationen, aufgrund großer Überforderung oder zu starkem inneren Stress, kann es zu erneuter Dissoziation kommen. Viele Traumatisierte haben gelernt, sich im Notfall in die neutrale Zone des Nicht-Fühlens zu flüchten. Falls dies mitten in der Gesprächssituation geschieht, wirkt die betreffende Person wie „weggetreten“. Sie reagiert kaum mehr, die Körperspannung nimmt deutlich ab. Falls sie noch antwortet, kommen Worte wie: „Ich schwebe, bin ganz leicht, ganz weit oben, wie ein Vogel …“

> Lisa: „Außerhalb des Körpers zu sein, ermöglicht es, die Geschehnisse aus Entfernung zu betrachten. Dann betrifft das Geschehen nicht mich,

> hat nichts mit mir zu tun. Irgendetwas geschieht da mit irgendwem. Meist ist das ‚Sich-Entfernen' allerdings begrenzt. Gerne würde man sich weiter weg, oder auch ganz weg entfernen, das scheint aber nicht möglich zu sein. Man ist wie durch eine unsichtbare Schnur mit dem Körper verbunden. Es ist wie bei einem mit Gas gefüllten Luftballon, der an einer Schnur befestigt ist, er kann aufsteigen, aber nicht wegfliegen."

Manchmal berichten Betroffene, sie befanden sich in dieser Zeit in einer Art Zwischenwelt, einem Zustand, der weder Leben noch Tod bedeutete. Wiederholt habe ich mich gefragt, wo diese Person wirklich ist, die sich ins „Irgendwo" geflüchtet hat. Befindet sie sich tatsächlich an einem schönen und sicheren Ort? Ich begann, Jesus zu bitten, uns die Wahrheit zu zeigen. Immer wieder wurde offenbar, dass die Orte überhaupt nicht schön und gut waren, die angebliche Sicherheit erwies sich als Illusion.

> Pia: „Plötzlich konnte ich sehen, was sich wirklich um mich herum befand: ein Ort ohne jeden Halt und ohne Farbe, endlose Leere. Ich hatte das Gefühl zu fallen, immer tiefer."

> Lisa: „Das, was ursprünglich als Fluchtort gedacht war, kann auch bedrohlich sein. Manche dieser Orte sind wie ein Labyrinth – Angst herrscht vor: Angst, verloren zu gehen; Angst, sich zu verirren; Angst vor Verfolgern, die hinter der nächsten Ecke lauern könnten."

Kamen die Betroffenen später mit Jesus in Kontakt, vermittelte er ihnen, wie wichtig es sei, die „Tür" zu diesen Räumen zu verschließen.

> Lisa: „Jesus machte mir immer wieder deutlich, dass es für mich nicht gut sei, diese Räume zu betreten. Er forderte mich auf, diese Fluchtmöglichkeiten aufzugeben. Das war für mich sehr schwer, weil es lange Zeit für die betreffenden Anteile die einzige Hoffnung auf Schutz war. Wenn ich mich dazu durchgerungen hatte, zuzustimmen, verschloss Jesus selbst einige dieser Wege nach außen."

Angst kann zur Hyperventilation führen

Wenn Angst oder Aufregung sehr groß werden, verändert sich die Atmung. Unbewusst zu tiefe Atmung nennt man Hyperventilation. Da man dabei zu viel Kohlendioxid ausatmet, kommt es im Blut zur Verschiebung von Calcium. Als Folge können Kribbeln und Taubheitsgefühle im Gesicht, an Händen, Armen und Beinen auftreten, schließlich kann es zu Verkrampfungen der Hände kommen.

Werden den sowieso schon erregten Betroffenen diese körperlichen Veränderungen bewusst, geraten sie noch mehr in Panik, was die Hyperventilation weiter verstärkt.

Wichtig ist in diesem Fall, Ruhe zu vermitteln und die Aufmerksamkeit von der Atmung und den körperlichen Veränderungen wegzulenken. Reicht dies nicht aus, können Betroffene eine Zeitlang in eine „Deckenhöhle" oder Plastiktüte (bitte keine erneute Panik auslösen) hinein atmen. Wenn sie daraus die kohlendioxidreiche Luft wieder einatmen, normalisieren sich die Körperfunktionen. Im Zweifelsfall sollte allerdings immer der Arzt kontaktiert werden.

Keine Gewalt gegen sich oder andere

Viele Betroffene neigen dazu, sich selbst zu bestrafen oder zu verletzen. Schwierige aktuelle Lebenssituationen oder Überlastung aufgrund der sich aufdrängenden Erinnerungen können Betroffene überfordern, sodass depressive Zustände, vermehrte Selbstverletzungen oder akute Selbstmordgedanken auftreten. Eine gewisse Todessehnsucht ist sowieso bei vielen vorhanden.

> Sich selbst das Leben zu nehmen erscheint für fast jeden, der ein schweres Trauma erlebt hat, als ein möglicher Ausweg, den seelischen Qualen zu entgehen. Mit einem Schlag könnte alles vorbei sein, die Angst, die Depression, das innere Chaos und die Verwirrtheit.[24]

Diese Gefahren müssen wir Wegbegleiter immer im Auge behalten, wachsam sein und mögliche Anzeichen und Hinweise erkennen. Bei jedem Verdacht auf akute Selbstgefährdung müssen wir nachfragen und dieses Thema ganz konkret ansprechen. Bereits am Anfang der Wegbegleitung oder bei aktuell auftretenden Situationen können schützende Regeln vereinbart werden, z. B.: Es ist nicht erlaubt, sich selbst oder jemand anderen zu verletzen. Wird bei der betroffenen Person der Druck zur Selbstverletzung sehr groß, können wir mit ihr gemeinsam versuchen, andere Lösungen zu finden, z. B. ihre Not in Worte zu fassen, ein passendes Bild zu malen, in Kissen zu schlagen oder laut herauszubrüllen.

Falls starke Todessehnsucht existiert, kann man – wie weiter unten beschrieben – miteinander einen schriftlichen Vertrag schließen.

Bei akuter Selbstmordgefährdung sollte immer der Arzt einbezogen werden. Gut ist, wenn bereits zuvor besprochen wurde, wie die weiteren Schritte in solch einem Fall gestaltet werden können. Oft ist den Betroffenen wichtig, in einer bestimmten Klinik aufgenommen zu werden oder sich an den Arzt ihres Vertrauens zu wenden.

Falls es sich nur um einfachere, vorübergehende Krisen handelt, muss sehr gut überlegt werden, wie Stabilität und ausreichende Sicherheit, auch im Alltag, wieder gewährleistet werden können.

Schutzverträge

In Zeiten, in denen die Selbstgefährdung sehr ausgeprägt ist, kann es hilfreich sein, mit der betreffenden Person einen schriftlichen Vertrag zu verfassen. Sie verpflichtet sich, für einen gewissen Zeitraum, den man individuell vereinbaren muss, sich weder schwerwiegend selbst zu verletzen noch sich das Leben zu nehmen. Man kann vereinbaren, dass Betroffene im Notfall anrufen, damit durch das Gespräch wieder Erdung und Stabilisierung erreicht werden können. Manchmal ist es zur Überbrückung notwendig, täglich zu festen Zeiten kurz miteinander zu telefonieren. Betroffene erleben, sie sind nicht allein und erhalten Hilfe, wenn sie selbst nicht mehr zurechtkommen. Diese Abmachungen sollten aber nur für Krisenzeiten und somit begrenzte Zeiträume gelten.

Notfall-Liste

Vorbeugend können wir Wegbegleiter mit den Betroffenen sogenannte Notfall-Listen erstellen. In ihnen werden erprobte Möglichkeiten und Schritte festgehalten, wie die Betroffenen wieder Stabilität erreichen oder sich reorientieren können. Am Ende der Liste stehen Reaktionsmöglichkeiten für den Fall, dass „gar nichts mehr hilft“. An dieser Liste können sich Betroffene auch in Situationen orientieren, in denen sie zu keinem klaren Gedanken mehr fähig sind, und dann angemessen reagieren, sich selbst helfen oder entsprechende Hilfe holen.

> **BEI ALLEN KRISEN BITTE RECHTZEITIG FACHLICHE HILFE IN ANSPRUCH NEHMEN!**

Bei allen Krisen bitte rechtzeitig fachliche Hilfe in Anspruch nehmen!

Die letzten beiden Kapitel haben Einblicke in die Arbeit mit dem Inneren vermittelt. Beim Prozessieren wird jeder Anteil mit seinen Botschaften gehört, Überzeugungen werden eingeordnet und mit Hilfe der Wahrheit verändert. Durch Gottes Wirken und innere Begegnungen mit Jesus erleben Betroffene Trost, Wiederherstellung und Heilung. Immer mehr können sie von ganzem Herzen Gottes Wahrheit und seine Liebe begreifen und frei werden von dem Gefangensein in alten Denk- und Verhaltensmustern.

> Wenn ich an der Wahrheit festhalte, dass Gott mich liebt, dann bekommen meine Einsamkeitsgefühle ihren richtigen Platz: als Ausdruck vergangener Verletzungen oder einer schwierigen gegenwärtigen Situation. Aber sie dürfen mir nicht mehr vorlügen, dass es für mich keine Liebe auf der Welt gäbe. Denn die Liebe Gottes gilt mir.[25]

Etappe 4: Verarbeitung des Traumas

Der Weg von „Amy“ zu „Hippo“ •
Spannungsfeld Seelsorge und Therapie •
Traumabilder erfahren Veränderung • Auswirkungen

Die Betroffenen haben zunehmende Stabilität erreicht. Sie haben Kontakt zu ihrem Inneren aufgebaut und können nun viele Gedanken und Gefühle einordnen. Im Inneren haben große Veränderungen stattgefunden: Kommunikation mit den meisten Bereichen ist möglich und die einzelnen Anteile sind bereit, am Wiederherstellungsweg mitzuarbeiten oder diesen zumindest nicht zu blockieren. Viele Ängste konnten abgebaut werden, Vertrauen auf Gottes Hilfe ist gewachsen. Die Betroffenen haben erlernt eine gewisse Distanz zu inneren Bildern, Gedanken und Gefühlen einzuhalten. Unter diesen Bedingungen können sie sich nun den Traumata der Vergangenheit stellen und diese Schritt für Schritt bewältigen.

Der Weg von „Amy“ zu „Hippo“

Auf dem bisherigen Wiederherstellungsweg, vor allem bei der Arbeit mit dem Inneren, konnte bereits einiges an Traumaverarbeitung stattfinden. Vorher getrennt gehaltenes „Wissen“ konnte wahrgenommen, Zusammenhänge mit traumatischen Situationen konnten eingeordnet und die inneren Abläufe zunehmend verstanden werden. Wie auch Michaela Huber betont, sind alle diese Erkenntnisse bereits erste Integrationsschritte. *„Trauma-Integration heißt nicht nur EMDR* (Traumaverarbeitung mit Hilfe von geführten Augenbewegungen) *und das ganze Trauma durchleben, sondern jedes Einordnen von traumatischen Erfahrungen mit etwas Affekt und dem Verstehen, ‚es ist vorbei', ist integrativ verarbeitend."*[1]

Damit ein Trauma der Vergangenheit zugeordnet werden kann, muss es im Gehirn umgespeichert werden. Der Weg geht von Amygdala zu Hippocampus und der Gehirnrinde. Während sich das Material in der Amygdala befindet, ist es leicht triggerbar und kann sich unkontrolliert in den Vordergrund drängen.

Es zeigt folgende Kennzeichen:

- „uferlos und zersplittert" – überflutend und als Erinnerungsfetzen,
- „immer und jetzt" – akute Gefahr, kein Verstehen, dass es vorbei ist,
- „sprachlos" – das Geschehen wurde noch nie in Worte gefasst,
- „sinnlos" – Betroffene verstehen nicht, woher die Gefühle, Gedanken, Bilder kommen und was sie bedeuten,
- „das bin nicht ich, es geht mich nichts an" – der ANP ordnet es als nicht zu sich gehörig ein, – oder
- „nur ich, alles ich, ich liege jetzt da" – der EP erlebt es, als ob es hier und jetzt geschehen würde, es gibt keinen Weg heraus, er ist wie eingefroren in dieser Erinnerung.[2]

Während der gemeinsamen Arbeit lernen die Betroffenen das Geschehen einer bestimmten Zeit und einem bestimmten Ort zuzuordnen *(Ort und Zeit)*. Sie können die Bruchstücke im zeitlichen Ablauf erkennen *(episodisch)*, Zusammenhänge erfassen und Erinnerungsfragmente zu einer Geschichte zusammensetzen *(narrativ)*. Schritt für Schritt akzeptieren die Betroffenen, dass diese Geschichte ihnen selbst zugestoßen ist *(biografisch)* und dass sie Auswirkungen auf und somit Bedeutung für ihr heutiges Leben hat *(semantisch)*. Eventuell muss manches wiederholt betrachtet und aus verschiedenen Standpunkten bewertet werden. Vor allem der Aspekt „das ist *wirklich* geschehen und es ist *mir* passiert" braucht Zeit, bis er vollständig akzeptiert werden kann.

Noch mal im Überblick – Erkenntnisse in folgenden Bereichen sind wichtig:

- Ort und Zeit: wo und wann?
- Episodisch: Was ist in welcher Abfolge geschehen?
- Narrativ: Es kann zu einer Geschichte zusammengestellt werden.
- Biografisch: Es war Bestandteil der eigenen Vergangenheit.
- Semantisch: Es hat das weitere Leben beeinflusst.

Mithilfe dieser Informationen kann die Weiterleitung des Erinnerungsmaterials von Amygdala zu Hippocampus erfolgen. Dieser kann das Geschehen einordnen und zur Langzeitspeicherung an die Gehirnrinde weitergeben. Für diese Einsortierung und Umspeicherung sind nicht alle Traumadetails notwendig!

Wir Wegbegleiter sollten beim Reden über traumatisches Geschehen immer darauf achten, die entsprechenden Informationen mithilfe gezielter Fragen herauszuarbeiten: „Wie alt ist das Kind?" „Kennst du den Ort?" „Hat das Kind damals eine Entscheidung für sich getroffen?" „Welche Folgen hatte dieses Geschehen?" „Wie geht es dir heute mit dieser Erinnerung, welche Bedeutung hat sie für dein Leben?"

Durch Umspeicherung im Gehirn werden aus nicht greifbaren, zersplitterten Erinnerungen schlimme Erlebnisse, die der Vergangenheit zugeordnet und heute jederzeit aus dem Gedächtnis abgerufen und erzählt werden können. Die Gefühle, die mit diesen Geschehnissen zusammenhängen, überwältigen nicht mehr, sie sind von den Betroffenen gut steuerbar.

Spannungsfeld Seelsorge und Therapie

Arbeit in der Vergangenheit des Menschen und Traumakonfrontationen gelten in vielen Bereichen der Psychotherapie als rein therapeutisches Handeln. Dies ist verständlich und begründet, denn dieser sensible Bereich erfordert von den Behandelnden Hintergrundwissen und großes Einfühlungsvermögen.

Andererseits benötigen Betroffene beim Umgang mit solch herausfordernden Themen Sicherheit und Stabilität, die betroffene Christen gerade in ihrem Glauben und der Beziehung zu Gott erleben. Ihr Glaube schenkt ihnen Hoffnung und Mut, auch den Trauma-Inhalten zu begegnen. Sie vertrauen auf Jesu Wirken und wünschen sich, dies in der Aufarbeitung zu erleben. Die traumatischen Bilder und Gefühle können dabei nicht nur eingeordnet und aufgrund der Umsortierung im Gehirn verarbeitet werden, sondern die Betroffenen finden bei Gott selbst Trost und Geborgenheit. Gerade in diesen schlimmen Situationen erfahren sie Gottes Gegenwart. Sie sind nicht allein darauf angewiesen, sich selbst trösten zu lernen, sondern werden getröstet. Sie müssen nicht aus eigener Kraft neue Denk- und Verhaltensmuster eintrainieren, sondern erfassen in der Tiefe ihres Herzens, dass sie nicht weiter ausgeliefert sind. Sie müssen sich der Überforderung der damaligen Geschehnisse und der heutigen Folgen nicht allein stellen, sondern dürfen Hilfe erwarten und erleben: göttliches Handeln, übernatürliches Geschehen, Freisetzung, Wiederherstellung ihrer Würde. Dies alles bedeutet so viel mehr, als die beste rein therapeutische Hilfe vermitteln könnte.

- Mein Wunsch ist, dass Betroffene die beste Hilfe bekommen können, die möglich ist.
- Meine Hoffnung ist, dass Therapeuten den Schatz entdecken, der zum Wirken kommen kann, wenn sie die Gottesbeziehung des Betroffenen und das Handeln des lebendigen Gott auf dem Wiederherstellungsweg miteinbeziehen.
- Mein Anliegen ist, dass Seelsorger und Berater sich weiterbilden, im Bereich Trauma dazulernen, um Betroffene angemessen begleiten zu können. Ich fände es wertvoll, wenn manche von ihnen Kraft und Energie einsetzten, um mithilfe der Ausbildung zum „Heilpraktiker Psychotherapie“ die Therapieerlaubnis zu erhalten und somit christliche Traumatherapie vielen Betroffenen zugänglich werden könnte.
- Meine Sehnsucht ist, dass Therapeuten und andere Wegbegleiter zusammenarbeiten, sich gegenseitig ermutigen, stützen und ergänzen.

Traumabilder erfahren Veränderung

Die meisten Menschen haben bildhafte Erinnerungen. Das können deutliche, farbige Bilder sein oder Eindrücke in verschwommenem Schwarz-Weiß. Die negativen traumatischen Erinnerungsbilder oder -eindrücke sollen sich im Laufe des Wiederherstellungsweges verwandeln. In „Berufen zum Königskind“ berichtet Ulrike von ihrer inneren Gemäldegalerie. Diese Galerie bestand aus Bildern, die belastende Situationen, Traumata ihres Lebens darstellten. Anfangs wirkten die Bilder erschreckend, illustrierten schlimme Ereignisse oder waren so düster und dunkel, dass kaum etwas erkennbar war. Im Lauf des Wiederherstellungswegs wurde ein Bild nach dem anderen verändert oder ganz ausgewechselt. Heute präsentiert die Galerie nicht mehr das Schreckliche von früher, sondern die Bilder, die zeigen, was durch Jesu Wirken und Handeln möglich wurde.

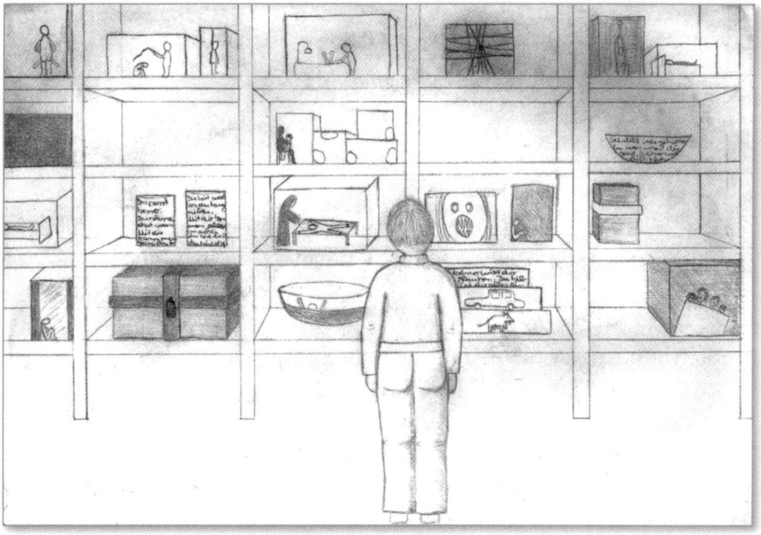

Lisas innere Regalwand

Am Anfang des Wiederherstellungsweges musste Lisa ihrem Inneren das Versprechen geben, dass die schlimmen Erlebnisse nicht vergessen, sondern alles aufgezeichnet und im Gedächtnis behalten werden würde. Aus diesem Grund entstand in ihrem Inneren eine Art „Regalwand“, in der Symbole und Darstellungen gesammelt sind, die an ihre vielen Traumata erinnern. Inzwischen konnten wir das Regal mit Türen versehen. Somit fällt nicht mehr ganz automatisch der Blick auf die schlimmen Geschehnisse, aber Lisa weiß, dass in dieser Regalwand alles aufgehoben und bewahrt ist. Die neuen, positiven Veränderungsbilder, die durch Jesu Hilfe entstanden sind, dürfen jederzeit sichtbar an der Wand hängen.

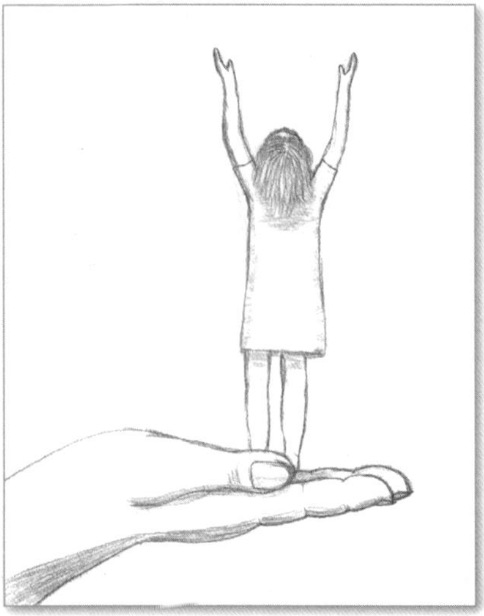

Ein neues Bild: Das gerettete Kind streckt sich Jesu Licht entgegen

> Ines hatte gegen Ende unserer Gespräche folgendes faszinierendes Erlebnis. Jesus führte sie im inneren Erleben auf einen Berg. Sie blickte auf die umliegenden Täler – über allem lag dichter Nebel, teilweise konnte sie überhaupt nichts erkennen. Jesus legte für sie ein Gebiet nach dem anderen frei, ihr erschien es jedes Mal, als ob eine Decke entfernt würde. In schneller Szenenfolge erkannte Ines Bilder und traumatische Ereignisse ihres Lebens. Dies geschah in großer Ruhe, aber auch Klarheit. Es dauerte lange, aber am Ende war die gesamte Landschaft um den Berg erhellt. Auch wenn Ines sehr erschöpft war, fühlte sie sich zugleich befreit. Sie hatte in diesem inneren Geschehen alle wichtigen Lebensereignisse endgültig verstehen und in ihrer Bedeutung einordnen können.

Ich persönlich glaube, dass solch tiefgreifende Erfahrungen nur durch Gottes Wirken und seine Heilungskraft möglich werden. Nicht nur die Erinnerungen kommen wieder ins Bewusstsein und können eingeordnet werden, sondern es geschieht eine Umdeutung der traumatischen Geschehnisse. Im Zusammenhang mit der jeweiligen Erinnerung werden neue Erfahrungen gemacht: Betroffene erleben, verstanden zu werden, Trost zu bekommen, angehört zu werden, gereinigt und gerettet zu werden, sie erleben neue Sicherheit, erfahren Geborgenheit, werden mit Geduld und bedingungsloser Liebe behandelt, mit neuer

Würde gekleidet. Die Vergangenheit kann sich nicht mehr ändern, aber die Bewertung wandelt sich, das, was Betroffene in Zukunft über dieses Erlebnis denken – und zwar nicht auf der Verstandesebene, sondern tiefer, auf der kindlichen Ebene, die die Erinnerungen trägt.

Aus diesem Grund beschreibe ich im Folgenden, wie durch die Begegnung mit Jesus selbst das ehemals traumatische Geschehen Umdeutung erfahren und umfassende Heilung geschehen kann.

Ein letzter „Check"

Die Arbeit am Trauma ist anstrengend und belastend. Trotz guter Vorbereitung können starke Emotionen hervorbrechen. Betroffene müssen unbedingt sorgfältig vorbereitet sein und dürfen nicht überfordert werden. Die wertvollen Aspekte der allgemeinen Traumatherapie sind auch hier hilfreich.

Ist die betreffende Person jetzt bereit? Folgende Punkte sind dabei zu beachten:

- Hat die Person ausreichende Stabilität entwickelt?
- Ist genügend Vertrauen – zu Gott, zu Jesus, zum Wegbegleiter, zum Therapeuten – gewachsen, damit sie sich sicher fühlen kann?
- Kann die Person schwieriges Material mit Abstand betrachten und wieder auf Abstand bringen?
- Ist es möglich, die Person im Hier und Jetzt zu halten oder sie, wenn nötig, schnell wieder zu reorientieren?
- Ist die betreffende Person auch zu Hause fähig, sich zu distanzieren und sich wieder in der Realität zu verankern?
- Kann sie das, was in ihr verletzt und ängstlich ist, selbst oder mit Jesu Hilfe an einen sicheren Ort im Inneren bringen?
- Konnte im Inneren ausreichende Kommunikation, gegenseitige Unterstützung und Kooperation aufgebaut werden?
- Ist es jetzt auch dran? Darf die Person es jetzt wissen? Kann sie das Wissen verkraften?
- Kann die betreffende Person mit vermehrtem Stress und Druck umgehen oder kommt es dann zu Selbstverletzungen, Gefühlsdurchbrüchen oder Selbstmordgefahr?
- Erlebt sie Unterstützung und Hilfe bei Menschen ihrer Umgebung, vielleicht durch verschiedene Wegbegleiter?

Falls diese Punkte nicht positiv beantwortet werden können, ist es sinnvoller, zuerst eine weitere „Runde zu drehen". Erneut wird an der Stabilisierung gearbeitet und die wichtigen Hilfen zur Distanzierung und Reorientierung werden vertieft. Stellen Betroffene sich den Erinnerungsbildern, sollen sie dabei nicht erneut in Flashbacks fallen! Die traumatischen Erinnerungen müssen nicht noch einmal als das ursprüngliche, überwältigende Ereignis wiedererlebt werden. Die Betroffenen sollen in der Gegenwart sicher verankert sein und mit Hilfe der bisher erarbeiteten Kompetenzen gute Distanz zu den traumatischen Bildern einhalten.[3]

Falls dies nicht beachtet wird und erneut Flashbacks ausgelöst werden, hat die Arbeit keine heilsamen Auswirkungen, sondern wirkt retraumatisierend!

Wichtige Aspekte

Einleitend gebe ich einen Überblick über grundlegende Aspekte des weiteren Vorgehens, anschließend beschreibe ich die einzelnen Schritte einer Traumakonfrontation anhand eines Beispiels aus meiner Praxis.

Der rechte Zeitpunkt

Im hörenden Gebet bitte ich zusammen mit der betreffenden Person um Gottes Wegweisung: Welche Situation soll und kann jetzt betrachtet werden?

Wichtige Anteile einladen, andere „sichern"

Wir klären, welche Anteile beteiligt sind und „anwesend" sein sollten. Diese werden eingeladen, mit dabei zu sein, während andere Anteile, die überfordert wären, zunächst einmal an einen sicheren Ort gebracht werden. Der ANP sollte immer dabei sein, kann das Ganze aber aus Abstand beobachten.

Schutz aufbauen

Wichtig ist, dass die betreffende Person fest in der Gegenwart verankert bleibt. Alles, was ihr dazu hilft, kann eingesetzt werden, z. B. ein Igelball, ein Stofftier, der Ehering, die Hand des Wegbegleiters. Betroffene Christen erleben gerade in ihrer Beziehung zu Gott Schutz, Unterstützung und Hilfe. *„Er ist euer Helfer und euer Schutz"* (Psalm 115,10).

Auch Engel werden in der Bibel als Helfer bezeichnet (Hebräer 1,14) und können mit einbezogen werden. Manchmal wählen Betroffene den Löwen von Juda oder das Lamm, das alles Schwere getragen hat. Meist bitte ich Jesus, die betreffende Person mit seinem Schutzmantel zu umhüllen, den Arm um sie zu legen oder ihr auf andere Weise Geborgenheit zu vermitteln. Mit diesen Hilfen kann die betreffende Person es wagen, sich den schwierigen, oft bedrohlichen Situationen zu stellen. *„Der Herr ist mit mir, darum fürchte ich mich nicht ..."* (Psalm 118,6). Um den Blick auszurichten, betone ich immer wieder, dass Sinn und Ziel dieser Konfrontation Heilung und Wiederherstellung sind.

Passende Distanzierungshilfen wählen

Wir besprechen, welche Hilfen zur Distanzierung mein Gegenüber einsetzen möchte: den Bildschirm an der Wand mit Aufnahmegerät und Fernbedienung (Screen-Technik) oder den besonderen inneren Raum. In Ruhe bereiten wir alles vor, was benötigt wird und dazugehört.

Das Lernfenster beachten

Immer wieder muss ich überprüfen, inwieweit sich mein Gegenüber noch in einem Zustand befindet, in dem Verarbeiten und Einordnen möglich sind. Pausen und entspannte Zeiten sind wichtig und hilfreich. Ich muss rechtzeitig erkennen, ob die betreffende Person trotz der Distanzierungshilfen dem inneren Geschehen zu nahe gekommen ist. Dann muss ich unterbrechen und sie erneut auffordern, ausreichenden Abstand einzunehmen.

Zügig hindurchführen

Während des Betrachtens traumatischer Bilder soll die Person nicht stecken bleiben oder sich in den Gefühlen verfangen. Ich ermutige zum zügigen Vorwärtsgehen und leite durch meine Fragen voran: „Was geschieht jetzt, was siehst du? Wie geht es weiter?"

Wichtiges festhalten

Die jeweiligen Gedanken, Gefühle und aufgrund der traumatischen Situation getroffenen Entscheidungen und Schlüsse müssen erforscht werden, damit sie eingeordnet und später verändert werden können. Immer wieder fragen wir nach: „Herr, gibt es noch etwas, was wir erkennen oder verstehen müssen?" Gott weiß alle Zusammenhänge und kann uns am besten leiten. So gelangen wir meist auf direktem Weg zu den für die Verarbeitung wichtigen Bildern und Erinnerungen, zu denen der Zugang bisher verschlossen war. Meist bitte ich Jesus, dafür zu sorgen, dass wir nur mit den Bildern und Ereignissen konfrontiert werden, die für Verstehen und Heilung notwendig und wichtig sind. So kann die Belastung für die betreffende Person deutlich reduziert werden.

Jesu Hilfe in Anspruch nehmen

Wir bitten Jesus nicht nur um Schutz und Leitung, sondern auch um sein Handeln und Reden. Ist alles offensichtlich, was erkannt werden musste, und mein Gegenüber einverstanden, bitten wir Jesus, dem betreffenden Anteil in seiner Not zu begegnen. Indem ich stetig auffordere, auf Jesus, sein Tun, sein Reden zu achten, lenke ich den Hauptfokus auf dieses heilsame Geschehen. Jesus tröstet, kümmert sich liebevoll um das Verletzte und bringt es an einen guten Ort, an dem weitere Heilung geschehen kann. Nun ist dieser traumatisierte Anteil sicher und gut versorgt. So enden Betrachtungen traumatischer Erlebnisse immer mit positivem Erleben und ermutigenden Bildern.

Das verzweifelte einsame Kind – ein Beispiel aus der Praxis

Ines' belastendes inneres Traumabild vom „traurigen, einsamen Kind im großen weißen Bett“ verwandelt sich zum „fröhlichen Mädchen auf der bunten Decke im Garten, gemeinsam mit Jesus und den kleinen Kätzchen“.

Anfangs hatten wir nur eine innere Rettungsaktion geplant. Da Ines mehr Hintergründe verstehen wollte und ausreichend stabil war, konnte ich mit ihr weitergehen und das vorliegende Trauma bei dieser Gelegenheit umfassend bearbeiten. Der Bericht beginnt mit der Beschreibung der inneren Rettungsaktion.

Die innere Rettungsaktion

> Ines erlebte in der vorausgegangenen Woche immer wieder tiefe Einsamkeitsgefühle. Vor allem, wenn sie sich wegen ihrer Kopfschmerzen zum Entspannen aufs Sofa legte, wurde sie von unendlicher Traurigkeit und großer Verlassenheit erfüllt. Sie fühlte sich verwirrt und alles

kam ihr fremd vor. Zu Hause wagte Ines nicht, diese Gefühle näher zu erforschen, deshalb bringt sie das Thema zu unserem Treffen mit. Wir bitten Jesus, uns zu zeigen, zu wem in Ines diese starken Gefühle gehören. Bereits während des Gebets steigen sie erneut in ihr hoch. Ines bekommt Kopfschmerzen. Nach kurzer Zeit sieht Ines im inneren Bild ein riesengroßes Bett, in dem ein kleines Mädchen liegt. Sie spürt deren Schmerz, Einsamkeit und Traurigkeit. Da sie befürchtet, von den mit diesem Mädchen verbundenen Gefühlen überwältigt zu werden, schiebt sie das Bild zunächst wieder weg. Ines ist hin- und hergerissen. Sie will dieses Bild nicht mehr sehen, hat aber zugleich Angst, zu Hause erneut von den schrecklichen Gefühlen überfallen zu werden. Wir beschließen, eine innere Rettungsaktion durchzuführen und das kleine Mädchen aus dem „Eingefrorensein in dieser Situation" herauszuholen.

Am Anfang steht immer gute Vorbereitung: Ines muss sicher im Hier und Jetzt verankert sein. Wir besprechen, was sie braucht, um stark genug zu sein, sich den Gefühlen und Bildern zu stellen. Sie wünscht sich, dass Jesus seinen Schutzmantel um sie (ANP) breitet und während der folgenden Zeit ganz nah bei ihr bleibt.

Zur weiteren Distanzierung errichten wir im Inneren den besonderen inneren Raum. Nachdem die Gefühle oft trotzdem bedrohlich nahe kommen, bitten wir, dass Jesus selbst als Schutzschild wirkt und die Wucht der Gefühle abfängt. „Er ist mein treuer Helfer und meine Burg, mein Schutz und mein Retter. Er steht vor mir wie ein Schild, ich flüchte mich zu ihm" (Psalm 144,2). Durch das Fenster kann Ines nun mit Jesus an ihrer Seite, geborgen in seinem Schutzmantel, die Szene aus sicherem Abstand beobachten und berichten, was ihr dabei deutlich wird.

Handelt es sich um eine reine innere Rettungsaktion, bitten wir Jesus, dieses kleine Mädchen aus dem Eingefrorensein in der traumatischen Situation herauszuholen, damit es begreifen kann, dass diese Situation vorbei ist. Das Mädchen kann an einen sicheren inneren Ort gebracht werden, wo es versorgt und getröstet wird und ihm nichts mehr angetan werden kann. Die vorher so überwältigenden Gefühle lassen nach, Ruhe kehrt ein.

Falls eine innere Rettungsaktion bei noch sehr instabilen Betroffenen nötig wird, bevorzuge ich den imaginierten Bildschirm als Distanzierungshilfe. Hier werden die traumatischen Bilder nach außen projiziert und somit auf noch deutlicheren Abstand gebracht. Das traumatische Geschehen kann als Standbild eingestellt werden und wirkt so weniger bedrohlich. Nachdem Jesus oder auch andere

Helfer den eingefrorenen Anteil aus diesem Standbild herausgeholt haben, wird das Bild kleiner gezoomt, aufgenommen und auf der vorbereiteten DVD gespeichert. Diese kann Jesus zur Aufbewahrung gegeben oder in einem Tresor gelagert werden.

Bei einer reinen Rettungsaktion geht es nicht darum, weitere Zusammenhänge oder Hintergründe des Traumageschehens zu erkennen. Ziel ist, dass die betreffende Person neue Sicherheit erlebt. Später kann es noch einmal wichtig werden, die traumatische Situation erneut zu betrachten, um alle notwendigen Informationen für die endgültige Verarbeitung zu sammeln.

Traumaverarbeitung – das Bild verändert sich

Bei ausreichender Stabilität ist im Rahmen einer inneren Rettungsaktion bereits Integration dieses traumatischen Geschehens möglich. Dazu müssen die für die Einordnung wichtigen Informationen erfragt und gesammelt werden.

Bei Ines war dieses Vorgehen aufgrund der bereits erreichten Stabilität und ihres tiefen Vertrauens zu Jesus möglich:

> Ich frage Ines, was sie wahrnehmen könne. Sie blickt vom Fenster aus auf das kleine Mädchen auf dem Bett. Sie realisiert, das Bett ist weiß, der Raum kommt ihr sehr fremd, fast steril vor. Ich frage nach dem Alter des Mädchens. – Klein, so drei oder vier Jahre *(Zeit).* – Gibt es noch weitere Personen? – Nein, sie ist ganz allein. Die Einsamkeit ist unerträglich. – Ich sehe, wie Ines zu zittern beginnt, und frage nach, ob sie sich noch am Fenster außerhalb des Raumes befinde und ob Jesus bei ihr sei.

In diesem Geschehen muss ich ständig aufmerksam sein. Befindet sich Ines im Hier und Jetzt? Hat sie genügend Abstand? Während ich höre, was sie berichtet, beobachte ich ihren Körper und achte auf dessen Botschaften. Fällt mir etwas auf, frage ich nach: „Was ist jetzt? Wo bist du? Stehst du noch außen am Fenster oder bist du innerhalb des Raumes?“ Ich versuche zu ergründen, weshalb Ines’ Körper mit Zittern reagiert. Mehrere Ursachen sind möglich:

- Sie steht zwar außen am Fenster, ist aber von dem, was sie wahrnimmt, zutiefst erschüttert und benötigt Zeit, um die Eindrücke zu verkraften.
- Ines war überfordert und ist aus Jesu Schutzmantel gelaufen, zitternd versteckt sich der ANP.

- Ines ist dem EP zu nah gekommen und kommt sichtbar in Kontakt mit seiner Angst.
- Ines ist zum EP geworden und erlebt ein Flashback.

Ines war dem Ganzen zu nah gekommen, deshalb das Zittern. Auf meine Aufforderung hin stellt sie wieder guten Abstand her. Sie kehrt unter Jesu Schutzmantel zurück und beruhigt sich zusehends. Bevor wir uns ein weiteres Mal dem traumatischen Geschehen zuwenden, überlegen wir gemeinsam, was Ines im Alter von vier oder fünf Jahren erlebt haben könnte. Aus Erzählungen weiß Ines, dass ihre Eltern irgendwann in dieser Zeit einen Autounfall hatten und mehrere Monate lang verletzt im Krankenhaus lagen. Sie denkt, dass sie in dieser Zeit bei einer entfernten Tante war, hat jedoch keine Ahnung, ob sie den Unfall miterlebt hat oder nicht.

Ines wendet sich wieder dem inneren Bild zu, blickt erneut durch das Fenster, Jesus an ihrer Seite. Ich erfrage Gedanken und Gefühle des kleinen Kindes. Wir entdecken Angst, Verwirrung, Verlassenheit, unendliche Traurigkeit, die Überzeugung „für immer ganz allein zu sein", Rückzug und die Aussage „niemand hat mich lieb".

Wir bitten Jesus, uns zu helfen, alles zu erkennen, was zum Verstehen wichtig ist. Aus der Szene wird ein Film. Die Tür geht auf, eine Krankenschwester kommt herein *(Ort)*. Sie hat nicht viel Zeit, leuchtet die Kleine mit einem Licht an, richtet die Bettdecke und ist schon wieder verschwunden. Die Kleine weint. Niemand interessiert sich für mich, niemand hat mich lieb! Da Ines starke Kopfschmerzen hat und sehr erschöpft wirkt, legen wir eine Pause ein.

Bevor es weitergeht, betrachten wir die bisherigen Erkenntnisse. Ich verdeutliche Ines, wie schlimm es für ein kleines Kind sein muss, plötzlich getrennt von seinen Eltern zu sein, nicht zu wissen, wo es sich befindet, und niemanden zu haben, der bei ihm ist – Ines erkennt, dass es bedeutet, unwichtig, verlassen und allein zu sein *(Bedeutung für das Leben)*.

Erstes Verstehen und Einordnen erfolgen. Plötzlich sieht Ines – wie in einer Rückblende – ein zerstörtes Auto, einen Rettungswagen und zwei Bahren, die wegtransportiert werden *(Zusammenhang)*. Ein schrecklicher Gedanke überkommt sie: „Sie bringen sie weg! Ich bin ganz allein!" Ines weint. Sie spürt in sich die abgrundtiefe Verzweiflung des Kindes *(Bedeutung für das Leben)*.

Ines möchte, dass Jesus die Kleine aus dem Krankenzimmer herausholt. Sie soll wissen, dass sie nicht mehr allein ist. Wir fragen Jesus, ob es noch etwas gibt, was wir zuvor wissen müssten. Dem ist nicht so, es kommen keine weiteren Bilder oder Eindrücke.

> Ines bittet Jesus, der Kleinen zu begegnen, und berichtet mir, was sie innerlich wahrnimmt: Jesus geht zur Tür des installierten Raumes und öffnet sie vorsichtig. Die Kleine will niemanden sehen, sie hat Angst und ihr Kopf tut schrecklich weh. Jesus spricht leise und beruhigend. Er erzählt ihr, dass ein so kleines Kind nicht allein sein müsse, dass er jetzt da sei, sie im Arm halten und trösten könne. Sie müsse nicht mehr alleine sein. Die Kleine guckt vorsichtig zu Jesus. Sie hat Angst: Und wenn er dann auch plötzlich weg ist? Außerdem tut ihr Kopf so weh, sie will niemanden sehen! „Wo sind Mama und Papa? Niemand hat mich lieb, ich bin ganz allein, ich werde immer allein sein!" Jesus scheint ihre Gedanken zu hören, er spricht weiter beruhigende und tröstende Worte und beteuert, dass er sie bestimmt nie verlassen werde. Er setzt sich auf die Bettkante, legt seine Hand auf ihre Stirn und wartet, bis sie sich zu ihm umdreht. Dann erklärt er, dass ihre Eltern einen Unfall hatten, noch einige Zeit brauchen, bis sie wieder gesund sind, und er sich deshalb um sie kümmern werde. Wenn sie einverstanden sei, könne er sie jetzt auf den Arm nehmen und an einen Ort bringen, der ihr bestimmt gut gefallen werde. Sie zögert noch, aber das Alleinsein ist so schrecklich. Sie will nicht mehr in diesem Zimmer bleiben und streckt ihre Arme Jesus entgegen. Jesus nimmt sie und trägt sie hinaus. Er bringt sie zu einem schönen Garten mit Sandkasten, verschiedenen Spielsachen und zwei kleinen Kätzchen. Dort breitet er eine bunte Decke aus und legt die Kleine vorsichtig darauf. Wieder legt er seine Hand auf ihren Kopf und die Kleine schläft ein. Ich frage Ines, wie es ihr jetzt geht. Ines ist ruhig, zwar ziemlich müde, aber entspannt.

Im Rahmen dieser Rettungsaktion hat Ines alle wichtigen Informationen entdeckt und Zusammenhänge erkannt, das Trauma konnte vom Gehirn umgespeichert werden. Ines weiß jetzt, dass sie den Autounfall miterlebt hat. Sie hatte anscheinend nur eine Gehirnerschütterung, während die Eltern schwer verletzt waren. Sie versteht, woher die furchtbaren Verlassenheitsgefühle kamen, und kann sie mit den dazugehörigen Bildern dem Unfall und nachfolgenden Krankenhausaufenthalt zuordnen. Auch die Körpersymptome, das Zittern und die Kopfschmerzen ergeben nun Sinn. Ines hat in den belastenden Erinnerungs-Bildern Jesu Wirken erlebt, seine Geduld und liebevolle Fürsorge, Psalm 40 „live". *„Doch ich bin arm und elend, aber jetzt wird der Herr für mich sorgen. Denn du bist mein Helfer und mein Retter"* (Psalm 40,18). Das kleine Mädchen befindet sich mit Jesus an einem schönen, angenehmen und sicheren Ort. In seiner Gegenwart kann sie Trost und weitere Heilung erfahren.

Gute geistliche Begleitung beschränkt sich nicht auf einen kognitiven Prozess oder das bloße Reflektieren von Ereignissen und Gefühlen. Ein wichtiger Bestandteil ist die Bearbeitung der schmerzhaften Situation vor Gott. Dazu gehört das hörende, fragende Gebet, in dem man Gott darum bittet, dass er wichtige, noch verborgene Zusammenhänge erkennbar werden lässt. Dann gehört auch dazu, dass man Gottes Zusagen in die Wunden und Verunsicherungen hineinspricht. Man macht Gottes Annahme fest – inmitten der Gefühle des Zurückgewiesenseins. Gottes Mitgefühl im Blick auf den Schmerz.[4]

Einen guten Abschluss finden

Die Traumabearbeitung kann die Vergangenheit mit all dem, was geschehen ist, nicht verändern, auch nicht die Begegnung mit Jesus. Die traumatischen Erlebnisse bleiben schmerzhafte Erinnerungen. Jedoch können sich Einordnung und Bewertung der Geschehnisse wandeln und damit auch Gedanken und Gefühle. Jesus ist zu dem kleinen einsamen Mädchen gekommen und hat es an einen schönen Ort gebracht, er ist bei ihr und sie ist nicht mehr allein. Dies erfahren und gespürt zu haben geht weit über die Aufforderung und den damit verbundenen Anspruch hinaus, sich nur fest auf Jesu Zusagen zu stellen. Was Menschen erleben, prägt tiefer als das, was allein der Verstand begreift.

WAS MENSCHEN ERLEBEN, PRÄGT TIEFER ALS DAS, WAS ALLEIN DER VERSTAND BEGREIFT.

Nach einem so herausfordernden und aufwühlenden Gespräch muss ich darauf achten, dass Ines wieder ganz im Hier und Jetzt angekommen ist, bevor sie geht. Um dies zu unterstützen, führen wir noch Alltagsgespräche, trinken Tee, manchmal biete ich an, noch kurz auf dem Sofa auszuruhen. Dies bedeutet, dass ich genügend Zeit einplanen muss, neunzig Minuten sind in diesem Fall eher knapp bemessen.

Weiterführende Schritte

Im nächsten Gespräch überprüfen Ines und ich, wie es der Kleinen inzwischen geht. Das Mädchen ist in dem schönen Garten, ihre Kopfschmerzen sind fast weg, ihr geht es deutlich besser. Sie kuschelt sich an Jesus und spielt mit den Kätzchen. Sie ist zufrieden, fühlt sich sicher und wohl. Zu Hause hat Ines bereits Gedanken und Überzeugungen aufgeschrieben, die sie bei der Kleinen entdeckt hat. Der stärkste Schmerz war mit der Überzeugung verbunden, für immer allein sein zu müssen. Wir sprechen darüber, dass dieser Satz sich bereits als unwahr erwiesen habe, Jesus hatte sie nicht verlassen, er war bei ihr geblieben, hatte sie umsorgt und getröstet. Außerdem hat Ines Freunde, Menschen, die sie liebt und mit denen sie gerne zusammen ist. Ihre Eltern leben, sie haben sie damals gar nicht verlassen! Ines erkennt, diese Überzeugung der Kleinen entspricht nicht der Wahrheit, sie ist somit als Lüge identifiziert. Zusammen mit der Kleinen bringt Ines diese Lüge und weitere prägende Sätze und Festlegungen ans Kreuz: „Niemand ist da. Keiner interessiert sich für mich! Ich bin nicht wichtig!“ Wir bitten den Heiligen Geist, Ines und die Kleine mit Gottes Wahrheit zu füllen. Jesus wird weiter in ihr wirken und die Kleine kann, solange sie es braucht, bei ihm Trost, Geborgenheit und weitere Heilung erfahren.

Wie geschieht Heilung?

Da Jesus selbst Leid erlebt hat, Schmerz und Verzweiflung kennt, wissen Betroffene sich verstanden, sind mit ihrem Schmerz nicht mehr allein. Bei Jesus finden Betroffene nicht nur Trost, Sicherheit und neue Geborgenheit, erleben durch ihn nicht nur Rettung und Schutz, sondern tiefgreifende Wiederherstellung. Allein seine Gegenwart bewirkt Heilung.

> Wenn unsere Lebenswunden mit den Wunden von Jesus in Berührung kommen, wenn sich diese zwei Wunden begegnen, dann wird es mit meiner Wunde nicht noch schlimmer, sondern besser. … In der Wunde von Jesus Christus erfährt meine Wunde eine übernatürliche, heilende Berührung. Dort ist sie gut aufgehoben. Seine Wunde macht mich heil. Darum gehören meine Wunden in seine Wunde. Dort kann ihnen geholfen werden.[5]

Thomas Härry schlägt dazu folgende praktische Übung vor:

> Ich werde still vor Gott und vergegenwärtige mir den verwundeten, am Kreuz leidenden Messias Jesus. Dort hängt er, zerschlagen und blutend, zurückgewiesen und abgelehnt. Und nun stelle ich mir vor, wie ich meine Wunde wie einen Gegenstand in meiner Hand trage und damit zum gekreuzigten Jesus Christus gehe und sie ihm übergebe. Ich lege meine Wunde in seine Wunde. In seine von Nägeln durchbohrte, verwundete Hand. Oder in die Wunde an seiner Seite. Ich stelle

> mir vor, wie diese Wunden von Jesus sich öffnen und meine Wunden in sich aufnehmen, so wie das Wasser einen schweren Gegenstand in sich aufnimmt, der in einem See versenkt wird … Diese Übung besteht darin, sich die Wahrheit von Jesaja 53,5 visuell vor Augen zu führen, sie innerlich nachzuvollziehen und für sich gelten zu lassen … Jesus nimmt meine Wunde sogar zu seinen eigenen hinzu und flüstert mir zu: „Komm mit dem, was dich schmerzt und dich belastet. Ich will, dass du in meiner Wunde heil wirst!“ (vgl. Matthäus 11,28)[6]

Das Heilwerden in der Gegenwart Christi braucht Zeit und Raum, oft benötigt es einen längeren Prozess, in dem der Schmerz immer wieder zu Jesus gebracht wird.

Die Veränderungen der Traumabilder bewirken zunehmende Stabilität und Sicherheit. Innere Stärke wächst, Ängste werden kleiner, weitere Schritte möglich. Oft meldet sich aufgrund der gerade gemachten, hilfreichen Erfahrungen bereits der nächste Anteil, der sich ebenfalls nach Rettung, Trost und Befreiung sehnt. Auch er bringt seinen traumatischen Hintergrund mit sich. So können bei langjährig traumatisierten Menschen aus den alten Schreckensbildern Schritt für Schritt neue, ermutigende, hoffnungsvolle Bilder werden.

Auswirkungen

Pierre Janet, den wir bereits als Vorreiter der Erkenntnisse über Trauma und Dissoziation kennengelernt haben, formulierte folgenden Satz: *„Ein Trauma, das man nicht realisiert, muss man wiedererleben oder reinszenieren.“*[7] Dies hat nun ein Ende gefunden, da Wahrnehmen, Erkennen und Verstehen stattfinden konnten. Gefühlsüberschwemmungen und Flashbacks, die mit diesem Trauma in Zusammenhang standen, sind vorbei.

Doris beschreibt, was sich aufgrund der Trauma-Aufarbeitung für sie verändert hat:

> „Die Traumata, die wir bereits bearbeitet haben, hatten seitdem auf meinen Alltag keine negativen Auswirkungen mehr. Die Erinnerung ist da, ich kann darüber erzählen, aber dabei bleibt es ruhig in mir: Das ist vorbei, das war einmal. Ich habe seitdem Stück für Stück mehr Lebensqualität bekommen. Es ist wie: Schritt für Schritt in die Freiheit hinein.

> Alle Unannehmlichkeiten, sei es Angst, Schmerz, Qual, Ekel, Minderwertigkeit, Scham, Hass, …, die mit einem Trauma, das ich bereits bearbeitet habe, verbunden waren, sind verschwunden, sie sind einfach nicht mehr vorhanden."

Die Trauma-Erinnerungen sind nicht mehr abgespalten, sondern konnten integriert werden. Betroffene wissen um das, was geschehen ist. Gerade in den schwierigen Situationen haben sie Hilfe, Rettung und Geborgenheit bei Jesus oder Gott Vater erlebt.

Trotzdem benötigt der Prozess der Verarbeitung noch Zeit und weitere Begleitung. Betroffene müssen sich endgültig der bitteren Realität stellen: All das Schlimme ist ihnen passiert, es gehört zu ihrer persönlichen Geschichte. Wieder muss die Verleugnung überwunden und der Wahrheit ins Auge geblickt werden. Das kostet Mut, braucht Raum und Unterstützung. Oft wird den Betroffenen erst während dieses Realisationsprozesses das Ausmaß des Schadens bewusst, der durch dic Traumata entstanden ist. Die erlittenen Verluste müssen betrauert und verarbeitet werden. Dieser herausfordernden Etappe widmet sich das folgende Kapitel.

Etappe 5: Integration, Trauern und Zukunftsperspektiven

Integration • Trauern und andere Verarbeitungsprozesse • Zukunftsperspektiven • Das Ende einer Begleitung

Die inneren Barrieren und Ängste sind weitgehend abgebaut, aus dem, was zerbrochenen ist, entwickelt sich wieder ein Ganzes. Das führt zur Zunahme an Kraft und Kompetenz, beinhaltet zugleich aber die Herausforderung, das Neue leben zu lernen. Aufgrund der Integration wird das tatsächliche Ausmaß der schlimmen Geschehnisse noch bewusster. Schmerz und Trauer über die eigene Geschichte und die damit verbundenen Verluste brauchen Raum und Trost. Mehr und mehr weicht die „Nebeldecke", die so viele Jahre über den Betroffenen lag, Sicht auf eine Zukunft mit neuen Perspektiven wird möglich.

Gottes Handeln

Der Herr baut Jerusalem wieder auf. Er bringt die Israeliten zurück, die aus ihrem Land verschleppt wurden. Er heilt den, der innerlich zerbrochen ist, und verbindet seine Wunden. *Er*

> *hat die Zahl der Sterne festgelegt und jedem einen Namen gegeben. Wie groß ist unser Herr und wie* gewaltig seine Macht*! Unermesslich ist seine Weisheit. Der Herr* richtet die Erniedrigten auf *und tritt alle, die sie unterdrückt haben, in den Staub. Singt dem Herrn Danklieder!* (Psalm 147,2–7 Hfa, Hervorhebung durch die Autorin)

So wie Gott Jerusalems wieder aufbaut, will er die Menschen wiederherstellen, die so viel Zerstörung und Zerbruch erlebt haben. Er kennt jede einzelne seiner „Scherben", sucht und sammelt sie voll Sorgfalt ein. Er verbindet Wunden und heilt, er verändert und gibt neue Aufgaben und Namen. Er richtet den erniedrigten Menschen wieder auf und gibt ihm seine Würde zurück. Als Gott und gerechter Richter ist er für die Strafe der Unterdrücker und Täter zuständig.

Integration

Der Begriff „Integration" wird in verschiedenen Bereichen und unterschiedlichen Kontexten verwendet:

- Integration von Wissen, wenn Zusammenhänge verstanden werden;
- Integration von Trauma-Inhalten, wenn die einzelnen „Traumafetzen" zu einer Geschichte zusammengefügt und als eigene Vergangenheit anerkannt werden können;
- Integration von Persönlichkeitsanteilen, wenn Zerbrochenes wieder eins wird.

In dieser Etappe bezieht sich „Integration" vor allem auf das Wiedereinswerden als Person. Bisher getrenntes Wissen verschmilzt zu „einem Wissen und einer ‚Person'".[1] Dabei ist Integration meist kein einmaliges Ereignis, sondern verläuft häufig als Prozess. Viele Entwicklungsschritte haben bereits in den vorigen Wegetappen stattgefunden.

Die Integration der Persönlichkeitsanteile beginnt mit der Bereitschaft, die einzelnen Anteile mitsamt ihren Botschaften und Anliegen wahrzunehmen. Erstes Kennenlernen erfolgt. Zunehmende innere Kommunikation macht es möglich, die Anteile zu befragen, anzuhören und verstehen zu lernen. Versöhnung findet statt. Aus dem bisherigen Gegeneinander entwickelt sich ein Füreinander und

Miteinander. Dies sind wichtige Integrationsschritte. Meist sind bestimmte weiterhin vorhandene Ängste Hindernis für das endgültige Einswerden. Erst wenn nichts mehr gemieden oder versteckt werden muss, braucht es auch keine Dissoziation mehr. Vollständige Integration bedeutet, dass alle bisher getrennten Bereiche miteinander verschmelzen, dass der „zerbrochene Krug mit seinen Scherben" wieder zum „vollständigen Gefäß" wird. Ein stabiles, einheitliches Selbstempfinden ist die Folge.

Wie geschieht Integration?

> Fusionen (Verschmelzungen) können spontan im Alltag, im Rahmen der Traumabearbeitung geschehen, oder sie können bewusst im therapeutischen Setting herbeigeführt werden (z. B. mittels imaginativer Techniken). Es können sowohl einzelne Alter-Personen fusionieren als auch das System als Ganzes.[2]

Integration kann sich ganz unterschiedlich gestalten. Einzelne Anteile, die im Lauf der Zeit immer mehr zusammenwachsen, führen zur fast unmerklichen Integration. Manchmal erleben Betroffene bewusst, wie ein Anteil nach dem anderen wieder mit ihnen eins wird. Dies kann durch Gottes Handeln bewirkt werden oder einfach so „geschehen", ohne göttliches oder menschliches Eingreifen.

Ulrike beschreibt in ihrer Lebensgeschichte, wie sehr sie am Ende ihrer Therapiezeit dem Einswerden mit den entdeckten Anteilen entgegenfieberte. Sie erlebt tiefgreifende und feierliche Momente, als sie durch Gottes Wirken mit den Anteilen ihrer Kellerfamilie vereint wird:

> „Ulrike, ich will dich jetzt eins machen." Der große Moment! Er ist da! „Du kennst das ja schon. Ulrike die Gutherzige, komm, ich bringe dich an Ulrikes Herz." Schon ist sie in mir! Ich bin sehr berührt. Das ist ein heiliger Moment. Ich werde eins. „Ulrike die Gehorsame, ich lege dich in Ulrikes Herz." Auch sie verschwindet in mir. „Ulrike die Treue, komm, du auch." Schon ist sie in mir.[3]

Aber auch unbemerkt von ihr selbst fand Integration statt. Beim Blick nach innen wunderte sich Ulrike darüber, dass sie einige Teile nicht mehr wahrnehmen konnte. Im Rückblick zeigte ihr Gott, was geschehen war, während sie schlief:

> „Nun sehe ich einen anderen Ort, das bin ja ich: im Bett! Jesus steht neben meinem Bett. Alle meine Anteile sind bei ihm. Darüber hat er also mit

> ihnen gesprochen! Nun sehe ich, was er in der Nacht gemacht hat: Einen Ulrike-Anteil nach dem anderen legt er auf mich und – sie verschwinden in mir. Ich bin überwältigt! ... Jetzt werde ich bald vollständig sein! Eine Person, von Gott wiederhergestellt."[4]

Schon lange bevor Ulrike eine Ahnung von Trauma und Folgen, von Dissoziation und Anteilen hatte, fand bereits Integration eines Anteils statt. Zu Hause in der Stille hörte Ulrike in sich ein Rufen „Ich will leben!" Sie entdeckte, dass dieses „Ich will leben" hinter dicken Mauern eingeschlossen war. In vielen inneren Gesprächen und Begegnungen mit Jesus beschäftigte sie sich mit diesem Anteil, einem inneren Kind, und der Frage, ob sie überhaupt leben wollte. Schließlich beobachtete sie im inneren Geschehen etwas, was sie damals noch nicht verstand:

> „Nachdenklich schaue ich mein kleines ‚Ich will leben' an. In diesem Moment habe ich den Eindruck, dass es mit mir verschmilzt. Es ist in mir verschwunden!"[5]

Integrationserfahrungen sind nicht auf die letzte Etappe des Wiederherstellungsweges beschränkt. Sie werden immer dann möglich, wenn Spaltung in bestimmten Bereichen nicht mehr nötig ist. So kann es auch sein, dass eine Person weitgreifende Integration erlebt hat, Jahre später aber dann doch noch einen verletzten abgespaltenen Anteil entdeckt, der Heilung braucht, damit auch er integriert werden kann.

Angst und Unsicherheit

Häufig ruft das Thema Integration zuerst einmal Unsicherheit hervor. *„Viele Alter-Personen haben große Ängste in Bezug auf eine mögliche Fusion. Befürchtungen sind z. B. die Angst, zu kurz zu kommen, die Angst, überflüssig zu werden und verschwinden zu müssen ..."*[6] Diese Bedenken der Betroffenen sowie der Anteile müssen beachtet und besprochen werden.

Große Rolle spielt die Angst vor Neuem, vor Ungewohntem und somit Unsicherem. Das Leben als zerbrochene Person war zwar nicht einfach, dennoch bekannt und normal. Die Betroffenen wussten, wie es sich anfühlt und wie sie damit leben können. Nun haben sie Angst vor der Stille und Einsamkeit ohne die gewohnten inneren Gespräche und Kommentare. Sie befürchten, die neue Situation nicht bewältigen zu können und ohne Dissoziation schwierigen Umständen ausgeliefert zu sein. Sie brauchen Antworten auf ihre Fragen und Unterstützung bei der Bewältigung ihrer Unsicherheit.

Wir Wegbegleiter können Mut machen und Angst abbauen, indem wir erklären, was bei der Integration geschieht: Jeder einzelne Anteil ist als Scherbe des kostbaren Gefäßes wichtig und wertvoll. Bei Integration geht kein Teil verloren, kein Teil muss verschwinden, sondern die Barrieren und Bruchlinien, die sich zwischen den einzelnen Anteilen befunden haben, sind unnötig geworden. Die Trennung wird nicht mehr gebraucht. Alle Gaben und Fähigkeiten der bisherigen Anteile stehen jetzt der ganzen Person zur Verfügung. Es geht somit nicht um Verlust, sondern um Gewinn.

Wir können Betroffenen berichten, dass die meisten traumatisierten Menschen im Rückblick die Erfahrung *„Ich bin Einer. Nichts ist verloren gegangen!“* als für sie am wichtigsten eingestuft haben.[7] So ermutigen wir, wecken Hoffnung und erklären die Bereicherungen, die durch das Einswerden möglich sind.

Verantwortlich für die weitere Entwicklung sind jedoch die Betroffenen selbst. Nicht für alle ist vollständige Integration angestrebtes Ziel. Es gibt sogar Betroffene, die „Multipelsein“ regelrecht zum Kult erheben. Sie wollen kein Verschmelzen der Anteile, sondern bewusst die Vorteile des „Viele-Seins“ nutzen. Michaela Huber weist darauf hin, dass auch Menschen, die nicht „Viele“ sind, durchaus vielfältig sein können, ihnen aber die Vorteile des Ganz-Seins zur Verfügung stehen: *„Sie haben den multiplen Menschen jedoch voraus, dass sie sich selbst kontrollieren und eher bestimmen können, welche Anteile wann ‚draußen‘ sind, während nicht-integrierte Multiple in der Regel von äußeren Reizen gesteuert werden, und selbst wenn sie sich sehr bemühen, in allen akuten Krisensituationen unkontrolliert ‚switchen‘. ... Man muss nicht die DIS* (Dissoziative Identitätsstörung) *aufrechterhalten, um vielfältig und kreativ zu sein.“*[8]

Ich persönlich glaube, dass Gott alle Menschen, die zerbrochen sind, wieder eins machen möchte. Sein Angebot gilt, alle Betroffenen sind dazu eingeladen.

Praktische Schritte zur Integration

Entscheidend für erfolgreiche Integration ist der richtige Zeitpunkt. Handelt man aus Übereifer zu früh, kann dies zu starken inneren Spannungen und Krisen führen. Dauerhafte Integration ist nur möglich, wenn die Anteile, Informationen und Erinnerungen nicht mehr getrennt gehalten werden müssen.

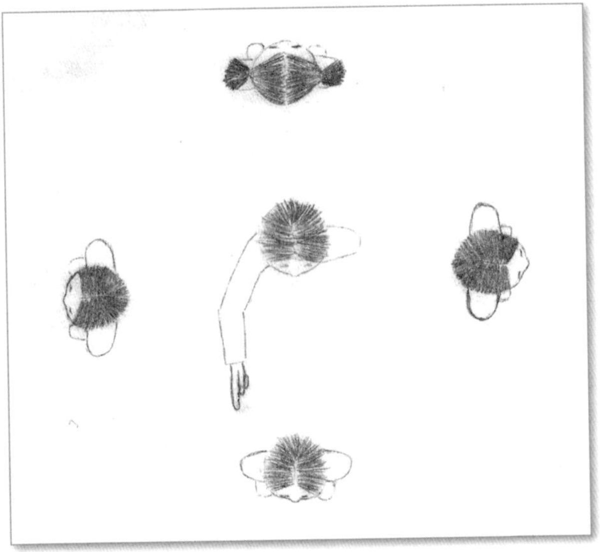

Ein Trauma: Verschiedene Anteile übernehmen unterschiedliche Aufgaben

Relativ leicht kann Integration bei Anteilen erfolgen, die ähnliche Ziele verfolgen, bereits ein inneres Team gebildet haben oder bei der Bewältigung eines Traumas für verschiedene Aufgaben zuständig waren. Schwieriger wird es, wenn ehemals sehr widersprüchliche Bereiche oder frühere Täteranteile integriert werden sollen. Besonders bei denjenigen, die von den anderen für ihr Tun abgelehnt, oft sogar verabscheut und verurteilt wurden, wie z. B. Annas „innerer Hure“, müssen sich zuerst gegenseitige Akzeptanz und Annahme entwickeln.

So ist es ungemein wertvoll, wenn die einzelnen Anteile mit Jesus Heilungsprozesse durchlaufen, sich innere Einstellungen verändern und Versöhnungsprozesse stattfinden konnten. Die Alltagsperson hat keine Angst mehr vor dem, was in ihr ist, sie und die Anteile haben sich gegenseitig schätzen gelernt, Selbstannahme ist gewachsen.

Ulrike: „Mein Prozess der Selbstannahme dauerte lang und führte mich von ‚Ich bin nicht liebenswert!‘ über ‚Ich hasse mich selbst für das, was ich bin und denke, wie ich fühle und woher ich komme!‘ zur Beschäftigung mit dem Gebot der Nächstenliebe. Hier las ich, dass wir unseren Nächsten lieben sollen *wie uns selbst* … Ich kämpfte weiter, stellte mich all dem, was in mir war. Ich erlebte, wie Jesus liebevoll mit meinen Anteilen umging. Ich begann mehr und mehr mich selbst, mein Inneres, lieb zu gewinnen. Dabei wuchs der Wunsch, mit ihnen vereint zu sein. Hinzu kam natürlich die Sehnsucht, wieder eins, eine Persönlichkeit zu sein.“

Als behutsame erste Schritte eines Integrationsgeschehens können die verschiedenen Anteile beginnen, einen Gedanken gemeinsam zu denken, ein Gefühl gemeinsam zu spüren, eine Aufgabe gemeinsam zu bewältigen.

Auch innere Bilder helfen, den Zusammenhalt zu fördern:

- in einer inneren Aufstellung nimmt jeder Anteil seinen Platz ein;
- alle ziehen zusammen an einem Strick;
- die Anteile versammeln sich als wichtiges Team, das zusammen den weiteren Weg bespricht und Entscheidungen trifft;
- Jesus ist in ihrer Mitte, er ist ihr Coach für das neue Miteinander.

Auswirkungen

Integrationen haben nicht immer sofort sichtbare, von außen wahrnehmbare Auswirkungen. Das innere Erleben dagegen verändert sich deutlich. Innere Kinder kommen zur Ruhe, sie weinen und schreien nicht mehr. Erwachsene Anteile tun sich zusammen, bilden eine Einheit, erleben und fühlen gemeinsam. Viele Betroffene beschreiben Integration als große emotionale Bereicherung. Sie haben das Gefühl, „angekommen“ zu sein, erleben inneren Frieden und tiefe Freude. Die besonderen Fähigkeiten und Eigenschaften bestimmter Anteile sind nicht verloren gegangen, sondern als neue Ressourcen greifbar. Noch umfassender als bisher, als sie nur einem Anteil zur Verfügung standen, können sie nun genutzt und eingesetzt werden.

Lisa: „In mir ist es so viel ruhiger geworden. Früher kam ich mir vor wie ein Boot, das von den Wellen des Meeres hin- und hergeschleudert wird,

> das den Strömungen, Untiefen, Wind und Wetter hilflos ausgesetzt ist. Nun fährt dieses Boot auf einem Fluss, hat eine klare Richtung. Immer noch gibt es Wind und Wellen, aber sie bringen das Boot nicht mehr aus dem Gleichgewicht."

Allerdings bringt Integration auch neue Herausforderungen mit sich. Es ist ungewohnt, Gefühle wieder zu spüren und Schmerzen zu fühlen. Bei schwierigen Situationen können Betroffene nicht mehr einfach abschalten oder aussteigen. Die alte Bewältigungstechnik des Persönlichkeitswechsels steht nicht mehr zur Verfügung, Rückzug in sich selbst ist nicht mehr möglich.

> Britta: „Gefühle haben mich verwirrt und beherrscht, weil ich sie nicht verstanden habe. Sie waren störend. Ich habe versucht sie zu vermeiden, zu verdrängen oder nicht ernst zu nehmen, indem ich mich total zurückzog und nicht darüber sprach. Heute dürfen Gefühle sein und ich lerne mit ihnen umzugehen. Wenn ich traurig bin, überlege ich, woher die Trauer kommt. Wenn ich Umarmung und Trost brauche, übe ich, darum zu bitten. Wenn ich Panik bekomme, suche ich nach dem Auslöser und bitte Jesus, dass er sie für mich abfängt."

Bei früheren Entscheidungs-Problemen wurden verschiedene Interessen einfach den unterschiedlichen Anteilen zugeordnet. Jetzt ist alles in einer Person vorhanden, das Für und Wider, die Vorteile und Nachteile: *„Ambivalenz ist eine Begleiterscheinung zunehmender Integration."*[9] Betroffene müssen mit diesen Veränderungen umgehen lernen, sie müssen üben, innere Spannungen und Stress auszuhalten. Auch ist es nun noch wichtiger, auf den Körper zu achten, genügend Ausgleich zwischen Spannung und Entspannung zu leben und die nötigen Ruhezeiten einzuplanen.

> Ulrike beschreibt, wie sie Veränderungen aufgrund der Integration erlebt:
>
> „Heute ziehe ich mich in Krisensituationen immer häufiger an meinen kuscheligen Ort in die Gegenwart Gottes zurück und kläre mit ihm und vor ihm die Not, das Problem, den Entscheidungspunkt. Ich muss mich nicht mehr wie früher innerlich verstecken, in mir selbst die Lösungen erkämpfen und mich durch Selbstvorwürfe verunsichern, ablehnen und verurteilen. Stimmen, die mir sagten: ‚Ulrike, du bist schuld. Schäme dich!', gibt es nicht mehr. Damals schob ich unbewusst einem anderen Anteil die Schuld zu: ‚Typisch für dich! Wer bist du denn schon!' Aus schwierigen Situationen rettete ich mich, indem – ohne dass ich mir dessen bewusst war – ein innerer Anteil ansprang und reagierte. Heute gelingt dies alles nicht mehr. Heute ist es nötig und möglich, Fragen in Ruhe zu

klären, mir in der Gegenwart Gottes meiner selbst bewusst zu werden und dann meinen Standpunkt einzunehmen. Ich lerne immer mehr, mich selbst wahrzunehmen, meine Wünsche zu äußern und zu meiner Meinung zu stehen. Inzwischen habe ich auch den Mut, mir Rat einzuholen, Freunde zu bitten, dass sie mich in herausfordernden Situationen begleiten.

Flashbacks habe ich keine mehr. Es ist ruhig im mir geworden. Ich genieße mein neues Leben und all das, was ich heute machen kann. Ich bin konzentrationsfähig, kann lernen und lache sehr gerne. Ich habe Freude an mir selbst und bin sehr glücklich darüber, dass ich den manchmal doch sehr schwierigen, anstrengenden und schmerzhaften Wiederherstellungsweg gemeinsam mit Gott und verschiedenen Menschen gehen konnte. Heute kann ich sagen: Es hat sich gelohnt."

All das Schlimme ist *mir* passiert!

Zur Integration der Persönlichkeitsanteile gehört allerdings auch die Erkenntnis, dass die traumatischen Erfahrungen *nicht nur den einzelnen Anteilen, sondern damit der Person selbst* geschehen sind.

> ALLE ANTEILE GEHÖREN ZUR PERSON – SOMIT SIND AUCH ALLE TRAUMATISCHEN ERFAHRUNGEN NICHT „IHNEN", SONDERN IHR GESCHEHEN.

Dies ist eine der schwersten Erkenntnisse des gesamten bisherigen Weges, denn es bedeutet, dass all die Schmerzen, all die Panik und Furcht, all das Unfassbare tatsächlich der Person selbst zugestoßen sind. Betroffene Christen müssen sich mit der Frage auseinandersetzen, wie sie ihren Glauben, wie sie Gott als „liebenden Vater", der Schutz und Geborgenheit anbietet, mit dem Leid zusammenbringen können, das sie erlebt haben, und der Enttäuschung, dass Gott all dies nicht verhindert hat. Nur wenn sie dieses „unlösbare Problem" für sich durchlitten und verarbeitet haben, können sie auch in ihrem Christsein vollständige Integration erleben.

Trauern und andere Verarbeitungsprozesse

Da mit der Integration nun auch die Enttäuschung, Schmerzen, Trauer und der Verlust vereinigt sind, müssen neue Bewältigungsmöglichkeiten entwickelt werden, um mit dieser Herausforderung umzugehen. Früher haben Betroffene extreme Gefühle und Spannungen durch

Abspaltung vermieden. In ihrer Vergangenheit haben sie nicht gelernt, wie sie solch schwierige Situationen anders meistern könnten, es war niemand da, der ihnen geholfen hätte. Heute sind die Betroffenen mit der Bewältigung von Schmerz, Angst, Trauer und Schuld nicht mehr allein. Sie haben Jesus und die Wegbegleiter, die sie bereits als vertrauenswürdige Gegenüber erlebt haben. Mit dieser Unterstützung können sie es wagen, sich auch diesem herausfordernden Prozess zu stellen.

Die Trauer bekommt Raum

Die Betroffenen können ihre Gefühle zulassen, sie ausdrücken mit Worten und ihrem Körper, allen Druck herausfließen lassen und erleben: Es ist in Ordnung, ich darf das, mein Gegenüber hält es mit mir aus, hilft mir einzuordnen und zu verstehen. Sie machen die Erfahrung, nicht alleingelassen, sondern in ihrem Schmerz begleitet und gehalten zu werden. Sie erleben Jesus selbst als ihren Trost und ihre Stärke, mit ihm können sie auch diese herausfordernden Gefühle bewältigen! Sie dürfen klagen und weinen, denn diese Möglichkeiten sind von Gott gegeben, um Schmerz und Trauer herausfließen zu lassen. Weinen ist eben nicht Zeichen für Schwäche, sondern für Echtheit. Die ehemalige Aussichtslosigkeit kann der Zuversicht weichen, dass diese Situation ein Ende haben wird und es ein Danach gibt. Die Betroffenen erleben, auch wenn Leid geschieht, Gott lässt sie nicht allein, er ist immer da. Dies ist Gottes Wesen, er selbst nennt dies als seinen Namen: *„Ich bin euer Gott, der für euch da ist“* (2. Mose 3,14, Hfa). Darin kann auch der größte Schmerz zur Ruhe kommen.

Wir Wegbegleiter bleiben auch in dieser schweren Zeit an der Seite der Betroffenen, stützen, ermutigen und geben Halt. Betroffene dürfen erleben, dass das bisher als unerträglich Eingestufte mit Jesus und den begleitenden Menschen ertragen und überstanden werden kann. Viele weitere Aspekte, die in diesem Zusammenhang eine Rolle spielen, werden im Kapitel „Trauerprozesse und Umgang mit dem Leid“ ausführlich beschrieben. Diesem Thema ist ein Extrakapitel gewidmet, da es während der gesamten Begleitung immer wieder eine wichtige Rolle spielt.

Weitere Verarbeitungsprozesse

Die schlimmen Geschehnisse der Vergangenheit sind ans Licht gekommen, die Betroffenen haben Trost und zunehmende Heilung erlebt, nun können weitere Themen in den Vordergrund rücken: Verurteilungen, Vergebungsprozesse, eigene Schuld, Abbau von Schutzmechanismen. Da die Betroffenen mit der Integration auch volle Verantwortung für ihr Denken und Tun übernehmen müssen, geht es um die „ganz normalen seelsorgerlichen Aufarbeitungsprozesse“, wie sie in dem Buch „Ein neues Herz will ich euch geben“[10] geschildert sind.

Die Mauer der Abwehr wird abgebaut.

Durch Gottes Handeln ist der Lebensgarten selbst zu neuem Leben erwacht, ist grün und voller Pflanzen. Auch wenn manche Sträucher noch klein sind, junge Stauden erst wachsen müssen, stehen einige Pflanzen bereits in voller Blüte. Vieles Neue ist entstanden und bereichert den Garten. Einige Ecken müssen noch von Unkraut befreit, einige andere neu angepflanzt, junge Bäume gestützt werden, damit sie gerade und stark wachsen können. Die zum Teil bereits eingefallene Mauer ist keine angemessene Grenze mehr, ein hübscher Zaun mit Tor wäre ein geeigneterer Schutz. Viele Mauersteine, die während des bisherigen Weges bereits offensichtlich geworden sind, können nun endgültig am Kreuz abgelegt werden.

> Der Entgiftungsprozess der Gefühle führt zu einem Enthärtungsprozess in der Haltung dem anderen gegenüber – wer sich selbst nicht nur im Schmerz, sondern auch in der Freude und der Kraft spürt, kann auch anderen Menschen angstfrei und einfühlsam begegnen, sich ihnen öffnen und ihre Verletzlichkeit respektieren.[11]

Eigene Schuld kann zugegeben werden

Die Betroffenen haben gelernt: Ich bin durch Gottes Gnade und seine Liebe erwählt, sein Kind zu sein. Ich kann alle meine Fehler und mein Versagen zu Jesus bringen. Er vergibt mir gerne, mit ihm und durch ihn kann ich im Licht leben. Jesus hat für mich gelitten und mich dadurch erlöst.

Vergebung kann ausgesprochen werden

Die Schuld, die an den Betroffenen geschehen ist, und die Schuld, die durch all das entstand, was den Betroffenen nicht gegeben oder vermittelt wurde, ist offensichtlich geworden. Solange Betroffene immer wieder über das Geschehene nachgrübeln mussten, bestimmte Situationen immer wieder durchspielten, mit der Scham zu kämpfen hatten, in den falschen Überzeugungen gefangen waren, konnte der Vergebungsprozess nicht abgeschlossen werden. Die Bindung an die Täter hielt weiterhin gefangen. Nun kann sie durchtrennt werden, indem der Schuldschein endgültig Gott übergeben wird. Vergeben heißt, auf das Recht zur Wiedergutmachung zu verzichten und seine Rache, die Verantwortung der Sühnung, Gott, dem Richter zu überlassen. *„Rächt euch nicht selbst, liebe Freunde, sondern überlasst die Rache dem Zorn Gottes. Denn es heißt in der Schrift: ‚Das Unrecht zu rächen ist meine Sache, sagt der Herr; ich werde Vergeltung üben'"* (Römer 12,19 NGÜ). Betroffene erleben dadurch persönliche Freisetzung und inneren Frieden, unabhängig vom Verhalten der anderen. Sie lassen sich nicht länger von dem, was in der Vergangenheit geschehen ist, bestimmen und einschränken, geben dem Täter nicht länger Macht über ihr Leben, sondern schauen nach vorne, „statt im Blick zurück gefangen zu sein".[12]

> Der Täter hat eine schwere Strafe als Sühne für seine Tat verdient. Dazu stehe ich, auch wenn ich Christ bin, weil es in der Bibel steht. Weil ich aber an Gott glaube, glaube ich, dass die wahre und tiefste Gerechtigkeit bei Ihm ist. Ich verzichte darum darauf, mich in Worten, Gedanken oder Taten zu rächen und dabei zwangsläufig neues Unrecht zu tun. Sondern ich gebe die Rache an Gott ab. Der sagt, dass sie sein ist. Den Schuldschein, den ich habe, der mir schon viele schlaflose Nächte, Hassgedanken und Grübeleien eingebracht hat, den will ich nicht mehr haben. Ich will ihn ein für allemal an Gott abgeben![13]

Der nachfolgende Text beschreibt Ulrikes Erkenntnisse, nachdem sie die verschiedenen Wegetappen durchlaufen und manche Trauerprozesse durchlitten hat:

> „Ich habe schlimme Dinge erlebt und schreckliche Verluste erlitten. Diese Verluste sind wahr, sie sind mir widerfahren und haben viel Leid, Angst und starke Schmerzen verursacht. Aber ich habe überlebt, jeder einzelne Anteil hat dazu beigetragen. Nun habe ich auch getrauert, meine Tränen darüber vergossen und Trost in all dem Leid erfahren. Gott ist mir begegnet, er hat mich an sein Herz gezogen, mich versorgt, getröstet und manchen Mangel mit sich selbst ausgefüllt. Ich bin wieder aufgerichtet und habe neue Stärke und Kompetenzen entwickelt. Auch meine eigene

Schuld, meine Reaktionen und falschen Lebensmuster konnte ich vor Gott und mir selbst eingestehen. Gott hat sich auch in dieser Realisationsphase als treu und gerecht erwiesen. Er ist mir, dem Sünder, gnädig und vergibt. Sogar meine Würde hat er wiederhergestellt, ich bin kein Waisenkind mehr. Er hat mich in den Stand als Königskind zurückversetzt. *‚Bringt die besten Kleider im Haus und zieht sie ihm/ihr an. Holt einen Ring für seinen/ihren Finger und Sandalen für seine/ihre Füße. Und schlachtet das Kalb, das wir im Stall gemästet haben, denn mein Sohn, meine Tochter hier war tot und ist ins Leben zurückgekehrt. Er/sie war verloren, aber nun ist er/sie wieder gefunden‘* (Lukas 15,22–24, Einfügungen durch die Autorin).

Ich habe erkannt, dass Gott mich immer geliebt und gewollt hat – sein Ja zu mir stand immer fest. Ich entscheide mich ebenfalls für mein Leben, sage Ja zu mir selbst und zu meiner Geschichte. Gott spricht mir zu: *‚Ich habe dich schon immer geliebt. Deshalb habe ich dir meine Zuneigung so lange bewahrt. Ich will dich noch einmal errichten, sodass du wieder neu aufgebaut dastehst, du Jungfrau Israel. Du sollst wieder deine Tamburine nehmen und im Reigen lachend tanzen‘* (Jeremia 31,3–4). Nun geht es in die Zukunft, das Leben nach dem Trauma, nach der Trauer beginnt.“

Zukunftsperspektiven

Betroffene haben einen langen Weg zurückgelegt, vieles erkannt und verarbeitet. Sie haben dazugelernt und neue Kompetenzen entwickelt. Das, was zerbrochen war, ist wieder zusammengerückt, vieles schon eins geworden. Auch wenn ihre Erlebnisse schwer und erdrückend waren, haben sie tiefer als andere Menschen Gott selbst erlebt, sein Handeln und seine Gegenwart. Seine Liebe ist für sie nicht nur ein Wort, sondern lebendig geworden.

Der Blick beginnt sich zu heben. Neue Wahrnehmungen und Perspektiven werden möglich, die Gestaltung der Zukunft steht an. Die neu gewonnenen Möglichkeiten, Ressourcen und Gaben, die Gott in sie hineingelegt hat, können ausgebaut und weiter ins Leben integriert werden.

Lange Zeit war das Selbstbild mit folgender typischen Lüge verknüpft: *„Mit dieser Vergangenheit kann nie etwas aus mir werden!“* Auch dies ist ein Irrtum.

> Wenn wir Menschen mit Wunden und zerbrochenen Lebensgeschichten sind, dann ist das die gute Nachricht, die wir unbedingt hören müssen: Gott kann und will meine Wunden, meine größten Schwachheiten und mein schlimmstes Versagen nehmen und aus ihnen etwas Gutes machen. Etwas Neues, das wertvoll und ermutigend ist. Nicht nur für mich selbst. Was Gott an mir tun wird, wird sogar meinen Mitmenschen zum Segen werden.[14]

Indem Betroffene weiter auf Gott schauen, können sie sich selbst entdecken. Gott spricht ihnen ihre Identität zu. Mit seiner Wegweisung werden sie ihren weiteren Weg erkennen und in die Berufung ihres Lebens eintreten. Betroffene haben viel zum Weitergeben, sie können andere Menschen in ihrer Not ermutigen und freisetzen. Sie haben Gottes Wirken erlebt und Gott auf ganz besondere Art kennengelernt. Seine Wahrheiten haben sie nicht nur erkannt, sondern tief in ihrem Herzen verankert. Gott hat einen Plan für ihr Leben! Sie sind kostbar und unendlich wertvoll! Schritt für Schritt kann das neue Land, das Gott schon lange für jeden Einzelnen vorbereitet hat, eingenommen und gestaltet werden.

Das Ende einer Begleitung

> Traumatisierte sind im Allgemeinen in der Lage, ihre Therapie zu beenden, wenn sie ein Gefühl innerer Kohäsion [Zusammenhalt] und Ganzheit entwickelt haben, sich von ihrer Geschichte distanzieren können, die Verantwortung für ihre gegenwärtige Situation übernehmen und für die Zukunft Pläne schmieden können. Sie sollten nicht mehr von ihrer Vergangenheit verfolgt werden, auch wenn diese gelegentlich in weniger intensiver Form reaktiviert wird … Sie sollten in der Lage sein, in ihrem Beruf und im Privatleben positive Beziehungen zu anderen Menschen aufzunehmen und sich ihres Lebens zu erfreuen.[15]

Betroffene haben während des Wiederherstellungswegs Stärkung ihrer Person, Zunahme an Kompetenz und tiefe Heilung erfahren, sie haben Gottes Hilfe, seinen Trost, Freisetzung durch seine Autorität und übernatürliches Wirken erlebt. Am Ende unserer Wegbegleitung sind sie zu folgenden Erkenntnissen gekommen:

- All das Schlimme ist wirklich passiert.
- Es ist mir geschehen.
- Aber es ist vorbei.
- Jede einzelne Scherbe meines zerbrochenen Kruges ist wertvoll, es ist wichtig, sie alle zu entdecken, damit sie durch Gottes Hilfe Heilung und Wiederherstellung erfahren.
- Ich werde immer mehr eins, vieles ist schon eins geworden.
- Durch Jesus und Gott Vater habe ich Trost und Heilung erfahren.
- Lügen und falsche Überzeugungen, die mein Leben bestimmten, habe ich entdeckt und gegen Wahrheit und Hilfreiches ausgetauscht.
- Durch und mit Jesus wurden Befreiung und Vergebung möglich.
- Innerer Friede breitet sich aus.
- Ich sage Ja zum Leben.
- Ich bin Gottes Kind, ich bin wertvoll und kostbar, meine Berufung und Würde liegen in meiner Stellung als Königskind.
- Hoffnung auf die Zukunft ist gewachsen.
- Ich bin bereit, das Land einzunehmen, das Gott für mich geplant und vorbereitet hat.

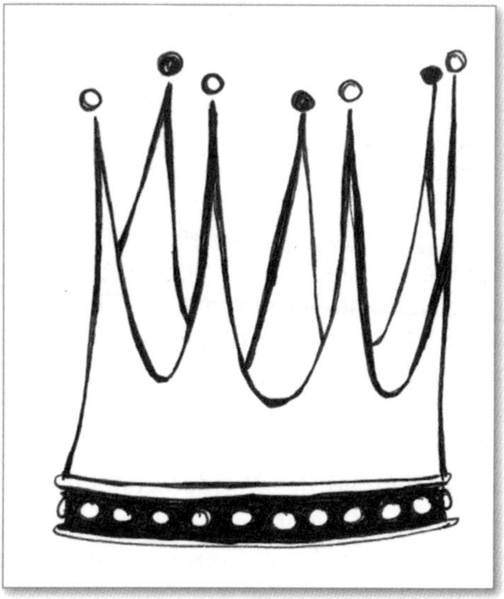

Identität als Königskind

Vieles ist bereits geschehen, einiges wird mit Gottes Hilfe noch wahr werden, vielleicht bleibt auch manches unerfüllt, aber alle Erfahrungen, die Betroffene auf diesem Weg mit Gott gemacht haben, bleiben tief im Herzen verankert.

Nun können Betroffene ihren Weg allein fortsetzen. Die unterschiedlichen Wegbegleiter werden je nach Beruf und Berufung die Beziehung aufrechterhalten oder sich zurückziehen. Wegbegleiter aus dem nahen Umfeld oder der Gemeinde können zu Freunden werden. Wegbegleiter, die eine eher beratende oder therapeutische Rolle eingenommen haben, stehen zur Verfügung, falls die betreffende Person wieder einmal Rat oder für bestimmte Zeit erneut Unterstützung und Begleitung braucht. Immer an der Seite ist und bleibt Jesus. Er ist der beste und treueste Wegbegleiter, den es gibt!

Trauerprozesse und Umgang mit dem Leid

(Ulrike Willmeroth)

Grundsätzliches zum Thema Leid • Begleitung der Trauerprozesse • Verarbeitungsprozesse • Die Liebe finden

Das Thema Leid begleitet uns während des gesamten Wiederherstellungsweges. Die Betroffenen haben viel Schlimmes und Trauriges erlebt. Oft genug sind wir Wegbegleiter selbst sprachlos und erschüttert angesichts der entsetzlichen Berichte der Betroffenen. Dieses Kapitel befasst sich mit den Themen Leid, Gottes Rolle darin, biblische Aspekte, Trauer und Trauerbegleitung.

Grundsätzliches zum Thema Leid

Bewegt Sie nicht auch die Frage: „Wie kann ein Gott, der Kinder über alles liebt, den Qualen, die ihnen angetan werden, zuschauen? Wie ist es möglich, dass dieser Gott, der von uns Christen als Gott der Liebe bezeichnet wird, all die himmelschreienden Ungerechtigkeiten zulassen kann?“ Wollen wir Wegbegleiter Betroffene mit Hoffnung und Glauben durch die Trauerprozesse führen, sind wir herausgefordert, uns zunächst einmal selbst dieser Thematik zu stellen und den eigenen Standpunkt zu finden.

Wie kannst du, Gott, das zulassen?

Was denken wir über die Rolle Gottes im Zusammenhang mit Leid? Ist er vielleicht ein *„Leiden machender und Leid verursachender Gott"*[1]? Möchte er, dass Menschen sich ihm unterwerfen? Sollen wir uns ihm gegenüber klein und unwichtig vorkommen, wie es Bildad, einer der Freunde Hiobs formuliert? Will Gott uns etwa durch Leid erziehen? Aber es ist Kindern widerfahren! – Fragen und Zweifel können durch die Berichte der Betroffenen auch in uns aufkommen.

> Wir sollten den Zweifel (jedoch) nicht fürchten. Natürlich macht der Zweifel den Glauben nicht leichter, doch kann er ihn wahrhaftiger und tiefer machen. Der Zweifel kann eine Form des Glaubens sein, denn in ihm lebt der fragende Glaube, der darunter leidet, dass manche Antworten ihn nicht mehr tragen, und der doch weiß, dass die Wahrheit, die sein Leben trägt, mehr ist als schablonenhafte Antworten ... Der Zweifelnde hat keine anderen Antworten – schon gar keine besseren.[2]

Ich glaube nicht an einen leidverursachenden, prüfenden Gott, der Unterwerfung unter seine Macht einfordert und uns eines Tages vor Gericht stellt und bestraft. Dennoch habe ich auf viele Fragen keine Antwort. Ich glaube, dass der dreieinige Gott in seiner Liebe alles unternommen hat, um uns zu helfen, aus unserem Leid und unserer Sünde *herauszukommen*. Ich glaube, dass er uns durch sein eigenes Leiden am Kreuz erlöst hat, um uns damit den Weg aus dem Leid und der Trauer hinein in neue Lebendigkeit und Freude zu öffnen.

Im Folgenden betrachten wir verschiedene Aspekte zu den Themen Leid, Bibel und Gott. Diese Frage bewegte Generationen von Theologen, Philosophen und Wissenschaftlern. Ich bin keine Theologin, doch ist mir wichtig, dass wir Wegbegleiter eigene Antworten finden.

Anfang des Leides

Wie und wo hat Leid im Leben der Menschheit Einzug gehalten? Nach dem biblischen Bericht lebt der Mensch ursprünglich im

Garten Eden in vertrauter Gemeinschaft mit Gott. Er kennt keine Angst, keine Sorgen und kein Leid. Gott hat jedem Menschen freie Entscheidungswahl gelassen, doch schon von Anfang an kann der Mensch damit nicht gut umgehen. Er entscheidet sich, Gott zu misstrauen, widersetzt sich Gottes einzigem Verbot und erlebt daraufhin die Konsequenz. Weiter im Garten Eden zu leben ist nicht möglich, die enge Gemeinschaft mit Gott ist zerstört. *„Nun lebt aber der Mensch nicht mehr dem Willen Gottes entsprechend: Er ist aus der Einheit mit Gott herausgefallen (vgl. die Erzählung 1. Mose 3). Dadurch ist sein ganzes Wesen in allen Dimensionen (Geist, Seele und Körper) in Mitleidenschaft gezogen worden."*[3]

Bereits in den nächsten Kapiteln der Bibel werden die Folgen der Trennung von Gott und damit der „Verfinsterung"[4] des menschlichen Geistes erschreckend deutlich – Misstrauen, Neid, Vorwürfe, Schuldzuweisungen, Eifersucht, Scham, Rebellion, Rache und der Einfluss des Feindes spielen eine immer größere Rolle. Es kommt zum ersten Mord, zu Schmerz und Hass, Trauer und Leid. *„Weil nun der Geist des Menschen seine Rolle als Steuerungsinstrument nicht mehr erfüllen kann, übernimmt die Seele anstelle des Geistes die Herrschaft. Das führt zu einer tiefen Unordnung, da der Mensch nicht mehr aus Gott lebt, sondern aus willkürlichen ‚Erkenntnissen', Impulsen o. ä."*[5] Menschen üben Macht über andere Menschen aus. Die Spirale der Gewalt nimmt ihren Lauf.

Jesus, der Leidende und Mitleidende

In Jesus kommt Gott selbst in unser Menschsein hinein. Als Mensch erlebt Jesus selbst vielfaches Leid. Es beginnt bereits vor seiner Geburt und endet mit seinem Tod am Kreuz. Man könnte sagen, Jesus hat selbst tiefe Traumata durchlitten.

Als Josef, der Verlobte Marias, erfährt, dass sie ein Kind erwartet, denkt er darüber nach, sich von ihr zu trennen – das Kind ist ja auf keinen Fall von ihm gezeugt. Bereits als ungeborenes Baby spürt Jesus Ängste, Sorgen, Unsicherheit und Bedrohung. Kurz vor der Geburt muss sich die hochschwangere Maria auf eine gefährliche und extrem anstrengende Reise begeben, voller Ungewissheit, wo das Kind geboren werden würde. So kommt Jesus, nachdem seine

Eltern keine andere Unterkunft finden können, in einem Viehstall zur Welt. Sein erstes Bett ist eine Futterkrippe. Dies ist nicht romantisch, sondern bedeutet Not, Armut und Sorgen. Kurz darauf ist das Leben Jesu erneut bedroht. Herodes will ihn töten. Die Eltern fliehen mit dem Neugeborenen in ein fremdes Land – wieder eine Zeit der Angst, Verfolgung, Unruhe und Heimatlosigkeit.

Als Erwachsener erzählt Jesus, erfüllt vom Heiligen Geist, von Gott Vater, er predigt und hilft Menschen, die in Not sind. Er stellt sich ihrem Leid, heilt, tröstet und befreit. Immer wieder weist er diejenigen zurecht, die das Leid der anderen nicht sehen, nicht wahrhaben wollen oder können. Seine Liebe und Fürsorge für die Leidenden stößt jedoch auf Widerstände. Jesus ist nicht konform, er ist unbequem, er handelt nicht nach dem Buchstaben des Gesetzes und erlebt Unverständnis, Angriffe und Verfolgung. Da er zur Bedrohung für die Religiösen, Gesetzestreuen und Schriftgelehrten geworden ist, wird er, obwohl er unschuldig ist, gefangen genommen und verurteilt. Besonders in der letzten Zeit vor seiner Kreuzigung durchlebt Jesus schmerzhafte und schlimmste Erfahrungen: Spott und Hohn, Folter, tiefe Angst und Trauer, Verlassenwerden von seinen Jüngern und Anhängern. All das nimmt er auf sich, weil er weiß, dass er uns Menschen nur auf diese Weise helfen und erretten kann. Auf diesem Erlösungsweg erlebt er sogar die Verzweiflung, ganz von Gott Vater, von der Liebe, getrennt zu sein. Er kennt diese totale Einsamkeit und Verlassenheit. Er ist der Leidende, der dieselben Qualen erlitten hat wie viele Kinder und Erwachsene dieser Welt. Ich glaube, dass Leiderfahrungen dazu führen können, dass die Beziehung zu Gott Vater, Gott Sohn und Gott Heiliger Geist neu, vertieft, inniger und authentischer werden kann.

Vom Sinn des Leidens

Im Leben chronisch traumatisierter Menschen gibt es viele schmerzhafte Erfahrungen, die nicht hätten sein sollen. Betroffene wurden ihrer Kindheit und Jugend beraubt. Ihnen wurde kaum vermittelt, dass sie wertvoll und geliebt sind und einen Platz in diesem Leben haben. Sie wurden wenig bis gar nicht gestärkt, unterstützt oder gefördert. Freiheit, Sicherheit, Leichtigkeit und Freude haben sie nicht erlebt.

Ihre Kindheit war geprägt von Lügen, Gewalt, Ängsten, Ablehnung, Liebesentzug, Überforderung und vielem mehr. Sie wurden in ihrem Menschsein verletzt, wurden beschämt und oft ihrer Würde beraubt. Diese Leiderfahrungen haben sich in der Seele eingenistet.

Der Psychiater und Psychotherapeut Viktor E. Frankl, der drei Jahre in verschiedenen Konzentrationslagern, unter anderem auch in Auschwitz eingesperrt war, selbst also extremes Leid erlebt hat, kommt zu bemerkenswerten Gedanken zum Thema Leid:

> Dieser Wagemut, der Mut zum Leiden – dies ist es, worauf es ankommt. Es gilt, das Leiden anzunehmen, das Schicksal zu bejahen, sich ihm zu stellen. Auf diese Weise allein kommen wir an die Wahrheit heran, kommen ihr nahe – auf diesem Wege allein, nicht auf den Wegen der Flucht und Furcht vor dem Leiden. Man wollte ausweichen lernen vor der Wirklichkeit, vor der Notwendigkeit des Leidens und vor der Möglichkeit, das Leiden mit Sinn zu füllen. Wer das Leid ausklammert, reduziert den Menschen. Licht und Schatten, Helles und Dunkles gehören zum wirklichen Menschsein dazu. Freud und Leid, Hohes und Tiefes, Schönes und Leidvolles bilden eine fruchtbare Ergänzung. Ich nehme an, dass es einen Sinn gibt, aber ich kann das nicht so einfach beweisen. Oft meine ich, den Sinn erkennen zu können, oft bleibt er mir völlig verschlossen. Manchmal erkennt der Mensch den Sinn auf Anhieb, manchmal erst viele Jahre später. Manchmal bleibt ihm der Sinn seines Leidens ganz verborgen.[6]

Viktor Frankl, der seine leidvollen Erfahrungen selbst betrauern musste, ist zu der Überzeugung gekommen, dass in all dem Elend, das er gesehen und erlebt hat, trotz allem Freude und Licht war, das die Finsternis dieser Tage erhellt hat. Das Leben macht immer und unter allen Umständen Sinn. Letztendlich kommt es auf unsere Haltung im Leid an und die Hoffnung, dass es ein Leben nach dem Leid gibt.[7] Dem menschlichen Geist kommt eine besondere Rolle zu. Niemand kann über ihn Macht erlangen, auch kann der von Gott gegebene Geist nicht erkranken. Unser Geist kann betrübt werden, wie es in Jesaja 61 geschrieben steht, aber er kann nicht zerstört werden. Die Freiheit des Geistes kann niemand nehmen! Diese Erkenntnisse Viktor Frankls, der nicht einfach theoretisiert, sondern selbst zutiefst betroffen ist, können uns und Betroffenen Halt und Orientierung geben.

„Der ‚Lebensodem' ist eine Leihgabe Gottes an die Menschen und macht ihn unverwechselbar auch über den physischen Tod hinaus."[8] Niemand kann dem Menschen das nehmen, was Gott in ihn hineingelegt hat. Kurt Erlemann betont weiter, dass der Heilige Geist dem Glaubenden zusätzlich zum Lebensgeist geschenkt wird und den menschlichen Geist durchdringt und belebt. Der Heilige Geist wird von Jesus als Ratgeber, Tröster, Anwalt, Helfer, Fürsprecher, als Geist der Wahrheit bezeichnet. Durch ihn wird der menschliche Geist gestärkt und erneuert. *„Vielleicht ist die wichtigste Auswirkung der Erfüllung mit dem Heiligen Geist, dass die Herrschaft des menschlichen Geistes über die Seele erneuert wird."*[9]

Tatsächlich ist es eine Wahrheit, dass Gott uns Menschen in all dem Leid nicht vergessen oder verlassen hat, er ist immer da. Wir können an den leidvollen Erfahrungen wachsen, wenn wir sie mit Gottes Hilfe verarbeiten. Diesen Zusammenhang verdeutlicht folgendes Bild:

> Ein Tannenbäumchen war über und über mit Schnee beladen, seine Zweige hingen tief herunter. Da sprach der Schnee zum Bäumchen: „Ich bin eine Last, die dich zu Boden drücken wird." „Nein", entgegnete das Bäumchen, „die Sonne wird kommen und dich zum Schmelzen bringen. Deine Wasser wässern meine Wurzeln, am Schnee wachse ich."[10]

Begleitung der Trauerprozesse

Während des Wiederherstellungsweges kommen Betroffene immer wieder mit den Enttäuschungen, leidvollen Erlebnissen und Verlusten ihres Lebens in Kontakt. Das ist schwer und macht traurig. Wir Wegbegleiter gehen mit ihnen durch diese Täler, helfen ihnen angemessen mit ihren Gefühlen umzugehen und achten auf ihre Stabilität. Wie in den Etappen beschrieben, müssen anfangs belastende Gefühle eher weggeschoben, in Päckchen gepackt und auf Abstand gebracht werden. Erst wenn ausreichendes Vertrauen, Sicherheit und entsprechende Kompetenzen aufgebaut sind, können Betroffene dem Leid tatsächlich begegnen. Wir Wegbegleiter müssen abschätzen, wie viel die Betroffenen zum jeweiligen Zeitpunkt bewältigen können. Entsprechend müssen wir bremsen oder können den Trauerprozess fördernd begleiten.

Diesmal nicht allein

Wenn die Kälte und Erstarrung der Gefühle langsam weichen, die Person immer mehr in Kontakt mit sich selbst kommt, begegnet sie auch den verdrängten Gefühlen des Schmerzes. Fragen, die bisher keinen Raum hatten, Glaubenszweifel und Anfragen an Gott treten an die Oberfläche. Wut und Enttäuschung, Zweifel und Klage dürfen im Hier und Jetzt hervorkommen. Betroffene sollen erleben, dass sie diesmal nicht ignoriert, weggeschickt, ausgeschimpft oder beschämt werden. Die nachfolgende Geschichte vom kleinen Samuel verdeutlicht die Wichtigkeit dieses Prozesses:

Die Geschichte vom verlorenen Bären

> Samuels Bär ist weg! Nirgends hat er ihn finden können! Völlig verzweifelt rennt Samuel zu seiner Mama. Kummer und Schmerz kommen hervor. Seine kleine, heile Kinderwelt ist soeben zusammengebrochen. Er weint, jammert, tobt in Mamas Armen. Schluchzend ruft er, dass er seinen Bären wiederhaben möchte. Samuel ist kaum zu beruhigen. Mama hält ihn in ihren Armen, wiegt ihn hin und her und tröstet ihn. In ihrer Gegenwart darf er seine ganze Gefühlspalette zeigen und so lange trauern, wie er es braucht. Es dauert eine ganze Weile, bis Samuel sich wieder beruhigt. Immer noch schluchzend sitzt er auf Mamas Schoß. Als er ruhiger wird, reden sie miteinander und überlegen, wie es weitergehen kann.

Samuel kann sich im Schutz der Gegenwart seiner Mutter dem Schmerz stellen. Er darf ihn ausdrücken und den Verlust betrauern. Da er darin nicht alleingelassen wird, erlebt er Trost und kann seine Verzweiflung auch wieder überwinden. Der Schmerz ebbt ab, Samuel kann wieder anfangen, an etwas anderes zu denken, sein Leben kann weitergehen.

Die Betroffenen haben dies früher nicht erlebt. Sie wurden in ihrem Schmerz alleingelassen und haben nicht gelernt, ihn auszuhalten und die Verluste zu betrauern. Heute dürfen sie dies nachholen. Auch wenn sie inzwischen erwachsen sind, brauchen sie und ihre kindlichen Anteile ein Gegenüber und Zeit zum Trauern. Gott, Jesus und der Heilige Geist wollen trösten, die betreffende Person kann sich jederzeit zu ihnen flüchten. Jesus ist immer an ihrer Seite, er steht Tag und Nacht zur Verfügung: *„Wenn er (der Mensch) zu* *mir ruft, will ich antworten. Ich will ihm in der Not beistehen und ihn retten und zu Ehren bringen"* (Psalm 91,15, Ergänzung durch die Autorin).

Jesus ist da, aber Jesus allein genügt in dieser Zeit nicht. Es braucht Gegenüber mit Armen, Augen und Mund, es braucht andere Menschen. Wir Wegbegleiter sind herausgefordert, spürbar zu werden, die Trauer mitzutragen und doch nicht in ihr zu versinken. Hilfreich sind auch andere Menschen im Umfeld der Betroffenen, die für sie da sind, zu denen sie gehen können, die zuhören und trösten. Gemeinsam mit den Betroffenen überlegen wir, wer das sein könnte. Vielleicht kann einmal ein Freund oder eine Freundin zu den Gesprächen mitgebracht werden, um Trost und Halt zu geben oder mehr Verständnis für die Situation der betroffenen Person zu entwickeln. Auch die Gemeinschaft in der Gemeinde, der Halt, die Geborgenheit und das Getragensein in ihr spielen in diesen herausfordernden Zeiten eine wichtige Rolle.

Trauern ist wichtig

Leider wird in unserer Gesellschaft meist von Kindheit an die Fähigkeit zum Trauern unterdrückt. Es gilt zu funktionieren, Leistung zu bringen und tapfer zu sein. Auch in der Not sollen wir stark bleiben, uns nichts anmerken lassen, „unseren Mann", „unsere Frau" stehen. Viele Christen verdrängen die Trauer, indem sie sich sagen: „Ich muss das Leben einfach nehmen, wie es ist – das ist mein Schicksal – Gott wollte es so – ich muss mein Kreuz auf mich nehmen." Thomas Härry beschreibt eine weitere verbreitete Ansicht: *„Das Kennzeichen eines echten, tiefen Glaubens ist, dass ich möglichst schnell überwinde, was mir Kummer macht. Als Christ, der in einer echten, wachsenden Beziehung zu Jesus Christus lebt, sollte ich möglichst nie Grund zum Klagen und zum Trauern haben."*[11] Auf diese Weise vermeiden Christen, sich dem schwierigen Thema Leid und Gottes Rolle darin zu stellen.

Wir Wegbegleiter müssen den Betroffenen erklären, weshalb der Trauerprozess berechtigt und wertvoll ist: Gott ist ein Gott des Trostes und hat die Fähigkeit, zu trauern, zu klagen und zu weinen, in jeden Menschen hineingelegt. Trauern bedeutet, sich dem Schmerz der Verluste bewusst zu stellen, Gott allen Protest darüber entgegenzuwerfen, das Geschehene gefühlsmäßig und auch rational zu verarbeiten und letztlich zur Akzeptanz durchzudringen. Gott hat versprochen *„alle Trauernden zu trösten, um zu ermöglichen, dass ihnen ein Kopfschmuck anstelle von Asche, Freudenöl anstelle von Trauerkleidern, und Lobgesang anstelle eines betrübten Geistes gegeben werde; und dass man sie ‚Eichen der Gerechtigkeit' und ‚Pflanzung zur Verherrlichung des Herrn' nennen kann"* (Jesaja 61,2–3). Wer sich den Trauerprozessen stellt und sie durchlebt, wird weiter verwandelt, gesundet und kann schließlich wieder Freude und Lebendigkeit, neue Möglichkeiten und Perspektiven entdecken. *„Wenn Sie es lernen, zu trauern, Kummer zu empfinden und auszudrücken, entfernen Sie sich dadurch nicht von Jesus Christus. Im Gegenteil: Sie werden ihm dabei ähnlicher. Denn auch Jesus Christus hat getrauert. Auch Jesus hatte Kummer. Auch Jesus hat gelitten und geweint: über das verhärtete Jerusalem (Lukas 13,33–34); über seinen verstorbenen Freund Lazarus (Johannes 11,35); im Garten Gethsemane."*[12]

Die Verluste anerkennen

Auch wenn es schmerzt, ist es wichtig, sich dem zu stellen, was man nicht bekommen hat, was man verloren hat, was sich nie entwickeln konnte. Erst dann kann man Bitterkeit und Hoffnungslosigkeit, Schmerz und Wut, also alles, was damit verbunden ist, loslassen.

Traumatisierte Menschen haben viele Verluste erlitten:

- *Verlust des eigenen Wertes* – ein positives Selbstwertgefühl konnte sich nicht entwickeln.
- *Verlust des Gefühls von Sicherheit* – Urvertrauen wurde nicht aufgebaut.
- *Verlust von Vertrauen* – durch die vielen Enttäuschungen ist Misstrauen entstanden.
- *Verlust von Freude und Spontanität* – vielfältige Ängste blockieren.
- *Verlust einer fürsorglichen Familie* – die Ursprungsfamilie hat den Betroffenen keinen Respekt entgegengebracht, sie nicht gefördert und ins Erwachsensein begleitet.
- *Verlust der Kindheit* – früh mussten Betroffene viel zu viel Schlimmes erleben und Verantwortung übernehmen.

- *Verlust der Unschuld* – Grenzen wurden übertreten, die Betroffenen verunreinigt und beschmutzt.
- *Verlust von Liebe*[13] – der Liebe und Fürsorge, die sie nach Gottes Plan durch die Eltern hätten erleben sollen, wurden sie beraubt.

Trauer ist „eine angemessene Reaktion auf ein Verlustereignis".[14] Wenn diese Trauer nicht zugelassen wird, bleiben Betroffene gefangen in den Folgen ihrer Leiderfahrungen. Verdrängte Trauer kann zur Folge haben, dass der Mensch schwer erkrankt, wie es bei Eva geschehen ist:

> Vor Monaten bekam Eva eine schlimme Diagnose, doch sie verdrängte ihre Gefühle, wie sie es schon immer getan hatte, trauerte nicht und wurde Monate später von der Wucht ihrer unverarbeiteten Gefühle überwältigt. Nichts ging mehr. Eva zeigte alle Symptome einer PTBS. Sie konnte sich dem Verlust ihrer Gesundheit und Lebensperspektiven nicht stellen und sich den Schmerz und die Wut über die Diagnose und deren Konsequenzen nicht eingestehen.

Als Eva und ich miteinander beteten, sahen wir das Bild einer Wiese, Eva war einer der Grashalme. Gras ist ein erstaunliches Gewächs – es lässt sich nicht ausrotten, richtet sich schnell wieder auf, verbranntes und ausgedorrtes Gras sprießt wieder auf, sobald es beregnet wird. Eva wurde bewusst, dass Gott sie wieder aufrichtet, er derjenige ist, der pflanzt und baut, der auch sie begießt, erfrischt und ihr neue Kraft gibt.

> *So spricht der Herr: „Schaut, ich werde den Frieden wie einen Strom und den Reichtum der Völker wie einen Fluss nach Jerusalem fließen lassen. Ihre Kinder werden saugen, sie werden auf den Armen getragen und auf den Knien liebkost werden. Ich selbst werde euch trösten, wie eine Mutter ihr Kind tröstet. In Jerusalem sollt ihr getröstet werden. Ihr werdet es zu sehen bekommen und euer Herz wird sich freuen. Eure Körper werden grünen wie Gras!"* (Jesaja 66,12–14)

So können wir Wegbegleiter mit den Betroffenen Gott bitten, gerade in diesen Zeiten seine Ermutigung und Perspektive zu schenken.

Angst vor den Gefühlen

Auf dem Wiederherstellungsweg entwickeln Betroffene Stabilität und zunehmende Kompetenzen, immer mehr lernen sie, mit den herausfordernden Gefühlen umzugehen. Trotzdem kann die Angst, von der Wucht der Gefühle überwältigt zu werden, lange Zeit tiefere Trauerprozesse verhindern. Von den Gefühlen überwältigt zu werden gleicht einem Schockzustand. Ich selbst kenne dies aus einer Zeit vor meiner Therapie, als ich plötzlich mit der Erkenntnis, nicht gewollt zu sein, konfrontiert war:

> Ich landete mitten in meinen Gefühlen, vor denen ich doch so panische Angst hatte. Der innere Druck in mir war extrem, zugleich hatte mich Apathie ergriffen, ich fühlte mich wie gelähmt. Obwohl mein innerer Schmerz riesengroß war, erlebte ich mich unfähig, meinen Gefühlen nach außen Ausdruck zu verleihen. Damals wurde mir zum Segen, dass ich gelernt hatte, in die Gegenwart Jesu zu gehen. Dort überwand ich nach und nach meine Sprachlosigkeit, fand Worte für das Elend in mir und die Ungerechtigkeiten, die mir als ungeborenem Kind widerfahren waren. Ich schüttete alles vor Jesus aus und entdeckte dabei, welche Gefühle damit verbunden waren: Ohnmacht, Angst, Schrecken, Verzweiflung, Einsamkeit, Schuld- und Schamgefühle, aber auch solche, die ich mir selbst nicht zugetraut hätte, – Wut, Hass, Zorn, Rache, auch Wut auf Gott, der mir all das zugemutet hatte. Diese Erkenntnisse taten unendlich weh und doch konnte ich nicht weinen. Im Inneren steckten meine Tränen fest. Ich hatte schreckliche Angst – Angst, mich dabei völlig zu verlieren.

Betroffene, die in der Vergangenheit ebenfalls solche Erfahrungen gemacht haben, fürchten, die Trauer mit allem, was sie mit sich bringt, nicht bewältigen zu können. Trauer und Angst sind eng miteinander verknüpft. C. S. Lewis schreibt in seinem Essay über Trauer, den er nach dem Tod seiner Frau verfasste: *„Noch nie hat mir jemand gesagt, dass das Gefühl der Trauer so stark dem der Furcht ähnelt.“*[15]

In der Trauer begegnen Menschen – manchmal fast gleichzeitig – so vielen unterschiedlichen Gefühlen, dass dies schwer zu ertragen ist.

> Man wehrt sich oft gegen etwas, weil man Angst davor hat; aber bedenken Sie doch, dass es oft genau umgekehrt ist – dass man Angst bekommt, weil man sich wehrt. Wehren und sperren Sie sich? Meinen Sie nicht, unser Herr sage zu Ihnen: „Ruhig, mein Kind, ruhig. Entspann dich. Lass los. Unter dir sind die ewigen Arme. Lass dich los, ich fange dich auf.“?[16]

Jeder Mensch hat seine eigene Art, mit Gefühlen umzugehen, dies müssen wir Wegbegleiter achten und respektieren. Dennoch müssen wir ungesunden Umgang zum Thema machen und den Betroffenen helfen, gesunden Umgang mit ihren Gefühlen einzuüben. Gefühle sollen nicht weggedrückt, eingeschlossen oder extrem ausgelebt werden, sie sollen nicht überschwemmen, sondern wahrgenommen, benannt, verstanden und verarbeitet werden. Betroffene sollen entdecken, wie sie dabei mit sich selbst gut umgehen und auf sich achten können.

Auch der Körper gehört dazu

Auch der Körper ist beim Trauern beteiligt, Trauer kann körperliche Schmerzen bereiten. Betroffene spüren inneren Druck und Anspannung, aber auch Erschlaffung und große Erschöpfung. *„Mein unablässiges Klagen hat mich bis auf Haut und Knochen abmagern lassen“* – so schreibt der Psalmist (Psalm 102,6). *„Höre mich und antworte mir schnell wenn ich zu dir rufe, denn meine Tage vergehen wie Rauch und mein Körper brennt wie Feuer. Mein Herz verdorrt wie Gras, auf nichts habe ich mehr Appetit“* (Psalm 102,3). Der trauernde Mensch vergisst häufig, an sich selbst zu denken, zu essen und zu trinken oder Erholungszeiten einzuhalten. Der Mensch ist ganz auf die Verarbeitung der Trauer, auf die Fragen und Klagen fokussiert. Alles dreht sich um den Verlust, den Schmerz und die Gefühle. Die Gedanken kreisen, es ist schwer, Schlaf zu finden.

Wir Wegbegleiter müssen diese Aspekte im Auge behalten, immer wieder erfragen, wie es der Person geht: Sind Entspannungszeiten möglich? Bekommt sie ausreichend Schlaf? Geht sie gut mit sich um oder kommt es zu erneuten Selbstverletzungen? Gibt es Anzeichen für die Entwicklung einer Depression? Wenn nötig, müssen wir einen Arzt oder Therapeuten hinzuziehen.

Ausgleich schaffen

Um die Trauerzeiten gut durchhalten zu können, sollten Betroffene sich überlegen: „Was kann ich mir Gutes tun? Was entspannt mich in dieser anstrengenden Zeit? Was hilft mir, zur Ruhe zu kommen? Was füllt meine Kraft wieder auf?“ Wieder werden Ressourcen wichtig: Anbetungsmusik, Soaking[17], Entspannungsgymnastik, Bewegen an der frischen Luft, ein heißes Bad, einen schönen Film ansehen, selbst musizieren, einem geliebten Hobby nachgehen, Lobpreis mit anderen. Auch gleichmäßiges Laufen tut gut, beide Gehirnhälften werden aktiviert und die Verarbeitung von all dem gefördert, was man denkt und fühlt.

Tränen zulassen

„Trauernde beschreiben sich oft als versteinert, schwer wie ein Stein und unbeweglich. Der Stein symbolisiert die Gefühle von Schmerz, Wut, Trauer, Ohnmacht, die zunächst im Schutz der Versteinerung wie eingekapselt sind.“[18] Es erfordert Mut, diesen Schutz aufzugeben, Trauer und Tränen zuzulassen. Für viele Menschen ist Weinen mit Gefühlen von Schwäche, Unsicherheit, Ausgeliefertsein und Kontrollverlust verbunden. Wir Wegbegleiter müssen verständnisvoll und geduldig reagieren. *„Ich kann es verstehen und akzeptieren, wenn du dich nicht traust, deine Tränen zu zeigen. Ich sehe, wie du deine Tränen zurückhältst. Ich sehe in deinen Augen, dass du Angst vor Tränen hast, Angst, schwach zu werden dabei oder darin zu ertrinken. Du hast Angst, du könntest auch andere zum Weinen bringen, sie belasten – oder missverstanden werden. Ich kann auch verstehen, dass du sagst: Ich habe doch alles ausgeweint, oder wenn du dich beklagst, dass die Tränen nicht kommen, obwohl du sie dir so sehr wünschst.“*[19] Vielleicht hat die Person sich entschieden, nie wieder weinen zu wollen. Wir können helfen, solche Festlegungen und Schwüre zu entdecken und neue Entscheidungen möglich zu machen. Sätze wie „Ein Indianer kennt keinen Schmerz!“ oder „Hör auf, du Heulsuse!“ haben Betroffene beschämt. Sie haben gelernt, dass es besser ist, ihre Gefühlsäußerung zu unterdrücken. Wir Wegbegleiter können erklären, wie wertvoll Tränen sind: Sie spülen Schmerz, Wut und giftigen Stress heraus. Seiner Tränen braucht man sich nicht zu schämen. Selbst Gott weint in seiner Trauer: *„Tag und Nacht weine ich bittere Tränen. Ich kann nicht mehr aufhören zu weinen, denn meine jungfräuliche Tochter – mein kostbares Volk – liegt tödlich verwundet am Boden“* (Jeremia 14,17). Er weint um seine Kinder und ihr Elend.

Weinen entlastet und erleichtert, Tränen bringen die innere Traurigkeit äußerlich zum Ausdruck. *„Gott segnet die, die traurig sind, denn sie werden getröstet werden“* (Matthäus 5,4). Wer seine Traurigkeit ausdrückt, kann getröstet werden!

Von der Sprachlosigkeit zur Klage kommen

Im Angesicht des Leides verschlägt es oft auch uns Wegbegleitern die Sprache. Die Freunde Hiobs saßen gemeinsam mit Hiob auf dem

Boden. *„Keiner sagte ein Wort zu ihm, denn sie sahen, dass sein Leid zu groß war für Worte“* (Hiob 2,13). Es gibt Zeiten, in denen wir Wegbegleiter einfach schweigen und an der Seite der betreffenden Person das Leid aushalten und mittragen.

Dennoch ist es wichtig, dass nicht nur Schmerz und Tränen, sondern auch Klage und Anklage geäußert werden können. Zur „Sprache des Leidens“ gehören nach dem Theologen Ulrich Eibach Klage, Anklage, Bitte, Hoffnung, Anfechtung und Zweifel. Auf diese Weise mit Gott reden ist beten![20] *„Sprache für gefühlten Verlust zu finden, ist eine reife Fähigkeit, die erst im Verlauf der Trauerarbeit erreicht wird.“*[21] Die Betroffenen dürfen ihre bisherige Sprachlosigkeit überwinden: Das was geschehen ist, ist wahr und es ist mir widerfahren. Es hat mir sehr, sehr weh getan und mich wütend gemacht. Heute gebe ich diesen Gefühlen Worte und Raum. *„Wieder zur Sprache kommen, Worte finden, kann eine Wende bringen zum Leben.“*[22]

Unsere Aufgabe ist, in diesen Trauerprozessen einen sicheren Rahmen zu schaffen, in dem auch die weniger schönen Gefühle ausgedrückt werden können, ohne sich dafür schämen oder sie verbergen zu müssen.

Oft brauchen die Betroffenen Anregungen, wie sie die innerlich aufgestauten Vorwürfe, Anklagen und Schreie in Worte fassen und ihnen so Ausdruck verleihen können. Unerfüllte Sehnsüchte und Wünsche der Vergangenheit können aufgelistet werden oder ein Abschiedsbrief an all das, was sie nicht bekommen haben oder was nicht gewesen ist, geschrieben werden. Mittels einer Anklageschrift können sie dem oder den Verursachern ihres Schmerzes all ihre Wut, ihren Zorn und Hass entgegenschleudern. Tagebuch schreiben, Klagegedichte oder Lieder verfassen sind weitere Möglichkeiten – alles was hilft, Worte zu finden, ist gut. Gedanken und Gefühle, das Unfassbare des Verlustes sollen fassbar werden, damit Betroffene aus der Taubheit des Schmerzes herauskommen können.

GEDANKEN UND GEFÜHLE, DAS UNFASSBARE DES VERLUSTES SOLLEN FASSBAR WERDEN, DAMIT BETROFFENE AUS DER TAUBHEIT DES SCHMERZES HERAUSKOMMEN KÖNNEN.

In den Psalmen wird das Elend angesprochen, Klagen werden deutlich formuliert, in ihnen finden Betroffene Vorlagen für ihre eigenen

Worte. *„Angst und Schrecken überkommen mich und ich zittere am ganzen Leib. Ich sprach: Hätte ich doch Flügel wie eine Taube, dann würde ich fortfliegen und zur Ruhe kommen!“* (Psalm 55), *„Sie haben mich dem Tod überlassen, wie ein Erschlagener, der im Grab liegt – selbst du (Gott) hast mich vergessen und ich bin von deiner Hilfe verlassen – von Jugend an war ich krank und dem Tod nahe. Ratlos stehe ich vor deinem schrecklichen Handeln. Dein bitterer Zorn hat mich niedergeworfen und deine Schrecken haben mich vernichtet. – Jeden neuen Tag umgeben sie mich wie Wasserfluten und schließen mich ein. – Du hast mir meine Freunde und Verwandten genommen; alles, was mir jetzt noch bleibt, ist Finsternis“* (Psalm 88).

Wir können Betroffene ermutigen, alles zu formulieren, sich „auszuschütten“ und den Worten freien Lauf zu lassen. Hervorkommende Wut und Zorn können sie an Kissen, Box- oder Sitzsack, Trommeln, mit Bällen oder in der Natur entladen. Sie dürfen schreien und toben, mit einem Schaumstoffrohr gegen Bäume schlagen, die stellvertretend für Personen stehen. Alle Gefühle dürfen sein und indem sie sich entladen, kann der aufgestaute Druck abfließen.

Schmerz, Ärger und Wut auch körperlich auszudrücken braucht allerdings ausreichende Stabilität und gehört somit nicht an den Anfang eines Aufarbeitungsprozesses.

Klage gegen Gott

Wir Wegbegleiter unterstützen die Betroffenen in allen Tonlagen der Trauer, und da gibt es individuell sehr unterschiedliche. Fast immer werden wir in diesem Prozess an den Punkt kommen, wo sich Trauer und Zorn auf Gott richten. Fragen, die bisher nie gestellt werden durften, drängen sich auf: Was ist das für ein Gott? Warum hat er es zugelassen?

Viele Christen wagen es gar nicht, diese Fragen zu äußern oder Gott gegenüber Anklagen zu formulieren. Wie kommen wir Christen eigentlich darauf, dass wir Gott dies nicht vorhalten dürfen? In der Bibel finden wir doch viele Beispiele von Anfragen und Anklagen.

> Wenn es einen allmächtigen Gott gibt, wo kommt dann all das Übel her? So zu fragen ist kein böser Gotteszweifel, sondern es ist eine notwendige Aufrichtigkeit.[23]

Gott weiß sowieso, was im Herzen ist, er kennt die inneren Vorwürfe gegen ihn. Deshalb können wir die Betroffenen ermutigen, jeden Gedanken auszusprechen, und sei er noch so zornerfüllt. „Gott, du bist schuld, dass ich all das Schlimme durchleben musste. Du hast mich in diese Familie hineingeboren. Du hast einfach zugeschaut. Wo warst du? Du hast mich im Stich gelassen! Du hast dich nicht um mich, um dein Kind gekümmert!" Auch gegen Gott kann eine Anklageschrift verfasst werden, in der Betroffene ganz drastisch ihre Verzweiflung in Worte fassen dürfen. Im Hiob-Text finden sich dazu hilfreiche Formulierungen: *„Mein Leben ekelt mich an. Ich will meiner Klage freien Lauf lassen und über meine tiefe Verbitterung reden. Ich will Gott sagen: Behandle mich nicht wie einen Übeltäter, sondern sag mir, was du mir vorwirfst. Was gewinnst du, wenn du mich quälst?"* (Hiob 10,1–3a).

So herausfordernd diese Themen sind, so essenziell sind sie für die weitere Glaubensbeziehung der Betroffenen zu Gott. Diese Klagen und Anklagen brauchen keine Diskussion, wir können und dürfen sie stehen lassen, Gott tut dies auch. Wir Wegbegleiter müssen Gott nicht verteidigen, müssen nicht erklären, was wir selbst nicht verstehen!

> WIR WEGBEGLEITER MÜSSEN GOTT NICHT VERTEIDIGEN, MÜSSEN NICHT ERKLÄREN, WAS WIR SELBST NICHT VERSTEHEN!

Irgendwann, wenn die Klage ausgedrückt werden konnte, den Raum gefunden hat, den sie benötigte, und der Schmerz herausfließen konnte, lässt der innere Aufruhr nach. Die Betroffenen können einen Schritt weiter gehen. Immer mehr können sie Vorwürfe und Anklagen gegen Gott loslassen und das Schlimme der Vergangenheit als Bestandteil des eigenen, von Gott gegebenen Lebens annehmen.

Verarbeitungsprozesse

Wie in der Geschichte vom kleinen Samuel, der über seinen verlorenen Bären trauern und weinen durfte und schließlich spürte, dass es genug war, kommen auch die Betroffenen zur Ruhe. Sie haben erlebt, wie Gott sie durch Trauer, Schmerz, Ängste und Anklagen begleitet und zu ihnen gestanden hat. Er selbst hat ihre Tränen abgewischt und sie in seinen Armen gehalten.

Vergebungsschritte

Nun ist die Zeit reif, sich weiteren Schritten der Vergebung zu stellen. Die große Schuld, die an den Betroffenen geschehen ist, kann jetzt bewusst betrachtet werden. Auch die Bereiche, in denen die Betroffenen das, was ihnen an Liebe, Fürsorge und Hilfe zugestanden hätte, nicht bekommen haben, müssen in die Vergebungsprozesse einbezogen werden. Die Betroffenen können sich nun überlegen, inwieweit sie bereit sind, ihr Recht auf Rache an Jesus zu übergeben. Gott selbst ist der gerechte Richter, ihm kann diese Aufgabe getrost überlassen werden. Jeder Gedanke, jeder Vorwurf kann zum Kreuz gebracht und Vergebung kann ausgesprochen werden. Für manche Betroffenen sind auch hier symbolische Handlungen hilfreich. Die Gedanken, Vorwürfe, Festlegungen, Flüche, Verurteilungen und alle damit verbundenen Gefühle können zu Papier gebracht und ans Kreuz gelegt oder geheftet werden. Im Anschluss, als Zeichen, dass die betreffende Person davon frei ist, werden die Zettel zerrissen oder verbrannt. Auch unerfüllte Sehnsüchte und Bedürfnisse werden Jesus im Gebet hingelegt, berechtigte Ansprüche losgelassen. Diese Schritte machen frei, die Betroffenen sind nicht mehr durch die Schuld oder das Versagen der anderen gebunden. Oft ist es gut, im Gebet auszudrücken: „All die schlimmen Geschehnisse sind Teil meines Lebens. Viele Menschen sind an mir schuldig geworden, aber ich habe ihnen heute vergeben. Ich nehme Verantwortung und lasse mich nicht mehr durch die Schatten meiner Vergangenheit von meinem Leben abhalten. Heute entscheide ich mich, mein Leben anzunehmen und einzunehmen und damit all das, was Gott für mich vorbereitet hat."

Eigene Schuld erkennen

Betroffene müssen sich nun auch dem stellen, wie sie auf die Ungerechtigkeiten ihres Lebens reagiert haben und damit selbst schuldig geworden sind. Ihre Verweigerungshaltung, ihre Entscheidung, nur Beobachter zu bleiben, ihr innerer Rückzug haben andere verletzt. Ihr steinernes Herz hat andere Menschen verurteilt, Stolz, Hochmut, Verachtung, Rebellion, Hass und Rachewünsche haben sich dort festgesetzt. Diese haben ebenso wie der Schmerz und die Verletzungen

Gedanken, Gefühle, Worte und Haltungen der Betroffenen geprägt. Anderen ist daraufhin Schaden und Leid zugefügt worden. Wir Wegbegleiter unterstützen die Betroffenen, dies zu erkennen, ihre Schuld ans Kreuz zu bringen und Vergebung zu empfangen. Wichtig ist, dass Betroffene Gottes Vergebung tatsächlich für sich annehmen und gegebenenfalls auch sich selbst vergeben.

> Dorothea: „Während meines Heilungsprozesses wurde mir bewusst, dass es meine Reaktionen waren, die mich vom Leben und der Liebe getrennt haben. Ich selbst habe mich entschieden, in Rückzug zu gehen. Schon als Kind habe ich mich distanziert und isoliert und keinen mehr an mich herangelassen, nicht einmal Gott. Das zu erkennen war für mich ein harter Schlag und hat dazu geführt, dass ich mich selbst verachtet und gehasst habe. Ich habe lange mit mir gehadert. Meinen Eltern zu vergeben, Gott zu vergeben und selbst um Vergebung für meine Reaktionen zu bitten fiel mir leichter als mir selbst zu vergeben. Aber es war ein wichtiger Schritt, um die Vergangenheit loszulassen und in die Freiheit zu kommen."

Oftmals spielt bei diesen Schritten Scham erneut eine Rolle. Sie versucht gefangen zu halten und Vorwärtsgehen zu verhindern. Im bisherigen Geschehen haben die Betroffenen erlebt, dass Jesus alle Schuld und Scham für sie und jeden einzelnen inneren Anteil getragen hat. In und durch seine Vergebung sind die Betroffenen frei und vollkommen rein. Der Feind hat kein Recht mehr, weiter zu verklagen. Diese Wahrheiten müssen wir Wegbegleiter den Betroffenen wiederholt zusprechen, damit sie im Herzen Raum nehmen können. Hilfreich ist, wenn Betroffene vor Gott die Entscheidung formulieren, seine Vergebung und Reinigung für sich anzunehmen, und dem Feind erklären, dass er somit nicht weiter das Recht hat, sie mit Scham- und Schuldgefühlen anzuklagen. Sie dürfen die Würde, die Gott von Anfang an in sie hineingelegt hat, immer mehr für sich in Anspruch nehmen.

Die Liebe finden

Vielfache Ängste und Scham hatten die betroffene Person davon abgehalten, der Liebe Gottes nochmals zu vertrauen. Ihr Urvertrauen war in Urmisstrauen verwandelt worden, doch „die vollkommene Liebe treibt die Furcht aus" (1. Johannes 4,18). Liebe ist der Kern von

Gottes Wesen. Diese Liebe ist stärker als alle Enttäuschungen, alles Leiden dieser Welt. Sie ist unser aller Ziel, unsere tiefste Sehnsucht. Unser Geist sucht diese bedingungslose Liebe.

> In meinem Personsein findet Gott Resonanz und offenbart sich mir darin als ein persönlicher Gott. Es ist ein gemeinsamer Klang. Darin ist alles zusammengefasst: Gott ist die Liebe, die uns zu Personen macht. Vor allem darum ist er ein persönlicher Gott. Etwas Unfassbares macht mich zur Person und damit zu einem Bilde Gottes: Es ist die Liebe. Sie allein atmet etwas vom Geist der Ewigkeit.[24]

Ich bin davon überzeugt, dass Betroffene, die durch die Trauerprozesse hindurchgehen, die Liebe finden werden. In ihr, im Vaterherzen Gottes, kann die ganze Person zur Ruhe kommen, wird heil und weiter erneuert.

> *Und ich bete, dass Christus durch den Glauben immer mehr in euren Herzen wohnt und ihr in der Liebe Gottes fest verwurzelt und gegründet seid. So könnt ihr mit allen Gläubigen das ganze Ausmaß seiner Liebe erkennen. Und ihr könnt auch die Liebe erkennen, die Christus zu uns hat; eine Liebe, die größer ist, als ihr je begreifen werdet. Dadurch wird euch der Reichtum Gottes immer mehr erfüllen. Durch die mächtige Kraft, die in uns wirkt, kann Gott unendlich viel mehr tun, als wir je bitten oder auch nur hoffen würden.* (Epheser 3,16–20)

Betroffene, die die intensive Zeit der Trauer durchlebt haben, die getröstet wurden, werden eines Tages verwundert zurückschauen und staunen, wie sie all das haben aushalten können. Dies war sicherlich nur dadurch möglich, dass sie nie von Gott verlassen worden sind! Zunehmend öffnet sich ihr Blick und sie können entdecken, dass es auch Gutes in ihrem Leben gab, die Segensspuren Gottes werden immer deutlicher sichtbar.

Zurück ins Leben – Annas Weg

Einleitung

Anna habe ich einige Jahre lang begleitet. Sie erlaubt mir, anhand einzelner Ausschnitte ihres Wiederherstellungsweges das bisher Erklärte praktisch werden zu lassen. Sie wünscht sich, dass alle Leser erfassen können, wie mit Gottes Hilfe und durch sein Handeln machtvolle Veränderung und tiefes Heilungsgeschehen Wirklichkeit werden können.

Auch wenn in der Beschreibung manche Schritte „einfach“ wirken, steckt viel Arbeit, Energie, Mut und Willenskraft hinter diesen Entwicklungen. Die bisher geschilderte Theorie bildet die Grundlage für dieses praktische Beispiel. Da jeder Mensch einzigartig und unterschiedlich ist, wird sich auch die Aufarbeitungsgeschichte jedes Betroffenen individuell gestalten, daher bitte ich darum, dieses Beispiel nicht als direkte Anleitung, sondern als Anregung aufzufassen, als Ermutigung und Zeugnis für einen Heilungsweg mit Gott.

Der folgende Text setzt sich zusammen aus Berichten über Annas Aufarbeitungsweg, Ausschnitten aus den Gesprächen und inneren Begegnungen mit Jesus, fachlichen Kommentaren und Annas eigenen Worten und Zeugnissen.

Die Angst überwinden

Anna hatte nach vielen fruchtlosen Versuchen, Hilfe zu bekommen, eigentlich schon aufgegeben. Sie war mit ihrer Kraft am Ende. In ihr war die Überzeugung gewachsen: *„Für mich gibt es keine Hilfe, ich bin völlig unnormal, keiner kann verstehen, was mit mir los ist."* Bereits viele Jahre litt Anna unter depressiven Verstimmungen, Schlafstörungen, fühlte sich meist erschöpft und müde. Nachdem sie als mehrfache Mutter in ihrem Alltag „funktionieren" musste, hatten sich ihre seelischen Probleme in den Körper verlagert. Die Liste der Diagnosen war lang und vielfältig: Blasenerkrankungen, Darmerkrankungen, Hautentzündungen und Hautausschläge, Gelenkschmerzen, wiederkehrende Schmerzen im gesamten Körper. Auffällig waren auch die starken Kopfschmerzen, bei denen Medikamente wenig halfen. Während eines Kuraufenthalts vor einigen Jahren waren Erinnerungsfetzen an eine Missbrauchssituation aufgetaucht. Als Anna verschiedene Ärzte und Therapeuten fragte, ob dies nicht möglicher Auslöser ihrer vielen Probleme sein könnte, erlebte sie eher abwehrende Reaktionen. Schließlich erfuhr sie von der Möglichkeit einer christlichen Traumatherapie, schöpfte Hoffnung und beschloss, es noch einmal zu versuchen.

> Anna: „Zuerst hatte ich Angst, jemand würde sehen, wie es mir wirklich geht, und mich dann für psychisch krank erklären. Auch bezüglich des christlichen Ansatzes hatte ich Bedenken. In der Seelsorge hatte sich bisher alles um Vergebung und Befreiung gedreht, viele Probleme wurden als Bindungen an den Satan betrachtet. Meine Verletzungen schienen nie wichtig genug zu sein, ich sollte nur vollkommene Hingabe an Gott haben, Buße tun, … Ich konnte es nicht mehr hören, ich prüfte doch schon ständig mein Herz!
>
> Die Psychologen, bei denen ich gewesen war, hatten beim Thema Missbrauch gleich blockiert. Missbrauch würde in den Medien hochgespielt. So etwas dürfe man nicht so einfach behaupten! Ich solle nicht weiter meine Kindheit beachten, sondern das Negative wegschieben und nach vorne blicken. Ich war total frustriert, wütend, unsicher und verletzt. Ich wurde nicht angehört und nicht ernst genommen. Immer wieder ging ich leer nach Hause. Wie sollte ich mich wieder öffnen, dabei noch vertrauen und jemanden erneut so nah an mich heranlassen? Würde mir jemand zuhören? Könnte ich meine Scham überwinden, über meine Kindheit zu reden? Wer sollte mir dies alles glauben? Würde ich dafür wichtig genug sein?"

Etappe 1

Viele Jahre hat Anna nach außen ziemlich gut funktioniert. Sie galt als tüchtige Hausfrau und Mutter, andere haben bei ihr Rat und Hilfe gesucht. Sie war schon lange gläubig, ging regelmäßig in die Gemeinde und leitete gemeinsam mit ihrem Mann einen Hauskreis.

Innerlich erlebte Anna sich ganz anders: *„Immer wieder habe ich viele Zweifel und seltsame Gefühlszustände, die mich blockieren. Ich bin wie gefangen in meinen Lebensmustern. Warum komme ich nicht weiter, warum verändert sich bei mir derartig wenig, obwohl ich mich doch so sehr bemühe?"*

Das äußere und das innere Bild

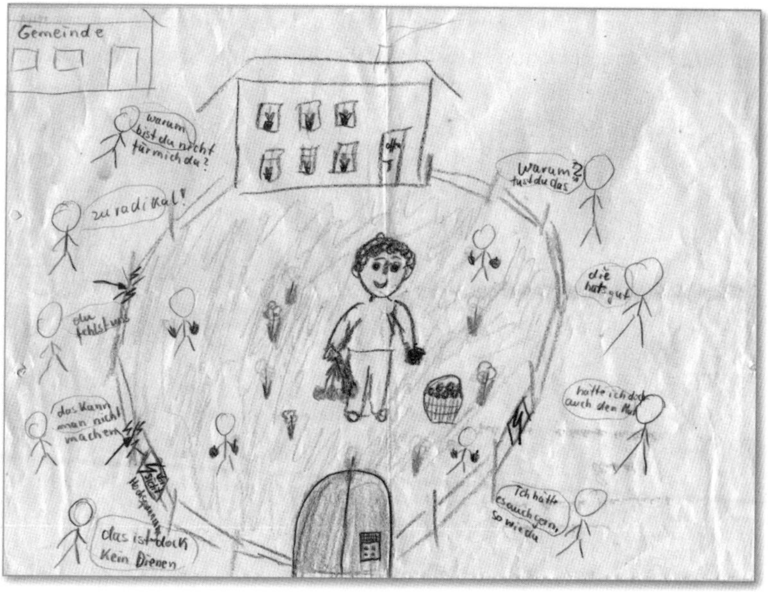

Annas Außenbild

Anna: „Nach außen gebe ich mich stark und beherrscht. Ich wirke eher forsch, nüchtern und sachlich, zeige wenig weiche Gefühle. Ich bin praktisch und sehr organisiert, schaue und plane voraus. In meiner Art bin ich offen und ehrlich, mit meinen Worten sehr direkt, was mich oft dominant und hitzig erscheinen lässt. Ich vermittle den Eindruck, mein

Leben ganz im Griff zu haben. Andere denken, Verletzungen wären für mich kein Problem. Hilfsbedürftigkeit zeige ich selten und bekomme deswegen auch keine Hilfe. Ich dagegen bin ständig für andere da, mit Rat und Tat. Ich bin anerkannt und werde oft um mein Leben und meine Familie beneidet.

In meinem Inneren geht es mir ganz anders: Ich fühle mich unsicher, minderwertig und dauernd überfordert, sehr angespannt, leide unter dieser ständigen inneren Kontrolle. Ich fühle mich sehr einsam, verlassen, verletzt, habe viele Ängste, bin voller Scham. Vor anderen Menschen verstecke ich mich, denn ich habe Angst gesehen zu werden. Gleichzeitig leide ich darunter, dass mich keiner sieht. Meine ständige Hilfsbereitschaft ärgert mich, oft bin ich sehr wütend auf andere und mich selbst. Ich habe nicht alles im Griff, vieles entgleitet mir. Andererseits bin ich auch sanft, weich, mitfühlend, geradezu liebevoll, nicht so hart und distanziert, wie ich oft wirke. Ich habe einen Blick für viele kleine und schöne Dinge, niemand würde mir dies zutrauen. In mir gibt es mehr Potenzial und Begabungen, als ich bisher gezeigt habe – und ich brauche Hilfe."

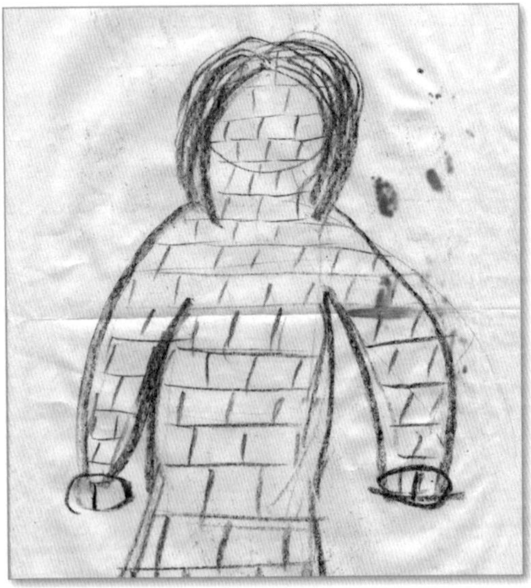

Zugemauert

Von außen wirkte Anna nicht wie ein Mensch, der Hilfe braucht. Von dem, was in ihr vorging, drang nicht viel nach außen. Ihr Bild „Zugemauert" stellt diese Tatsache eindrücklich dar. Andere sahen eine patente Frau, eine Familie, in der alles in Ordnung war, eine gute Ehe, erfolgreiche Christen, bei denen es offensichtlich kaum Probleme gab. Annas inneres Leid bekam niemand zu Gesicht.

Das System kippt

Das anscheinend gut funktionierende System brach zusammen, als Annas jüngstes Kind geboren wurde. Bereits die vorangegangenen Geburten hatte sie als sehr schwierig erlebt. Sie konnte sich einfach nicht entspannen, empfand es als unerträglich, still daliegen zu müssen, umringt von anderen Menschen. Wiederholt hatte sie das Gefühl, völlig durcheinander zu sein. Die letzte Geburt war für sie am schwierigsten, danach kam sie nicht mehr richtig auf die Beine, alles wurde ihr zu viel. Sie schlief schlecht, träumte die seltsamsten Dinge und ihre Gefühle fuhren Achterbahn. In der Folge zog sie sich immer mehr zurück. Da ihr Mann in Beruf und Gemeinde sehr eingespannt war, blieb sie viel allein. Niemand sah ihre Probleme, jeder, einschließlich ihres Mannes, war überzeugt: Anna ist doch stark, die packt das schon!

Dann erlebte Anna eine sehr beängstigende Situation: In einer Gebetsgruppe erzählte eine Teilnehmerin vom Missbrauch ihres Vaters. In Anna brach Angst aus. Sie war wie „neben sich", eine ihr unendlich lang erscheinende Zeit konnte sie sich weder bewegen noch ihre Umwelt richtig wahrnehmen. Seit dieser Zeit traten immer wieder kurze Panikzustände auf.

Annas sagte damals zu mir: *„Es ist, als ob sich etwas in Erinnerung schieben will, aber ich habe keinen Zugang. Ich bin so kontrolliert, habe Angst mir etwas einzureden, was vielleicht nicht ist."*

Im Lauf des Wiederherstellungswegs wurde deutlich, dass Anna schwer traumatisiert war. Viele Jahre hat ihr ANP (anscheinend normaler Persönlichkeitsanteil) das Alltagsbewusstsein von den früheren Erfahrungen völlig getrennt gehalten und erstaunlich gut funktioniert. Kontrolle spielte eine wichtige Rolle in Annas Leben. Die unerlaubten seelischen Probleme, der innere Stress, der durch die Traumata entstanden war, hatten sich in körperlichen Erkrankungen niedergeschlagen. Die Geburt des jüngsten Kindes brachte das Fass zum Überlaufen, nun wurden Stress und Belastung zu viel. Ausgelöst durch die Erzählung der anderen Frau, erlebte Anna ein für sie höchst dramatisches Flashback. Im Nachhinein wurden ihr auch andere Flashbacks bewusst, die sie bisher gar nicht so eingestuft hatte, z. B. nächtliche massive Albträume und die Zustände während der früheren Geburten.

In Annas Lebensgeschichte-Fragebogen war unter der Rubrik „Aktuelle Probleme" Folgendes angegeben: Müdigkeit, Erschöpfung, Schlaflosigkeit, Unfähigkeit zu entspannen, sexuelle Probleme, Minderwertigkeitsgedanken, Einsamkeit, Ängste und viele körperliche Beeinträchtigungen wie Arthrose, Rheuma, Reizdarmsyndrom, Entzündungen, Allergien und Hautprobleme.

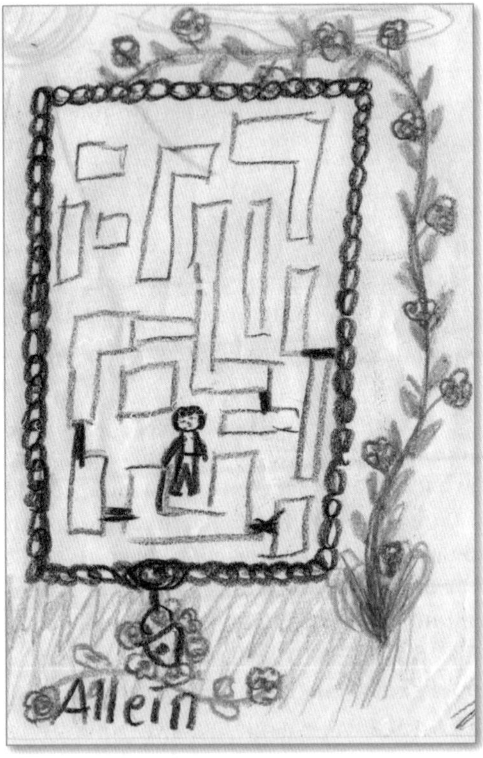

Allein

„Es ist ständig irgendetwas akut … Außerdem erlebe ich immer wieder Demütigung und Bloßstellung, dies zieht sich durch mein Leben, es gibt keinen Platz für mich, ich werde in meinen Beschwerden nicht ernst genommen, es ist, als hätte ich keine Hilfe verdient."

Im Gespräch berichtet sie mir, dass sie häufig das Gefühl habe, zwischen ihr und den anderen Menschen befände sich eine Art Glaswand. In diesen Momenten könne nichts und niemand sie wirklich erreichen. Im Grunde sei sie sehr einsam. Auffallend und erschreckend sei ihre Reaktion auf Nachrichten, die von Gewalt, vor allem sexuellem Missbrauch berichten: Jedes Mal fühle sie sich, als ob es ihr geschehen wäre.

Die Ursprungsfamilie

Aus ihrer Kindheit erzählt sie: Die Eltern führten keine glückliche Ehe, der Hof war zu bewirtschaften, es gab viel Arbeit. Der Vater war hart und fordernd, dazu launisch und unbeherrscht, manchmal auch brutal. Wenn sie zurückdenkt, überkommt sie immer wieder das Gefühl, dass mit dem Vater „etwas" nicht stimmte, aber greifen kann sie es nicht.

Die Mutter war sehr oft krank und ständig überlastet. Eigentlich wollte sie kein Kind mehr, das bekam Anna oft zu hören. So hat Anna wenig gute Erinnerungen an ihr Zuhause. Am schönsten war es in der Schule, dort fühlte Anna sich wohl. Sehr früh bekam sie den Spitznamen „Cowboy": *„Ich wollte immer ein Junge sein ... Mädchensein bedeutet Schwäche ... ich habe alles weibliche Empfinden sterben lassen."*

Während unseres Gesprächs wird Anna deutlich, wie sehr sie sich Nähe und Zuwendung von der Mutter gewünscht hätte. Dieser war alles zu viel, sie wollte ihre Ruhe haben und wies Anna meist ab. Anna folgerte daraus: *„Ich bin ihr egal, dann muss ich eben selber kämpfen, selber überleben, ich werd's euch schon zeigen!"* Sie hatte sich festgelegt, nie wieder ihre Gefühle offenzulegen oder um Hilfe zu bitten.

Die posttraumatische Belastungsstörung

Annas Beschwerden enthalten viele Hinweise auf das Vorliegen einer posttraumatischen Belastungsstörung: ständige Anspannung, der Wunsch, alles zu kontrollieren, Albträume, unverständliche Gefühle und Flashbacks, dissoziative Symptome, unterschiedliches Verhalten, der große Unterschied zwischen innen und außen, wenig Erinnerungen an einzelne Kindheitserlebnisse, das Gefühl, etwas wolle sich nach oben drängen, extreme Erschöpfung und depressive Anzeichen, viele nicht medizinisch begründbare körperliche Probleme. Allein aus der kurzen Beschreibung der Kindheitssituation kann man auf traumatische Erlebnisse rückschließen, eine Dissoziation ist wahrscheinlich. Der „Cowboy" könnte ein Anteil sein oder zum ANP gehören.

Die Hinweise auf eine posttraumatische Störung bestätigen sich. In der nächsten Zeit sprechen wir viel über das Thema Trauma und Folgen. Anna erkennt sich in den Erklärungen wieder und hat das Gefühl, endlich in ihren Problemen verstanden zu werden. Vertrauen wächst und Anna fasst Mut, sich weiter zu öffnen. Es stellt sich heraus, dass deutliche Dissoziationen vorhanden sind. Wertvoll ist, dass ein Bereich von Anna enge Beziehung zu Gott hat. Oft sucht sie Schutz und Ermutigung bei Gott Vater im Thronsaal. Dort fühlt sie sich geborgen, sitzt auf seinem Schoß und spricht mit ihm.

Anna und ich haben uns inzwischen einige Male getroffen. Auch wenn Anna noch vorsichtig ist, nimmt ihr Vertrauen zu. Besondere Stabilität verleiht ihr die bereits seit vielen Jahren vorhandene, tiefe Gottesbeziehung. Bei Gott Vater erlebt sie Trost und Halt. Anna meistert trotz ihrer Probleme den Lebensalltag erstaunlich gut und ist somit der Gruppe der hochfunktionalen Betroffenen zuzuordnen. Sie hat viele Ressourcen, die wir nochmals besprochen und gestärkt haben. Die Informationen über Trauma und Folgen helfen ihr, die eigenen Probleme zu verstehen und einzuordnen. Anna ist bereit, weitere Schritte zu gehen.

Etappe 2

Wir beschäftigen uns mit den Themen der äußeren und inneren Sicherheit in Annas Lebensalltag.

Annas Umfeld ist gut und sicher. Eltern und Großvater, die höchstwahrscheinlich den Tätern zuzuordnen sind, leben nicht mehr. Zu ihren Geschwistern hat sie wenig Kontakt. Annas Ehe ist zwar harmonisch, dennoch fühlt sie sich häufig von ihrem Mann nicht verstanden und hat sich ihm deshalb in letzter Zeit nicht mehr mitgeteilt. Die älteren Kinder sind schon aus dem Haus, der Jüngste geht noch zur Schule. Da es dort immer wieder Probleme gibt, muss sie sich viel um ihn kümmern, was Anna oft stresst. In der Erziehung kann sie liebevoll und konsequent sein, die Kontrolle verliert sie selten. Wir sprechen über Kindererziehung, Schulprobleme und Lösungsansätze, über die Ehebeziehung und Möglichkeiten, die Kommunikation zu verbessern. Anna beschließt, sich ihrem Mann wieder mehr zu öffnen und ihn an ihren Nöten und Sorgen teilhaben zu lassen.

Es wurde deutlich, dass Anna in sicheren äußeren Umständen lebt. Gespräche zur Bewältigung der Aufgaben des Lebensalltags dienen der weiteren Stabilisierung. Auch die Ehebeziehung soll gestärkt werden. Wir erarbeiten, wie Anna lernen kann, sich selbst und ihre Bedürfnisse deutlicher wahrzunehmen, wie sie gesunde Grenzen setzen und sich Gutes gönnen kann.

Wir sprechen über Annas Stärken und Fähigkeiten, entdecken weitere Ressourcen und überlegen, wie Anna in ihrem Alltag Zeiten für sich einplanen kann. Sie schreibt gern und häufig in ihr Tagebuch, redet mit Gott Vater, hört Lobpreismusik und genießt es, spazieren zu gehen. Sie liebt ihren Garten und hat die Gabe, ihre Umgebung schön zu gestalten.

Während einer gemeinsamen Gebetszeit spricht Jesus ihr zu: *„Meine Hand ist um dich, ich bin bei dir, du bist nicht allein, ich helfe dir!“* Daraufhin sieht sie im inneren Bild sich selbst als Kind, ganz ohne Angst, die Stufen zu Gottes Thronsaal emporsteigen. Bisher hatte nur die Erwachsene Kontakt mit Gott. Nun empfängt sie die Botschaft:

Sie muss nicht immer stark sein, auch das Kind, das Kleine und Verletzte in ihr, darf zu Gott kommen. Sie darf um Hilfe bitten und Hilfe annehmen! Dies bewirkt Veränderung in den Beziehungen zu anderen Menschen. Ihre Rolle im Hauskreis wandelt sich. Sie muss nicht mehr allen anderen helfen und die eigenen Bedürfnisse unterdrücken, sondern kann erstmals ausdrücken, dass es ihr nicht gut geht und sie sich Gebetsunterstützung wünscht. Sie erlebt mehr Miteinander, auch mit ihrem Mann, der ebenfalls für sie betet, was ihr sehr guttut.

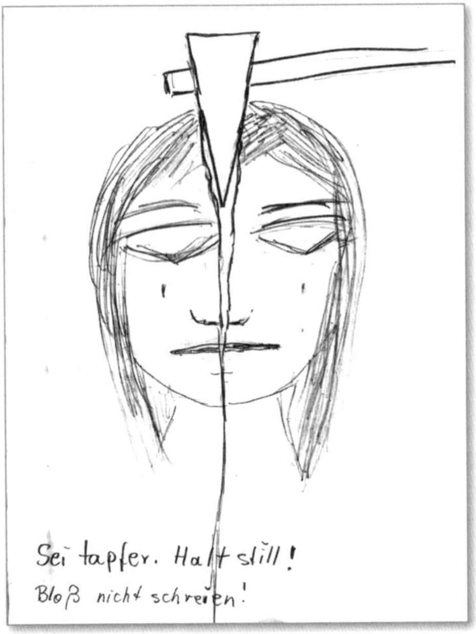

Schreckliche Bilder

Annas Vertrauen wächst zunehmend. Ganz neu hat Anna nicht nur Gott Vater, sondern auch Jesu Wirken erlebt. Sie hat für sich erkannt und akzeptiert, dass ihre Kindheit schwierig war und viele ihrer Probleme und Beschwerden zum Erscheinungsbild der posttraumatischen Belastungsstörung gehören. Die Gespräche über das Selbstbild, über ihre Gaben, Möglichkeiten und Ressourcen stärken und stabilisieren Anna weiter. Sie hat sich entschieden, Hilfe anzunehmen, und lernt, dies auch zu formulieren. Zur Einübung der inneren Sicherheit haben wir besprochen, wie Anna Gefühle und Bilder, die sie überfallen, wieder auf Abstand bringen kann. Anna hat Belastendes aus den Medien, eigene Erinnerungsfetzen und schreckliche Bilder sowie innere Botschaften wie „Ich bin schlecht", „Mir steht keine Hilfe zu" in Päckchen gepackt und Jesus übergeben. Gute innere Bilder zu entwickeln oder Gespräche mit Jesus zu führen ist für Anna kein Problem, schon als Kind hat sie mit Gott gesprochen. Mit diesen neu erarbeiteten und gestärkten Kompetenzen gehen wir in die 3. Etappe.

Etappe 3

Ich hoffe, dass wir nun mehr Zugang zum Inneren bekommen. In der Folgezeit tauchen immer wieder Gedanken und Gefühle auf, die Anna schwer einordnen kann. Das Innere will gehört werden und beginnt, sich vermehrt zu melden.

Anna überfällt öfter ein tiefes Gefühl von Hoffnungslosigkeit, verbunden mit entwertenden Gedanken: „Aus dir wird nie etwas! Du hast kein Recht auf Leben!" Anna kann das Gefühl und die Gedanken zwar etwas auf Distanz halten, aber nicht dauerhaft wegpacken. So beschließen wir, eine innere Rettungsaktion durchzuführen und den mit diesen Gedanken und Gefühlen verbundenen Anteil aus dem „Eingefrorensein" in der früheren Situation herauszuholen.

Das verzweifelte Kind – eine innere Rettungsaktion

Nachdem wir den Ablauf der inneren Rettungsaktion gut durchgesprochen und vorbereitet haben, stelle ich die Frage: Zu wem, zu welchem Anteil gehört das Gefühl? Sofort sieht Anna ein schmutziges Kind, das allein im Wald herumirrt. Das Gefühl tiefster Wertlosigkeit überkommt sie, das Gefühl, keine Chance zu haben. Mit Hilfe der Bildschirmtechnik bauen wir die nötige Distanz auf.

Anna wünscht sich, dass Jesus das Kind aus dem Wald herausrettet. Wir erleben eine dramatische Rettungsaktion, denn das Kind will sich nicht retten lassen. Es ist überzeugt, schuldig zu sein, will lieber umkommen und sterben. Es meint kein Recht auf Rettung zu haben. Viel Geduld, Pausen, wiederholte Reorientierung und neue Distanzierung sind nötig, bis Jesus das Kind zu einem See bringen darf. Es muss nicht so schmutzig bleiben. Immer wieder spricht Jesus dem Kind zu: *„Ich liebe dich doch!“* Aber das Kind will sich nicht helfen lassen. Es stellt sich unter einen Wasserfall, doch der Schmutz geht nicht ab. Das Kind beginnt, sich mit Steinen abzurubbeln. Jesus spricht zu ihm: *„Komm zu mir, ich will nicht, dass du umkommst.“* Das Kind ruft: *„Es ist egal, ob ich sterbe, mich wird sowieso niemand vermissen.“* Jesus wirbt sanft um Vertrauen: *„Ich würde dich vermissen.“* Das kleine Mädchen springt ins Wasser, es will ertrinken, doch Jesus rettet es. Immer noch will es von Jesus nicht berührt werden. Berührung tut zu weh. Jesus hat viel Geduld, sitzt einfach neben dem kleinen Mädchen und vermittelt ihm seine Annahme und Liebe. Schließlich darf er seine Hand ganz vorsichtig auf ihre Hand legen. Es fühlt sich *„schrecklich und zugleich schön an, wie weglaufen und dahinschmelzen“*. Jesus hüllt einen Mantel um das Kind, gibt ihm neue Kleider und verspricht: *„Ich werde immer da sein, werde dich nicht enttäuschen, deinen Namen nie vergessen. Dein Name ist in mein Herz geschrieben. Ich werde nie von dir lassen, wo du auch bist, ich werde immer da sein!“* Anna, die vorher sehr angespannt war, ist ganz ruhig geworden. Ihr Gesicht hat sich entspannt und strahlt Frieden aus. Das Kind ist bei Jesus in Sicherheit, es ist nicht mehr allein. Die tiefe Überzeugung, dass es keine Chance hat, kein Recht auf Leben, ist widerlegt. Diese Erfahrung gibt Anna neuen Mut, stärkt das Vertrauen zu Jesus, ihre Hoffnung wächst, dass durch und mit Jesus Veränderung möglich ist.

In Annas Fall hat die innere Rettungsaktion recht früh stattgefunden. Oft erlebe ich, dass eine erste Demonstration von Jesu Wirken und der Hilfe, die durch ihn möglich ist, den Boden für das weitere Vorgehen bereitet. Offenheit und Vertrauen wachsen, sich mit Jesus auch den Anteilen mit all den schwierigen Erinnerungen und Gefühlen zu stellen. Dies ist auch bei Anna der Fall. Aufgrund der Begegnung mit dem verzweifelten inneren Kind ist die vorliegende Spaltung noch offensichtlicher geworden. Die Frage taucht auf: „Was gibt es noch in Anna?“

Was alles gibt es im Inneren?

Annas nächste Aufgabe ist, aufzuschreiben, welche Aspekte ihrer Persönlichkeit sie in sich entdecken kann. Die Liste – sie ist Ihnen bereits aus Etappe 3 bekannt – sieht folgendermaßen aus:

- stark wie ein Cowboy, erlaubt keine Schwäche
- die Sensible
- jemand, der das Leben liebt
- jemand, die sich in andere hineinversetzen kann
- überzeugt, vergessen und übersehen zu werden, immer wieder
- absolut, fast radikal ehrlich
- traurig
- total wütend

Annas Liste offenbart sehr entgegengesetzte Begriffe, beinhaltet Gefühle und Gedanken, die nicht zusammenpassen. Sie ist der Beginn der inneren Landkarte, die sich in nächster Zeit weiterentwickeln wird. Die Fragen sind nun: Womit sollen wir beginnen? Wer sind die Schlüsselfiguren, die inneren Wächter und Kontrolleure? Offensichtlich spielt der Cowboy eine entscheidende Rolle. Er erlaubt keine Schwäche, scheint ein Wächter oder zumindest ein Teil mit großem Einfluss zu sein. Also beginnen wir mit ihm.

Der Cowboy

Anna aus heutiger Sicht: „Ich hatte große Angst vor Menschen und vielen ganz alltäglichen Situationen, innerlich und äußerlich war ich ständig auf der Flucht. In der Schule fingen die Lehrer an nachzufragen, es drohte alles ans Licht zu kommen. Ich hielt es einfach nicht mehr aus. Und dann kam dieser Cowboy in mir zum Vorschein. Er musste kein Mädchen mehr sein, sondern war ein richtiger Junge. Er hatte keine Angst, auch nicht vor Lehrern oder anderen Männern. Sein Auftreten war laut und rebellisch, stark und selbstsicher. Er konnte für Recht und Schutz sorgen. Diese ganze ängstliche Welt prallte an ihm ab. Schmerz und Tränen gab es nicht mehr, er hatte alles im Griff. Körperlich arbeitete ich wie ein Cowboy, an Kraft und Geschick einem Mädchen weit überlegen. Ich hatte einen Weg gefunden, dieses ängstliche, sensible, verletzte Mädchen von der Bildfläche verschwinden zu lassen. Der Missbrauch war weg, der Alltag gerettet und die innere Welt geschützt.“

Ich bitte Anna nun, nach innen zu schauen, und frage sie, ob sie den Cowboy wahrnehmen könne: Ja, er hat eine Peitsche, fängt Leute (im Inneren) ein und sagt bedrohliche Worte wie: *„Ich werde es euch heimzahlen!“* Ein Kind liegt am Boden, der Cowboy stellt seinen Fuß darauf und droht ihm: *„Ich habe die Macht, mit dir zu machen, was ich will!“* Andere Kinder beobachten das Geschehen, alle haben Angst. Ich möchte mit dem Cowboy ins Gespräch kommen. Dabei spreche ich den Cowboy durch Anna als Alltagsperson an. Anna berichtet mir seine Reaktionen und Antworten.

Im Gespräch entdecken wir, dass ihm selbst bewusst ist, wie viel Angst die inneren Kinder vor ihm haben. Er fühlt sich nicht wirklich wohl mit seinem Tun und Handeln. Aber er meint, er hätte keine Wahl, sonst würden sie mit ihm genau das tun, was er mit den anderen machen solle. Er weiß nicht weiter. Ich frage ihn, ob Jesus helfen dürfe. Er ist einverstanden. Jesus begegnet ihm, die beiden sprechen miteinander. Der Cowboy will nicht so weitermachen wie bisher und entschließt sich nach einiger Zeit, Jesus die Waffen zu übergeben, die er bei sich trägt. Jesus fragt ihn, ob er auch den Hut abgeben wolle. Als der Cowboy seinen Hut abnimmt, kommen lange Haare zum Vorschein – es wird offensichtlich, dass der Cowboy ein Mädchen ist. Der Cowboy schämt sich sehr, dass er die anderen Kinder so in Angst und Schrecken versetzt hat. Jesus spricht ihm zu, dass er dies ab jetzt nie mehr tun müsse und eine neue Aufgabe bekommen könne. Ja, das will er. Ab jetzt wird er die inneren Kinder schützen und für sie das neue Land erkunden, das sich am Horizont zeigt. Anna spricht zusammen mit dem inneren Cowboy im Gebet aus, dass auch das Schwache sein darf, Raum bekommen und wahrgenommen werden soll.

Der Cowboy hat sich als Wächter erwiesen. Seine Methoden, innerlich für Ordnung zu sorgen, verbreiteten Angst und Schrecken, er verhielt sich täterloyal. Er wusste keine andere Möglichkeit, seine Aufgabe zu erfüllen. Er musste alles Schwache, alles Verletzte unterdrücken. Er musste verhindern, dass es sich zeigte und zu reden anfing. Dies war ihm selbst unter Bedrohung seines Lebens auferlegt worden. Erst in der inneren Begegnung mit Jesus war ihm bewusst geworden, wie unwohl er sich eigentlich in dieser Aufgabe fühlte. Er entschied sich, von nun an mit Jesus weiterzugehen, von ihm zu lernen und mit ihm zusammenzuarbeiten. Die innere Evangelisation hat begonnen. Die seinen Überzeugungen zugrunde liegenden Lügen wurden entlarvt und Festlegungen gebrochen. Anna hatte in ihrer Not einen männlichen Anteil erschaffen. Indem Jesus den Hut abnahm, wurde die Wahrheit, Annas Identität als Mädchen und Frau, offensichtlich. Der ehemalige Cowboy bekam eine neue Aufgabe. Das Schwache muss nun nicht mehr verleugnet und unterdrückt werden. Die inneren Kinder dürfen offenbar werden! Dieser Schritt war die Voraussetzung für alle weitere innere Arbeit.

Weitere Anteile zeigen sich

Beim Tagebuchschreiben lädt Anna nun auch das Innere ein, sich mitzuteilen. So bekommen wir in der folgenden Zeit viele Informationen – auch über weitere Bilder, die Anna malt:

Bild 1: Im Gebet sieht Anna eine Betonplatte, darüber wächst eine Wiese mit Gänseblümchen. Unten befindet sich ein verborgenes Gefängnis mit Kindern, von denen niemand etwas weiß.

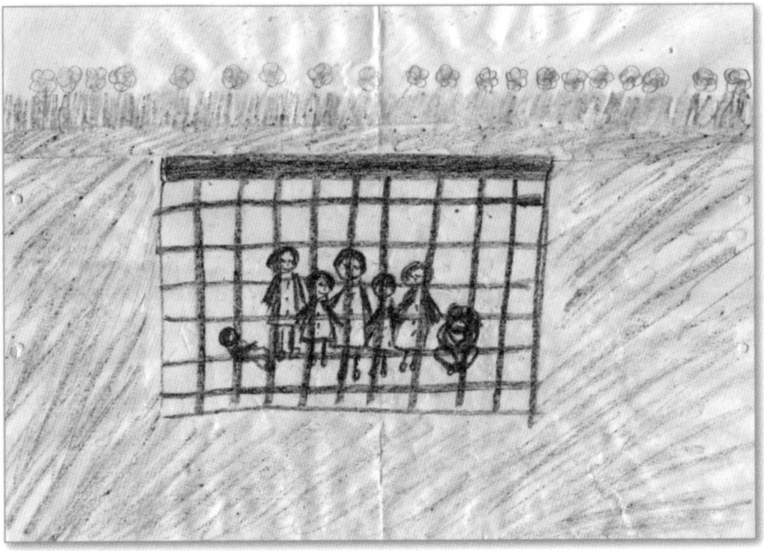

Tief unter der Oberfläche versteckt

Bild 2: Fünf Kinder sind in einzelne Zellen gesperrt:

- Die Scham hockt – *„Keiner wird sie mehr beschämen"*,
- der Schmerz rüttelt – *„Du wirst nichts mehr fühlen von Schmerz"*,
- die Würde liegt am Boden – *„Du bist nichts"*,
- das Frausein lehnt an der Wand – *„Du bist zerstört"*,
- ganz an die Wand gepresst: der Verräter, die Hure.

Davor sitzt der Wächter mit den Schlüsseln. Er lässt nicht zu, dass die Kinder fühlen. Er lässt nicht zu, dass sie wieder beschämt werden.

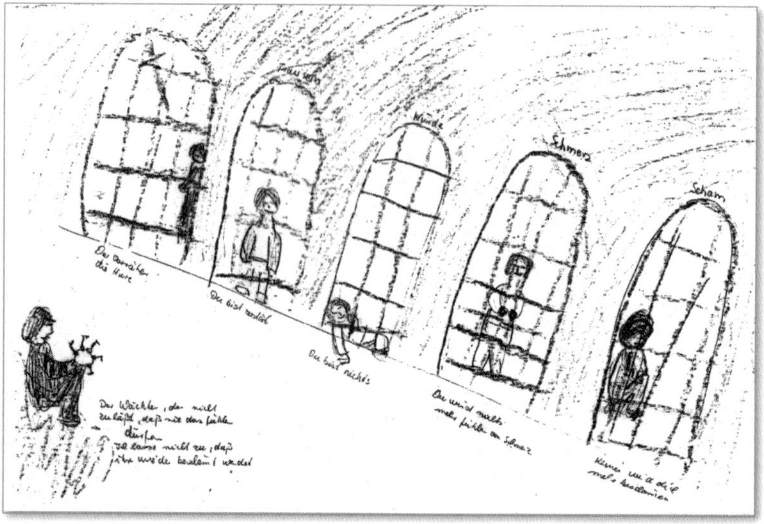

Fünf Kinder in Zellen mit Wächter

In den Tagebucheinträgen entdecken wir verschiedene innere Meinungen:

- *„Denkst du, du kannst uns wieder beschämen, das lasse ich nicht zu!"*
- *„Die eine redet und redet, die wird noch das ganze System zum Platzen bringen."*
- *„Ich sitze in der Falle!"*
- *„Dir glaubt sowieso niemand, niemand wird dir glauben."*
- *„Du inszenierst nur ein Theater!"*

- *„Ich hasse das Leben, habe es satt! Würde ich einfach sterben, dann wäre endlich Ruhe.“*
- *„Du kannst eh nichts machen, gib Ruhe!“*

Wir sammeln alle Informationen, langsam kann man anhand der Puzzlesteine der einzelnen Informationen ein Bild erahnen.

> Anna im Rückblick: „Beim Tagebuchschreiben und beim Malen war schon einiges sichtbar geworden. Ich entdeckte zum Teil sehr Widersprüchliches in mir. Ich sammelte alle Gedanken und stellte sie den Fakten meines Lebens gegenüber, z. B.:
>
> - Ich bin kein Mädchen, alles Weibliche in mir ist tot, da ist nichts mehr da, nur Schmutz. – *Aber* ich bin verheiratet und habe mehrere Kinder. Ich bin eine Frau, von Gott so geschaffen.
> - Ich habe kein Recht auf eigenes Leben, gehöre nicht mir selbst. Alle können mit mir machen, was sie wollen. – *Aber* es ist mein Leben, Gott gab es mir. Ich bin dafür verantwortlich und ich darf anderen Grenzen setzen.“

Schließlich gebe ich Anna den Auftrag, nochmals zu sammeln, was sie in sich findet, und bildlich darzustellen, wie ihr Inneres gestaltet ist. Als sie wiederkommt, bin ich sehr erstaunt – im Inneren scheint es eine ganze Gefängnisanlage zu geben!

Die Gefängnisanlage

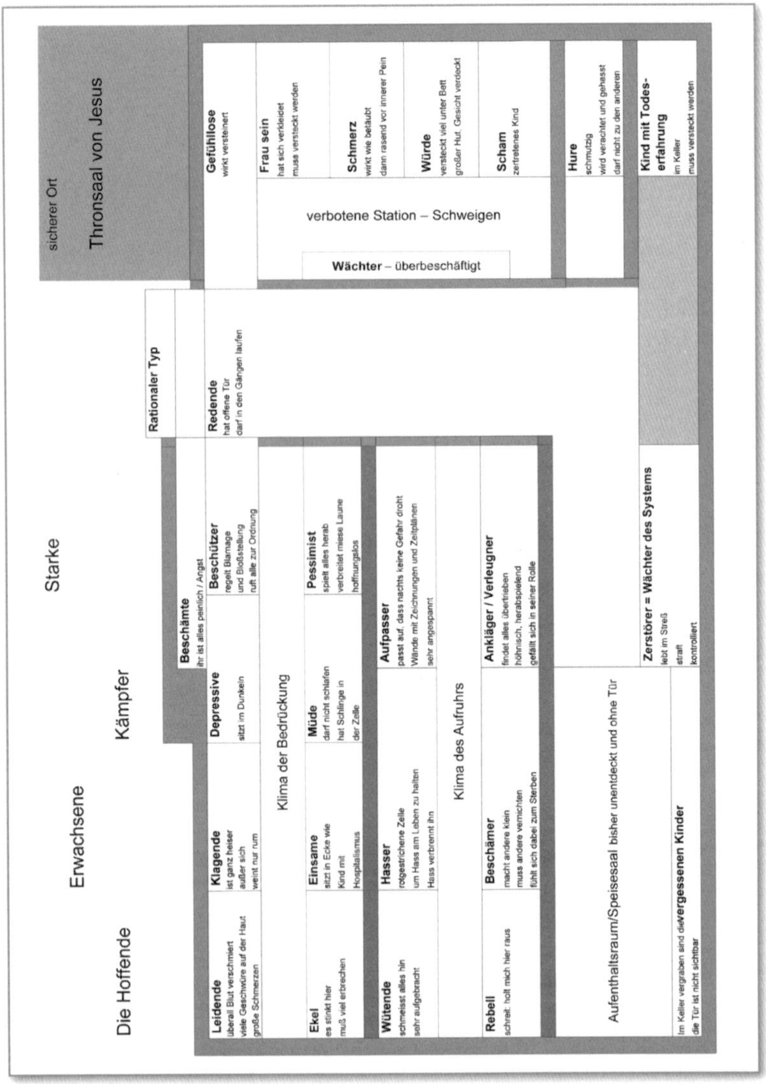

Innere Landkarte – eine Gefängnisanlage

> Anna im Rückblick: „Eine erste innere Landkarte, die ich auf Anhieb erstellen konnte, beschrieb diese Anteile. Dies war echt erstaunlich. Mit Jesus zusammen schaute ich, wie es diesen Anteilen ging. Mir wurde auf Anhieb bildlich klar, wo sie sich befanden. Tief in mir gab es dieses Gefängnis. Ich hatte die ganze innere Welt dort weggesperrt und verborgen. Sie war streng bewacht, niemand sollte davon wissen. Ich war schockiert und traurig, aber es war genau das, was ich immer gespürt habe: Ich bin einsam und gefangen. Jedes der bisher gemalten Bilder offenbarte denselben Zustand, plötzlich konnte ich es erkennen. Sollte ich mir gegenüber so grausam sein? Unfassbar, denn das würde bedeuten, dass alle Anteile in einem fürchterlichen Zustand wären. Jetzt war mein ganzes System aufgeflogen, ich fühlte mich zugleich verraten, ohnmächtig und ausgeliefert. Ich hatte keinen Plan."

Die Gefängnisanlage besteht aus vielen Einzelzellen, die Türen sind fest verschlossen. Jeder Zelle hat Anna einen Namen zugeordnet. Außerdem hat Anna auch Sätze aufgeschrieben, die ihr in den Sinn gekommen waren. Diese nutzen wir als Einstieg für die weitere Arbeit. Wir erforschen, welche Überzeugungen und Ansichten damit verbunden sind.

- *„Gefühle sind gefährlich!"*
- *„Schmerz darf nicht sein, er darf nicht nach außen dringen."*
- *„Wenn ich Gefühle habe, werde ich verraten und die Gefühle werden zerstört. Gefühle betrügen dich: Du denkst, du bekommst etwas, und dann geschieht etwas anderes."*
- *„Ich will selbst nicht berührt werden und berühre andere nicht – auch gute Berührung tut weh, sie ist nicht auszuhalten."*
- *„Liebe kann sowieso keiner ehrlich meinen. Alles was sich gut anfühlt, ist falsch."*

Diese Aussagen haben mit den Insassen des Gefängnisses zu tun. Offensichtlich gibt es dort große Not. Bei der Arbeit mit dem Inneren ist es wichtig, mit den Schlüsselfiguren zu arbeiten. Der Cowboy war ein solch zentraler Anteil. Jetzt stehen wir vor einer Vielzahl von inneren Anteilen. Wieder lautet die Frage: Wo fangen wir in diesem Gefängnissystem mit der Arbeit an? Oft ist es schwer, den richtigen Weg zu finden. Ich vergleiche diese Herausforderung gerne mit einem völlig verhedderten Wollknäuel, bei dem man ebenfalls den richtigen Anfang finden muss, um das Durcheinander entwirren zu können. Als sehr hilfreich erlebe ich es, Jesus um Führung und Leitung bitten zu können.

Die Gefühllose

Ich ermutige Anna, doch einfach nach innen zu horchen. Meldet sich irgendetwas in ihr? Sie berichtet, dass die Gefühllose beobachtet habe, wie Jesus dem verzweifelten Kind geholfen hat. Die Gefühllose will Jesus auch kennenlernen. Wir bitten Jesus, ihr zu begegnen. Anna entdeckt, dass auch die Gefühllose ein Kind ist. Nach einigem Hin und Her fragt Jesus, ob er die Hand der Gefühllosen berühren darf. – Ein großes Risiko! Aber sie sehnt sich so sehr danach, Jesus zu spüren, also willigt sie ein. – Jesus zupft behutsam an ihrem Finger. – Nichts Schlimmes geschieht. – Sie ist erstaunt. – Seltsam, diese Hand fordert nicht, zieht nicht einfach irgendwohin! Verspielt, wie ein Kind ist, probiert sie aus, ob sie die Hand kitzeln oder berühren kann. Wird etwas passieren? Nichts passiert. Nach und nach wird sie mutiger. Vorsichtig beginnt Jesus, ihre Füße zu kitzeln, das Kind lacht. Schließlich beschließen sie, spazieren zu gehen. Das Kind überlegt, ob es wagen könne, Jesu Hand zu nehmen. Da schreit jemand im Hintergrund: *„Nein! Das darfst du nicht!"* Es ist, als ob im Gebüsch andere sitzen und zuschauen würden. Trotzdem legt das Kind seine Hand in Jesu Hand, Wärme fließt in seinen zuvor ganz kalten Körper. Gemeinsam gehen sie los. Der Weg scheint in helles Licht zu führen. Wieder sagt eine Stimme: *„Du sollst nicht weggehen von uns!"* Aber das Kind will nicht ins Gefängnis zurück, mutig setzt es seinen Weg mit Jesus fort.

Aufgrund der inneren Rettungsaktion ist in einigen Anteilen der Wunsch gewachsen, ebenfalls gesehen, gehört und herausgeholt zu werden. Die Gefühllose wagt den ersten Schritt und bringt das bisherige System ins Wanken. Der Wächter des Systems schreitet ein und versucht, alles wieder „in Ordnung" zu bringen.

Der Zerstörer

Plötzlich spürt Anna, wie sich ihr Kiefer verkrampft. Sie richtet sich auf, ihre Gesichtszüge werden streng und böse. Folgende Worte kommen aus ihrem Mund: *„Du bist nicht dazu da, Freude zu empfinden, du hast deine Aufgabe verlassen!"* Ich frage nach, wer das denn jetzt sage? – *„Ich bin der, der über das ganze System wacht: Keiner ver-*

lässt das System!" Ich begegne ihm offen und neugierig, wünsche mir, mehr von ihm zu hören. Ich frage nach einem Übergeordneten, aber es gibt keinen. Daraus schließe ich, dass dieser Anteil die Verantwortung trägt, also muss ich mit ihm arbeiten. Ich erfahre, dass er ständig in Aktion sei, um das System zu erhalten, immer öfters gebe es Grenzübertritte. Ich frage nach seiner genauen Aufgabe. Er müsse darauf achten, dass die äußeren Grenzen erhalten bleiben. Er nennt sich „Zerstörer", bewacht alles, ist unerbittlich und hat auch die Macht, alles zu zerstören.

Diese Arbeit ist außerordentlich wichtig. Er ist ein Täteranteil und nicht gerade freundlich. Er präsentiert seine Macht. Ich konfrontiere ihn nicht, sondern versuche, ihn zu verstehen. Er hat eine zentrale Aufgabe und kommt dieser so gut wie möglich nach.

Ich vermittle ihm Verständnis und Anerkennung. Er füllt diesen verantwortungsvollen und schwierigen Job anscheinend sehr gewissenhaft aus. Diese Worte tun ihm gut. Wieder versuche ich zu entdecken, wo seine Probleme und Schwierigkeiten liegen könnten. Ich weise ihn darauf hin, dass es bei so einer wichtigen Aufgabe besonders wichtig und richtig sei, sich von Zeit zu Zeit Hilfe und Beratung zu holen. Als externen Berater empfehle ich Jesus. – Nein, das sei wie eine Entmachtung. *Er* habe die Verantwortung, er habe alle Schlüssel, er habe die Macht und er wolle keinen Berater. – Hat er denn gewusst, dass auch das kleine Mädchen, das sich so nach einer Hand gesehnt hat, im Gefängnis eingesperrt war? Es will nicht mehr ins Gefängnis zurück, denn dort war es einsam. Wie geht es wohl all den anderen in den Gefängniszellen? Vielleicht sind da ja noch andere Kinder? Um Kinder muss man sich doch kümmern. Könnte es wirklich richtig sein, sie in ein Gefängnis zu sperren? – Darüber muss er erst einmal nachdenken. Ich bestätige ihm, dass dies eine gute Idee ist, und ermutige ihn, in der Zwischenzeit eine Bestandsaufnahme zu machen und den Zustand des Gefängnisses und der Insassen in Ruhe zu überprüfen. Er willigt ein, dies bis zum nächsten Gespräch zu tun.

Bei unserem nächsten Treffen bitte ich darum, wieder mit dem Zerstörer sprechen zu können. Er berichtet von seiner Bestandsaufnahme. So einiges sei aus den Fugen geraten, im Inneren gebe es immer wieder Aufruhr. Dies bereite ihm nun doch Probleme. Noch immer widerwillig stimmt er diesmal zu, sich die Vorschläge von „diesem Jesus“ einfach einmal anzuhören. Seine Bedingung ist, dass Jesus dem Gefängnis nicht zu nahe kommt und das Treffen außerhalb der Anlage stattfindet.

Jesus begegnet ihm freundlich und interessiert, fragt nach, wie es ihm geht. Der Zerstörer, der bereits in Verteidigungsstellung war, ist verblüfft. Dieser Jesus versucht gar nicht, ihn zu kontrollieren, kritisiert ihn auch nicht. Seine Anspannung lässt nach. Jetzt erst nimmt er wahr, wie müde er ist. Tag und Nacht kann er nicht schlafen, immer muss er aufpassen und in Hab-Acht-Stellung sein. Jesu Verständnis und Mitgefühl ermutigen ihn, sich weiter zu offenbaren: Jetzt hat er auch noch festgestellt, dass es den Insassen in seinem Gefängnis ziemlich schlecht geht. Er wusste gar nicht, wie viele dort eingesperrt sind. Das Schlimmste jedoch ist, dass er tatsächlich Kinder entdeckt hat, Kinder, die furchtbar weinten und wimmerten. Der Zerstörer fühlt sich als Versager, krampfhaft versucht er, Haltung zu bewahren und weiterhin die Autorität zu behalten. Wieder hat er Angst vor Jesu Reaktion – sein Urteil würde wohl vernichtend ausfallen. Vorsichtshalber geht der Zerstörer auf Abwehr und erklärt Jesus ziemlich unwirsch, eigentlich gehe ihn das alles gar nichts an. Wieder reagiert Jesus anders als erwartet, er hört einfach zu, seine Augen spiegeln Mitgefühl und Erbarmen wider. Er macht keinerlei Vorwürfe. Das ist zu viel für den Zerstörer, so etwas hat er noch nie erlebt. Seine gesamte Abwehr bricht zusammen, er beginnt bitterlich zu weinen. Jesus vermittelt ihm, dass er ruhig weinen dürfe, dass es in Ordnung sei, seinen Schmerz zu zeigen. Außerdem bietet er ihm Hilfe bezüglich seiner Probleme an. Dazu müsse er sich allerdings das Gefängnis von innen anschauen dürfen. Der Zerstörer erstarrt. Es ist ihm peinlich, er will nicht. Angst steigt in ihm auf, er fühlt sich in seiner Existenz bedroht: Er kann doch nichts anderes als aufpassen. Er will doch seine Aufgabe nicht verlieren! Außerdem möchte er nicht, dass Jesus die Insassen sieht, er will sie ja selbst nicht sehen. Es ist ihm unangenehm, lauter „solche Leute“ im Knast zu haben. Seine Aufgabe ist doch, sie im Verborgenen zu halten. Wenn Jesus in das Gefängnis hineingeht und die Stationen sieht, wird ja offenbar, dass es all diese Insassen tatsächlich gibt. Das darf nicht sein! Der Zerstörer hat sich so viel Mühe gegeben, sie zu verbergen. Er mag sie nicht, muss aber trotzdem auf sie aufpassen. Wut steigt in ihm auf, am liebsten würde er sie alle auf der Stelle töten! Jesus bleibt ganz ruhig und schlägt vor: *„Zeig sie mir doch einfach, ich werde dich zu nichts drängen und es wird nichts passieren. Ich werde sie nicht anfassen, wir gehen nur durch das Gefängnis und schauen uns um.“* Der Zerstörer überlegt hin und her, nach langem inneren Kampf willigt er unter den vorgeschlagenen Bedingungen ein.

Gemeinsam gehen sie durch das Gefängnis. Jesus betrachtet alle schweigend, er hat tatsächlich Tränen in den Augen. Der Zerstörer, der sie zuvor nie wirklich angeschaut hat, sie nie als Menschen gesehen, sondern nur in ihrer Funktion wahrgenommen hat, erkennt in ihren Augen den Schrei um Hilfe. Es ist, als hätte Jesus durch seine Anwesenheit etwas in ihnen erweckt. Der Zerstörer begreift, dass er die Insassen eigentlich gar nicht kennt. Er hat sie nicht einmal richtig versorgt, ihnen nichts für ihre Wunden gegeben, nur das Allernötigste gemacht, um sie am Leben zu halten. Mit Jesus gemeinsam geht er durch die Station der Bedrückung, die Station des Aufruhrs und die verbotene Station. Die Wesen in den Gefängnissen wirken wie Puppen, die sich verkleidet haben, wie Marionetten – so, als müssten sie eine Rolle spielen. Am schlimmsten anzusehen ist die Hure, sie ist von allen ungeliebt und ausgestoßen: *„Die gehört nicht zu uns!“* Sie sollte es gar nicht geben, sie ist der Verräter des Systems! Im Keller befindet sich ein ganz tief verborgenes Kind, das Todeskind.

Nach der Besichtigung ist der Zerstörer völlig verzweifelt. Hier ist wirklich Hilfe nötig! „Aber ich muss die doch immer bestrafen!“ – „Wer sagt das?“ – „Das Dunkle, sonst werde ich getötet!“ Der vorher selbst so furchtlose Zerstörer hat plötzlich große Angst. Ich erkläre ihm, wie groß Gottes Macht ist, dass Jesus alle Finsternis besiegt hat und ihn vor dem Dunklen beschützen kann. Er bezweifelt eine Zeitlang, dass dies möglich ist, bittet dann aber Jesus doch um Hilfe. So wie bisher will er nicht weitermachen, er will hören, welche Vorschläge Jesus hat. Jesus freut sich über seine Bereitschaft: „Das ist schön, dass du zu mir kommst, ich nehme dir die Last ab, ich helfe dir gerne. Wir werden gemeinsam entdecken, wie wir jedem Einzelnen helfen und die Situation für alle verbessern können. Du wirst zu nichts gezwungen, wir werden zuerst über alle Möglichkeiten reden. Nichts wird geschehen, womit du nicht einverstanden bist. Wenn du möchtest, kann ich dir einen neuen Namen geben, *Zerstörer* passt nicht mehr zu dir. Willst du von nun an *Hausvater* heißen?"

Es ist wesentlich, mit solch entscheidenden Innenanteilen zu kooperieren. Die Bereitschaft des Zerstörers, mit Jesus zusammenzuarbeiten, eröffnet Veränderungsmöglichkeiten für alle, die im Gefängnis eingeschlossen sind! Anna ist sehr erleichtert. Die Arbeit mit dem Zerstörer war für sie nicht leicht. Immer wieder überkam sie große Angst. Zugleich war es ihr entsetzlich peinlich, dass es in ihr als Christin etwas so Zerstörerisches und Machtvolles gab. Anfangs plagten Anna viele Zweifel: „War das, was ich soeben erlebt habe, Realität oder habe ich mir das alles nur eingebildet? Existiert dieses Gefängnis tatsächlich oder bin ich nun endgültig durchgedreht?" Die Verleugnung in ihr versuchte weitere Unruhe und tiefere Erkenntnisse zu verhindern. Mit diesen Verleugnungstendenzen muss man sich immer wieder auseinandersetzen. Nun galt es Anna neu zu ermutigen, sich weiter auf das Innere einzulassen.

Das Gefängnis wird neu gestaltet

In der folgenden Zeit wird das Gefängnis umgestaltet, eine Sitzecke zum besseren Kennenlernen wird eingerichtet, die Türen zwischen den Stationen dürfen offen bleiben, ein Raum wird zum Krankenzimmer umgestaltet, das Todeskind aus dem Keller geholt und dort gepflegt. Diese Veränderungen stärken und ermutigen Anna sehr, sie entwickelt neue Lebenshoffnung.

Da sich immer mehr Gefängnisinsassen melden, ebenfalls wahrgenommen und gehört werden wollen, ergeben sich weitere Schritte. Anna lässt sich auf den vermehrten Kontakt mit ihrem Inneren ein. Mit großem Eifer beginnt sie, sich jedem Einzelnen zu widmen, hört jedem zu und entdeckt die dazugehörigen Gedanken und Gefühle. Ihre Erkenntnisse bringt sie zu unseren Treffen. Wir beschäftigen uns mit den Anliegen der einzelnen Anteile und finden heraus, welche Aufgaben sie jeweils haben. Wenn möglich, bringen wir sie mit Jesus in Kontakt. Sie erleben sein Erbarmen, Verständnis und seine Heilungskraft, öffnen sich auf diese Art immer mehr und erfahren sichtbare Veränderung. Schritt für Schritt willigen sie ein, auf dem Wiederherstellungsweg mitzuhelfen, und erhalten dabei neue Aufgaben. Dieser Wegabschnitt erfordert viel Zeit. Da Anna eine ausgesprochen lange Wegstrecke bewältigen muss, um in meine Praxis zu kommen, arbeitet sie sehr viel zu Hause: Sie schreibt in ihr Tagebuch, bittet Jesus, zu ihr oder den einzelnen Anteilen zu reden, und überlegt sich, welche Veränderungen sie selbst anstrebt. Themen, die sie nicht alleine betrachten möchte oder bei denen sie Blockaden spürt, sammelt sie und bringt sie zu den gemeinsamen Gesprächen mit.

Anna arbeitet mit ihren inneren Anteilen: erfragt Gedanken und Überzeugungen, erzählt von den Möglichkeiten, die Jesus anbietet, und bespricht mit all denen, die bereits mithelfen, das weitere Vorgehen. Immer mehr Gefängnistüren werden geöffnet. Auch der Hausvater geht weitere Schritte. Er will jetzt ganz zu Jesus gehören, betritt zum ersten Mal den Thronsaal Gottes und bekommt neue Kleider.

Anna nimmt sich viel Zeit, hört immer wieder nach innen und lernt so zunehmend mehr von sich verstehen. Ihr Schreiben füllt mehrere Tagebücher. Sie wünscht sich sehr, dass alle ihre Anteile Gehör bekommen und aus ihrer Gefangenschaft gerettet werden. Annas Wiederherstellungsweg könnte ein ganzes Buch füllen, so gebe ich im Folgenden nur kurze Einblicke in einige wichtige Veränderungsschritte.

Veränderungen

Die *Depressive* denkt, sie wird es nie schaffen. Jesus setzt sich zu ihr in die dunkelste Ecke und erklärt, dass er sie nie verlassen habe und über all das Geschehene zutiefst traurig sei. Er hat mit ihr und für sie viele Tränen geweint, sein Gewand ist davon ganz durchnässt. Sie muss nicht alleine trauern, sie muss den Kummer und Schmerz nicht alleine bewältigen, Jesus ist bei ihr und wird ihr helfen.

Anna brauchte Stärke, um ihre schwere Kindheit zu überstehen. Deshalb war der Cowboy entstanden. Schmerz zeigen, Trauer empfinden, Tränen zulassen waren nicht möglich, es gab niemanden, der getröstet hätte. All die Traurigkeit musste tief in Anna verborgen bleiben: *„Weinen ist Schwäche, die ich mir nicht leisten kann. Zum Überleben brauche ich Stärke. Weinen ist gefährlich, es verrät dich, es liefert dich aus, bestraft dich, bringt andere Gefühle hoch, macht der Erinnerung und dem Schmerz freie Bahn. Weinen macht alles nur noch schlimmer. Wer sollte dich trösten? Da ist keiner da für dich. Das Schweigen hat alle Tränen erstickt. Wenn wir weinen, ist es lautlos, ohne Tränen ganz im Verborgenen, tief in uns. Ich hatte mir geschworen, nie zu weinen, diese Genugtuung wollte ich ihnen nicht geben, um keinen Preis der Welt. Ich hätte mich selbst dafür verachtet."* Tränen werden nicht mehr gezeigt, wenn es im Leben keinen Trost gibt. Alle Tränen hat die Depressive geweint, viele davon nur im Inneren. Wenn Anna depressive Phasen erlebte, war dieser depressive Anteil ganz im Vordergrund. Jetzt muss die Depressive nicht mehr im Verborgenen weinen, sie ist nicht mehr ungetröstet. Jesus ist bei ihr, weint mit ihr und schenkt ihr Trost.

Die *Müde* durfte nie schlafen – aus Angst, jemand könne sonst über sie herfallen. Jesus kommt und darf sie mit auf die Krankenstation nehmen. Dort befindet sich ein Engel, der über ihr wacht. Endlich kann sie schlafen. Das wirkt sich auch auf Anna aus, die nun ruhigere Nächte erlebt.

Der *Hasser* verachtet die Schwäche der anderen: *„Schwächlinge, die alles mit sich machen lassen! Schwäche wird gehasst und verurteilt!"* Er hasst auch die Männer (zu diesem Zeitpunkt ist noch nicht klar, um wen es sich dabei handelt), hasst sich selbst, hasst den Körper. Die Wände seiner Zelle sind rot gestrichen, die Farbe wirkt wie ein Aufruf zum Hassen! Jesus erklärt ihm, dass auch er Verachtung erlebt habe: *„Hass ist wie ein Pfeil, der tötet. Ich habe ihnen vergeben, dass sie mich gehasst und verachtet haben. Wenn ich sie liebe, statt zu töten, können sie sich verändern, sonst geht es immer so weiter."* Zusammen mit Jesus spachtelt der Hasser die rote Farbe ab, die Zelle wird neu gestrichen. Die Zellen umzugestalten, sie mit hellen, fröhlichen und ermutigenden Farben zu bemalen wird seine neue Aufgabe. Das

Alte ist vergangen, Neues ist geworden. Er will zu Jesus gehören und erhält „Joachim" als neuen Namen. Das bedeutet „Gott richtet auf."

Der *Aufpasser* ist dafür verantwortlich, dass alle Anteile ihren Platz einnehmen. Er macht Zeitpläne, damit im entscheidenden Fall jeder weiß, was zu tun ist. Anfangs ist er sehr wütend auf Jesus: *„Dieser Jesus bringt alles durcheinander! Nichts funktioniert mehr wie vorher!"* Als aber auch er wahrzunehmen beginnt, wie gut es denen geht, die Jesus bereits kennengelernt haben, die sein Wirken und seine Hilfe erlebt haben, entdeckt er plötzlich, wie müde und erschöpft er selbst ist. Er öffnet sich für Jesu Hilfe und seine Veränderung. Sein neuer Name wird „Andreas, der Tapfere", seine neue Aufgabe: alle nach und nach an den sicheren Ort zu bringen.

Die *Leidende* ist ein krankes, stummes Kind, das dafür da ist, Schmerz auszuhalten. Dies ist Aufgabe ihres Körpers – er tut immer weh. Aller Müll, beschämende Botschaften, Verachtung und Hass, Druck und Lasten, Übergriffe und Verunreinigungen, Missachtung, Lügen und Zwang, all das wird bei der *Leidenden* abgelagert. Jeder Anteil einschließlich der Alltagsperson schiebt erlittenes Unrecht zu ihr weiter. Da der Müll somit nicht ihr gehört, sondern nur bei ihr gesammelt wird, meint sie, ihn nicht entsorgen zu können. Der riesige Berg, der sich inzwischen angehäuft hat, erdrückt sie schier. Folge sind die vielen körperlichen Erkrankungen. Anna muss selbst zugeben: *„Stimmt, ich hab allen Frust, Zorn, alles was ich nicht verstanden habe, nach innen geschoben – anscheinend zu dir, der Leidenden. Alle haben das gemacht, sie haben gedacht, du verdienst es. Das tut mir sehr leid, ich bitte dich um Vergebung."* Ich erkläre der Leidenden, dass alle Menschen ihre Lasten auf Jesus werfen dürfen, er die Lasten schon am Kreuz für uns getragen hat. Dies bewirkt im ersten Moment große Entlastung, doch dann zögert die Leidende. Sie will Jesus nicht das Gleiche antun, was die anderen mit ihr gemacht haben, sie will nicht alle Lasten auf ihn schieben. Erstaunt hört sie, dass Jesus sich sogar freut, wenn sie ihm den ganzen Schmutz und Müll überlässt. Fassungslos übergibt sie Jesus den riesigen Berg. Sie muss nicht mehr das Leid der anderen tragen, sie hatte es nie verdient, mit so viel Schutt überhäuft zu werden. Jesus befreit sie von all dem, was nicht zu ihr gehört, reinigt sie außen und innen. Ihr neuer Name lautet „Katharina, die Reine".

Der leidende Anteil hatte zur Aufgabe, den Müll zu nehmen und auf den Körper zu verlagern. Nun wird verständlich, weshalb Anna so viele körperliche Schmerzen und Probleme entwickelt hat. Nun hat Katharina die Reine, und damit auch Anna, alles auf Jesus abgeladen. Ihr Körper kann sich in der Folgezeit erholen und langsam wieder gesunden. Im weiteren Verlauf entdecken wir, dass auch andere Anteile mit körperlichen Symptomen reagieren. Es ist verblüffend zu beobachten, wie sich von einem Moment auf den anderen im Bereich der Arme und Beine Hautausschlag entwickelt oder Anna große Übelkeit und Brechreiz überkommt. Anna lernt, die verschiedenen körperlichen Reaktionen einzelnen traumatischen Situationen oder bestimmten Verletzungen der Vergangenheit zuzuordnen.

Anna im Rückblick: „Bei einem Wechsel bekam ich Kopfschmerzen, manchmal Sehstörungen und Benommenheitsgefühle. Nicht kontrollierbares Zittern trat auf, wenn es thematisch tiefer ging und peinliche Themen angesprochen wurden. Stark zusammengezuckt bin ich bei plötzlichen Erinnerungen an Missbrauchssituationen. Oft verspürte ich dann starken Harndrang und musste die Toilette aufsuchen. An den Stellen des Missbrauchs hatte ich starke Schmerzen (v. a. im Analbereich oder der Vagina), hatte sogar blaue Flecken, Hauteinrisse und Entzündungen an diesen Stellen. Oft hatte ich das Empfinden, an Armen und Beinen festgehalten zu werden. Bei der Erinnerung an Oralsex bekam ich Übelkeit, Brech- und Hustenreiz. Immer wieder überfiel mich unwiderstehlicher Drang, mich selbst zu verletzen, den Schmerz am Körper zu spüren, sodass ich mir meine Haut blutig kratzte.“

Inzwischen ist offensichtlich geworden, dass Anna vielfachen Missbrauch erlebt hat. Körperlichen Missbrauch durch den Vater, emotionalen Missbrauch durch beide Eltern und sexuellen Missbrauch durch Vater und Großvater. Sie wurde vernachlässigt und erfuhr von niemandem Hilfe.

Es darf nicht wahr sein

Manchmal hat Anna das Gefühl, gewürgt zu werden, oder dass der Mund wie mit einer Metallschließe verschlossen wäre.

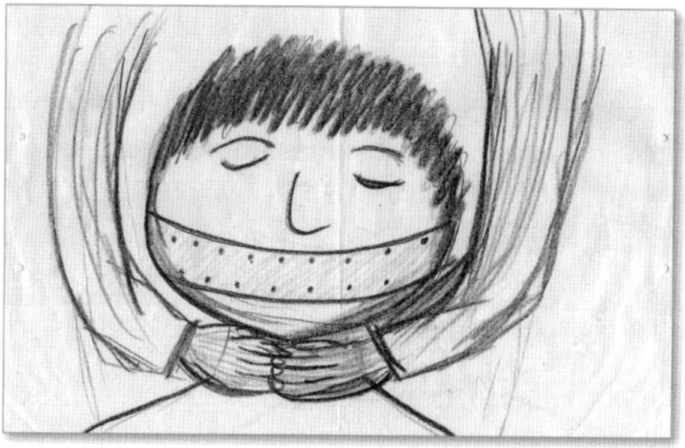

Würgende Hände

> Anna im Rückblick: „Ich war doch ein ganz normales Kind, auch wenn meine Familie nicht so glücklich war: An dieser Überzeugung hielt ich mich fest. Trotzdem hatte ich ständig Angst, jemand könnte entdecken, dass mit mir etwas nicht stimmte. Dann würden sie mich für verrückt erklären. – ‚Nein, mir ist nichts passiert, ich würde mich doch daran erinnern! – So etwas könnte man nicht vergessen! – Das bin nicht ich. Meine Familie würde mir so etwas nie antun, es ist einfach nicht wahr. Es darf einfach nicht wahr sein!' – Ich konnte mich niemandem anvertrauen, es wäre Verrat an mir selbst und den anderen gewesen – und es wäre keiner für mich da gewesen."

Der *Ankläger* ist ein anderer Täteranteil. Er stellt die ganze Arbeit in Frage, hält sie für Spinnerei, zieht alles ins Lächerliche. Ich frage nach: „Warum ist es so wichtig, alles lächerlich zu machen?" – *„Dann braucht man sich nicht damit auseinanderzusetzen, dann ist nie etwas gewesen. Keinen von den Anteilen gibt es wirklich! Dann muss ich es nicht anschauen und nie herausfinden, ob es wahr ist!"* Er fordert mich auf zu schweigen: *„Diese Fragen dürfen nie geklärt werden!"* Ich versuche, ihn zu verstehen und mehr zu erfahren. Schließlich erkläre ich ihm, dass es sicherlich einen guten Grund gebe, weshalb er so vehement auftritt. Wahrscheinlich müsse er das tun, weil er selbst tief in sich sehr verletzt und voller

Angst sei. Diese Worte ärgern ihn zunächst, gleichzeitig beginnt er jedoch, seine Angst wahrzunehmen. Er musste die Bedrohungen und Quälereien ertragen, die mit den Redeverboten in Zusammenhang standen. Seine Angst ist riesengroß, denn man hat ihm gedroht: *„Wenn du irgendetwas erzählst, dann bringen wir dich um; wir finden dich überall!“*

Anna hatte dies bereits viele Monate vor den bewussten Erkenntnissen als Bild dargestellt.

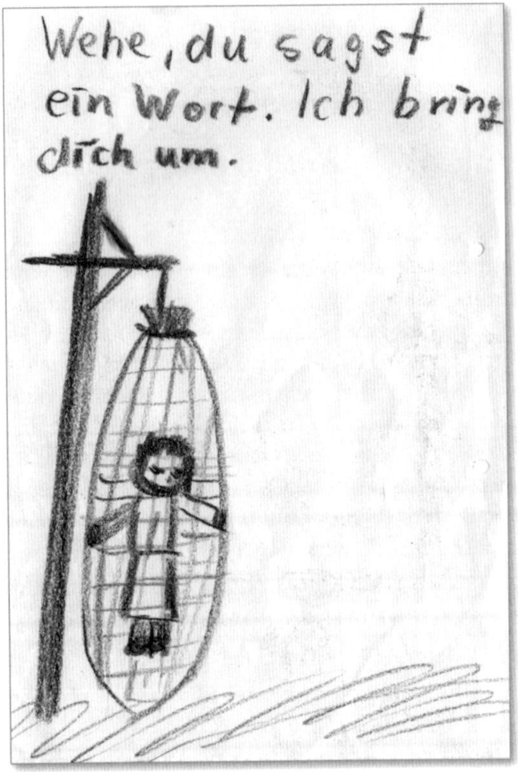

Drohungen

Ich erzähle auch ihm von Jesus, seiner Stärke und seinen Möglichkeiten. Der Ankläger bleibt sehr misstrauisch. Er ist zu keinem weiteren Schritt bereit. Anna bleibt auch zu Hause mit ihm in

Kontakt. Nachdem sie verstanden hat, was er aushalten musste und wie sehr er bedroht wurde, ist ihre Angst vor ihm gewichen. Sie nimmt sich viel Zeit, ihm von ihren Erfahrungen mit Jesus zu berichten. Schließlich stimmt er einem Treffen zu. Jesus kommt zu ihm ins Gefängnis und geht mit ihm durch die Gänge. Er ermutigt ihn, doch selbst mit denen zu sprechen, die Jesus bereits kennengelernt haben, und sie nach ihren Erkenntnissen zu fragen. Darauf lässt sich der Ankläger ein. Langsam beginnt er zu verstehen, dass er den früheren Tätern nicht mehr gehorchen muss. Er begreift, sie haben heute keinen Einfluss mehr, Anna ist erwachsen und kann sich heute ganz anders zur Wehr setzen als früher. Der Ankläger ist einerseits erleichtert, andererseits fühlt er sich betrogen! Sein ganzes Leben hat er in furchtbarer Angst verbracht und entsprechend gehandelt. Nun erkennt er, dass all seine Anstrengungen nicht wirklich geholfen haben. Tiefe Trauer überkommt ihn. Die anderen Anteile weinen mit ihm, sie bitten sich gegenseitig um Vergebung für ihr Drohen und Angstmachen, Versöhnung geschieht. Der Ankläger darf ab jetzt Christoph heißen, weil er nun zu Christus gehört und die Wahrheit sagt.

Neue Namen und neue Aufgaben

Anna gibt jedem Anteil, der Jesus kennengelernt und Veränderung erfahren hat, einen neuen Namen. Dieser steht oft in direktem Zusammenhang mit der neuen Aufgabe. So wurde aus dem Hasser, der alles niedermachte, Joachim, der aufbaut, aus der Leidenden, die den gesamten Schmutz trug, Katharina die Reine, aus dem Ankläger, der verhinderte, dass die Wahrheit ans Licht kam, Christoph, der die Wahrheit sagt und nun zu Jesus gehört.

Anna: „Viele Anteile wurden vorher nur nach ihrer Funktion benannt, wie z. B. die Redende oder die Gefühllose. Das war wie ein Stempel auf ihrem Leben. Nach der Begegnung mit Jesus erhielt jeder seine neue Identität und damit eine neue Aufgabe. Der Name sagt aus, wie Gott jeden Teil sieht, stellt die Würde wieder her und bringt das Besondere in ihm zum Ausdruck. Jeder hat eigene Identität, auch wenn er Teil eines Ganzen ist. Kein Name wird dem Zufall überlassen, sondern von mir sehr sorgfältig ausgesucht, so wie Gott es mir zeigt!“

Etappe 4

Im Rahmen der Arbeit mit den Anteilen begegnen wir natürlich auch manchen Trauma-Inhalten. Indem wir vieles nur aus großer Ferne betrachten und Anna fest verankert in der Realität bleiben kann, sinkt die Angst vor den Trauma-Inhalten. Wiederholt retten wir im Trauma eingefrorene Anteile. Bereits dabei können viele Traumata eingeordnet und verstanden werden. Anna hat alle Fertigkeiten gut eingeübt, die sie braucht, um sich den Traumabildern zu stellen. Sie ist ausreichend stabil, wir können uns darauf einlassen, die Traumata, aufgrund derer die Anteile entstanden sind, zu betrachten und einzuordnen. Etappe 3 und Etappe 4 gehen ineinander über.

Ekel

Ekel schüttelt es vor jeder Unreinheit, vor Hautberührungen oder Ungeziefer. Das hat viel mit dem Opa zu tun, aber *Ekel* ist überzeugt, dass niemand das wissen darf, was geschehen ist. Sonst wäre Anna völlig ruiniert und all ihrer Würde beraubt. Anna und ich nehmen erschüttert wahr, was *Ekel* zu sagen hat. Wieder und wieder würgt es Anna. Es wird offensichtlich, dass sie in ihrer Kind- und Jugendzeit viel Unrecht durch den Opa erlebt hat, angefangen von Missbrauch bis dahin, dass sie seine Exkremente beseitigen musste. *Ekel* braucht Zeit, bis sie glauben kann, dass sie sich heute nicht mehr verstecken muss, dass Jesus sie reinwaschen kann. Sie hat die Schuld und Scham für all das, was geschehen ist, auf sich genommen. Sie muss begreifen, dass dies nicht ihre Aufgabe ist, sondern alle Schuld und Scham zu den Erwachsenen gehört, die sich so abartig verhalten haben. Schließlich darf Jesus sie aus dem Gefängnis holen. *Ekel* ist mit vielen hässlichen Schmuckstücken behängt, Zeichen für die Scham, die sie auf sich gelegt hatte. Eigentlich hätten andere sich schämen müssen, aber sie hat die Verantwortung dafür übernommen und alles nach außen verdeckt gehalten. Jesus fragt, ob sie ihm die „Schmuckstücke“ geben möchte. Doch dies ist nicht so einfach. Die Scham umhüllt sie wie eine Rüstung. Vorne und hinten sind große Schilder, eines für den Opa, eines für den Vater, beide sind fest zusammengeschweißt. Sie müssen zuerst mit entsprechenden Werkzeugen durchtrennt werden. Auch das ist für Jesus kein Problem. Schließlich kann er ihr die Rüstung abnehmen. Darunter wird etwas Schönes und Unversehrtes sichtbar. Ekel und Anna sind darüber sehr erstaunt. Der Schmutz und die Scham, die über sie gestülpt worden waren, hatten ihr Mädchensein überdeckt. *Ekel* ist ein Mädchen und darf sich jetzt auch so fühlen. Ihr neuer Name ist Rabea, das Mädchen.

Immer mehr dringen wir in Bereiche vor, die bisher tief verborgen waren. Weitere Missbrauchserlebnisse werden deutlich. Anna kostet es viel Kraft und Mut, die Gedanken und Gefühle, die sie wahrnimmt, auszusprechen und mir zu offenbaren. Immer wieder muss sie Scham, Verleugnung und Angst überwinden. Viele dieser Veränderungen wären nicht möglich, wenn Anna nicht so ausdauernd auch zu Hause weiterarbeiten würde.

Traumabilder

Anna: „Ich habe jeden meiner Anteile gebeten, in unser gemeinsames Tagebuch zu schreiben, dadurch entstand ein innerer Dialog und wir lernten uns kennen. Ich habe viel mit meinen Anteilen geredet, sie wurden gelobt und getröstet. Immer wieder habe ich ihnen versichert: Keiner muss verschwinden, alle werden gebraucht, jeder hat eine wichtige Aufgabe im System. Vieles aus der Therapie habe ich zu Hause weitergeführt. Ich dachte darüber nach, welche neuen Aufgaben die Anteile nach ihrer Freisetzung erhalten könnten, wo sie gebraucht würden, und suchte neue Namen für sie aus. Wurde ein neuer Anteil entdeckt, besprachen wir, also meine Anteile und ich, wer sich innerlich um ihn kümmern sollte. Ich erzählte allen von Jesus, wer er sei und warum es wichtig sei, ihm zu begegnen. Diese Informationen waren wichtig, denn weshalb sollten sie ihm vertrauen, wenn sie ihn nicht kannten? Jesus sprach zu den einzelnen Anteilen, nicht nur in der Therapie. Überzeugungen, die ich als falsch erkannte, brachte ich im Gebet zu Gott. Immer wieder habe ich Bilder gemalt, einzelne Teile dazu befragt und alles aufgeschrieben. Dadurch wurde für mich sichtbar, was in den nächsten Therapiestunden Thema sein sollte. Diese Vor- und Nacharbeit war unbedingt notwendig, damit jeder im System genügend Zeit hatte, mit den Veränderungen klarzukommen und Vertrauen zu lernen."

Ein Anteil nach dem anderen erlebt im Gespräch oder in Annas Arbeit zu Hause Trost, Rettung, Befreiung und Veränderung. Diese Arbeit mit den einzelnen Anteilen und ihren Traumabildern war allerdings nicht so leicht, wie es hier im Rückblick erscheinen mag. Sie war mit sehr herausfordernden Gefühlen, mit Kampf und Hin- und Hergerissensein, mit Angst, Scham und manchen Hindernissen verbunden. Dieser Wegabschnitt brauchte Zeit, Geduld und viel Ausdauer.

Mehr als zwei Jahre sind darüber vergangen. Anna war sehr beharrlich, sie wollte Veränderung erleben, neue Gedanken denken und anders fühlen lernen.

Durststrecken

Immer wieder gab es schwierigere Abschnitte, Zeiten der Depression, Zeiten voller Ängste und verschiedenster Zweifel, aber auch viele ermutigende Erlebnisse und unglaubliche Veränderungen! Annas enge Beziehung zu Jesus, ihr Glaube und sicher auch ihre Familie und Freunde haben sie durchgetragen und begleitet.

> Anna im Rückblick: „Ich wusste, die schwierigen Zeiten gehören einfach dazu, sie sind begrenzt und gehen wieder vorbei. Gute Informationen zum Thema, auch Bücher und Seminare haben mir viel Angst genommen. Ich lernte, dass Panik sich schlimmer anfühlt, als sie tatsächlich ist – sie ist nicht lebensbedrohlich. Tagebuchschreiben erlebte ich als große Hilfe – darin konnte ich meiner Not eine Stimme geben. Ich hatte auch gelernt, sehr schlimme Erinnerungen in den inneren Tresor zu legen. Dort ging nichts verloren und wurde später, gemeinsam mit Ursel, zur richtigen Zeit wieder hervorgeholt und betrachtet. Dies war sehr wichtig für mich, denn alleine wäre es mir nicht möglich gewesen, diese Erinnerungen zu ertragen. Immer gab es einen Teil in mir, der in der Lage war, die anderen Anteile zu trösten oder auch mit Jesus über alles zu reden. In mir lebt die tiefe Überzeugung: Jesus leidet mit mir und wird alles tun, um mich aus den Gefangenschaften im Trauma herauszuholen. Ich wusste, Jesus wird mich nicht überfordern. Er lässt mich nur so viel anschauen wie nötig, er quält mich nicht zusätzlich.“
>
> Dies alles gab mir Sicherheit und half mir, in schweren Zeiten nicht verrückt zu werden.

Das Miteinander entwickelt sich

Immer mehr kann betrachtet, besprochen, verstanden und integriert werden. Das, was da ist, darf weiter zum Vorschein kommen. Die innere Kommunikation verbessert sich zunehmend. Täteranteile werden, einer nach dem anderen, zur Mitarbeit gewonnen, Opferanteile erfahren Trost und Schutz. Schambesetztes darf erkannt werden und erlebt Reinigung und Freisetzung. Für Anna spielen die Erfahrungen, die sie mit Jesus machen kann, eine entscheidende Rolle. Seine Worte haben große Auswirkungen. Er gibt ihr Sicherheit, ihm traut sie all das zu, was ihr allein nie möglich gewesen wäre. Schließlich ist das Gefängnis nicht mehr das richtige Bild für das Innere. Anna zeichnet ein Haus mit drei Stockwerken und vielen Zimmern. Jedes Stockwerk besitzt eine Glasveranda mit Versammlungsraum, Tisch, Stühlen und Sofas. Jeder Anteil erhält seinen eigenen Raum. Anna lernt, ihr Leben mit ihren Anteilen zu gestalten.

Anna: „Vor schwierigen Gesprächen mit Behörden oder anderen Menschen treffe ich die Regelung, dass mehrere Anteile die Situation gestalten und innerlich zusammenarbeiten. Es sollte nicht nur der gläubige Teil anwesend sein, der für Wahrheit sorgt, sondern auch jemand mit Sachverstand, der die nötigen Daten kennt und erklären kann, sowie ein redegewandter Teil mit Freundlichkeit und Taktgefühl, der uns angemessen vertritt. Die Anteile, die mit Autoritäten große Schwierigkeiten haben, sehr wütend sind oder sich schnell zum Opfer machen, bringe ich vorher in Sicherheit. Dies verhindert unkontrollierte Gefühlsausbrüche oder stillen Rückzug. Seit ich dies beachte, kann ich mit solchen Situationen viel besser umgehen.

Bei Arztbesuchen machte ich wiederholt die Erfahrung, in meinen gesundheitlichen Problemen nicht verstanden zu werden. Während der Untersuchungen bestimmte fast immer ein starker und gesunder Anteil meinen Körper und meine Reaktionen. Ich konnte die Beschwerden nicht glaubhaft vermitteln und erfuhr deshalb wenig Hilfe. Jetzt bitte ich die gesunden Anteile, die keine Hilfe brauchen, innerlich etwas zurückzutreten. Ich bitte sie zu erlauben, dass der kranke Anteil sein Problem vor dem Arzt zeigen darf. Ich erkläre ihnen, dass es nur so möglich ist, Hilfe zu bekommen. In mir ist große Angst vor Injektionen oder vor Situationen, bei denen man ruhig auf dem Rücken liegen oder sich ausziehen muss. Liebevoll tröste ich, erkläre die Situation und versichere immer wieder, dass mir und ihnen nichts Böses geschieht.

Eine Zeitlang kam ausgerechnet während Autofahrten ein besonders zorniger Anteil in mir hoch. Gerade da konnte ich ihn aber nicht brauchen, ich musste mich ja aufs Fahren konzentrieren. Ich bat ihn dann, etwas zurückzutreten, und versprach ihm, mich darum zu kümmern, dass er angehört wird und Hilfe bekommt, denn auch er hat einen Grund für seinen Zorn."

Du sollst leben!

Im Lauf der Zeit sind wir auf eine Vielzahl schlimmer traumatischer Geschehnisse gestoßen. Es wurde offensichtlich, dass Annas Mutter vom Großvater vergewaltigt worden war und Anna dabei gezeugt wurde. Annas Mutter wollte dieses Kind auf keinen Fall behalten. So folgten mehrere Abtreibungsversuche. Diese Familienschuld war viele Jahre ein Geheimnis, niemand durfte darüber sprechen.

Anna: „Immer wieder hat mich folgender Satz verfolgt: ‚Ich will, dass du tot bist.' Ich habe mich innerlich versteckt und wollte nicht geboren werden, niemand sollte mich sehen, ich durfte nicht wachsen. Ich gehörte nicht dazu, niemand wollte mich. Mit Jesus konnten wir diese ungeborenen Anteile finden. Er nahm sie sanft in seine Hände, wiegte sie und gab ihnen das Recht zu leben. Für mich war es schwer, zu glauben, dass ich von Gott geplant und gewollt bin. Immer empfand ich mich als Schande. Jesus hat diesen Stempel von mir genommen. Ich bin Gottes Plan. Heute verstehe ich, warum ich meiner Mutter nie zu nahe kam und immer versuchte, mir mein Recht auf Leben zu verdienen."

Annas gesamte Kindheit ist geprägt von Vernachlässigung, brutaler Gewalt und sexuellem Missbrauch durch Vater und Großvater. Aber noch Schlimmeres wird offenbar. Die Mutter überließ ihre Tochter auch anderen Männern. Anna war immer auf der Flucht. Ein Leben ohne Dissoziation wäre gar nicht möglich gewesen.

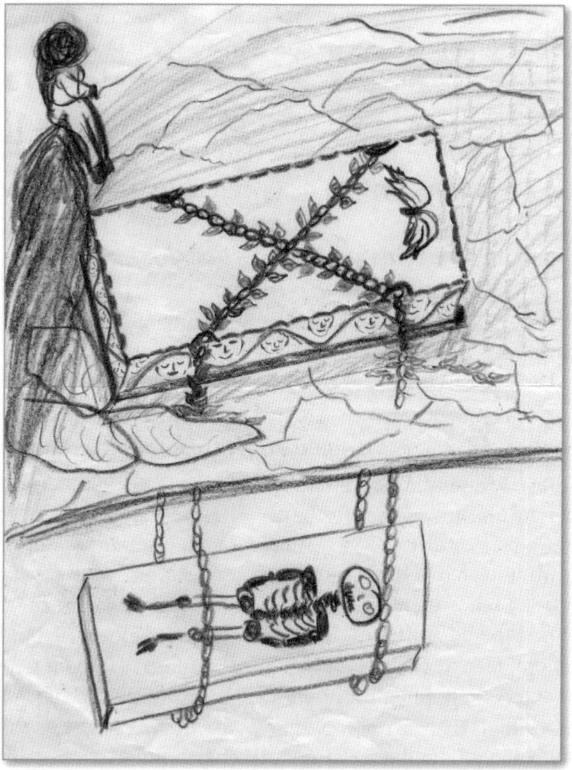

Wie tot

Wir haben auf dem bisherigen Weg vieles entdeckt und erkannt. Anna konnte einordnen und verstehen, weshalb so viel Schmerz und Verzweiflung in ihr war. Jesus ist ihr in all dem voller Erbarmen begegnet, hat sie getröstet und wieder aufgerichtet. Nur ein Thema konnten wir bisher nicht bearbeiten: die verbotene Station. Aber nun ist Anna soweit.

Die verbotene Station

Anna steht eine Operation bevor. In ihr ist große Angst, denn sie wird einige Tage im Bett liegen müssen, sich eine Zeitlang nicht bewegen dürfen und wahrscheinlich wird auch ein Katheder gelegt. Wir entdecken, dass sich vor allem die Kinder der verbotenen Station in Panik befinden. Wir bringen die dort eingeschlossenen Anteile mit Hilfe einer inneren Rettungsaktion an den sicheren Ort. Dort bekommt jeder ein eigenes Zimmer. Auf diese Weise übersteht Anna die Operation und die Zeit danach recht gut.

Als Anna wiederkommt, kostet es sie viel Überwindung und Mut, sich auch den Erlebnissen, Gedanken und Gefühlen dieser Anteile zu stellen, damit auch hier, Schritt für Schritt, Wiederherstellung geschehen kann. Die Scham ist entsetzlich groß, jeder Satz, jede Erinnerung ist schwer, oft müssen wir innehalten. Immer wieder bitten wir Gott, uns zu zeigen, welcher Schritt nun wichtig oder hilfreich ist. So gelangen wird zum Thema „Würde".

> Anna: „Ich habe ein Bild von meiner Würde gemalt: Ein Kind kämpft sich durch Schlammlöcher, verborgen hinter einer Mauer, getrennt von Menschen, vom gesamten Dorf. Wir sprachen in der Therapie über diese Mauer und ich konnte erkennen, dass ich die Mauer selbst zu meinem Schutz errichtet hatte. Niemand sollte dieses zerstörte, schmutzige, kraftlose Kind sehen! Ich schämte mich zutiefst für den Zustand des Kindes, für diese Familie und alles, was geschehen war. Mein Blick war fixiert auf meine Welt hinter der Mauer, auf die Scham und die Schande, auf alles, was ich von und über meine Familie hörte und mitbekam. Ein Satz von Ursel traf mich tief im Herzen: Ich hätte meine ganze Würde an meiner Familie festgemacht. Es war wie eine Offenbarung! Ich gab den Steinen der Mauer Namen, schrieb alle Lügen und Verletzungen darauf. All dies hatte mich geprägt und gefangen gehalten. Mir wurde bewusst, die Familie hat großen Einfluss auf die Würde, aber ich gehöre nicht nur zu meiner irdischen Familie, sondern bin in erster Linie Tochter Gottes. Ich gehöre dem höchsten König! Er gibt mir Würde! Plötzlich war mein Blick frei. Ich konnte sogar erkennen, wie auch andere mir Würde zugestanden. Auch das schrieb ich auf, sagte es mir selbst immer wieder vor und malte ein neues Bild. Es stellt ein freies, fröhliches, tanzendes Kind dar, ein Mädchen mit Blick zum Himmel. Die Steine der Mauer bekamen neue Inschriften und Namen, die Würde ausdrücken. Die neue Schutzmauer ist niedrig, eine natürliche Grenze, die den Blick zu den anderen und die Sicht der anderen zu mir nicht einschränkt. Sie schauen dem Kind freundlich und wohlwollend zu."

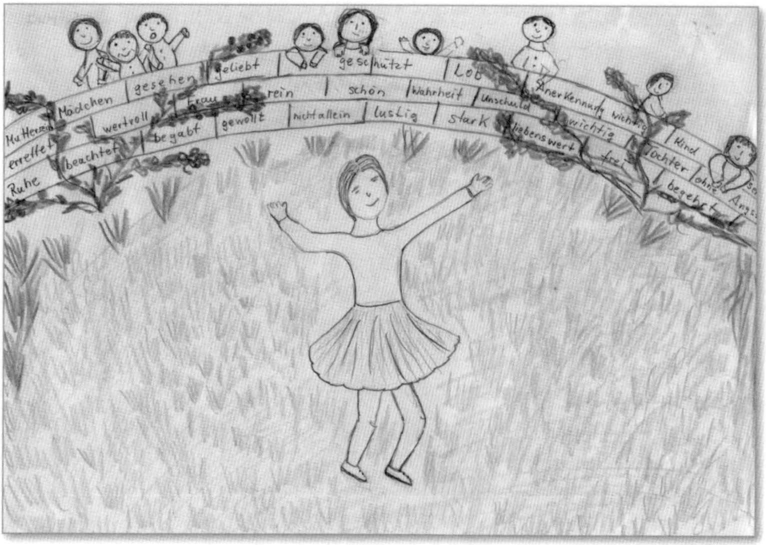

Neue Würde

Anna lebt auf. Die auf diese Weise von Gott wiederhergestellte Würde nimmt in ihr Raum, wird Realität. Zugleich erweist sie sich als Grundlage für die nächsten, sehr herausfordernden Schritte.

Anna: „Es war für mich entscheidend, dass die Würde wiederhergestellt war. Nie hätte ich mich sonst den weiteren, so sehr mit Scham besetzten Anteilen gestellt. Es wäre einfach nicht gegangen, ich hätte vor Scham nichts sagen können und keine Erinnerung zugelassen."

Das Brüllen des Feindes

Anna geht erneut durch eine besonders schwierige Zeit. Immer offensichtlicher wird, dass tatsächlich ritueller und organisierter Missbrauch eine wesentliche Rolle bei vielen Traumata gespielt haben.

Bereits am Anfang hatten Äußerungen, Zeichnungen, Tagebucheinträge und andere Auffälligkeiten auf zumindest schweren emotionalen, körperlichen und sexuellen Missbrauch, wenn nicht rituelle Hintergründe hingewiesen. Trotzdem machte ich dies nie von mir aus zum Thema. Anna hatte die Möglichkeit, selbst auf die furchtbaren Zusammenhänge zu kommen, in einem Tempo, das auch ihr Inneres mitgehen konnte. Durch das gewachsene Vertrauen, ihre tiefe Stabilität in Jesus, die inneren Veränderungen, die bereits geschehen waren, darf nun auch das nicht Fassbare offenbar werden.

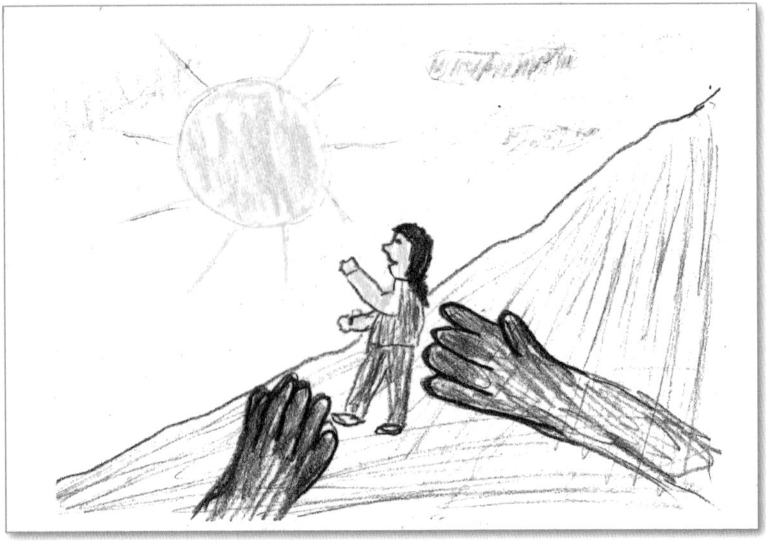

Dunkle Mächte

Anna berichtet, dass sie in der letzten Zeit immer wieder Angst bekomme. Sie erlebe sich von Mächten des Feindes angegriffen und nachts, besonders in ihren Träumen gequält. Sie kenne solche Bedrohungen, diese würden sie schon durch ihr gesamtes Leben begleiten. Ungewöhnlich häufig widerfahren ihr seltsame Unfälle. Anna ist eingeschüchtert und zugleich wütend. Sie will sich in ihrem Leben nicht mehr behindern lassen. Wir suchen die Anteile, die mit den beschriebenen Gefühlen und Erlebnissen in Zusammenhang stehen. Auch sie werden gehört und mit allem, was sie mitbringen, wahrgenommen und zu verstehen gesucht. Wir entdecken die traumatischen Situationen, aufgrund derer sie entstehen mussten. Immer wieder bitten wir Jesus, Anteile aus dem Eingefrorensein in den furchtbaren Situationen zu retten. Nach und nach können sie Jesus kennenlernen und Vertrauen aufbauen. Sie verändern ihre Überzeugungen, ihre Einstellung und somit ihre Aufgaben. Da manche von ihnen sich ganz der dunklen Seite verschrieben hatten, sind immer wieder Herrschaftswechsel nötig. Schließlich kann alles in Anna erkennen, dass Gott stärker ist als der Feind, dass Jesus den Sieg bereits errungen hat und der Feind keinerlei Macht mehr über sie hat. Auch wenn diese Themen viel Kraft, Mut und Zeit in Anspruch genommen haben, hat es sich gelohnt! Die Angriffe, das Gequältwerden, die Ängste verschwinden. Anna selbst ergreift in und durch Jesus den Sieg!

Schritt für Schritt in die Freiheit!

> Anna: „Ich kannte dieses Gefühl gar nicht, frei zu sein, diese Ruhe in mir zu spüren, einfach sicher zu sein. Es fühlt sich unglaublich gut an, als hätte jemand den dunklen Schleier von meinem Leben genommen. Plötzlich stehe ich im Licht und habe keine Angst mehr.“

Durch diese Freisetzung kann nun auch die Ursprungsperson gerettet werden, die tief im Inneren versteckt lebt. Wir finden sie in einem Kellergewölbe, sie hat nie das Tageslicht gesehen und befindet sich in einer Art Wachkoma. Die Bewacher sind nicht mehr da. Jesus kümmert sich um sie. Sie darf jetzt das Leben spüren, wachsen und ihre wahre Bestimmung einnehmen.

Wieder kann es ein Stück weitergehen. Schließlich kann Anna sich den Anteilen stellen, die während der rituellen Missbrauchssituationen die Qual ertragen mussten. Auch die Verräterin des Systems, die „Hure“, darf betrachtet werden. Eigentlich ist sie aus einem Bild, das Anna bereits vor langer Zeit gemalt hatte, schon bekannt, war aber immer Tabuthema. Jetzt ist Anna, wenn auch voll Zaudern und Zagen, bereit, sich auf sie einzulassen. Die Hure bekommt die Berechtigung, existieren zu dürfen. Sie musste die Situationen auf sich nehmen, die selbst die anderen Anteile als unerträglich eingestuft hatten ...

Häufig wird der Anteil, der den sexuellen Missbrauch körperlich erlitten hat, als Hure bezeichnet. In Annas Fall musste sie Missbrauch in verschiedenen Situationen und durch verschiedene Männer erleben. Von der Alltagsperson und den anderen Anteilen wird die Hure besonders dann verurteilt und verachtet, wenn sie dabei positive Empfindungen und Gefühle erlebt hat. Anna musste erklärt bekommen, dass sexuelle Erregung nicht steuerbar ist, sondern reflexhaft abläuft. Außerdem ist diese Art der Zuwendung für ein Kind, das in solch schlimmen Verhältnissen aufwächst, oft die einzige Form von Nähe, die es erlebt.

Etappe 5

Heute sind Anna alle wichtigen Anteile bekannt. Manche konnten bereits integriert werden, andere leben weiterhin im Haus. Es besteht gute gegenseitige Kommunikation, die Anteile kennen und helfen einander, sie bilden eine innere Einheit. Anna weiß, was in ihrer Vergangenheit geschehen ist, und hat ihre Geschichte für sich angenommen. Sie hat erkannt, welche Folgen, Entscheidungen, Einschränkungen und Gebundenheiten sich daraus entwickelt haben, und lange mit diesen Tatsachen gekämpft. Alles, was ihr deutlich wurde an falschen Gedankenmustern, Festlegungen, Schwüren, Verurteilungen und Fehlhaltungen hat sie vors Kreuz gebracht, Vergebung erlebt und selbst Vergebung ausgesprochen. Die tiefen und schmerzhaften Überzeugungen, die sie als Lügen identifizieren konnte, wurden durch Gottes Wahrheit ersetzt. In Anna ist keine Bitterkeit mehr, auch kein Hass, sie erlebt neue Freiheit.

Anna: „Mein Leben ist sicherer geworden. Das Chaos ist vorbei. Alle Anteile dürfen jetzt da sein und gesehen werden. Es gibt ein Miteinander, Absprachen, jeder hat seinen Platz. Das fühlt sich gut an.

Ich konnte Erinnerungen zulassen, meine eigene Verleugnung durchbrechen und Kontrolle loslassen. Auch wenn vieles sehr weh tat, haben meine Kindheit und Familie neue Bewertung erfahren. Die Wahrheit macht der Verwirrung ein Ende. Vergebung und Loslassen wurden möglich. Schmerz, Trauer und Wut dürfen jetzt sein und stellen keine Bedrohung mehr dar. Ich darf Gefühle zulassen und neue entdecken. Jetzt kann ich darüber reden, auch mit anderen, muss mich nicht mehr dafür schämen und verstecken. Ich kann meinen eigenen Überlebenskampf würdigen und Gottes Hilfe darin sehen. In meinem heutigen Leben setze ich Grenzen und lerne Hilfe anzunehmen.

Auch gesundheitlich geht es mir viel besser. Ich bin wieder belastbarer geworden, mein Immunsystem ist stabiler. Ich habe keine chronischen Entzündungen mehr, die Darmerkrankung ist nicht mehr nachweisbar. Nur noch selten treten Magen- und Blasenprobleme auf. Wesentlich gebessert haben sich meine Fibromyalgie-Schmerzen, auch die Migräne, die inzwischen sehr abgeschwächt verläuft und nur noch selten vorkommt. So brauche ich kaum mehr Schmerzmittel. Die Depressionen sind vollkommen verschwunden, die Panikattacken ebenfalls. Meine Herzprobleme sind weg und mein Blutdruck hat sich normalisiert. Nachts kann ich im Schlaf Erholung finden.

In all dem sind mir die Erfahrungen, die ich mit Jesus machen durfte, am wertvollsten. Obwohl dieser lange Prozess sehr schmerzhaft war, habe ich Jesus auf tiefe, ergreifende Art kennengelernt. Mitzuerleben und zu sehen, wie liebevoll Jesus mit all den Anteilen umgegangen ist, gerade auch mit denen, die für mich am schwierigsten waren, hat mich tief im Herzen berührt. Er hat nichts gefordert und jede Grenze geachtet. Er war mit mir in der Tiefe, ich war nicht allein. Er war mitfühlend und sanft. Manchmal genügte ein Blick, eine Träne von ihm oder sein geduldiges Warten, um dem betreffenden Anteil seine Liebe und Annahme deutlich zu machen. So konnten die Anteile sich ihm öffnen. Seine Berührungen taten nicht weh, sie waren rein und haben Heilung bewirkt.

Mir geht es viel besser als früher und ich fange endlich an zu leben!"

Annas Aufarbeitungsgeschichte würde ebenfalls ein Buch füllen. Als sie zu mir kam, war sie mutlos und ohne Hoffnung. Angst und Scham beherrschten sie. Ihre Innenwelt war ihr peinlich, vor allem als Christ meinte sie, nicht so sein zu dürfen. Inzwischen hat sie enorme Fortschritte gemacht. Aufgrund der räumlichen Entfernung konnte Anna nur in großen Zeitabständen in die Therapie kommen. So hat sie alle Anregungen aufgenommen, selbst und mit Jesu Hilfe viel mit ihrem Inneren gearbeitet und jedes Treffen so gut vorbereitet, dass wir die wichtigen Schritte, die anstanden, gehen konnten. Auch wenn es manchmal sehr schwer war, sie fast aufgegeben hätte und „am Boden lag", ist sie mit Jesu Hilfe wieder aufgestanden und weitergegangen. Viele Durststrecken hat sie bewältigt. Sie hat sich an Jesus geklammert und sich an ihm festgehalten. In nur vier Jahren hat sie eine großartige Leistung vollbracht. Sie hat sich traumatischen Erlebnissen gestellt, die für viele Menschen überhaupt nicht vorstellbar sind. Sie hat durchgehalten, obwohl sie manchmal am liebsten alles hingeworfen hätte. Wenn ich sie heute sehe, habe ich eine gereifte Frau vor mir, die wertvolle Kompetenzen entwickelt hat, die andere in ihrem Leiden gut versteht und ihnen liebevoll begegnen kann. Sicher gibt es auch weiterhin Probleme, Baustellen und Schwierigkeiten, die bewältigt werden müssen, aber Anna hat großes Potenzial und ich bin überzeugt, dass sie auch diese Bereiche mit Gottes Hilfe angehen und gut damit umgehen wird. Ich freue mich darauf, sie einmal sagen zu hören: Ich bin eins geworden.

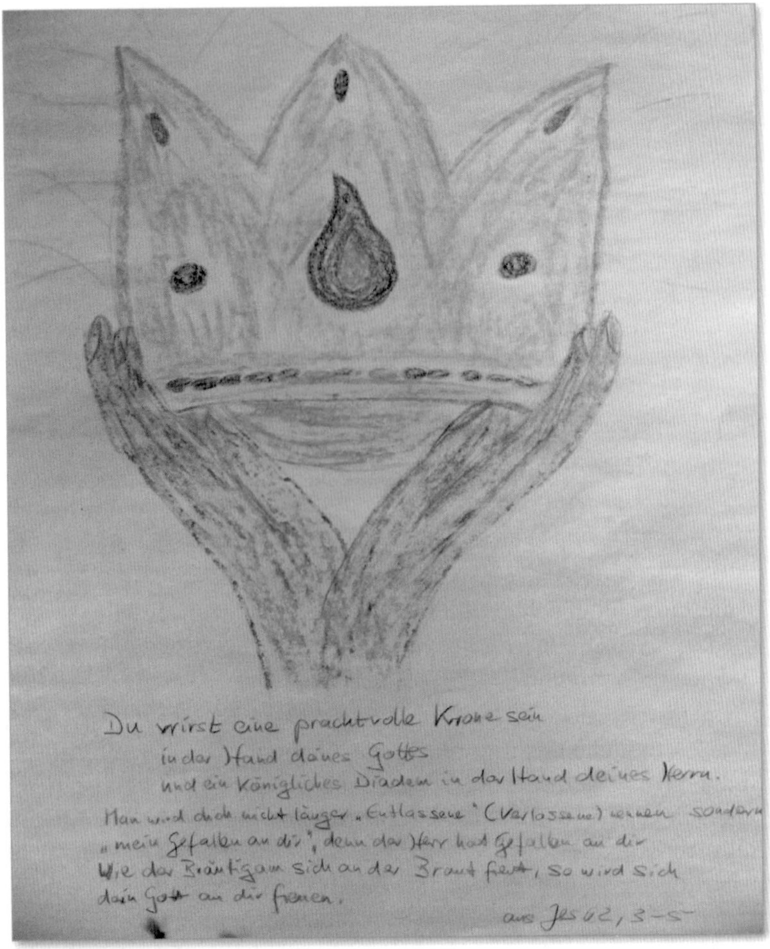

Du wirst eine prachtvolle Krone sein!

Fehler und Grenzen

Das Miteinander gestalten • Überforderungen • Die Wahrnehmung trainieren • Themen speziell für Christen • Umgang mit Gottes Reden

In diesem Kapitel geht es um Fehler, die vermieden werden können, und Grenzen, die beachtet werden sollten. Dabei werden manche Themen der vorigen Kapitel erneut aufgegriffen.

Traumatisierte Menschen sind häufig schwer einzuschätzen. Aufgrund ihrer Zerrissenheit transportieren sie, abhängig von der jeweiligen Situation und dem gerade vorherrschenden Persönlichkeitsanteil, unterschiedlichste Botschaften von „Rühr mich nicht an, komm mir nicht zu nahe“ bis „Hab mich lieb, ich brauche dich“, von „Ich mach alles, was du sagst“ zu „Du hast mir nichts zu sagen!“ Zudem sind Betroffene ängstlich, extrem vorsichtig und zugleich höchst kontrollierend. Aufgrund dieser Zusammenhänge kommt es leicht zu Missverständnissen. Menschen, denen es an Wissen über Trauma und Folgen mangelt, die somit nicht einordnen können, was „Zerbrochenheit“ bedeutet, wie sie sich auswirkt und wie man mit ihr umgehen kann, bereitet es verständlicherweise Mühe, angemessen zu reagieren. Unsicherheit, Abwehr, Unverständnis, Fehleinschätzungen und Enttäuschungen sind die Folge. Da die Betroffenen besonders empfindsam sind, können sie leicht retraumatisiert (erneut traumatisiert) werden. Wenn dagegen Wegbegleiter gewisse Aspekte beachten, kann vielen Problemen vorgebeugt werden.

Das Miteinander gestalten

Vertrauen und Misstrauen

Wir haben bereits besprochen, dass es für Menschen, die so schlimme Dinge erlebt haben, die kontrolliert und misshandelt wurden, sehr herausfordernd und schwierig ist, Vertrauen zu fassen. Vertrauen darf nicht erwartet oder gar gefordert, sondern muss gewonnen werden. Die Zeitspanne, die zur Vertrauensbildung eingeplant werden muss, ist weit länger als bei anderen Ratsuchenden, immer wieder tauchen Ängste und Misstrauen auf. Dies ist bei der Wegbegleitung traumatisierter Menschen normal und braucht weder Betroffene noch Wegbegleiter zu irritieren.

Klare Absprachen vermitteln Sicherheit

Für Betroffene ist Unsicherheit extrem beängstigend. Unklare Absprachen, unterschiedliche und unausgesprochene Erwartungen führen schnell zu Missverständnissen. Dies kann vermieden werden. Gerade mit traumatisierten Menschen rede ich sehr klar und deutlich, erkläre viel und frage nach, z. B. ob unser Vorgehen für sie verständlich ist und sie damit einverstanden sind.

Auf keinen Fall sollten wir uns aufgrund der Not dazu verleiten lassen, Versprechen zu geben, die wir nicht halten können: „Ich werde dich nie alleinlassen! Ich bin immer da, wenn du mich brauchst! Du kannst mich jederzeit anrufen." Solche Aussagen führen zwangsläufig zu Enttäuschungen.

Freiheit lassen, Raum geben

Menschen, die von anderen bestimmt und kontrolliert wurden, reagieren höchst empfindlich, wenn sie das Gefühl bekommen, erneut manipuliert oder gedrängt zu werden. In den Gesprächen mit uns sollen sie entdecken, es geht um sie, und Freiraum und Freiheit erleben. Sie dürfen selbst die Entscheidungen treffen, sogar „schlechte". Unsere Aufgabe ist, die Betroffenen trotzdem anzunehmen und zu achten. Heilung und Wiederherstellung sind ein Angebot, kein Zwang.

Gesunde Grenzen

Gegenseitige Grenzen müssen geachtet und respektiert werden, Betroffene haben häufig keine Vorstellung von gesunden Grenzen, ziehen diese zu eng und verbarrikadieren sich oder versuchen ihr Gegenüber ganz einzunehmen. So müssen wir Wegbegleiter Verantwortung für angemessene Grenzen übernehmen, sie definieren, miteinander besprechen und häufig auch die Einhaltung mit den Betroffenen einüben. Dies betrifft auch Themen wie unangekündigte Besuche, Anrufe, E-Mails, Treffen in der Gemeinde, zusätzliche Gesprächswünsche. Wenn Wegbegleiter aus Mitleid Grenzüberschreitungen der Betroffenen übersehen und hinnehmen, fördern sie das grenzenlose Verhalten. Betroffene lernen an uns, wie Beziehungen gestaltet und gegenseitige Grenzen geachtet werden können.

Abhängigkeiten und Bindungen

Meist erstreckt sich die Wegbegleitung über einen längeren Zeitraum, die Beziehung zueinander wird vertraut und tief. Es ist normal, dass sich ein verletzter Mensch, der sich – oft erstmals – gehört und verstanden erlebt, gerade in schwierigen und krisenhaften Zeiten an den Wegbegleiter klammert. Diese Abhängigkeit darf aber nur begrenzte Zeit bestehen, Ziele sind Eigenständigkeit und Freiheit. Betroffene sollen unabhängig von uns Wegbegleitern werden, tiefere Beziehung zu Jesus und Gott aufbauen und lernen, sich an ihnen zu orientieren.

Gegenüber bleiben

Bei der Wegbegleitung traumatisierter Menschen kommt es leicht zu Übertragung und Gegenübertragung. Opferanteile, innere Kinder, suchen eine Mama, einen Papa, jemand Starken, der alles für sie macht, jederzeit verfügbar ist und sie liebevoll umsorgt. Diese kindlichen Anteile können durchaus Mutter- oder Vatergefühle in uns Wegbegleitern hervorrufen. Kommt es zur Enttäuschung der meist übergroßen Erwartungen, kann der Wegbegleiter zum schlimmsten Feind, zum Inbild von Tätermutter oder Tätervater werden, die früher diese Bedürfnisse nicht gestillt haben.

Manche Menschen sind berufen, eine bestimmte Zeit lang jemandem geistliche Eltern zu werden. Damit nehmen sie in der Wegbegleitung eine besondere Rolle ein, aber auch dann ist wichtig, darauf zu achten, dass Betroffene erwachsen werden, lernen Verantwortung zu tragen, und nicht in Unselbstständigkeit und Abhängigkeit verharren.

Seelsorger, Berater und Therapeuten sollten immer Gegenüber bleiben, die Wegbegleitung zwar mit Empathie und Verständnis, aber zugleich gesundem Abstand und Freiraum gestalten. Sie stellen sich an die Seite der Betroffenen, nehmen ihre Rolle als Coach und Unterstützer ein, verstehen, ermutigen und vermitteln Hoffnung. Die Betroffenen werden in ihrer Erwachsenenposition und Eigenverantwortung gestärkt.

Verstehen statt verwickelt sein

Wichtig ist, dass wir gerade in der Konfrontation mit all den überwältigenden Gefühlen gesunden Abstand bewahren. Die Not der Betroffenen, ihre Verzweiflung, ihre Fragen und Vorwürfe, ihre Wut und ihr Hass nehmen uns mit. Ihre Glaubenszweifel stellen unseren Glauben in Frage. Ärger, Zorn und Anklagen, die sich gegen uns richten, können wir leicht persönlich nehmen. Nur wenn wir Wegbegleiter Gegenüber bleiben, können wir den Betroffenen verstehen helfen, was in ihnen vorgeht: Warum ist da so große Wut? Gegen wen richten sich die Anklagen wirklich? Welcher Anteil muss so reagieren? Womit hat die tiefe Hoffnungslosigkeit zu tun? Weshalb ist es in diesem Moment wichtig, so aggressiv aufzutreten?

Geht uns der nötige Abstand verloren, werden wir verwickelt, fühlen uns angegriffen, reagieren aus Betroffenheit oder werden selbst handlungsunfähig.

Abstand und Mitgefühl

Noch weit schwieriger als die Konfrontation mit negativen Gefühlen ist es, das Leid mitzuerleben, all das Schlimme, das Unfassbare zu hören und zu erfassen. Dabei Gegenüber zu bleiben, bedeutet nicht abgebrüht oder emotionslos zu sein. Mitempfinden und Empathie sind wertvolle Begabungen, als Christen sind wir dazu aufgefordert: *„Sind andere Menschen glücklich, dann freut euch mit ihnen. Sind sie* *traurig, dann begleitet sie in ihrem Kummer"* (Römer 12,15). Unsere warmherzige Reaktion, Worte, die vermitteln: „Es tut mir sehr, sehr leid, dass du so Schlimmes erlebt hast! Es tut mir weh, zu hören, wie du gelitten hast", sind wichtig und hilfreich. Oft haben Betroffene sich mit gegenteiligen Botschaften gequält: „Es war nicht so schlimm, ich stelle mich nur so an." Heute darf Schlimmes als schlimm bezeichnet werden, Unrecht als Unrecht, Lüge als Lüge. Wenn wir Wegbegleiter uns aber selbst im Leid, Schmerz und in der Hoffnungslosigkeit verlieren, können wir nicht mehr helfen.

Außerdem befürchten viele Betroffene, dem anderen zu viel zu sein oder zur Last zu fallen. Reagieren Wegbegleiter auf die berichteten leidvollen Erfahrungen mit starken Gefühlen, ziehen sich Betroffene schnell wieder zurück: „Lieber nichts mehr erzählen, das reicht schon. Ich könnte mein Gegenüber damit überfordern! Es wird ihm zu viel. Vielleicht schickt man mich dann weg! Also halte ich lieber meinen Mund." Wieder müssen Schmerz und Erinnerungen weggedrängt werden.

„Wenn jemand am Boden liegt, dann braucht er niemanden, der sich dazulegt oder über ihn hinwegsteigt, sondern jemanden, der den Überblick behält."[1] Nur als Gegenüber können wir Halt vermitteln und mögliche nächste Schritte aufzeigen. So gilt es, das rechte Maß zu finden, Mitgefühl zu zeigen und doch Gegenüber zu bleiben.

Berührungen

Britta: „Berührungen, das war für mich ein ganz schwieriges und heißes Thema! Mein ganzes Leben lang war ich, trotz der Familie und all der Freunde um mich herum, einsam und isoliert. Ich sehnte mich nach Nähe und Umarmung, aber mein äußeres Verhalten drückte genau das Gegenteil aus: Mir geht es gut. Ich komme alleine klar. Ich brauche keine Liebe! Innerlich dagegen bin ich fast kaputtgegangen. Als ich einmal bei meiner Freundin in der Küche saß, wurde sie von ihrer Mutter umarmt. In mir zog sich alles zusammen. Einerseits dachte ich: ‚Wow, dass so etwas möglich ist', andererseits: ‚Das ist doch viel zu eng, die können sich ja spüren!' Ich hatte einfach keine Ahnung, was normal ist und was nicht.

Wenn jemand die Hand auf meine Schulter legte, fühlte sich das an wie heißes Eisen. Wenn jemand mich trotzdem einmal in den Arm nehmen wollte, dann wurde ich steif wie ein Brett, innerlich war alles auf Alarmstellung.

> Diese Spannung ist das Schrecklichste, das man sich vorstellen kann. Einerseits sehnt man sich so sehr nach Nähe, andererseits löst dies höchste Alarmstufe aus und es darf auf keinen Fall dazu kommen – grauenhaft! Oft habe ich mich dafür gehasst, dass ich diese Bedürfnisse nach Nähe und Umarmtwerden überhaupt habe."

Gerade in der christlichen Beratung oder Seelsorge ist es durchaus üblich, Trost zu spenden, indem man den Arm um die Schulter legt oder den anderen in den Arm nimmt. Vielen Betroffenen tut dies gut, aber für Menschen, deren Grenzen überschritten wurden, können vor allem unvermutete Berührungen bedrohlich und erschreckend sein, sogar Flashbacks auslösen. So ist es wichtig, Betroffene zu fragen, was sie sich wünschen oder brauchen: „Möchtest du, dass ich mich zu dir setze, wenn du weinst? Oder kannst du gerade keine Nähe brauchen? Tut es dir gut, wenn ich dich in den Arm nehme?" Berührungen können sehr heilsam sein: Betroffene *erleben* Trost, *spüren* Annahme, *erfahren* es, gehalten zu werden, und Gottes Liebe kann während der Umarmung in sie hineinfließen.

Alle Menschen machen Fehler

Dieses Kapitel beschreibt vieles, was falsch gemacht werden kann, vieles, was wir beachten sollten. Trotzdem werden uns Fehler unterlaufen, aber das ist nicht schlimm, denn wir können daraus lernen und uns weiterentwickeln. Auch Wegbegleiter sind nur Menschen, das dürfen und sollen die Betroffenen wahrnehmen. Wir können uns entschuldigen und vermitteln dabei eine wichtige Botschaft: Fehler können vorkommen, sie sind keine Katastrophe und nicht gleichbedeutend mit schrecklicher Strafe oder daraus resultierender Ablehnung.

Überforderungen

Nichts aufdecken ohne Grundstabilität

Auf der einen Seite neigen Betroffene dazu, Traumata ganz zu vermeiden, sie aus der Erinnerung zu verdrängen, auf der anderen möchten viele sich das Ganze endlich einmal von der Seele reden.

Dabei besteht die Gefahr, dass sie zu viel sagen, damit verbundene Erinnerungen und Gefühle aktivieren und sich selbst überfordern. Das bisher gut gedeckelte Fass ist geöffnet und lässt sich nun nicht mehr einfach verschließen. Psychische und körperliche Überforderung bis hin zu Zusammenbrüchen kann folgen.

Wir müssen darauf achten, gerade am Anfang einer Wegbegleitung nicht zu tief nachzufragen, keine Erinnerungen hervorzuholen, die noch nicht gewusst werden dürfen, und Missbrauchssituationen keinesfalls genau schildern zu lassen. Behutsam bremsen wir die Betroffenen und erklären: „Ich verstehe, dass anscheinend Schlimmes geschehen ist, das wahrgenommen und gehört werden will. Du und ich, wir werden uns darum kümmern. Aber damit wir wirklich helfen können und die früheren Traumata nicht erneut überwältigen, ist es wichtig, zunächst gewissen Abstand einzunehmen und gemeinsam zu üben, wie man diesen immer wieder erreichen und aufrechterhalten kann.“ Betroffene lernen, aus der Vogelperspektive oder Beobachterrolle zu berichten, nur die wichtigsten Stichworte zu sagen und Gefühle zunächst auszuklammern.

Kopfüber hinein

Menschen sind ungeduldig, Betroffene wollen schnell heil werden und ihre Probleme, Ängste und negativen Gedanken, das gesamte Chaos hinter sich lassen. Wegbegleiter haben gute Ideen, sind motiviert und wollen Erfolge sehen. Immer wieder stürzen sich Betroffene und Wegbegleiter kopfüber in die Aufarbeitung von schlimmsten Kindheitserfahrungen. Leider folgen häufig Zusammenbrüche, Depressionen und Burnout. Auch das Argument von manchen Seelsorgern: „Wir machen das mit Jesus, dann kann ja nichts passieren“, finde ich leichtsinnig und unüberlegt. Selbst wenn während des Treffens alles gut zu gehen scheint, kann die Situation zu Hause ganz anders aussehen. Das „Fass“ ist geöffnet, die Betroffenen sind folgenden Überflutungen hilflos ausgeliefert. Sogar das empfindliche Vertrauen in die verändernde Kraft Jesu kann Schaden nehmen.

Grundsätzlich dürfen Menschen, die wenig Stabilität zeigen, die sich selbst oder andere gefährden, nie in Traumakonfrontationen geführt werden!

Flashbacks erfordern immer Reorientierung!

Flashbacks bedeuten nie Trauma-Integration, sondern reinen Wiedererlebensschrecken! Falls es durch innere oder äußere Auslöser zu Flashbacks kommt, muss als Erstes reorientiert werden.

> FLASHBACKS BEDEUTEN NIE TRAUMA-INTEGRATION, SONDERN REINEN WIEDERERLEBENSSCHRECKEN!

Während eines Flashbacks kann nicht verstanden und verarbeitet werden, das Lernfenster ist verschlossen, es geht nur ums Überleben. In einer solchen Situation ist es auch nicht sinnvoll, Jesus zu bitten, dem betreffenden Anteil zu begegnen. Ebenso könnte man einem Blinden, der am Abgrund hängt, einen Strick hinhalten. So wie der Blinde den Strick weder sehen noch ergreifen kann, ist die traumatisierte Person in diesem Moment nicht in der Lage, Jesu Hilfe wahrzunehmen.

Ängste beachten

Betroffene haben viele Ängste, für uns Wegbegleiter manchmal schwer nachvollziehbar: „Warum stellt er sich nur so an? Warum geht sie die Schritte nicht, die jetzt nötig wären?“ Wir müssen daran denken, dass die Ängste ihren Grund haben. Meist verstecken sich tiefe Überzeugungen dahinter, die sich aufgrund der schlechten Erfahrungen entwickelt haben. Diese müssen erkannt, verstanden und überprüft werden. Können die Betroffenen wahrnehmen, dass manche Gedankengänge nicht mehr zur heutigen Realität passen, bestimmte Überzeugungen heute gar nicht mehr sinnvoll sind, können sie verändert und Ängste abgebaut werden. Die betreffende Person darf dabei zu nichts gezwungen, gedrängt oder überredet werden. In Jesus haben Betroffene einen Helfer, der stärker ist als alle Angst. Wir können die Macht der Angst in seinem Namen binden oder Jesus bitten, die Wucht der Angst auf sich zu nehmen. So werden Schritte möglich, die vorher unmöglich schienen.

Hinweise auf Überforderung

Nachdem Betroffene sich und ihre Grenzen nur wenig wahrnehmen, merken sie häufig spät, wenn sie sich überfordert fühlen oder sich selbst zu viel zugemutet haben. Dies wird oft erst aufgrund sichtbarer negativer Auswirkungen bemerkt: Verschlechterung der Alltagsbewältigung, vermehrte Flashbacks und Überflutungen, erhöhter Drang zu Selbstverletzungen oder depressive Verstimmungen. Hohe Erwartungen an sich selbst oder von anderen bringen Betroffene leicht unter Druck. Schnell fühlen sie sich unfähig und neigen zu typischen Selbstverurteilungen: „Ich bin ein Versager, typisch! Ich habe keine Chance, es wird sich nie etwas ändern! Nicht einmal Gott kann mit so einer Niete etwas anfangen!" Selbsthass und Selbstbestrafung können folgen. Manchmal fallen Betroffene ganz in die Opferrolle, fühlen sich erneut ausgeliefert und ohne jede Kontrolle.

Immer, wenn wir solche Anzeichen entdecken, gilt es innezuhalten, das Tempo zu reduzieren und das Augenmerk erneut auf Stabilisierung, Trost und Ermutigung, Geborgenheit bei und in Gott zu richten.

Veränderungen brauchen Zeit und Kraft

Alle neu gewonnenen Erkenntnisse müssen von den Betroffenen verarbeitet werden, Veränderungen müssen umgesetzt werden. Meist sind die Betroffenen selbst ungeduldig, manchmal auch wir Wegbegleiter. Traumatisierungen, die sich über viele Jahre eingeprägt haben, bedürfen einer längeren Genesungszeit. Einen Hügel zu besteigen erfordert weniger Kraft und Zeit, als ein ganzes Gebirge mit Gipfeln und Tälern zu durchwandern.

Die Wahrnehmung trainieren

Ein Problem kann sein, dass unerfahrene Wegbegleiter gar nicht wahrnehmen, dass die Person, die zu ihnen kommt, traumatisiert ist. Gerade deshalb sind Fortbildungen und gute Literatur wichtig. Besonders Wegbegleitern mit wenig Erfahrung rate ich, sich ausführlich zu informieren. Nur wenn die typischen Reaktionen, Formulierungen und Hinweise entdeckt werden, kann angemessen reagiert werden.

Augen auf!

Viele Christen schließen die Augen, wenn sie beten oder versuchen, sich auf Gott auszurichten. Wegbegleiter sollten ihre Augen offen halten und wahrnehmen, was geschieht. Manchmal zeigen Betroffene während des Gebets oder der gemeinsamen Stille überraschende, für das weitere Gespräch bedeutsame Reaktionen: Ein Wechsel kann ausgelöst werden, die Person kann in einen Gefühlszustand geraten, in dem sie Hilfe braucht, auch Ängste vor oder Ablehnung gegen Gott können sichtbar werden.

Unnötige Konfrontationen vermeiden

Wenn Betroffene als Kinder im Keller, in engen Räumen oder Kisten eingesperrt waren, haben sie oft große Angst vor Spinnen oder Ungeziefer entwickelt. Eine dicke Fliege, die sich auf die betreffende Person setzt, kann großen Schrecken einjagen. Haustiere wie Katzen und Hunde können, je nach Vorerfahrungen, Abwehr und Panik auslösen, andererseits aber auch helfen, sich in der Gegenwart zu verankern. Bestimmte Gegenstände, Dekorationen oder Farben können als Trigger wirken. Für Betroffene, die rituellen Missbrauch erlebt haben, sind dunkle Kerzen, bestimmte Symbole wie ein „großes Auge“ oder die Farben Schwarz und Rot schwierig, auch Worte wie „Opfer“ oder „reingewaschen durch sein Blut“ sollten mit Vorsicht benutzt werden. Um für die Gespräche einen Schutzraum gestalten zu können, ist es wertvoll, diese individuellen Einschränkungen und Besonderheiten zu beachten.

Für manche Betroffene ist die Wahl des richtigen Sitzplatzes wesentlich. Falls sie viel kontrollieren müssen, vermittelt es ihnen Sicherheit, die Tür im Blick zu behalten. Der Weg zum Ausgang sollte frei sein. Es ist ungünstig, wenn Fenster sich im Rücken befinden. Hilfreich ist, den Betroffenen immer wieder Entscheidungsmöglichkeiten einzuräumen und nachzufragen, ob die Gesprächssituation für sie gut ist oder sie einen bestimmten Wunsch haben.

Worte und was gehört wird

Bestimmte Worte oder Sätze können Erinnerungen, heftige Gefühle oder Flashbacks auslösen. Natürlich wissen wir im Voraus nicht, welche Worte das sind, aber wir können aus den Erfahrungen lernen:

> Lisa und ich sprachen über die körperlichen Misshandlungen des Vaters. Angst kam hoch und mit ihr ein kindlicher Anteil nach vorn. Ich versuchte

ihm Sicherheit zu vermitteln und sagte: „Ich will dir doch helfen!" Lisa fiel in ein Flashback. Später entdeckten wir: Der missbrauchende Vater hatte genau diese Worte gesagt, um Lisa in Sicherheit zu wiegen, dann aber genau entgegengesetzt gehandelt. In Zukunft habe ich diese Worte natürlich vermieden!

Während des Gesprächs müssen wir Wegbegleiter die Augen offen halten und wahrnehmen, was unsere Worte auslösen oder wie unser Gegenüber reagiert.

Anteile und ihre Anliegen

Störungen, Widersprüche, plötzliche Meinungsänderungen dürfen nicht übergangen, weggeschoben oder verurteilt werden. Das würde bedeuten, dass sie wiederum verdrängt werden müssen und nicht bearbeitet werden können.

Angelas plötzliche Blockade: Ich war im Gespräch mit Angela, einer neuen Klientin, die mit mir ihre Gottesbeziehung betrachten wollte. Sie hatte wegen ihrer massiven Ess-Störungen schon mehrere Jahre Therapie hinter sich und galt als therapieresistent. Trotzdem arbeitete sie sehr gut mit. Wir sprachen gerade über das Thema Vaterschaft: was ein liebevoller Vater für seine Kinder empfindet, wie er sich ihnen gegenüber verhält und was er ihnen gerne gibt. Plötzlich verschränkte Angela die Arme und erklärte mir ziemlich mürrisch, dass sie jetzt keine Lust mehr habe. Sie wolle nicht weiter mit mir reden. Zuerst war ich kurz irritiert, dann fragte ich nach, ob sie einmal nach innen schauen könne, wer denn keine Lust mehr habe. Zu diesem Zeitpunkt hatte ich weder mit Dissoziation gerechnet, noch hatten wir über diese Möglichkeit gesprochen. Angela konnte in ihrem Inneren sofort ein siebenjähriges Mädchen entdecken. Ich erkundigte mich: „Will das Mädchen uns etwas mitteilen?" – „Nein, es möchte einfach spazieren gehen, das Wetter ist doch so schön!" – „Ja, das kann ich gut verstehen, dass ein siebenjähriges Mädchen es langweilig findet, sich so lange zu unterhalten." Auch wenn wir zuvor noch nie über innere Jesusbegegnungen gesprochen hatten, fragte ich auf einen Impuls hin: „Könnten wir Jesus bitten, diesem Mädchen innerlich zu begegnen?" Sie stimmte zu. Ohne Probleme konnte sie sehen und beschreiben, wie Jesus zu der Kleinen ging und freundlich mit ihr sprach. Nach einer Weile erklärte Angela mir, die beiden würden sich Hand in Hand zu einem Herbstspaziergang aufmachen und durch die bunten Blätter gehen. Ich bot der Erwachsenen ebenfalls eine Pause an, damit auch sie einen Herbstspaziergang machen könne, aber sie wollte am Thema weiterarbeiten. Beim nächsten Treffen berichtete sie mir, ihr sei es bereits häufig passiert, dass sie mitten in herausfordernden Gesprächen plötzliche Unlust verspürt und dies geäußert habe. Bisher wurden die Gespräche dann beendet, ihr wurden Unwille und mangelnde Bereitschaft zur Mitarbeit vorgeworfen.

Wie wichtig ist es, Dissoziation zu erkennen und angemessen damit umzugehen! Oft begegnen wir verschiedensten, den Betroffenen nicht bewussten, „Fluchtmechanismen". Alles hat seinen Grund. Immer geht es darum, den Anteil zu entdecken, der mit diesem Verhalten verbunden ist, sein Agieren zu verstehen und Schritt für Schritt zur Veränderung zu führen.

Co-Bewusstsein fördern

Während der Gespräche sollen sowohl der anscheinend normale Persönlichkeitsanteil (ANP) als auch die inneren Anteile (EPs) die Informationen hören und aufnehmen. Manchmal rede ich „durch den ANP hindurch" zu den EPs, manchmal betone ich, dass diese Botschaft allen gilt. Immer wieder ist es notwendig, den ein oder anderen Satz zu wiederholen, weil das Gesagte noch nicht angekommen ist. Die Person war abgelenkt, zu viele andere Gedanken waren da, im Inneren war es laut oder ein anderer Anteil hatte sich nach vorne geschoben.

Kommunikation und Weiterleitung von Informationen sind bei Dissoziation grundlegende Themen. Häufig befinden sich die Anteile noch auf kindlichem Wissensstand, halten an Überzeugungen fest, die aufgrund ihrer meist schlechten Erfahrungen entstanden sind. Vieles muss erklärt, Wahrheiten müssen transportiert werden, damit die Betroffenen mit all dem, was in ihnen ist, erkennen können, dass manche dieser Überzeugungen heute nicht mehr sinnvoll sind.

Tangiert man im Gespräch Traumata oder besonders schwierige Themen, geschieht es immer wieder, dass der ANP sich unbemerkt davonstiehlt. Das wird spätestens dann deutlich, wenn wir am Ende der Gesprächszeit oder beim nächsten Treffen das Geschehene rekapitulieren. Blickt der ANP dann verwundert mit großen Augen, ist wohl nicht viel bei ihm angekommen. Die Arbeit allein mit den EPs ist langfristig nicht sehr hilfreich, der Informationsfluss bleibt gestört. Vielleicht hat ein EP durch Jesus Hilfe erlebt und fühlt sich getröstet, aber der Rest der Person weiß nichts davon, die Abspaltung bleibt bestehen. Deshalb ist es unerlässlich, dass der ANP auf irgendeine Art an der Arbeit beteiligt ist oder zumindest als Beobachter anwesend bleibt! Auch die anderen Anteile, vor allem diejenigen, die Ähnliches erlebt haben, sollten *mit* wahrnehmen, was gesprochen, erkannt und verändert wird.

Erkennen, was im anderen vorgeht

Petra erzählte mir folgende Erfahrung: Sie hatte eine Seelsorgerin aufgesucht, da sie mit ihr das Thema Kontrolle besprechen wollte. Als Einstieg sollte sie ihr Lebenshaus malen und beschreiben, wer dort auf dem Thron säße. Es war die Kontrolle. Im anschließenden Gespräch wurde Petra aufgefordert, die Kontrolle vom Thron zu werfen. Obwohl es ihr schwerfiel und „sich in ihr alles wehrte“, war Petra gehorsam und formulierte die entsprechenden Worte. Die Seelsorgerin war zufrieden und fragte nicht weiter nach.

Am nächsten Tag war Petra sehr unruhig, irgendetwas war nicht in Ordnung. Da sie es nicht in Worte fassen konnte, malte sie erneut ein Bild: das Lebenshaus, innen ein leerer Thron; außen, neben dem Haus, eine riesengroße Gestalt, die das ganze Haus in ihren Händen hielt – die Kontrolle. Das Bild erschreckte sie sehr. Da sie aber ihre Seelsorgerin nicht enttäuschen wollte und sich für ihr Bild schämte, bat sie nicht weiter um Hilfe.

Ein unglückliches Ende. Die Seelsorgerin hatte es gut gemeint. Sie dachte weiterhin, das Problem mit der Kontrolle hätte sich erledigt. Petra verschwieg, was sie entdeckt hatte, und versuchte das Bild tief in sich zu verdrängen.

Dieses Beispiel verdeutlicht, wie wichtig es ist, immer wieder nachzufragen: „Wie geht es dir mit diesem Vorschlag? Was denkst du jetzt? Gibt es dazu noch etwas zu sagen? Wie hat sich dein inneres Bild verändert?“ Widersprüche und Probleme dürfen sein und sollen geäußert werden!

Am Ende eines Gesprächs

Rechtzeitig, bevor die gemeinsame Zeit zu Ende geht, müssen wir Wegbegleiter darauf achten, wie es der betreffenden Person geht. Gibt es noch irgendetwas, was bis zum nächsten Treffen auf Abstand gebracht oder gut verwahrt werden muss? Ist mein Gegenüber wieder im Hier und Jetzt orientiert? Alltagsthemen helfen der erwachsenen Alltagsperson, wieder ganz nach vorne zu kommen und sich in der Realität zu verankern: „Was hast du heute noch vor? Wie geht es deiner Familie? Wann habt ihr wieder Hauskreis? Was wirst du heute kochen? ...“ Sind Betroffene nach dem Gespräch sehr erschöpft, brauchen sie Zeit, bis sie nach Hause fahren können: einen Sessel, auf dem sie noch eine Viertelstunde ausruhen, einen Spaziergang, bevor sie sich ans Steuer setzen.

Themen speziell für Christen

Glaube kann auch krank machen

Ist der Glaube sehr eng, dreht sich hauptsächlich um Schuld und Sünde, lässt wenig Freiheit und legt hohen Erwartungsdruck auf, kann er krank machen. Auch wenn schwierige Tatsachen geleugnet werden müssen, die traurige Wahrheit nicht sein darf, Krankheit und Leid keinen Raum bekommen, müssen Menschen sich verbiegen, um in einem solchen Glaubenskontext existieren zu können. Betroffene finden keine Hilfe und Unterstützung, sondern erfahren Druck und Ausgrenzung. Bedenklich ist auch, wenn Heilung verkündet wird und betroffene Menschen aufgerufen werden, Medikamente und therapeutische Hilfe abzusetzen, da „nur Gott allein wirken möchte“. Gott heilt, aber auf unterschiedliche Art und Weise!

Fromme Sätze

Häufig nehmen wir Christen es gar nicht wahr, wenn wir im frommen Jargon reden, typische Schlagworte verwenden, Ansichten und Erwartungen verbreiten, die für einen Christen „normal“ sind, die wir aber nie genauer überprüft haben. Wie leicht formulieren wir fromme Worte wie: „Gott ist in den Schwachen mächtig!“, die einem tief verzweifelten Menschen nicht wirklich weiterhelfen. Aufforderungen wie: „Du musst nur vergeben, dann …“, „In Jesus bist du schon heil, du musst es nur ergreifen“, „Wenn du immer noch Probleme hast, muss es an dir liegen“, transportieren nicht Hilfe und Verständnis, sondern Druck und Distanz. Sicherlich werden manche dieser Sätze unbedacht, aus Hilflosigkeit oder Unwissen formuliert. Oft verbirgt sich dahinter Angst, sich dem Leid und den damit verbundenen schwierigen Fragen zu stellen. Viele Menschen erwarten schnelle Heilung und können schwer damit umgehen, dass der Wiederherstellungsweg aus dem Trauma lang, anstrengend und für alle Beteiligten herausfordernd ist. Es bedeutet für jeden Christen eine Herausforderung, sich mit der Thematik auseinanderzusetzen, wie Gott so entsetzliche Geschehnisse zulassen konnte und warum er nicht auf andere Art und Weise eingegriffen hat. Kein Wunder, dass viele Menschen sich diesen Fragen lieber entziehen.

Der Unterschied von Selbstverleugnung und Heilung

„Jesus macht alles neu, die Veränderung muss nun aber doch sichtbar werden! Warum dauert es so lange? Du musst im Geist wandeln und das Fleisch verleugnen. Gefühle betrügen nur, sie sind fleischlich und vom Feind! Gott darf man nicht kritisieren! Du musst deine ganze Kraft einsetzen, dich und deine Bedürfnisse verleugnen, um ihm zu gefallen." Wenn Betroffene solche Botschaften erhalten, bleibt ihnen nichts anderes, als das Verletzte und Unangepasste, ihre wohl unangebrachten Gefühle, Gedanken und Probleme erneut abzuspalten. Sie passen sich an und verbergen ihre Not. Der Schmerz wird verleugnet, im Glauben der Sieg beansprucht, der Blick ist nach vorne gerichtet. Eine gewisse Zeit zeigt die Anstrengung Erfolg, Betroffene erleben vorübergehenden Sieg. Aber immer müssen sie wachsam sein, aufpassen und alle Kraft einsetzen, sonst befinden sie sich wieder auf der Verliererseite. Kein Wunder, dass so viele Betroffene klagen, ihr Leben sei entsetzlich anstrengend.

Lisas Zeichnung zeigt die funktionierende Christin, nett und freundlich, stark und kompetent. Nur wer genau hinsieht, erkennt, dass es sich um eine Attrappe handelt. Dahinter verbirgt sich die eigentliche Lisa, diejenige, die voll Schmerz und Verzweiflung ist und, weil sie fürchtet, ansonsten für immer verloren zu sein, mit letzter Kraft die Attrappe aufrecht hält.

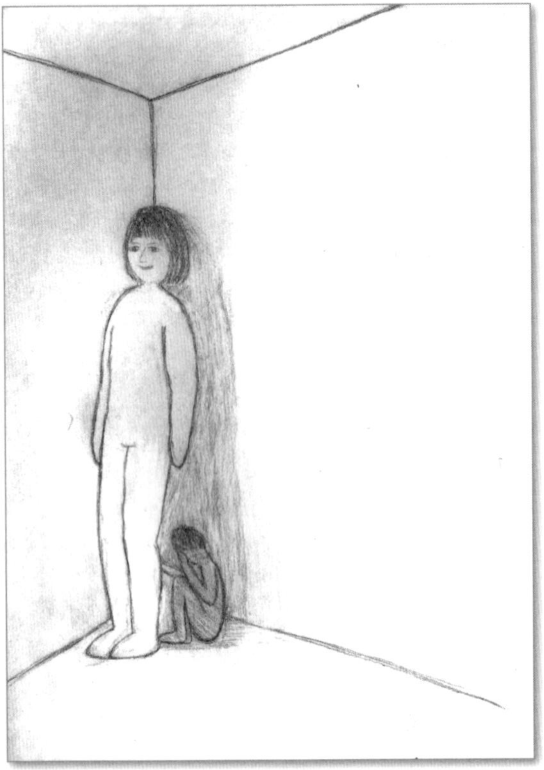

Nur eine Attrappe

Aber ist es wirklich geistlich, Gefühle zu verleugnen und zu unterdrücken? Ist so ein Leben tatsächlich ehrlich und authentisch? Ist ein kontrollierter Lebensstil, der es ermöglicht, alles, was noch nicht heil ist, zu verdrängen, tatsächlich das, was Gott sich wünscht?

Ich denke nicht. Das, was zerbrochen ist, kann keine Heilung erleben, solange es zugedeckt und verborgen bleiben muss. Die innere Not wird erst gar nicht mit dem in Kontakt gebracht, der gekommen ist, um die Verletzten zu heilen und die Gefangenen zu befreien. Geht es nicht viel mehr darum, dass Betroffene Gottes Liebe, seine Wiederherstellungskraft, seinen Trost und seine Fürsorge tatsächlich erfahren und in der Tiefe ihres Herzens erkennen, welch guter Vater er ist?

> Wer seine Seele ehrlich vor Gott öffnet, den erwartet kein Strafgericht, sondern die Barmherzigkeit eines verständnisvollen, barmherzigen und vergebenden Vaters. Er krönt die Seele mit seiner Liebe und Gnade.[2]

Heilung bedeutet, ehrlich zu werden vor sich selbst, sich zu überprüfen und der oft bitteren Wahrheit zu stellen, im eigenen Erkennen Gott das Herz zu öffnen, damit er wirken und verändern kann. So können Betroffene von Jesus liebevoll ermutigt werden, seinen Trost in ihrem Schmerz spüren, Wiederherstellung ihrer verletzten Würde erfahren und erleben, wie tiefsitzende Lügen durch Gottes Wahrheit verändert werden.

Heilung erfahren zu haben bedeutet etwas grundlegend anderes als sich selbst verleugnen zu müssen! Freude zu spüren ist so viel mehr als sich zur Freude zu entscheiden! Betroffene sollen nicht erneut abspalten um vor Gott und ihren Mitchristen bestehen zu können, sie sollen ganz, ungeteilt werden.

> Ungeteilt sein heißt, uns mit unseren schwierigen Gefühlen auseinanderzusetzen, statt sie zu unterdrücken. ... Ungeteilt sein und glauben heißt, Gottes Geist zu erlauben, den Abstand zwischen unserem religiösen Verhalten und unseren tatsächlichen Überzeugungen und Empfindungen zu überwinden. Er möchte uns zu Menschen machen, die echt und ehrlich zu beten beginnen. Zu Menschen, welche die Worte der Bibel in das Innerste ihres Herzens hineinlassen und sich von ihnen versöhnen lassen.[3]

Christliche Themen – anders betrachtet

„Vergebung ist die Grundlage jeder Seelsorge"

Im Grunde stimmt diese Aussage, aber schnell wird Vergebung zum „Muss". Ein guter Christ muss vergeben. – Vorschnelle Vergebung kann bewirken, dass die mit den Verletzungen verbundenen Gefühle und Überzeugungen samt den zugehörigen Persönlichkeitsanteilen weiter abgespalten bleiben müssen. Manche Verletzungen sind so tief, dass die Zusammenhänge nicht bewusst greifbar sind, „Gehorsamsvergeben" führt zu frustrierenden Erfahrungen: *„Viele Menschen sitzen fest auf altem Groll, der offiziell vergeben ist. Trotzdem sind diese Menschen immer, wenn kleine Erinnerungsreize kommen, hilflos ihren jetzt verbotenen Grübeleien ausgeliefert."*[4]

Vergebung ist ein Prozess, in dem beachtet werden sollte, wann welcher Schritt möglich und sinnvoll ist. Negative Gefühle, Wut, Bitterkeit, Resignation sollen erkannt werden, damit auch hier Veränderung stattfinden kann. Verletzungen und Verluste in ihren Auswirkungen und Folgen wahrzunehmen, gehört dazu. Manchmal werden auf einem längeren Wiederherstellungsweg wichtige Zusammenhänge, Verletzungen und Schuld erst im Lauf der Zeit offensichtlich. So ist es hilfreich, sich den Vergebungsprozess wie die Schalen einer Zwiebel vorzustellen. Schicht für Schicht wird erkannt und abgetragen. Dabei finden Trost, Reinigung und Heilung statt, eigene Schuld wird vors Kreuz gebracht und die Schuld anderer an Gott, den Richter übergeben.

„Negativen Gefühlen gibt man keinen Raum!“

„Mit Gott brauchen wir doch keine Angst zu haben! Hoffnungslosigkeit kennt ein Christ nicht. Hass ist Sünde! Negative Gefühle sind nicht erlaubt.“ Viele Christen sind von solchen Überzeugungen geprägt. – Gott hat uns Menschen mit Gefühlen geschaffen, auch „negative“ Gefühle wie Angst, Hass, Wut oder Zweifel haben ihren Platz. Sie geben uns Hinweise, dass in unserem Leben etwas nicht in Ordnung ist. Wenn sie nicht mehr versteckt werden müssen, sondern sein dürfen, können sie untersucht und Ursachen gefunden werden. Nur so sind bleibende Veränderungen möglich.

„Gott macht keine Fehler!“

Wie reagieren wir, wenn Betroffene Glaubensprobleme, Zweifel und Vorwürfe gegen Gott äußern? Wir Wegbegleiter müssen Gott nicht verteidigen oder beschützen! Auch Wut und Anklagen gegen Gott und Jesus dürfen formuliert werden. Gott stürzt deshalb nicht vom Thron. Er kennt ja das Herz jedes Menschen, er weiß, woher die Enttäuschungen kommen. Hinter den schroffen Worten verstecken sich meist tiefer Schmerz und Verzweiflung. Diese sollen Trost erfahren.

„Falsche Haltungen gehören ans Kreuz!“

Manchmal sind wir sehr schnell damit, alles, was nicht zum Bild unseres Christseins passt, ans Kreuz zu geben. Das ist richtig und wichtig, wenn es Sünden, erkannte Lügen oder schlechte Gewohnheiten eines „ganzen“ Menschen betrifft. Wenn ein Mensch jedoch zerbrochen ist und es sich um Verhaltensmuster innerer Anteile handelt, können diese nicht einfach am Kreuz abgelegt oder durch ein Befreiungsgebet entfernt werden! Sie sind eng mit dem jeweiligen inneren Anteil verbunden. Dieser muss in den Veränderungsprozess miteinbezogen werden, damit dauerhafte Erneuerung stattfinden kann.

„Kontrolle ist schlecht!“

Betroffene sind häufig sehr beschämt, wenn sie wahrnehmen, wie sehr sie ihre Umgebung und andere Menschen bisher kontrolliert haben, und möchten diese ungeliebte Verhaltensweise schnell loswerden. Wir müssen jedoch bedenken, dass Kontrolle bei traumatisierten Menschen Überleben gesichert hat. Innere Beschützer wissen keinen anderen Weg, um ihrer Aufgabe gerecht zu werden – sie müssen kontrollieren. Bevor die Betroffenen ihr kontrollierendes Verhalten ablegen können, muss Sicherheit wachsen und müssen neue Reaktionsmöglichkeiten entdeckt werden. Die betroffenen Anteile brauchen Verständnis und Informationen, Ursachen der Kontrolle und damit verbundene Überzeugungen müssen realisiert werden. Erst wenn die nötigen Voraussetzungen für Veränderung geschaffen sind, kann Kontrolle abgebaut und abgelegt werden.

„Verleugnung ist Sünde!“

Meist wird Verleugnung als Sünde bezeichnet, als fehlende Bereitschaft, sich der Wahrheit zu stellen. Bei Menschen, die so viele Jahre in missbräuchlichen Lebensumständen verbracht haben, ist Verleugnung keine Sünde, sondern war überlebensnotwendig! Erst wenn ausreichende Sicherheit aufgebaut werden konnte, Vertrauen gewachsen ist, Ängste abgenommen haben und die Betroffenen neue Bewältigungskompetenzen entwickeln konnten, kann die Verleugnung Schritt für Schritt überwunden werden.

Vorsicht mit Befreiungsgebeten

Andere Stimmlage, deutliche Veränderungen des Gesichtsausdrucks oder der Haltung sind bei Traumatisierten primär Hinweise auf Dissoziation, nicht auf Dämonisierung. Innere Anteile, auch Täteranteile, kann man nicht „wegbeten“! Aufgrund von Überlastung und Angst können Betroffene hyperventilieren, Schreikrämpfe bekommen oder sogar beginnen zu krampfen, was wiederum als dämonische Manifestationen fehlinterpretiert werden kann.

Erfahrungsgemäß führen typische Befreiungsdienste kaum zu nachhaltigen positiven Auswirkungen, dagegen erleben sich Betroffene währenddessen erneut ausgeliefert, Retraumatisierungen können stattfinden. Zurück bleiben Schuldgefühle, Hilflosigkeit und Entmutigung: Selbst Gott kann oder will mir nicht helfen.

> Anna: „Mir ging es schlecht, negative, zerstörerische Gedanken und Gefühle verfolgten mich, meine vielen Versuche, heil zu werden, zeigten so wenig Erfolg. Verzweifelt suchte ich Hilfe. Da niemand mehr wusste, warum nichts wirklich zu helfen schien, war die einzige Erklärung, der Feind sei schuld. In der Folge erlebte ich wiederholte Befreiungsdienste. Währenddessen kam ich immer wieder in unerklärliche Zustände. Mein ganzer Körper begann heftig zu zittern, ich bekam keine Luft mehr und hatte Angst zu ersticken. Dann wieder konnte ich mich kaum bewegen, war wie gelähmt, ein anderes Mal tat mir mein ganzer Körper weh. Mir wurde gesagt, ich spiele dies nur vor, lasse mich von den Mächten dazu gebrauchen. Ich könnte es einfach abstellen, wenn ich wollte, denn ich machte mich selber zum Spielball. Dann wurde lauter und intensiver gebetet. Ich fühlte mich bedroht und ausgeliefert. Wenn mich jemand berührte, erstarrte alles in mir. Nie interessierte sich irgendjemand für meine Zerbrochenheit. Ich sollte nur vergeben und war selbst schuld, wenn ich immer noch nicht frei war.
>
> Andere wiederum sahen diese körperlichen Veränderungen als Zeichen einer besonders starken Gebundenheit. Der Teufel hätte noch Anrechte und ich Sünde, also könnte ich nicht frei werden. Ich musste vor fremden Menschen intimste Details nennen, immer wieder Buße tun bezüglich jeder kleinsten Haltung, die nicht ganz in Ordnung war. Im Rückblick kann ich das, was damals geschehen ist, kaum fassen. Es war wie eine erneute Vergewaltigung, ich fühlte mich nackt und ungeschützt.
>
> Einmal wurde mir vorgeworfen, ich würde während des Befreiungsdienstes nur passiv herumsitzen, als interessiere mich das Ganze nicht. Ich wurde aufgefordert, laut zu widerstehen, mich nicht meiner Passivität und anderen Symptomen hinzugeben. Ich aber war zu keiner Reaktion fähig, konnte nicht sprechen, war wie gefangen in meinem eigenen Körper. Ich saß apathisch da, ließ alles über mich ergehen, konnte dem Gebet nicht mehr folgen. Ich hatte Mühe anwesend zu bleiben, nahm vieles nur noch aus der Ferne wahr. Ich hatte furchtbare Angst, das Bewusstsein zu verlieren und damit jegliche Kontrolle. Immer wieder sagte man mir, ich

> müsste einfach nur glauben, dass ich frei sei. Und dabei ging es mir so schlecht. Damals hatte ich Angst, diese Situationen nicht zu überleben.
>
> Anschließend fühlte ich mich oft ebenso ohnmächtig wie damals, als all das Schlimme geschehen war. Tagelang war ich verwirrt. Ich verstand nicht, was geschehen war und weshalb ich wieder so seltsam reagiert hatte. Ich hatte große Angst, doch vollkommen besessen zu sein. Verzweifelt kämpfte ich gegen Selbstmordgedanken. Ich konnte es fast nicht mehr ertragen, dass für mich gebetet wurde. In mir wuchs die Überzeugung, niemand könne mir wirklich helfen – das war das Schlimmste für mich. Schuld war immer ich!
>
> Wenn ich zurückdenke, haben diese Erlebnisse mich zutiefst beschämt. Zugleich bin ich aber auch wütend darüber, wie man mich behandelt hat."

Annas Schilderungen sind sehr eindrücklich. Diese Befreiungsdienste waren nicht hilfreich, verstärkten eher ihre Qual. Vieles wirkte als Trigger und führte zu den „seltsamen Reaktionen", die wir als Freeze- und Submit-Zustände, Flashbacks, Panikattacken, körperliche Reaktionen, Hyperventilation und daraus folgende Verkrampfung identifizieren können. Aus dem Kapitel „Zurück ins Leben – Annas Weg" kennen wir Annas Geschichte. Viele Anteile trugen entsetzliche Erinnerungen, kein Wunder, dass in Anna so vielfache negative, traurige, wütende, schamvolle, verurteilende Gedanken und Gefühle waren. In ihrem Fall war ein langer, umsichtiger Heilungsweg mit Jesus wichtig.

Tatsächlich gab es in ihr auch Anrechte des Feindes, vor allem, weil einige Traumata rituelle Hintergründe hatten. Schritt für Schritt erkannten wir Zusammenhänge und entdeckten, welche Anteile betroffen waren. Diese wurden in ihrer Not gehört, schließlich eingeladen, Jesus zu begegnen, konnten ihn so selbst kennenlernen und sich für das Leben im Licht entscheiden. Auf diese Weise veränderten sich ihre traumageprägten Überzeugungen. Anna konnte mit ihnen die Anrechte des Feindes widerrufen. All dies konnte in Ruhe, ohne Druck und im Vertrauen auf Jesu Autorität geschehen.

Formulierungen überdenken

Oft haben kindliche Anteile Angst vor Gott und Jesus: „... schließlich sind das auch männliche Wesen!" Manche Anteile kennen Gott überhaupt nicht. Häufig ist das Wort „Vater" nicht positiv belegt.

„Jesu Blut“ oder sein „Opfer“ können schwierige Begriffe sein für Menschen, die rituellen Missbrauch erlebt haben. Die Aufforderung zur „völligen Hingabe“, wie sie auch in Liedtexten vorkommt, erinnert an die völlige Auslieferung, die einige Betroffene erleben mussten. Wieder ist wichtig, wahrzunehmen, was Worte in den Betroffenen bewirken, und andere Formulierungen zu finden.

Gott vertrauen ist nicht so einfach

Ich habe einige Betroffene begleitet, die von der Aufforderung, „einfach mehr zu glauben“, sehr frustriert und verletzt waren. Versagen, geringe Fortschritte oder nicht erfolgte Heilung werden schnell mit „mangelndem Glauben“ in Verbindung gebracht. Somit liegen Schuld und Ursache ihres Leids wieder bei den Betroffenen, genau wie ihnen bereits früher vermittelt wurde.

Aufgrund ihrer Zerbrochenheit existieren in den Betroffenen unterschiedliche Meinungen und Glaubensüberzeugungen, gleichzeitig Vertrauen und Misstrauen, Sehnsucht und Ablehnung! Dies darf nicht verurteilt oder negativ bewertet werden. Wieder geht es darum, zu verstehen, abzuholen, die Wahrheit zu verkünden und alle zur Gottesbeziehung einzuladen. Niemand, auch kein innerer Anteil, wird dazu gezwungen oder soll sich aus Angst oder Druck entscheiden müssen.

Jede betroffene Person darf selbst bestimmen, welche Tiefe der Gottesbeziehung und welche Art der Begegnung sie sich wünscht und wozu sie bereit ist. Für Gott gibt es nicht nur das eine oder das andere. Seine Kreativität ist unermesslich, er kennt viele Wege, um seinen Kindern zu begegnen und ihnen zu helfen.

Glaube ist eine Einladung

Der christliche Wiederherstellungsweg ist kein Evangelisationsinstrument. Betroffene Menschen sollen Hilfe erfahren und Möglichkeiten kennenlernen. Unser Ziel ist, dass die Betroffenen zunehmend innere Fähigkeiten entwickeln, sich selbst und ihr Leben, aber auch Gottes Angebote und Wahrheiten besser verstehen zu lernen, sodass sie fähig werden, verantwortliche Entscheidungen vor sich, anderen und Gott zu treffen. Sie dürfen sich auch für einen Weg ohne Gott entscheiden.

Umgang mit Gottes Reden

Prophetien

Gott spricht zu den Betroffenen und zu uns Wegbegleitern. Nicht immer sind die Worte, die wir empfangen, zur direkten Weitergabe bestimmt. Oft gibt Gott uns Hinweise oder will uns auf etwas vorbereiten. Manche Eindrücke beschreiben Zukünftiges, manche sollen helfen, Hintergründe zu verstehen, oder dazu anregen, im Stillen für die Person zu beten.

> Ganz wichtig ist es auch, dass wir in der Art, in der wir Eindrücke weitergeben, die Liebe und die Annahme Gottes widerspiegeln. Alles, was wir sagen, muss durchdrungen sein von der absoluten Achtung vor der Persönlichkeit des anderen. ... Auch im Namen Gottes darf ich nicht Druck ausüben, nicht manipulieren und nicht suggerieren, nicht bloßstellen und nicht beschämen. Was ich nicht in Liebe und Annahme und ohne Verletzung des Respekts sagen kann, sollte ich besser gar nicht sagen – auch nicht als ‚prophetischen Eindruck' oder seelsorgerlichen Rat.[5]

Worte Gottes besitzen große Macht. Wir Menschen können uns irren, können falsch hören. Nie dürfen wir empfangene Worte den Betroffenen „überstülpen". Immer liegt es in der Verantwortung des Empfängers, zu prüfen, was wirklich auf ihn zutrifft und er für sich annehmen will oder auch nicht. Formulierungen wie: „Gott sagt dir ...", „Jesus hat mir gezeigt, dass du ...", halte ich für gefährlich. Eine betroffene Person muss schon viel innere Stärke haben, um sich davon distanzieren zu können.

Als besonders hilfreich erachte ich es deshalb, wenn Menschen selbst mit Gott in Kontakt kommen oder Jesus innerlich begegnen und direkt, ohne Vermittler, Gottes Reden wahrnehmen.

Jesus wirken lassen – aber wie?

In Jesusbegegnungen geschehen Wirken, Handeln und Reden Gottes. Er übernimmt die Regie. Wir Wegbegleiter sollten dieses Geschehen achtsam und im eigenen Hören auf den Heiligen Geist begleiten und Jesu Wirken Freiraum geben. Immer wieder fragen wir nach, was

Jesus noch tun möchte oder ob es noch etwas gibt, was er zeigen will. Übernehmen wir vorschnell selbst wieder die Führung, berauben wir die Betroffenen kostbarer Erfahrungen.

Andererseits müssen wir das Empfangene an den Aussagen der Bibel prüfen. Die Betroffenen könnten – ohne es zu merken – eigene Wunschvorstellungen auf Jesus projizieren oder von anderen Mächten beeinflusst werden. Im Zweifelsfall müssen wir unterbrechen und gemeinsam Jesus fragen: „Ist diese Botschaft wirklich von dir? Jesus, bitte führe du uns in alle Wahrheit." Manchmal binde ich andere Mächte oder bitte den Heiligen Geist, dass die eigenen Vorstellungen in dieser Zeit zum Schweigen kommen können. Andererseits dürfen wir Jesus nie vorschreiben, was er zu tun hat. Selbst Jesusbegegnungen können instrumentalisiert werden oder Betroffene sich dadurch unter Druck gesetzt fühlen. So jedenfalls war es Iris ergangen. Aufgebracht kam sie nach einem Vortrag zur Aufarbeitung von Traumata zu mir. Sie meinte, meine Ausführungen, wie Jesus inneren verletzten Kindern begegnet, sie tröstet und ermutigt, sei nur schöne Theorie. Bei ihr würde es jedenfalls nicht funktionieren.

Im Rückblick schildert sie ihre damalige Not.

> Iris: „Meine Seelsorgerin meinte es gut, aber in ihrer Unwissenheit hat sie Fehler gemacht. Sie hat den betroffenen Anteil nicht gefragt, ob Jesus kommen dürfe. Sie hat Jesus diesem Anteil einfach übergestülpt, obwohl dieser dafür noch nicht bereit war. Dadurch kam große Ablehnung gegen Jesus auf. Da war doch die große Sehnsucht, endlich gehört und verstanden zu werden, aber auf den Schmerz wurde gar nicht eingegangen. Bei mir kam an: Das will niemand wissen – schon wieder nicht, genau wie damals! Im Inneren wurden Gedanken laut: ‚Dieser Jesus wird dann sowieso nur alles wieder wegwischen, so, als ob es nie geschehen wäre. Dann ist es wieder null und nichtig. Damit nimmt er dem Geschehenen die Existenz. Also doch ‚Pipifax', davon will wieder niemand etwas wissen. Nein, mit so jemandem will man nichts zu tun haben. Komm mir mit dem Jesus ja nicht zu nahe!' Mir war klar, es wollte doch einmal erzählt werden, gehört werden. So aber blieb die Botschaft: Das ist unwichtig, du bist unwichtig."

Jesus achtet die Grenzen der Betroffenen, wir Menschen manchmal nicht. Wenn wir Wegbegleiter Jesus bitten zu kommen, wird er das auch tun. Er will das Verletzte heilen, das ist sein Anliegen. Damit tragen wir Wegbegleiter große Verantwortung. Begegnungen mit Jesus brauchen den richtigen Zeitpunkt. Der anscheinend normale Persönlichkeitsanteil (ANP) und die emotionalen Persönlichkeitsanteile (EPs) sollen in ihrer Meinung gehört werden. Immer müssen ANP und wenn möglich auch EP gefragt werden, ob sie sich auf die Jesusbegegnung einlassen und seine Hilfe annehmen wollen. Es wird vorkommen, dass Täteranteile oder ein zutiefst verängstigtes inneres Kind ablehnen. Mit Zustimmung des ANP können wir dann versuchen, diesen Anteil zu gewinnen, ihm Jesu Handeln und seine Möglichkeiten erklären und behutsam und vorsichtig zu Schritten ermutigen. Dabei überschreiten wir keine Grenzen! Auf keinen Fall stellen wir den betreffenden Anteil vor vollendete Tatsachen! Jesus um Hilfe zu bitten, ist ein sehr heilsamer Weg, aber ob und wann wir ihn einschlagen, liegt in der Entscheidungsfreiheit der betreffenden Person!

Kurze Zeit nach dieser schwierigen Erfahrung konnten Iris, ihre Seelsorgerin und ich während einiger Sitzungen gemeinsam arbeiten.

Iris berichtet anschließend:

> „Der betroffene Anteil durfte sein. Ich habe erlebt, wie auf den betroffenen Anteil eingegangen wurde und er Raum und Zeit bekommen hat. Nichts wurde überhört oder übersehen. Das war sehr wichtig! Der Anteil wurde gefragt, ob Jesus kommen dürfe. Jesus wurde ihm nicht übergestülpt. Der Anteil konnte bleiben, er wurde ernst genommen und nicht überrumpelt."

Jesus hat uns vorgelebt, wie respektvoll er mit Menschen umgeht. Er hat sie angehört, sich auf ihre Erfahrungsebene begeben, sie in ihrer Verlorenheit und ihrem Leid verstanden und ihnen zu einer neuen Ausrichtung verholfen. Wir alle werden immer wieder Fehler machen und das ist nicht schlimm, wenn wir daraus lernen. Genau deshalb habe ich dieses Beispiel angeführt, damit wir aufmerksam werden und bleiben.

Gottes Reden oder eigene Fantasie?

Häufig formulieren Betroffene Bedenken, die Eindrücke, das Reden Gottes, die Begegnungen mit Jesus könnten doch nur Produkt ihrer eigenen Gedanken, Wünsche und Fantasie sein. Manches kann sich vermischen, das ist richtig, aber Gottes Reden, Bilder und Eindrücke sind biblische Realität. Wir sind von Gott auf Beziehung zu ihm angelegt; zu Beziehung gehört Kommunikation. Gott wünscht sich

Herzensbegegnungen mit uns, seinen Kindern. Gott selbst hat uns die Vorstellungsgabe geschenkt.

> Manchmal verwendet Gott Bilder, die aus dem Reservoir unseres Unterbewussten stammen, um eine Botschaft zu übermitteln. Solche Bilder sind seelisch, was ihren Ursprung betrifft, werden aber durch Gottes Geist hervorgeholt und in Dienst genommen und dadurch geistlich. Bilder, die hochkommen, können auch ein Hinweis auf meine unverarbeiteten Probleme sein und als solche auch ein Reden Gottes an mich.[6]

Natürlich können unsere Wünsche, Sehnsüchte oder Ängste Eindrücke überlagern, deshalb sollen wir auch prüfen: Passt das, was wir gehört haben, zur Botschaft der Bibel? Entspricht es dem Wesen Gottes? Ist das langfristige Ergebnis Ruhe und Frieden? Was will Gott mir mit diesen Worten mitteilen?

So wird auch offenbar, wenn Botschaften von anderen Mächten beeinflusst sind. Auch der Feind kann Botschaften schicken oder verzerren. Eindrücke, die von ihm kommen, beschämen, entwerten und bewirken Angst, Druck und Verwirrung. Dies sind deutliche Unterscheidungsmerkmale. Außerdem glaube ich, dass Gott, wenn wir ihn um sein Reden bitten, stark und mächtig genug ist, seine Botschaften tatsächlich in unser Herz zu transportieren.

Und wenn sich doch einmal etwas vermischt und man „falsch" gehört hat?

> In diesem Übungsprozess sind Fehler erlaubt – sie sind sogar nötig, damit ich dazulerne. Wenn ich mit dem, was ich gehört zu haben meine, vorsichtig und demütig umgehe, kann nicht viel passieren. Andere Menschen können und dürfen mich dann korrigieren und ich habe wieder einmal eine Chance weiterzuwachsen.[7]

Hindernisse für das Hören

Häufig haben wir Menschen bestimmte Erwartungen, wie sich Gottes Handeln gestalten soll, wie Begegnungen mit Jesus aussehen könnten. Darauf sind wir dann in unserer Vorstellung fixiert und verschließen uns eventuell bewusst oder unbewusst, wenn es anders kommt, als wir gedacht haben. Wenn wir Gottes Handeln auf unsere Vorstellungen begrenzen, schaden wir uns selbst, denn dann werden wir vieles von dem, was er uns zeigen will, nicht wahrnehmen können. Gott ist auch im Reden und Tun schöpferisch.

Auch innere Überzeugungen und Ängste beeinflussen uns: „Vielleicht redet Gott ja nicht zu mir – wer bin ich denn schon? … Wie kann mein Herz, wie können meine unwichtigen Gedanken und Nöte für solch einen mächtigen Gott eine Rolle spielen? … Es liegt wahrscheinlich an mir – ich bin eben nicht fähig, sein Reden wahrzunehmen. … Was wird geschehen, wenn ich diese Begegnung zulasse? Vielleicht wird er mich ablehnen oder sich von mir abwenden? … Was ist, wenn er mir etwas sagt oder zeigt, was ich nicht hören oder sehen möchte …?“

> Tatsächlich aber ist das Erkennen von Gottes Stimme gar nicht so schwer, solange ich ehrlich zu mir selber bin und dazulernen möchte. Voraussetzung ist, dass ich mich danach sehne, mit meinem Leben Gott zu gehorchen. Wenn ich Zeit mit ihm verbringe, indem ich Bibel lese, bete oder gute Predigten und Vorträge höre, lerne ich das Wesen Gottes immer besser kennen. Der Klang seiner Stimme wird mir vertraut wie die eines guten Freundes.[8]

Bei uns muss es meist schnell gehen, Gott dagegen hat Geduld und Zeit. Oft lassen wir uns gar nicht erst auf die Ruhe ein, die nötig ist, um unsere Herzen auf ihn auszurichten. Erwartungen, Anforderungen, die vielen Aufgaben und Nöte, mit denen wir täglich konfrontiert sind, vermitteln uns die Botschaft: Keine Zeit, weitermachen, vorwärts!

> Gottes Reden ist unglaublich vielfältig und kreativ. Selten allerdings ist es unwiderstehlich. Viel öfter kommt es leise und unauffällig zu uns. Wir müssen aufmerksam sein, wenn wir seine leise Stimme nicht verpassen wollen.[9]

Wir alle, Betroffene und Wegbegleiter, müssen lernen, dass Zeiten mit ihm wichtiger und wertvoller sind als all unser Tun. Denn er führt uns zu den Bereichen, die bleibenden Wert haben, er zeigt uns die besonderen Aufgaben, die er für uns vorbereitet hat. Seine Worte bedeuten Leben.

Ein Kapitel für Wegbegleiter: Selbstfürsorge und Selbstreflexion

Eigene Betroffenheit • Sekundär-Traumatisierung • Glaubenszweifel • Selbstfürsorge als Wegbegleiter • Selbstfürsorge ganz privat • Begrenzungen erkennen – Zusammenarbeit wagen • Ein Plädoyer für gute Zusammenarbeit

Dieses Kapitel betrifft die Wegbegleiter selbst. Der erste Teil behandelt die Themen Selbstwahrnehmung und Selbstfürsorge. Nicht nur die Betroffenen, auch die Wegbegleiter sind den Herausforderungen des Wiederherstellungswegs ausgesetzt, leiden mit, setzen ihre Kraft und oft ihr ganzes Herz ein. Sie müssen lernen, sorgsam mit sich selbst umzugehen und auf guten Ausgleich zu achten. Zum Abschluss geht es um Überlegungen zur eigenen Arbeitsweise und den Möglichkeiten, die sich durch gute Zusammenarbeit eröffnen.

Selbstfürsorge

Die Begleitung eines Wiederherstellungsweges ist auf der einen Seite faszinierend und bereichernd, auf der anderen auch für uns anstrengend und mühsam. In der Begegnung mit Betroffenen müssen wir nicht nur unser Gegenüber im Blick behalten, sondern auch uns selbst überprüfen: Was macht das Geschehen mit mir? Wie geht es mir als Wegbegleiter? Sorge ich genügend für entlastenden Ausgleich? Diese Thematik wird als Selbstfürsorge oder *Psychohygiene* bezeichnet.

Eigene Betroffenheit

Die Themen und Aspekte der Begleitung eines traumatisierten Menschen können in uns Wegbegleitern eigene Erinnerungen hervorrufen und Bereiche berühren, die unsere persönliche Geschichte betreffen. Es ist sehr wichtig, dies wahrzunehmen und nicht zu verleugnen. Eigene Belastungen nicht zu bearbeiten kann sich verhängnisvoll auswirken: Das, was gehört wird, vermischt sich mit den eigenen Erfahrungen; das Gehörte wird anhand des eigenen Hintergrunds interpretiert; das Schlimme kann nicht ertragen werden, muss also verkleinert und überhört werden. Wegbegleiter beginnen zu manipulieren und ihr Gegenüber für eigene Verarbeitungsprozesse zu benutzen. Vielleicht reagieren sie sogar täterloyal, indem sie die Berichte der Betroffenen abwehren, bezweifeln, den Wahrheitsgehalt infrage stellen oder alle Schuld bei den Betroffenen sehen.

Wegbegleiter müssen verantwortlich reagieren! Eigene Themen haben *keinen* Platz in den Gesprächen mit Betroffenen. Gegebenenfalls müssen wir selbst seelsorgerliche oder therapeutische Hilfe in Anspruch nehmen.

Sekundär-Traumatisierung

Wegbegleiter, die sehr sensibel sind, können von der Dramatik des Geschehens überfordert sein. Wenn sie nicht gelernt haben, sich selbst zu schützen und die Lasten loszulassen und an Jesus abzugeben, können sie von dem, was sie hören und miterleben, ebenfalls traumatisiert werden. Man spricht von *Sekundär-Traumatisierung*. Warnsignale können große emotionale Erschöpfung, Schlafprobleme, Gereiztheit oder ungewohnte Hoffnungslosigkeit sein. Dann ist Hilfe für den Helfer nötig.

Glaubenszweifel

Schwere Traumatisierungen, Geschehnisse, die furchtbar und fast nicht zu fassen sind, Glaubenskrisen der Betroffenen können auch in uns Glaubenszweifel auslösen. Unser bisheriges Gottesbild und unsere tiefen Glaubensüberzeugungen kommen ins Wanken, die eigene Stabilität ist bedroht. Gerade in solch herausfordernden Zeiten sind der Austausch mit anderen Wegbegleitern, Intervision und Supervision wertvolle Hilfen. Wir Wegbegleiter brauchen Ermutigung und Gebetsunterstützung, auch wir dürfen einmal schwach sein.

Selbstfürsorge als Wegbegleiter

Lasten abgeben

Alle Wegbegleiter sollten sich von Zeit zu Zeit überlegen, welche Rolle sie in Bezug auf die traumatisierte Person einnehmen. Die Gefahr ist groß, zum Retter zu werden. Dann ist schnelles Umdenken vonnöten. Retter ist und bleibt Jesus. Wir sind nur Begleiter!

Trotzdem haben Lasten, die wir im Gespräch wahrnehmen, Gefühle, die wir beim anderen spüren, Not, die wir miterleben, Auswirkungen auf uns. Verantwortlich sind unsere Spiegelneurone, die im Miteinander aktiv werden. Sie bewirken, dass wir Emotionen mitempfinden und diese regelrecht ansteckend wirken können. Immer wieder müssen wir bewusst aus dem Mitfühlen aussteigen. Die ärztliche Psychotherapeutin Christine Rost nennt dies „entspiegeln“.[1]

Eine wertvolle Möglichkeit ist, am Ende der Begegnung alles, was wir gehört oder auf uns geladen haben, alles, was uns beschwert, ganz bewusst an Jesus abzugeben. Ihm liegt das Wohl der traumatisierten Person noch mehr am Herzen als uns. Wenn jemand Verantwortung für sie trägt, dann er. Er kann sie auf sich nehmen und wird davon nicht überlastet. Wir dürfen alles im Gebet vor Jesus hinlegen, ihm auch unsere Gedanken und Gefühle sagen, die mit den Betroffenen zusammenhängen, unsere Enttäuschung darüber, wie viel Schlimmes auf der Welt geschieht, und unseren Zorn über all die Ungerechtigkeit. Bei Gott können wir unser Herz ausschütten, zur Ruhe kommen, in seiner Gegenwart Trost und Ermutigung erfahren und uns immer wieder mit seinem Frieden füllen lassen.

Oft ist es hilfreich, körperlich spürbar aus der Rolle des Wegbegleiters auszusteigen, indem wir aufstehen und die Lasten abschütteln. Ich gehe nach den Gesprächen gerne ins Freie, atme die frische Luft, spüre Wind und Sonne. Wenn möglich gönne ich mir einen kurzen Gang durch meinen Garten, betrachte jede neue Blüte, freue mich an Duft und Farben und genieße all das Schöne. Es tut gut, wenn wir nach dem Schweren und Traurigen, das wir in den Gesprächen gehört und mitgetragen haben, Erfreuliches, Lebendiges und Auferbauendes in uns aufnehmen.

Besonders wichtig sind diese Ratschläge für ausgesprochen sensible Wegbegleiter und „Lastenträger"[2]. Da Letztere meist von Kindheit an gelernt haben, Lasten anderer zu erspüren und auf sich zu nehmen, fühlen sie sich von der Not der traumatisierten Person schier erdrückt. Wenn Wegbegleiter nicht mehr unterscheiden können, welche Not, welche Lasten, welche Gefühle zu ihnen gehören und welche nicht, brauchen sie selbst dringend Hilfe.

Gebetsunterstützer

In sehr herausfordernden Gesprächen oder Situationen bitte ich immer um Gottes Schutz und Führung. Es entlastet mich, wenn nicht ich diejenige sein muss, die Lösungen anbietet, sondern mein Gegenüber und ich durch den Heiligen Geist an Gottes Wirken und seinen Ideen Anteil haben können. Beter im Hintergrund sind eine enorme Unterstützung, ihre Fürbitte kann auf geistlicher Ebene Schritte vorbereiten, die vorher fast undenkbar waren.

Intervision und Supervision

Äußerst wertvoll ist der Austausch mit anderen Wegbegleitern. Zur Intervision treffen sich Wegbegleiter, die auf gleicher Ebene stehen, um sich gegenseitig zu stützen, zu ermutigen und zu beraten. Supervision erfolgt durch Fachleute, die über mehr Wissen und Erfahrung verfügen. Bei diesen Gelegenheiten können Wegbegleiter ihre Fragen stellen, eigene Ratlosigkeit und Betroffenheit formulieren und mögliche Fehler ansprechen. Sie erhalten Ratschläge, hören neue Ideen und andere Sichtweisen, die immer vorhandenen „blinden Flecke" werden beleuchtet. Dazu sind Vertrauen und gutes Miteinander nötig. Gerade in Krisenzeiten brauchen Wegbegleiter Menschen, die sie stützen, ihnen weiterhelfen oder für sie beten können. Die Zusammenarbeit mit anderen Wegbegleitern, mit Fachleuten und Beratungsstellen entlastet und bereichert.

Weiterbildung und geistliche Nahrung

Es ist normal, dass wir Wegbegleiter in der Begegnung mit traumatisierten Menschen immer wieder an unsere Grenzen stoßen. Dennoch führt das Erleben eigener Hilflosigkeit zu vermehrtem Stress. Erfahrung, Wissen und Gottvertrauen helfen, auch schwierige Situationen gelassener zu meistern. In Fortbildungen können wir unser Wissen ausbauen, tieferes Verständnis gewinnen, neue Aspekte kennenlernen und unsere Handlungskompetenzen erweitern. Alle Wegbegleiter sollten sich solche auferbauenden Zeiten gönnen.

Auch gute geistliche Nahrung ist wichtig: eine Gemeinde, in der wir fundierte, ausgewogene Lehre bekommen; Stärkung für unseren Verstand, aber auch Herzens-Berührungen und Begegnungen mit Gott Vater, Jesus und dem Heiligen Geist. Gerade Wegbegleiter dürfen sich auch einmal dienen und für sich beten lassen oder selbst ein ermutigendes seelsorgerliches Gespräch in Anspruch nehmen.

Selbstfürsorge ganz privat

Wegbegleitungen dürfen nicht das gesamte Leben in Beschlag nehmen, auch nicht in den Gedanken oder schlaflosen Nächten! Im privaten Leben brauchen wir guten Ausgleich und Zeiten, in denen wir ausspannen, uns mit Schönem und Ermutigendem füllen und neue Kraft schöpfen.

Ressourcen

Wie steht es um unsere eigenen Ressourcen? Wegbegleiter dürfen sich fragen: Was macht mir Freude? Was tut mir gut? Was habe ich mir schon längere Zeit nicht mehr gegönnt?

All die Möglichkeiten, die wir zusammen mit den Betroffenen erarbeitet haben, bereichern auch unser Leben: Aktivitäten in der Natur, die eigene Kreativität, Sport als körperlicher Stressabbau, Zusammensein mit lieben Freunden, Spaß haben und lachen, unbeschwert und fröhlich sein. Ich persönlich genieße es, in Begleitung meiner beiden Hunde Fahrrad zu fahren und sie zu beobachten: ihre Freude, wenn wir starten; die Begeisterung, wenn sie über die Wiesen laufen; die Anmut, mit der sie über Gräben springen, Lebendigkeit und Lebensfreude, die sie ganz erfüllen und auch auf mich Wirkung entfalten. Für diese Aktivitäten müssen wir Zeit einplanen und einräumen! Längere Auszeiten helfen

Abstand zu bekommen, einmal ganz anderes zu sehen und die Herausforderungen des Alltags eine Zeitlang zu vergessen: ein Kurztrip, ein Wochenendbesuch bei Freunden oder ein längerer Urlaub.

Oft fällt es schwer, sich diese Freiräume zu schaffen, wichtige Aufgaben fordern Zeit und Aufmerksamkeit. Ich kenne das aus eigener Erfahrung, aber ich weiß auch, wie entspannt ich bin, wenn ich mir diese wichtige Zeit doch gegönnt habe! Leere, verausgabte Wegbegleiter sind nicht nur ein schlechtes Vorbild, sondern haben auch nicht viel zu geben.

Kinder Gottes

Als Kinder Gottes dürfen wir zu jeder Zeit in seine Gegenwart kommen, bei ihm auftanken und uns neu mit seiner Liebe, Kraft und Zuversicht füllen lassen. In der Gemeinschaft mit anderen Christen können wir füreinander beten, uns auf Gott ausrichten, gemeinsam auf ihn hören und uns gegenseitig stärken und ermutigen. Lobpreismusik, schöne Melodien und gute Texte berühren das Herz und heben den Blick zu dem, von dem alle Hilfe kommt. Gottes Sichtweise gewinnt wieder Raum. Wenn wir uns diese Zeiten mit Gott einräumen, zulassen, dass seine Liebe unsere Herzen berührt, wenn wir mit ihm reden und von ihm hören, wird uns bewusst, wir sind nie allein, wir sind begleitet und getragen. Wir dürfen ihn um Wegweisung bitten und müssen uns nicht verzetteln mit all den Anforderungen und Aufgaben, die unsere Gedanken beschäftigen. Wir nehmen unseren Stand als geliebte Königskinder ein und tun das, wozu er uns berufen hat.

Selbstreflexion

Dieses Buch wendet sich an alle, die traumatisierte Menschen ein Stück ihres Wiederherstellungswegs begleiten. Da verletzte Menschen besonders verletzlich sind, müssen wir achtsam mit ihnen umgehen und unsere Begleitung so gut und verantwortungsvoll wie möglich gestalten! Wir sollten jederzeit offen sein, dazuzulernen, um Rat zu fragen, bereit sein, eigene Fehler zuzugeben und daran zu wachsen, zu erkennen, womit wir überfordert sind und was nicht in den eigenen Kompetenzbereich gehört.

Begrenzungen erkennen – Zusammenarbeit wagen

Unterschiedliche Wegbegleiter haben unterschiedliche Schwerpunkte. Je nach Erfahrung, Wissensstand und beruflichem Hintergrund können die Anregungen dieses Buches Informationen liefern, Verständnis fördern, konkrete Hilfen geben oder Vorbild für die eigene Arbeit sein. Im Folgenden werde ich versuchen die Möglichkeiten und Einsatzbereiche der verschiedenen Wegbegleiter kurz zu beschreiben.

Mitchristen und Freunde

Die Gruppe der Mitchristen und Freunde kann sich sehr vielfältig gestalten, Hauskreisleiter, Gemeindeverantwortliche, Pastoren gehören genauso dazu wie Freunde und Familienangehörige. Deshalb fällt es schwer, ihre Aufgaben genau zu fassen. In erster Linie ist ihr Auftrag Begleiten im ursprünglichen Sinn: sich an die Seite der Betroffenen stellen und den Weg mitgehen. Da sein, zuhören, ganz praktische Hilfe anbieten, ermutigen und stärken, den Alltag und die Freizeit mitgestalten, zusammen lachen und zusammen weinen, mittrauern und trösten, zuhören, gute Fragen stellen und verstehen, gemeinsam beten oder die Betroffenen im Gebet tragen, letztendlich einen Raum schaffen, in dem die Betroffenen die Erfahrung machen können: Hier bin ich angenommen, darf sein, wie ich bin, mit allem Guten, aber auch allem Schwierigen. Sie sollen die Reaktionen der Betroffenen aufgrund der typischen Merkmale der Traumafolgestörung erkennen und einordnen können und ihnen helfen, ihre innere Not in Worte zu fassen: „Ich habe den Eindruck, du bist jetzt sehr wütend“ ... Gerade sehr nahestehende Wegbegleiter brauchen immer wieder Abstand und gesunden Ausgleich, um selbst nicht auszubrennen. Es ist nicht nötig, dass sie all die schrecklichen Zusammenhänge wissen. Ehepartner brauchen Sachinformationen und Ermutigung. Sie sind herausgefordert, Liebe und Annahme zu geben und zugleich gesunde Grenzen zu setzen. Seelsorge oder Beratung sollten in einem Setting außerhalb der Familie oder des Freundeskreises stattfinden. Hilfreich ist, wenn die verschiedenen Wegbegleiter voneinander wissen, sich vernetzen und gegenseitig informieren.

Seelsorger und Berater

In Seelsorge und christlicher Beratung geht es primär um das Heil der Seele und damit um die Wiederherstellung der gestörten Beziehung zu Gott, zu sich selbst und zu anderen Menschen. In genau diesen drei

Bereichen liegen die Hauptprobleme der Betroffenen. Viele Christen, die in bestimmten Lebenssituationen nicht zurechtkommen, wenden sich zuerst an Seelsorger oder Berater. In den anfänglichen Gesprächen wird meist noch nicht deutlich, dass die aktuellen Lebensprobleme Auswirkungen einer traumatischen Vergangenheit sind. Erst im Lauf der Zeit können Seelsorger und Berater, die über Hintergrundwissen zum Thema Trauma verfügen, die Probleme und Schwierigkeiten der Betroffenen einordnen und entsprechend reagieren. Falls Betroffene instabil sind und sich ausgeprägte Störungen zeigen, müssen sie ermutigt werden, sich weitere fachliche Hilfe zu suchen. Auch die genaue Diagnosestellung kann nur durch den Arzt oder Therapeuten erfolgen. Falls die betreffende Person dazu noch nicht bereit ist, kann zunächst am Aufbau von Vertrauen und Sicherheit gearbeitet werden.

Bei ausreichender Stabilität, zur Überbrückung der Zeit bis zum Therapiebeginn oder parallel zu einer Therapie sind Seelsorger und Berater, die über die Themen Trauma, Dissoziation und Folgeprobleme informiert sind, ausgesprochen wertvolle Wegbegleiter. Mit ausreichender Erfahrung und qualifizierter Ausbildung können sie ganz entscheidende Schritte mit den traumatisierten Menschen gehen: Probleme des Alltags werden bearbeitet, Glaubensfragen besprochen und Vertrauen gestärkt, die Stabilisierung gefördert, Ressourcen entdeckt und praktisch eingesetzt, eine tragende Gottesbeziehung aufgebaut. Wegbegleiter geben Vorbild für gute und gesunde Beziehungen und helfen den Betroffenen, eigene Beziehungen zu klären, ungute abzubrechen und hilfreiche zu stärken oder neue zu knüpfen. Das gemeindliche Umfeld bietet hier viele Möglichkeiten und einen sicheren Rahmen. Wenn seelsorgerliche und beratende Wegbegleiter sich auf dem Gebiet der Distanzierung und Reorientierung weitergebildet haben, können sie diese Fertigkeiten mit den Betroffenen einüben. Die Frage „Wer bin ich eigentlich und warum handle ich auf diese Art und Weise?" leitet zur Arbeit mit dem Inneren weiter. Eine Entdeckungsreise zu den verschiedenen Bereichen und Anteilen der Person, die erkannt und verstanden werden wollen, beginnt. Veränderungsprozesse werden gefördert und begleitet, allein dadurch kann die betreffende Person immer mehr eins werden. Auf diesem Weg werden Seelsorger und Berater auch traumatischen Erinnerungen begegnen, die aber nicht Mittelpunkt der gemeinsamen Gespräche sind. Aber durch Jesu Wirken können Traumabilder Veränderung erfahren, innere Anteile und die betreffende Person selbst Geborgenheit und Heilung erleben. Allein Gottes Gegenwart vermittelt Trost und Hoffnung, sein göttliches Wirken ist immer heilend. Falsche Denkmuster, Festlegungen und Bindungen werden entdeckt, die aufgrund der Verletzungen entstanden sind und die Betroffenen so viele Jahre gefangen gehalten haben. Lügen werden entlarvt und durch Wahrheit ersetzt. Vergebungsprozesse können in Gang kommen, Versöhnung innen und außen findet statt. Schritt für Schritt geschieht Wiederherstellung. Die Begleitung während der Trauerprozesse und bei der Umsetzung der lebensverändernden Schritte im Alltag ist unendlich wertvoll. Die Betroffenen dürfen durch Gottes Zuspruch und Zusagen in ihrer Identität wachsen, ihren Stand als Königskinder einnehmen und ihre Würde zurückgewinnen. Schließlich können sich neue Zukunftsperspektiven entwickeln.

> SEELSORGER UND BERATER MÜSSEN DIE STABILITÄT DER BETROFFENEN IM AUGE BEHALTEN UND IMMER WENN NÖTIG, LIEBER ZU FRÜH ALS ZU SPÄT, ÄRZTLICHE ODER THERAPEUTISCHE HILFE EINBEZIEHEN.

Zu jeder Zeit sollten Seelsorger und Berater die Stabilität der Betroffenen im Auge behalten und immer wenn nötig, lieber zu früh als zu spät, ärztliche oder therapeutische Hilfe einbeziehen.

Therapeuten

Ärzte oder Therapeuten stellen die Diagnose und sind Experten für alle fachlichen Fragen. Aufgrund ihrer Ausbildung wissen sie mit Krisensituationen umzugehen. Medikamente zur vorübergehenden Unterstützung z. B. in depressiven Phasen können von Ärzten empfohlen und verschrieben werden. Sie sollten auch den Wiederherstellungsweg im Überblick behalten und nötige Interventionen vorschlagen und veranlassen, z. B. eine Therapie verschreiben und durchführen, einen Klinikaufenthalt anregen, eine Kur planen oder andere Fachleute einbeziehen. Auch geplante Traumakonfrontationen mit der Screen-Technik oder EMDR sind therapeutisches Vorgehen. Krankenkassen übernehmen die Kosten für die psychotherapeutische Behandlung. Leider zahlen die Kassen nur eine sehr begrenzte Zahl von Therapiesitzungen. Ein Aufarbeitungsweg kann sich sehr lange, auch über Jahre hinziehen. Wenn jeder Abschnitt, jede Etappe im Rahmen der Traumatherapie abgedeckt werden muss, wird die Zahl der Stunden, die die

Krankenkassen zu zahlen bereit sind, bei Weitem überschritten. Wäre es nicht eine Chance, die Möglichkeiten der anderen Wegbegleitern einzubeziehen und noch viel mehr mit anderen zusammenzuarbeiten? Natürlich kostet eine Zusammenarbeit wieder Zeit und zusätzlichen Einsatz, aber für die Betroffenen könnte dieser Schritt wertvolle Bereicherung sein und neue Möglichkeiten eröffnen. Außerdem halte ich persönlich es für sehr erstrebenswert, dass sich Therapeuten, die in ihrer Arbeit bisher Glaubensthemen eher ausgegrenzt haben, auf den lebendigen Glauben der betroffenen Person einlassen, mehr noch, ihn als wertvolle Ressource miteinbeziehen. Dann können Betroffene auch im therapeutischen Rahmen Gottes Zuspruch, Jesu Trost und Hilfe, Befreiung und Heilung erfahren.

> WEGBEGLEITER JEDER ART SOLLTEN IN WERTSCHÄTZUNG UND ACHTUNG VOREINANDER DEN MENSCHEN DIENEN, DIE SO SCHLIMMES ERLEBT HABEN!

Jeder Wegbegleiter sollte bereit sein, die eigene Arbeitsweise immer wieder zu reflektieren, und sich auf positive Weise hinterfragen: Bin ich in meiner Wegbegleitung auf der richtigen Spur? Bin ich vielleicht in alten, gewohnten Gedanken und Vorgehensweisen festgefahren? Wie könnte ich meine Arbeit durch neue Anregungen und Möglichkeiten erweitern? Bin ich kompetent und erfahren genug für diese Wegbegleitung? Kann ich mein Gegenüber gemäß seinen Bedürfnissen angemessen unterstützen? Wäre es hilfreich, andere, z. B. Seelsorger, Gemeindemitglieder oder therapeutische Hilfe einzubeziehen? Wie könnte die Zusammenarbeit gestaltet werden?

Ein Plädoyer für gute Zusammenarbeit

Die Trauma-Aufarbeitung ist ein langer und oft sehr beschwerlicher Weg. Betroffene brauchen jede Hilfe und Unterstützung, die sie während dieser Zeit erhalten können. Gerade weil die Not und der Bedarf so groß sind, ist jeder kompetente Wegbegleiter ein Gewinn! Wegbegleiter jeder Art sollten mit offenem Herzen, in Wertschätzung und Achtung voreinander den Menschen, die so Schlimmes erlebt haben, dienen, einander ergänzen und sich gegenseitig unterstützen.

Ich bin davon überzeugt, dass die betroffenen Menschen von einer wertschätzenden interdisziplinären Zusammenarbeit nur profitieren können. Und das ist doch unser aller vordringlichstes Anliegen!

Dank

Ich bin dankbar für die vielen Wiederherstellungswege, die ich begleiten durfte, Wege von tiefem Zerbruch zu neuem Lebensmut und wiederhergestellter Würde. Die verletzten Menschen wurden mir in ihrer Ehrlichkeit, ihrem Mut, ihrem Glauben und ihren vielfältigen Gaben und Begabungen selbst zum Segen. Ich erlebe es als ein Privileg, diese Menschen weinen und zagen, zögern und rebellieren, vertrauen und vorwärtsgehen, wachsen und aufblühen zu sehen. Ein ganz besonderes Geschenk ist es, täglich Gottes Wirken, Jesu Reden und Handeln erleben zu dürfen und Zeuge dessen zu sein, was durch und mit ihm möglich ist!

Dieses Buch wäre ohne die Unterstützung und Hilfe vieler Menschen nicht entstanden:

Zuerst danke ich meinem Mann: Du hast mir in so vielen Bereichen den Rücken gestärkt und mich, wenn ich entmutigt war, liebevoll wieder aufgebaut, immer wieder dich und deine Wünsche zurückgestellt und so manchen herausfordernden Text mit mir durchdacht und diskutiert. Danke dafür!

Ich danke meiner Familie, meiner Mutter, meinen Kindern, Simon, Leonie, Lakisha und Jakob. Jeder von euch hat mich auf seine Weise unterstützt, mich auf wertvolle Literatur oder wichtige Artikel verwiesen, nachgefragt und sich für meine Arbeit interessiert, ihr habt mich in Ruhe arbeiten lassen und euch oft selbst um das Essen gekümmert.

Danke an Ulrike: Du hast das Anliegen, dieses Buch auf den Markt zu bringen, mit mir zusammen getragen, hast dich an meine Seite gestellt, mich mit unermüdlichem Einsatz unterstützt, durch deine Zeugnisse und Texte das Buch wertvoll ergänzt. Deine Kapitel zum Thema „Leid und Trauer“ und der Wegbegleitung im Alltag zeugen von deiner Liebe und Hingabe für diese tief verletzten Menschen. Danke für dein Gebet, dein Hören, dein Engagement. Es ist gut, mit dir zusammen dieses Buch und die damit verbundenen Botschaften zu anderen Wegbegleitern zu tragen.

Danke allen Betroffenen: Ihr habt so bereitwillig von euren Kämpfen und Nöten, aber auch euren Siegen und Erfolgen und sogar tiefen Herzensbegegnungen mit Jesus berichtet und viel Zeit und Gedanken für die Erarbeitung eurer Zeugnisse eingesetzt. Auch euch ist es wichtig, dass andere Menschen ermutigt werden, dass Wegbegleiter entdecken, wie wertvoll ein Aufarbeitungsweg mit Gott sein kann. Danke für alle Offenheit und Ehrlichkeit, danke für euren Mut! Ganz besonders gilt mein Dank Anna und Lisa; Anna, die tiefen Einblick in ihre Geschichte gewährt und so viele ihrer Gedanken, Bilder und Erfahrungen beigetragen hat; Lisa, die nicht nur wertvolle Zeugnisse verfasst hat, sondern dank ihrer künstlerischen Begabung mit Hingabe und Einsatz einige Darstellungen für dieses Buch gezeichnet und viele Bilder ihrer Aufarbeitungszeit zur Verfügung gestellt hat.

Die junge Künstlerin Mara Fischer hat mit ihren Illustrationen zu Amy und Hippo, zum Lebensgarten und anderen Themen dieses Buch bereichert, vielen Dank dafür!

Einige Seelsorger, Berater und Therapeuten haben im Vorfeld das Buch auf Inhalt, Verständlichkeit und Formulierungen geprüft. Dieser Dienst hat euch Stunden und Tage gekostet, unermüdlich habt ihr Sätze umgestellt und neue Vorschläge gemacht oder mich angeregt, Zusammenhänge deutlicher darzustellen und verständlicher zu erklären. Eure Unterstützung war mir sehr wertvoll und euer Feedback hat mir Mut gemacht. Vielen Dank an euch: Erika und Wolfgang Eischer, Dr. Petra Gröschel, Juliane Just, Silvia Kerschbaum, Leonie Roderus, Katrin Semrau, Manuela Wetzstein. Jeder von euch hat auf seine Weise, durch seine besonderen Gaben und Hintergründe Wertvolles beigetragen und eingebracht! Danke an Beate Tumat, du hast mir als wertvoller Ansprechpartner, als Lektorin und Fachfrau während der Entstehung des Buches kostbare Anregungen und Tipps gegeben, hast mit mir sortiert und gestaltet, mich inspiriert und angespornt!

Auch dem Verlag, Herrn Simon und Frau Appel vielen Dank für jede Unterstützung, für die Flexibilität und Bereitschaft, dieses Buch zu veröffentlichen.

Zum Schluss danke ich all denen, die dieses Projekt im Gebet getragen haben, die immer wieder nachfragten und Zuspruch gaben, die zeigten, wie sehr auch ihnen der Wiederherstellungsweg mit dem lebendigen Gott am Herzen liegt, besonders allen Gebetsunterstützern, Nestli-Mitarbeitern und Freunden, vor allem auch Dirk und Christa Lüling, die mich in meiner Arbeit immer wieder unterstützt und ermutigt haben.

Gott Vater, dir danke ich für deine Liebe und deinen Schutz! Du hast durch dein Wirken und Handeln, deine unendlich große Liebe die Menschen, die ich begleiten durfte, berührt und den Wunsch, darüber zu berichten, in mein Herz gelegt.

Anmerkungen

Einleitung

1 Ruppert, Franz, Seelische Spaltung und innere Heilung. Klett-Cotta 2008, S. 12 f.

2 Ruppert, Franz, Trauma. Bindung und Familienstellen. Klett-Cotta 2007, S. 28 f., Klammer von der Autorin

3 Grund, Friedhelm, Seehuber, Thomas in: Der Beratungsführer. Brockhaus 2002, S. 40

Trauma – Ursachen und Auswirkungen

1 Van der Hart, Onno, Nijenhuis, Ellert R.S., Steele, Kathy, Das verfolgte Selbst. Junfermann 2008, S. 41

2 Huber, Michaela 2009, Seminarunterlagen

3 Demmer, Ulrike 2009, Artikel

4 Van der Hart et al., a.a.O., S. 42

5 Hüther, Gerald, Krens, Inge, Das Geheimnis der ersten neun Monate. Unsere frühesten Prägungen. Beltz 2010

6 Ruppert 2007, a.a.O., S. 26

7 Terr, Leonore, Childhood traumas: An outline and overview. American Journal of Psychiatry 1 1991, S. 10–20

8 Artikel Süddeutsche Zeitung 18.8.2007

9 Van der Hart et al., a.a.O., S. 41

10 Van der Hart et al., a.a.O., S. 44 f.

11 Van der Hart et al., a.a.O., S. 42

Folgestörungen

1 Fischer, Gottfried, Riedesser, Peter, Lehrbuch der Psychotraumatologie. Reinhardt 1999, S. 79

2 Ruppert 2007, a.a.O., S. 71 f.

3 Huber Michaela, Trauma und die Folgen. Trauma und Traumabehandlung, Teil 1. Junfermann 2003

4 Reddemann, Luise, Dehner-Rau, Cornelia, Trauma. Folgen erkennen, überwinden und an ihnen wachsen. Trias 2004
5 Ruppert 2007, a.a.O., S. 73
6 Huber, 2003, a.a.O.; Reddemann, Dehner-Rau, 2004, a.a.O.
7 Deistler, Imke, Vogler, Angelika, Einführung in die Dissoziative Identitätsstörung. Junfermann 2002, S. 268
8 Deistler, Vogler, a.a.O., S. 36
9 Van der Hart et al., a.a.O.
10 Van der Hart et al, a.a.O., Huber 2003, a.a.O.
11 Zitat aus „Leben an der Grenze", Berliner Zeitung 1.7.2010
12 Reddemann, Dehner-Rau, a.a.O., S. 60
13 Reddemann, Dehner-Rau, a.a.O., S. 49
14 Reddemann, Dehner-Rau, a.a.O., S. 26
15 Reddemann, Dehner-Rau, a.a.O., S. 117
16 Merkle, Wolfgang in: Seelsorge kompakt, Magazin für Psychotherapie & Seelsorge. 2011
17 Gast, Ursula, Diagnostik und Behandlung Dissoziativer Störungen in: Lamprecht F. (Hrsg.), Praxis der Traumatherapie. Was kann EMDR leisten?. Pfeiffer bei Klett-Cotta 2000
18 Ruppert 2008, a.a.O., S. 47 f.

Traumatisierte Menschen verstehen

1 Ruppert 2007, a.a.O., S. 79/80
2 Spitzer, Manfred, Geist und Gehirn. Vortragsserie. Auditorium Netzwerk Müllheim 2006
3 Huber 2003, a.a.O.
4 Ruppert 2007, a.a.O., S. 51
5 Ruppert 2007, a.a.O., Ruppert 2008 a.a.O.
6 Van der Hart et al., a.a.O., S. 345
7 Huber 2003, a.a.O.

Dissoziation – Fluchtweg der Seele

1 Van der Hart et al., a.a.O.
2 Putnam, Frank W., DIS. Behandlung und Diagnose der Dissoziativen Identitätsstörung. Junfermann 2003, S. 77
3 Willmeroth, Ulrike, Roderus, Ursula, Berufen zum Königskind. Asaph 2010, S. 24
4 Ruppert 2008, a.a.O., S. 48 ff.
5 Ruppert 2008, a.a.O.
6 Van der Hart et al, a.a.O., S. 22 f.
7 Van der Hart et al, a.a.O., S. 20 ff.
8 Van der Hart et al, a.a.O., S. 62
9 Ruppert 2008, a.a.O., S. 36
10 Ruppert 2008, a.a.O., S. 36 f.
11 Van der Hart et al, a.a.O., S. 62
12 Odgen, Pat, Minton, Kekuni, Pain, Clare, Trauma und Körper. Junfermann 2010, S. 216 ff.

13 Van der Hart et al, a.a.O., S. 20 ff.
14 Bowlby, J., Elternbindung und Persönlichkeitsentwicklung. Dexter 1995
15 Van der Hart et al., a.a.O.
16 Huber Michaela, Wege der Traumabehandlung. Trauma und Traumabehandlung, Teil 2. Junfermann 2004, S. 134
17 Huber 2003, a.a.O.
18 Van der Hart, a.a.O., S. 58 ff.
19 Ruppert 2007, a.a.O., S. 84
20 Reddemann, Dehner-Rau, a.a.O.
21 Deistler, Vogler, a.a.O., S. 58 f.

Einblick in die allgemeine Traumatherapie

1 Huber 2004, a.a.O.
2 Reddemann, Dehner-Rau, a.a.O.
3 Reddemann, Dehner-Rau, a.a.O.
4 Van der Hart et al., a.a.O., Huber 2004, a.a.O., Reddemann, Luise, Psychodynamisch Imaginative Traumatherapie. Pfeiffer bei Klett-Cotta 2004, Deistler, Vogler, a.a.O.
5 Huber 2004, a.a.O., S. 22
6 Huber 2004, a.a.O., S. 245
7 Huber 2004, a.a.O., S. 258 ff.
8 Huber 2004, a.a.O., S. 10

Lebensbegleitung im Alltag

1 Weitere Informationen: Ratgeber der Verbraucherzentrale: „Hartz IV“ und „Mein Anspruch auf Sozialleistungen“
2 Weitere Informationen: www.meine-schulden.de/schuldnerberatung
3 Bundesgemeinschaft für Rehabilitation (BAR) e. V. 2010, S. 14
4 BAR 2010, Seite 56
5 Weitere Informationen: www.reha-servicestellen.de
6 BAR 2010, S. 93
7 BAR 2010, S. 95 f. – Weitere Informationen: www.integrationsamt.de und Ratgeber der Verbraucherzentralen: „Behinderung“
8 www.olg-duesseldorf.nrw.de
9 www.bag-btz.de
10 www.bagbbw.de
11 BAR 2010, S. 69
12 Ratgeber für Opfer, Landschaftsverband Rheinland und Westfalen Lippe, S. 10–13. Dieser Ratgeber kann über das Internet gedownloadet werden. Er enthält weitere sehr wichtige Informationen, wie Adressen von Trauma-Ambulanzen, dem WEISSEN RING und einen Leistungskatalog.
13 Weitere Informationen: www.LWL.org/LWL/Soziales/Versorgungsamt/Leistungen

Grundlagen

1 Unter Spiritualität verstehe ich hier die Beziehung zur Transzendenz, eine Verbundenheit mit einer den Menschen übersteigenden, letztgültigen, geistigen Macht. Damit verbunden sind auch verschiedenste Disziplinen und Übungen, wie Gebet oder Meditation. In diesem Sinn ordne ich diesen Begriff an dieser Stelle nicht einer bestimmten Glaubensrichtung zu.

2 Schamanismus ist grob definiert eine sehr alte Form religiösen Denkens, wie er in Sibirien, den Naturstämmen Afrikas oder auch in Amerika noch eine Rolle spielt. Ein Schamane wird oft als Magier, Medizinmann oder Zauberer bezeichnet. Er ist zuständig für Heilungen, Jenseitsreisen, Ekstase- und Trancezustände. Er nimmt Kontakt mit der Welt der Geister auf und vereint sich mit ihrer Macht.

3 Qi Gong ist eine chinesische Meditations-, Konzentrations- und Bewegungsform. Die Übungen sollen der Anreicherung des Qi dienen, der Energie und Lebenskraft oder auch dem alles durchdringenden kosmischen Geist, aus dem das ganze Universum sowohl in physischer als auch geistiger Hinsicht besteht.

4 Yoga ist ursprünglich eine indische philosophische Lehre, die eine Reihe geistiger und körperlicher Übungen umfasst. Es geht um eine Vereinigung von Körper und Seele, im religiösen Sinn auch um ein Einswerden mit Gott (Hinduismus). In Europa versteht man inzwischen unter Yoga Übungen, die Körper, Geist und Seele mit Hilfe von Tiefenentspannung, Atem-, Meditations- sowie Körperübungen in Einklang bringen sollen. Ziele sind Beruhigung, vermehrte Gelassenheit und eine verbesserte Vitalität.

5 Utsch, Michael, Spirituelle Psychotherapie. Modetrend oder Modell mit Zukunft in: Psychologie heute. Beltz 2008

6 Utsch, a.a.O.

7 Reddemann und Dehner-Rau, a.a.O., S. 156

8 Das Bild vom Prokrustesbett beschreibt ein Schema, in das man gezwungen wird, obwohl man eigentlich nicht hineinpasst.

9 Reddemann, Dehner-Rau, a.a.O., S. 127

10 Reddemann, Dehner-Rau, a.a.O., S. 127

11 May, Agnes, Auf dem Weg zu einer Christlichen Therapie. Ignis-Edition 2006

12 Eckstein, Hans-Joachim in: Seelsorge kompakt, Magazin für Psychotherapie & Seelsorge 01.2011

13 Eckstein, a.a.O.

14 Härry, Thomas, Das Geheimnis deiner Stärke. SCM R. Brockhaus 2009, S. 97

15 Härry 2009, a.a.O., S. 101

16 Schmidt, Ursula, Schmidt, Manfred, Hörendes Gebet. GGE Hamburg 2004/2008/2009, S. 30

17 Heiligung ist ein neutestamentlicher Begriff! Für mich bedeutet Heiligung, den Stand als Königskind einzunehmen, dementsprechend zu leben und damit Jesus immer ähnlicher zu werden.

18 Schmidt, a.a.O., S. 35

19 Kischkel, Arnd, Auf Gottes Stimme hören. GloryWorld Medien 2006

20 Schmidt, a.a.O., S. 17

21 Schmidt, a.a.O., S. 32

22 Schmidt, a.a.O., S. 43, 44, Klammer ergänzt durch die Autorin

23 Vgl. Edward M., Theophostischer Gebetsdienst. Handbuch für das Einführungsseminar, www.theophostic.com
24 Schmidt, a.a.O., S. 91
25 Kischkel, a.a.O., S. 9
26 Lukas 7,36–50

Etappe 1: Vertrauensaufbau, Erkenntnis und Stabilisierung

1 Van der Hart et al., a.a.O., S. 310
2 Eckstein, a.a.O.
3 Van der Hart et al, a.a.O., S. 31
4 Van der Hart et al, a.a.O., S. 309
5 Huber 2004, a.a.O.
6 Van der Hart et al., a.a.O., S. 323
7 Huber 2004, a.a.O., S. 190
8 Siegel Daniel, Weber, Ute, Das achtsame Gehirn. Arbor 2007
9 Hüther Gerald, Vortrag, DVD Hüther Gerald, Bentzen, Marianne, Levine, Peter, Die Gehirnforschung. Auditorium Netzwerk 2008
10 Van der Hart et al., a.a.O., S. 386
11 Huber, Seminarunterlagen
12 Huber, Seminarunterlagen 2009
13 Härry 2009, a.a.O., S. 25
14 Härry 2009, a.a.O., S. 23
15 Härry 2009, a.a.O., S. 206
16 Härry 2009, a.a.O., S. 34–35
17 Härry 2009, a.a.O., S. 94
18 Van der Hart et al., a.a.O.
19 Huber, Seminarunterlagen

Etappe 2: Sicherheit außen und innen

1 Van der Hart et al, a.a.O., S. 308
2 Reddemann, Dehner-Rau, a.a.O.
3 Reddemann, Dehner-Rau, a.a.O., S. 136
4 Huber 2004, a.a.O.

Etappe 3: Arbeit mit dem Inneren. Erste Schritte und Grundsätzliches

1 Ruppert, a.a.O., S. 37
2 Van der Hart et al., a.a.O.
3 Ruppert 2008, a.a.O., S. 37
4 Ruppert 2008, a.a.O.
5 Huber, Seminarunterlagen
6 Härry 2009, a.a.O., S. 76
7 Siegel, a.a.O.
8 Härry 2009, a.a.O., S. 21–22

9 Van der Hart et al., a.a.O., S. 131
10 Huber, Seminarunterlagen
11 Van der Hart, a.a.O., S. 356, Einschub durch die Autorin
12 Sandford, John, Sandford Paula, Umgestaltung des inneren Menschen. Asaph 2008
13 Van der Hart et al., a.a.O., S. 346 f.
14 Härry 2009, a.a.O., S. 85
15 Huber 2004, a.a.O., S. 95

Etappe 3: Arbeit mit dem Inneren. Prozessieren

1 Härry 2009, a.a.O., S. 28 f.
2 Härry 2009, a.a.O., S. 32
3 Huber, Seminarunterlagen
4 Schmidt, a.a.O., S. 115
5 Schmidt, a.a.O., S. 113
6 Van der Hart et al., a.a.O.
7 Van der Hart et al., a.a.O.
8 Van der Hart et al., a.a.O., S. 314
9 Van der Hart et al., a.a.O., S. 340
10 Härry 2009, a.a.O., S. 28, Klammer durch die Autorin
11 Van der Hart et al., a.a.O., S. 249
12 Ruppert 2008, a.a.O., S. 14
13 Ruppert 2008 a.a.O., S. 15 f.
14 Willmeroth, Roderus, a.a.O., S. 127 und 98
15 Hawkins, Tom R., Diane W., Restoring Shattered Lives. Restoration in Christ Ministries 2006
16 Härry 2009, a.a.O., S. 82–84
17 Huber 2004, a.a.O., S. 138
18 Van der Hart et al., a.a.O., S. 361 f.
19 Huber 2004, a.a.O., S. 227 ff.
20 Van der Hart et al, a.a.O., S. 363
21 Van der Hart et al., a.a.O. S. 363
22 Huber 2004, a.a.O., S. 157
23 Schmidt, a.a.O., S. 92
24 Ruppert 2007, a.a.O., S. 78 f.
25 Schmidt, a.a.O., S. 117

Etappe 4: Verarbeitung des Traumas

1 Huber, Seminarunterlagen. Erklärung durch Autorin
2 Huber, Seminarunterlagen
3 Van der Hart et al., a.a.O., S. 370 ff.
4 Härry 2009, a.a.O., S. 74
5 Härry 2009, a.a.O., S. 78 f.
6 Härry 2009, a.a.O., S. 79
7 Janet, Pierre, L'automatisme psychologique. Alcan 1889, S. 165

Etappe 5: Integration, Trauern und Zukunftsperspektiven

1 Huber 1995, a.a.O., S. 332
2 Deistler, Vogler, a.a.O., S. 212
3 Willmeroth, Roderus, a.a.O., S. 259
4 Willmeroth, Roderus, a.a.O., S. 257
5 Willmeroth, Roderus, a.a.O., S. 120
6 Deistler, Vogler, a.a.O., S. 213
7 Deistler, Vogler , a.a.O.
8 Huber 2004, a.a.O., S. 243, Anmerkung durch die Autorin
9 Van der Hart et al., a.a.O., S. 402
10 Lüling Dirk, Lüling Christa, Ein neues Herz will ich euch geben. Gottes Verheißung und unser Beitrag. Asaph 2011
11 Weingardt, Beate, Die Kunst des Vergebens in: Seelsorge kompakt, Magazin für Psychotherapie und Seelsorge 01.2011, S. 22
12 Weingardt, a.a.O., S. 22
13 Grabe, Beate, Die Kunst des Vergebens in: Seelsorge kompakt, Magazin für Psychotherapie und Seelsorge 01.2011, S. 35
14 Härry 2009, a.a.O., S. 94
15 Van der Hart et al., a.a.O., S. 409, Ergänzung durch die Autorin

Trauerprozesse und Umgang mit dem Leid

1 Sölle, Dorothee, Leiden. Kreuz 2002, S. 31
2 Schleske, Martin, Der Klang: Vom unerhörten Sinn des Lebens. Kösel 2010, S. 231
3 Schmidt, a.a.O., S. 42
4 Schmidt, a.a.O., S. 42
5 Schmidt, a.a.O., S. 42
6 Ruthe, Reinhold, Sieben Fragen, die uns plagen. Brendow 1992, S. 50
7 vergl. Frankl, Viktor E., Das Leiden am sinnlosen Leben. Herder 1977, … trotzdem Ja zum Leben sagen. dtv 1977, Der unbewusste Gott. Psychotherapie und Religion. dtv, 2010
8 Erlemann, Kurt 2010, S. 23
9 Schmidt, a.a.O., S. 45
10 Ruthe, a.a.O., S. 53
11 Härry Thomas, Echt und stark. SCM R. Brockhaus 2007, S. 122
12 Härry 2007, a.a.O., S. 125
13 Forward, Susan, Vergiftete Kindheit. Goldmann 1989, S. 221
14 Gast Ursula, Markert, Elisabeth Christa, Onnasch, Klaus, Schollas, Thomas, Trauma und Trauer. Klett-Cotta 2009, S. 14
15 Van der Hart et al.,a.a.O., S. 397
16 Sibley, Brian, Späte Liebe. Brunnen 1997, S. 168
17 Soaking bedeutet auf Gott zu warten; in seiner Gegenwart zu baden, in seiner Liebe auszuruhen oder im Gebet zu „ringen". Man kann sich auf den Boden legen, im Hintergrund eine CD mit ruhiger Anbetungsmusik laufen lassen und Gottes Geist an und in sich wirken lassen. Weitere Informationen: www.ichthyshannover.de/pdf/Soaking.pdf

18 Gast et al. 2009, S. 108
19 Canacakis, Jorgos, Ich sehe deine Tränen. Kreuz 2006, S. 57
20 Eibach, Ulrich, Der leidende Mensch vor Gott. Neukirchener 1991, S. 55
21 Gast et al. 2009, a.a.O., S. 109
22 Gast et al. 2009, a.a.O., S. 110
23 Schleske, a.a.O., S. 154
24 Schleske, a.a.O., S. 201

Fehler und Grenzen

1 Rost, Christine, Selbstfürsorge in: Magazin für Psychotherapie und Seelsorge, S. 4–7. SCM 2010, S. 5
2 Härry 2009, a.a.O., S. 27
3 Härry 2009, a.a.O., S. 20
4 Grabe 2011, S. 41
5 Kischkel, a.a.O., S. 72
6 Kischkel, a.a.O.
7 Kischkel, a.a.O., S. 68
8 Kischkel, a.a.O., S. 67
9 Kischkel, a.a.O., S. 64

Ein Kapitel für Wegbegleiter: Selbstfürsorge und Selbstreflexion

1 Rost, a.a.O.
2 Lüling, Christa, Lüling, Dirk, a.a.O.

Literaturverzeichnis

Benzenhöfer, Udo, *Frankfurter Studien zur Geschichte und Ethik der Medizin*, Bd 1. GWAB 2008

Bodishbaugh, Signa, *Unterwegs zum neuen Menschen. Vierzig Tage in der Gegenwart Gottes*. Asaph 1999

Bowlby, J., *Elternbindung und Persönlichkeitsentwicklung*. Dexter 1995

Brisch, Karl Heinz, *Bindungsstörungen. Von der Bindungstheorie zur Therapie*. Klett-Cotta 2010

Brisch, Karl H., *Bindungsstörungen und Trauma* in: Brisch, Karl H. und Hellbrügge, Theodor, *Bindung und Trauma*. Klett-Cotta 2003

Canacakis, Jorgos, *Ich sehe deine Tränen*. Kreuz 2006

Crabb, Lawrence J., Connecting. *Das Heilungspotential der Gemeinschaft*. Brunnen 2001

Deistler, Imke, Vogler, Angelika, *Einführung in die Dissoziative Identitätsstörung*. Junfermann 2002

Demmer, Ulrike, *Verdrängter Schrecken. Wie Kriegskinder ihr Trauma vererben* in: www.spiegel.de/wissenschaft/mensch/0,1518,610297,00.html, 27.2.2009

Eckstein, Hans-Joachim in: Seelsorge kompakt, Magazin für Psychotherapie und Seelsorge 01.2011

Eibach, Ulrich, *Der leidende Mensch vor Gott*. Neukirchener 1991

Erlemann, Kurt, *Unfassbar?*. Neukirchener 2010

Fischer, Gottfried, Riedesser, Peter, *Lehrbuch der Psychotraumatologie*. Reinhardt 1999

Forward, Susan, *Vergiftete Kindheit*. Goldmann 1989

Frankl, Viktor E., *Das Leiden am sinnlosen Leben*. Herder 1977

Frankl, Viktor E., *... trotzdem Ja zum Leben sagen*. dtv 1977

Frankl, Viktor E., *Der unbewusste Gott. Psychotherapie und Religion*. dtv 2010

Gast, Ursula, *Diagnostik und Behandlung Dissoziativer Störungen* in: Lamprecht F. (Hrsg.), *Praxis der Traumatherapie. Was kann EMDR leisten?*. Pfeiffer bei Klett-Cotta 2000

Gast, Ursula, Markert, Elisabeth Christa, Onnasch, Klaus, Schollas, Thomas, *Trauma und Trauer*. Klett-Cotta 2009

Grabe, Martin, *Vergebung* in: Psychiatrie und Psychotherapie in: Seelsorge kompakt, Magazin für Psychotherapie und Seelsorge 01.2011

Grund, Friedhelm, Seehuber, Thomas in: Der Beratungsführer. Brockhaus 2002

Härry, Thomas, *Das Geheimnis deiner Stärke*. SCM R. Brockhaus 2009

Härry, Thomas, *Echt und stark*. SCM R. Brockhaus 2007

Hawkins, Diane, *Multiple Identities Restoration* in: Christ Ministries 2002–2004

Hawkins, Tom R., Diane W., *Restoring Shattered Lives*. Restoration in Christ Ministries 2006

Heß, Gottlob in: Der Beratungsführer. Brockhaus 2002

Huber, Michaela, *Multiple Persönlichkeiten*. Fischer 1995

Huber, Michaela, *Trauma und die Folgen. Trauma und Traumabehandlung*, Teil 1. Junfermann 2003

Huber, Michaela, *Wege der Traumabehandlung. Trauma und Traumabehandlung*, Teil 2. Junfermann 2004

Huber, Michaela, Seminarunterlagen 2009

Huber, Michaela, Vortragsfolien, *Dissoziation – mehr als ein Abwehrmechanismus*. 2009

Huber, Michaela, Vortrag, *ISSD PTBS, Komplextrauma und Dissoziation – aus der Geschichte lernen*. 2009

Hüther, Gerald, Vortrag, DVD Hüther Gerald, Bentzen, Marianne, Levine, Peter, *Die Gehirnforschung*. Auditorium Netzwerk 2008

Hüther, Gerald, Krens, Inge, *Das Geheimnis der ersten neun Monate. Unsere frühesten Prägungen*. Beltz 2010

Hofmann, Liane Iris, *Spiritualität und Religiosität in der psychotherapeutischen Praxis*. Dissertation 2009

Janet, Pierre, *L'automatisme psychologique*. Alcan 1889

Kischkel, Arnd, *Auf Gottes Stimme hören*. GloryWorld Medien 2006

Kraemer, Horst, *Das Trauma der Gewalt*. Kösel 2003

Lüling, Christa, Lüling, Dirk, *Lastentragen – die verkannte Gabe*. Asaph 2011

Lüling, Dirk, Lüling Christa, *Ein neues Herz will ich euch geben. Gottes Verheißung und unser Beitrag*. Asaph 2011

May, Agnes, *Auf dem Weg zu einer Christlichen Therapie*. Ignis-Edition 2006

Merkle, Wolfgang in: Seelsorge kompakt, Magazin für Psychotherapie und Seelsorge. 2011

Odgen, Pat, Minton, Kekuni, Pain, Clare, *Trauma und Körper*. Junfermann 2010

Putnam, Frank W., *DIS. Behandlung und Diagnose der Dissoziativen Identitätsstörung*. Junfermann 2003

Reddemann, Luise, *Psychodynamisch Imaginative Traumatherapie*. Pfeiffer bei Klett-Cotta 2004

Reddemann, Luise, Dehner-Rau, Cornelia, *Trauma. Folgen erkennen, überwinden und an ihnen wachsen*. Trias 2004

Rost, Christine, *Selbstfürsorge* in: Magazin für Psychotherapie und Seelsorge, S. 4–7. SCM 2010

Ruthe, Reinhold, *Sieben Fragen, die uns plagen*. Brendow 1992

Ruppert, Franz, *Trauma. Bindung und Familienstellen*. Klett-Cotta 2007

Ruppert, Franz, *Seelische Spaltung und innere Heilung*. Klett-Cotta 2008

Sandford, John, Sandford Paula, *Umgestaltung des inneren Menschen*. Asaph 2008

Scheerer, Reinhard, *Seelsorge und/oder Psychotherapie?: Eine (Er)Klärung*. Books on Demand 2010

Schleske, Martin, *Der Klang: Vom unerhörten Sinn des Lebens*. Kösel 2010

Schmidt, Ursula, Schmidt, Manfred, *Hörendes Gebet*. GGE Hamburg 2004

Schwarz, Monika, *Wie wert-los ist Psychotherapie eigentlich*? in: Benzenhöfer, Udo (Hrsg.), *Frankfurter Studien zur Geschichte und Ethik der Medizin*, Bd.1, GWAB 2008

Siegel, Daniel, Weber, Ute, *Das achtsame Gehirn*. Arbor 2007

Sachsse, Ulrich, *Traumazentrierte Psychotherapie. Theorie, Klinik und Praxis*. Schattauer 2009

Sibley, Brian, *Späte Liebe*. Brunnen 1997

Smith, Edward M., *Theophostischer Gebetsdienst*. Handbuch für das Einführungsseminar, www.theophostic.com

Sölle, Dorothee, *Leiden*. Kreuz 2002

Spitzer, Manfred, *Geist und Gehirn*. Vortragsserie. Auditorium Netzwerk Müllheim 2006

Terr, Leonore, *Childhood traumas: An outline and overview*. American Journal of Psychiatry 1, 1991

Utsch, Michael, *Spirituelle Psychotherapie. Modetrend oder Modell mit Zukunft* in: Psychologie heute. Beltz 2008

van der Hart, Onno, Nijenhuis, Ellert R.S., Steele, Kathy, *Das verfolgte Selbst*. Junfermann 2008

Willmeroth, Ulrike, Roderus, Ursula, *Berufen zum Königskind*. Asaph 2010

Weingardt, Beate, *Die Kunst des Vergebens* in: Seelsorge kompakt, Magazin für Psychotherapie und Seelsorge 01.2011